M. Kern, S. Wolfart, G. Heydecke, S. Witkowski, J. C. Türp, J. R. Strub

Curriculum Prothetik • Band II

Curriculum

Prothetik

Band II

- Artikulatoren
- Ästhetik
- Werkstoffkunde
- Festsitzende Prothetik

M. Kern,
S. Wolfart
G. Heydecke
S. Witkowski
J. C. Türp
J. R. Strub

5., überarbeitete und erweiterte Auflage

QUINTESSENCE PUBLISHING

Berlin | Chicago | Tokio
Barcelona | London | Mailand | Mexiko Stadt | Moskau | Paris | Prag | Seoul | Warschau
Istanbul | Peking | Sao Paulo | Zagreb

Ein Buch – ein Baum: Für jedes verkaufte Buch pflanzt Quintessenz gemeinsam mit der Organisation „One Tree Planted" einen Baum, um damit die weltweite Wiederaufforstung zu unterstützen (https://onetreeplanted.org/).

Bibliografische Informationen der Deutschen Nationalbibliothek
Die Deutsche Nationalbibliothek verzeichnet diese Publikation in der Deutschen Nationalbibliografie; detaillierte bibliografische Daten sind im Internet über <http://dnb.ddb.de> abrufbar.

5., überarbeitete und erweiterte Auflage

QUINTESSENCE PUBLISHING DEUTSCHLAND

Postfach 42 04 52; D–12064 Berlin
Ifenpfad 2–4, D–12107 Berlin

Zeichnungen: Christine Rose, Florian Curtius, Quintessenz Verlags-GmbH, Berlin
Lektorat: Anita Hattenbach, Quintessenz Verlags-GmbH, Berlin
Layout und Herstellung: Ina Steinbrück, Quintessenz Verlags-GmbH, Berlin
Reproduktionen: Quintessenz Verlags-GmbH, Berlin

ISBN: 978-3-86867-573-3 (Band I)
ISBN: 978-3-86867-574-0 (Band II)
ISBN: 978-3-86867-575-7 (Band III)
ISBN: 978-3-86867-572-6 (Band I–III)

Printed in Croatia by GZH

Die Autoren dieses Buches

Prof. Dr. med. dent. Matthias Kern
Ärztlicher Direktor der
Klinik für Zahnärztliche Prothetik, Propädeutik und Werkstoffkunde
Christian-Albrechts-Universität zu Kiel

Prof. Dr. med. dent. Stefan Wolfart
Ärztlicher Direktor der Klinik für Zahnärztliche Prothetik und Biomaterialien
Universitätsklinikum Aachen

Prof. Dr. med. dent. Guido Heydecke
Klinikdirektor der Poliklinik für Zahnärztliche Prothetik
Universitätsklinikum Eppendorf, Hamburg

ZTM Siegbert Witkowski
Laborleiter der Klinik für Zahnärztliche Prothetik
Universitätsklinikum Freiburg

Prof. Dr. med. dent. Jens Christoph Türp
Klinik für Oral Health & Medicine
Universitäres Zentrum für Zahnmedizin Basel (UZB)

Prof. em. Dr. med. dent. Dr. h. c. Jörg Rudolf Strub
Ehemaliger Ärztlicher Direktor der Abteilung für Zahnärztliche Prothetik
Universitätsklinikum Freiburg

unter Mitarbeit von:
Prof. Dr. med. dent. Kurt Werner Alt
Direktor des Zentrums Natur- und Kulturgeschichte des Menschen
Danube Private University Krems

Prof. em. Dr. med. dent. Dr. rer. nat. Jens Fischer
Klinik für Rekonstruktive Zahnmedizin
Universitäres Zentrum für Zahnmedizin Basel (UZB)

Prof. Dr. rer. biol. hum. Dipl.-Ing. (FH) Bogna Stawarczyk, M.Sc.
Wissenschaftliche Leiterin Werkstoffkunde
Poliklinik für Zahnärztliche Prothetik
Klinikum der Ludwig-Maximilians-Universität München (LMU)

Vorwort zur 5. Auflage

Vor mehr als 25 Jahren ist die erste Auflage unseres dreibändigen Lehrbuchs Curriculum Prothetik erschienen. In relativen kurzen zeitlichen Abständen erschienen dann die überarbeiteten Auflagen zwei, drei und vier. Inzwischen sind über 11 Jahre vergangen, bevor nun diese grundlegend aktualisierte fünfte Auflage erscheinen konnte. Dieser relativ lange Zeitraum war unter anderem dadurch begründet, dass alle Autoren in dieser Zeit mit umfangreichen Leitlinienprojekten und anderen Buchprojekten beschäftigt waren, die eine Neuauflage Curriculum Prothetik in der Prioritätenliste immer wieder nach hinten rücken ließen. Und als Anfang des Jahres 2020 für die nun fachlich dringlich gebotene Neuauflage alle Manuskripte druckfertig vorlagen, trat die Corona-Pandemie auf den Plan und stoppte vorerst die Umsetzung in den Druck.

Mit zwei Jahren Verzögerung ist es nun aber so weit: Sie halten die fünfte Auflage des dreibändigen Lehrbuchs Curriculum Prothetik nochmals aktualisiert in Ihren Händen. Denn durch die erneute Verzögerung konnten ganz aktuelle wissenschaftliche Entwicklungen und Leitlinien berücksichtigt werden. Beispielhaft erwähnt sei das Erscheinen der S3-Leitlinie zur Parodontitistherapie (Dez. 2020) und deren Umsetzung in die GKV-Behandlungsrichtlinien (Juli 2021), die leicht in das synoptische Behandlungskonzept integriert werden konnten, da dieses deren Prinzipien in allen Vorauflagen schon beinhaltete. Aber auch aktuelle digitale Entwicklungen und erst in diesem Jahr publizierte Studienergebnisse konnten so noch Eingang in diese Auflage finden.

Prof. em. Dr. Dr. h. c. Jörg R. Strub, der die ersten vier Auflagen federführend verantwortete und für die Etablierung des Curriculum Prothetik als umfassendes deutsches Standard-Lehrbuch in der Zahnärztlichen Prothetik maßgeblich verantwortlich ist, hat den Staffelstab an seine Schüler übergeben und sich in die Rolle des Seniorautors begeben. Lieber Jörg, die Autoren danken Dir für Deine Arbeit, Dein Leiten und Dein Motivieren über die vergangenen Jahrzehnte, ohne die das Curriculum Prothetik nicht zu dem geworden wäre, was es heute ist.

Neu zu unserem Autor*innen-Team hinzugestoßen ist Frau Prof. Dr. Bogna Stawarczyk, München, die die werkstoffkundlichen Kapitel mit Unterstützung des bisherigen Autors Prof. em. Dr. Dr. Jens Fischer, Basel, aktualisiert und ergänzt hat. Wir freuen uns über diese kompetente Erweiterung unseres Teams. Erstmalig wurde den neu entwickelten Hochleistungskunststoffen ein eigenes Kapitel gewidmet.

Liebe Leser*innen, wenn auch viele schon in der ersten Auflage des Curriculum Prothetik vermittelte Grundlagen heute noch Bestand haben, so haben sich die prothetischen Verfahren und Möglichkeiten in den letzten Jahren doch stark verändert. Vor allem minimalinvasive und implantatprothetische Therapieansätze, neue metallfreie Materialien und digitale Methoden in Diagnostik, Planung, Therapie und zahntechnischer Herstellung haben zu erheblichen Verbesserungen in der prothetischen Versorgung der Patienten geführt. Dies alles hat Eingang in die vorliegende Neuauflage gefunden, so dass diese nicht nur für die aktuell Zahnmedizin Studierenden, sondern auch für alle diejenigen von hohem Nutzen sein wird, die vielleicht früher mit Hilfe einer der vorigen Ausgaben des Curriculum Prothetik aus- oder fortgebildet wurden, und jetzt ihr Wissen updaten wollen.

Liebe Leser*innen, wir hoffen, dass die fünfte Auflage des Curriculum Prothetik Ihnen nicht nur im Studium, sondern auch darüber hinaus in der täglichen zahnärztlichen Praxis eine sichere Hilfestellung bietet, eine qualitativ hochwertige zahnmedizinische Therapie zum Wohle Ihrer Patient*innen durchzuführen.

Was in diesem Vorwort gut funktioniert, stellte sich für das gesamte Curriculum Prothetik als schwierig umsetzbar heraus, so dass wir aus Gründen der besseren Lesbarkeit in den drei Bänden auf die gleichzeitige Verwendung männlicher, weiblicher und weiterer Geschlechterformen verzichten. Dies impliziert keinesfalls eine Benachteiligung der jeweils anderen Geschlechter. Personen- und Berufsbezeichnungen sind daher in der Regel als geschlechtsneutral zu verstehen.

Kiel, im Februar 2022
Matthias Kern

Vorwort zur 4. Auflage

Der beständige Erfolg der bisherigen drei Auflagen veranlasste Herrn Wolters, Geschäftsführer des Quintessenz Verlages, bei mir nachzufragen, inwieweit mit einer überarbeiteten Neuauflage zu rechnen sei. Gerne würde er uns eine renommierte Zeichnerin an die Seite stellen, die für neue Impulse sorgen würde. Selbstverständlich reagierte ich sofort und nahm Kontakt mit dem Autorenteam auf.

An dieser Stelle danke ich Prof. Dr. M. B. Hürzeler und Prof. Dr. H. Kappert ganz herzlich für die jahrelange erfolgreiche Zusammenarbeit. Sie sind anderweitig gebunden und waren leider nicht mehr in der Lage mitzuarbeiten. Wir haben uns überlegt, wer von den jungen, dynamischen Hochschullehrern in Frage kommen könnte, im Autorenteam mitzumachen. Prof. Dr. G. Heydecke, Hamburg, Prof. Dr. S. Wolfart, Aachen, und PD Dr. Dr. J. Fischer, Bad Säckingen, erklärten sich auf unsere Anfrage hin spontan dazu bereit, diesen intensiven Überarbeitungsprozess zu unterstützen.

Infolgedessen können wir Ihnen mit dieser Auflage den Stand der Wissenschaft in Bezug auf die synoptische Zahnmedizin und Zahntechnik präsentieren. Studierende, Zahnärzte und Zahntechniker können sich möglicherweise von unserer Begeisterung für eine hochkarätige Zahnmedizin anstecken lassen.

Wir wünschen uns, dass Sie beim Lesen des überarbeiteten Curriculum Prothetik Themen und Techniken finden, die Ihre Neugier und Ihren Forschergeist wecken.

Freiburg, im Juli 2010
Jörg R. Strub

Vorwort zur 3. Auflage

Der anhaltende Erfolg unseres Curriculum Prothetik hat die Autoren in ihrer Auffassung bestätigt, mit diesem dreibändigen Werk eine Lücke gefüllt zu haben. Erfreulicherweise ist der Zuspruch der beiden vorigen Auflagen nicht auf Studierende beschränkt geblieben; auch von vielen ZahnärztInnen und ZahntechnikerInnen haben wir positive Resonanz erfahren. Teile des Curriculum liegen inzwischen in einer albanischen Fassung vor; eine englischsprachige Version der jetzt vorliegenden Neubearbeitung ist in Vorbereitung. Seit Erscheinen der (inzwischen vergriffenen) 2. Auflage sind wiederum 5 Jahre vergangen. In diesem Zeitraum haben sich in der zahnärztlichen Prothetik und den angrenzenden Gebieten (Werkstoffkunde, Implantologie, Funktionsdiagnostik und -therapie usw.) zum Teil gewaltige Fortschritte und Neuerungen ergeben. Daher war es höchste Zeit für eine Aktualisierung. Jedes Kapitel wurde gründlich überarbeitet. Neue Themen sind hinzugekommen (Patientenzufriedenheit und mundgesundheitsbezogene Lebensqualität); gleichzeitig wurden zwischenzeitlich überholte Lehrinhalte gestrichen. Dadurch ist es uns gelungen, den mit Neubearbeitungen meist verbundenen Zuwachs an Seitenzahlen gering zu halten. Wir hoffen, dass unsere 3. Auflage eine ähnliche positive Zustimmung finden wird wie die beiden Auflagen zuvor.

Freiburg, im Mai 2004
Jörg R. Strub

Vorwort zur 2. Auflage

Im Frühjahr 1998 sind wir von den Mitarbeitern des Quintessenz-Verlages gebeten worden, die zweite Auflage des Curriculum Prothetik vorzubereiten. Da zwischen der ersten und zweiten Auflage nur vier Jahre vergangen sind, läge es nahe, die Bände ohne Änderungen zu veröffentlichen. Auf Anregung unserer StudentInnen und einiger Rezensenten haben wir uns dennoch bei der Neuauflage entschlossen, einige Ungereimtheiten zu eliminieren, gewisse Kapitel umfassender zu gestalten und neue Bereiche hinzuzufügen. Zu diesen Überlegungen trug die Beobachtung bei, dass sich der Kreis der Leser über die angesprochene Gruppe der Studierenden hinaus erweitert hat und die diskutierten Themen auch niedergelassene ZahnärztInnen und ZahntechnikerInnen angesprochen haben. Damit haben wir zum Teil das in meinem Vorwort von 1994 erwähnte Ziel erreicht.

Freiburg, im Oktober 1998
Jörg R. Strub

Vorwort zur 1. Auflage

Die zahnärztliche Prothetik hat sich in den letzten zwanzig Jahren aufgrund der Entwicklung neuer Materialien und Behandlungsmethoden und der Gewinnung neuer Erkenntnisse aus der Forschung sehr stark weiterentwickelt. Die zahnärztliche Sanierung unserer Patienten im Rahmen unseres synoptischen Behandlungskonzepts gewinnt, unter Einbeziehung der klassischen Gebiete, wie der festsitzenden, abnehmbaren und kombinierten Prothetik, und unter Berücksichtigung materialkundlicher Aspekte, immer mehr an Bedeutung. Für den Langzeiterfolg sind die Prävention von Erkrankungen des stomatognathen Systems, die präprothetische Vorbehandlung, eine qualitativ hochwertige prothetische Behandlung und eine oft lebenslang andauernde Nachsorge von entscheidender Bedeutung. Nach Zahnverlust ist der aufgeklärte Patient oft nicht mehr nur mit der Wiederherstellung der Kaufunktion und des Kaukomforts zufrieden, sondern es müssen auch ästhetische, phonetische und psychische Aspekte mitberücksichtigt werden. Der optimal informierte, prothetisch tätige Zahnarzt arbeitet heute im Team mit verschiedenen Spezialisten der Medizin, Zahnmedizin, Zahntechnik und zahnärztlichen Prophylaxe (Dentalhygienikerin, Prophylaxehelferin) zusammen. Vor rund drei Jahren wurde mir von Mitarbeitern des Quintessenz-Verlags der Vorschlag gemacht, den Inhalt der Vorlesungen und Seminare, die im Rahmen der Studentenausbildung und Assistentenfortbildung gehalten wurden und werden, zu einem Kompendium zusammenzufassen. Obwohl auf aufwändige Darstellungen bewusst verzichtet worden ist, um den Verkaufspreis in einem erschwinglichen Rahmen halten zu können, sind es dennoch drei Bände geworden. Der Grund liegt in den umfangreichen Lehrinhalten der modernen zahnärztlichen Prothetik und ihren Randgebieten. Die vorliegenden Bände erheben aber nicht den Anspruch, ein Lehrbuch im klassischen Sinne zu sein, welches unter Darlegung des gesamten wissenschaftlichen Hintergrunds das Fach Zahnärztliche Prothetik darstellt, denn in einem solchen Werk würde der Leser mit Recht ein umfangreicheres Literaturverzeichnis erwarten. Die Literaturhinweise in dieser Buchreihe beschränken sich bewusst auf die wichtigsten Publikationen und Lehrbücher, die auch in jeder medizinischen Bibliothek zur Verfügung stehen. Vermittelt werden in dem vorliegenden Kompendium vor allem die Lehrinhalte, die an der Abteilung Poliklinik für Zahnärztliche Prothetik der Albert-Ludwigs-Universität Freiburg vertreten und unterrichtet werden, so dass eine schwerpunktmäßige Auswahl nicht ausbleibt. Meinen früheren Lehrern und Mentoren Prof. Dr. P. Schärer, Zürich, Prof. Dr. Dr. h. c. H. R. Mühlemann, Zürich, Prof. Dr. N. K. Sarkar, New Orleans, Prof. Dr. H. H. Renggli, Nijmegen, und Prof. Dr. U. C. Belser, Genf, bin ich zu großem Dank verpflichtet, denn sie haben mir die theoretischen Grundlagen und das klinische Rüstzeug mitgegeben, um das synoptische Behandlungskonzept in Lehre und Forschung realisieren zu können. Den Freunden und Mitarbeitern meiner Klinik bin ich für die große Unterstützung und die kritischen Anregungen bei der Herstellung des Manuskripts dankbar. Weiterhin bedanke ich mich bei Herrn cand. med. dent. H. Schulze für die Anfertigung der Zeichnungen, sowie bei der Sekretärin Frau A. Wehrle, dem Verleger Herrn H.-W. Haase und allen Mitarbeitern des Quintessenz-Verlags, Berlin, die dieses Projekt in aufopfernder Art und Weise unterstützt haben.

Es war mir seit längerer Zeit ein Anliegen, den Studierenden der Zahnmedizin eine Darstellung der Grundlagen der synoptischen Zahnmedizin unter spezieller Berücksichtigung der zahnärztlichen Prothetik, der Materialkunde und der Zahntechnik in die Hand zu geben, die so gestaltet ist, wie ich es mir während meines Studiums als unterrichtsbegleitendes Fachbuch gewünscht hätte. Ich würde mich freuen, wenn das Autorenteam diesem Ziel sehr nahe gekommen ist. Es ist zu hoffen, dass das Curriculum Prothetik in dieser aktuellen Form nicht nur Studierende der Zahnmedizin anspricht, sondern auch engagierte ZahntechnikerInnen und interessierte ZahnärztInnen.

Freiburg, im Juni 1994
Jörg R. Strub

Danksagung

Die Autoren danken dem Quintessenz-Verlag und hier allen voran Frau Anita Hattenbach, die mit beispielhaftem Engagement und einer unglaublichen Genauigkeit das Entstehen dieser Neuauflage befördert hat. Der Zeichnerin Frau Christine Rose ist für die präzise und geduldige Umsetzung aller Wünsche bezüglich der Zeichnungen zu danken. Dem aus dem Quintessenz-Verlag ausgeschiedenen ehemaligen Verlagsleiter Herrn Johannes Wolters danken die Autoren für die Initiierung der 5. Auflage und dem Verleger Christian W. Haase und allen ansonsten beteiligten Verlagsmitarbeiter*innen für die angenehme und problemlose Zusammenarbeit.

Zu besonderem Dank sind die Autoren allen Mitarbeiter*innen ihrer universitären Kliniken und den Studierenden an allen Standorten verpflichtet, die durch vielfältige Anregungen zur Überarbeitung und Aktualisierung dieser 5. Auflage beigetragen haben.

Weiterhin wird folgenden Kollegen herzlich für Ihre Unterstützung bei der Überarbeitung der Neuauflage gedankt: Herrn Dr. Matthias Krummel, Kiel, und Dr. Ove Peters, San Francisco, bei Aktualisierung endodontischer Aspekte in Kapitel 9 sowie Herrn Prof. Dr. Dr. Peter Proff, Regensburg, bei Aktualisierung kieferorthopädischer Aspekte in Kapitel 13.

Inhaltsverzeichnis

Band I

Band II

Band III

15 Artikulatoren

15.1 Einleitung

Artikulatoren sind mechanische Geräte, die aus einem Ober- und einem Unterteil bestehen und zusammen mit den darin montierten Kiefermodellen die Lagebeziehung der Kiefer zueinander angeben. Artikulatoren weisen zwei Komponenten auf:

- ein anteriores Führungselement, bestehend aus Inzisalstift (= Führungsstift) und Frontzahnführungsteller (= Inzisalführungstisch; simuliert die Palatinalflächen der oberen Schneidezähne)
- zwei posteriore Führungselemente (Artikulatorgelenke)

Aufgrund dieser Bauweise werden geführte Exkursionsbewegungen möglich. Im Sinne eines Bewegungssimulators dienen Artikulatoren daher der Nachahmung der Kondylenbewegungen, vor allem der zahngeführten Bewegungsabläufe. Voraussetzung für einen brauchbaren Artikulator ist neben einer guten Stabilität des Gerätes die Möglichkeit einer sicheren Verriegelung seiner Zentrik (Nullstellung), damit eine reproduzierbare Modellposition gewährleistet wird.

Kein Artikulator ist in der Lage, Unterkieferbewegungen vollständig zu imitieren. Aus diesem Grunde stellen diese Geräte lediglich eine Annäherung (Approximation) an die tatsächlichen Verhältnisse dar. Zudem entstehen beim Registrieren der Kiefergelenkbewegungen geometrische bzw. reziproke Fehler: Je geringer der Abstand zwischen dem Kondylus des Patienten und der entsprechenden Referenz des verwendeten Gesichtsbogens ist und je weniger stark von der „Scharnierachse" des Kondylus (bei reiner Rotation) entfernt eine Registrierung stattfindet, desto geringer kann der Gesamtfehler gehalten werden.

Historische Vorläufer der Artikulatoren sind Okkludatoren. Bei diesen Geräten ist allein eine Scharnierbewegung möglich, weshalb lediglich Öffnungs- und Schließbewegungen um eine feste Achse ausgeführt werden können. Okkludatoren haben in der zahnärztlichen Prothetik keine Indikation. Andere Artikulatorvorläufer erlauben zusätzlich zu einer Öffnung und Schließung nichtlimitierte zahngeführte Exkursionen nach allen Seiten. Obwohl sie zur Herstellung von Einzelkronen verwendet werden können, handelt es sich bei diesen „Gipsmodellhaltern" ebenso wenig wie bei den vorher erwähnten Okkludatoren um Artikulatoren, zumal sie weder eine schädelgerechte Modellmontage noch den menschlichen Kiefergelenken ähnliche Bewegungsabläufe zulassen.

Artikulatoren können sowohl zur Diagnostik und Planung (z. B. Analyse der statischen und dynamischen Okklusion, Wax-up, Set-up, Simulation von Einschleifmaßnahmen) als auch als Hilfsmittel zu therapeutischen Zwecken (Herstellung von oralen Schienen, Gussfüllungen, prothetischem Zahnersatz, abnehmbaren kieferorthopädischen Geräten) verwendet werden.

Von den traditionellen mechanischen Artikulatoren lassen sich als innovative Entwicklung elektronische virtuelle Artikulatoren (VR-Artikulatoren) abgrenzen. Hierbei arbeitet man mit über intraorale Scanner direkt erstellten digitalen Abformungen (vgl. Kap. 19) oder über mittels Laborscanner digitalisierten Modellen. Details finden sich bei *Hugger* und *Kordaß* (2018).

15.2 Einteilung der mechanischen Artikulatoren

Mechanische Artikulatoren lassen sich nach verschiedenen Gesichtspunkten einteilen (*Szentpétery* 1999):

- nach dem Prinzip der dominierenden Führungsfläche
  - gelenkbezogene Artikulatoren (Gelenkdominanz)
  - kaubahn-/gleitbahnbezogene Artikulatoren (kaubahnbezogene Zahndominanz)
- nach dem Vorhandensein einer Gelenkführung
  - gelenklose Artikulatoren
  - Gelenkartikulatoren
    - mit starrer Gelenkführung
    - mit freischwingender Achse
- nach der Orientierung zu unterschiedlichen Referenzebenen
  - *Camper*-Ebene
  - Frankfurter Horizontale
  - Achs-Orbital-Ebene
  - Patienten-Horizontale
- nach der Einstellbarkeit (Justierbarkeit)
  - nicht einstellbare Artikulatoren (Mittelwert-Artikulatoren)
  - teilweise (teiljustierbare) einstellbare Artikulatoren
  - volljustierbare Artikulatoren
- nach der Art der Gelenksimulation bzw. Anordnung der Führungsflächen
  - Arcon-Artikulatoren
  - Non-Arcon-Artikulatoren

In der Praxis haben sich heute die beiden letztgenannten Einteilungen bewährt.

15.2.1 Einteilung nach der Einstellbarkeit (Justierbarkeit)

15.2.1.1 Nicht einstellbare Artikulatoren (Mittelwert-Artikulatoren)

Bewegungsmöglichkeiten

- Scharnierbewegungen (Öffnen, Schließen)
- Gleitbewegungen = Exkursionsbewegungen über die im Artikulator fest eingebauten Führungsbahnen für die Protrusions- und Lateralbewegungen

Mittelwert-Artikulatoren sind unter Berücksichtigung statistisch ermittelter fester Durchschnittswerte so konstruiert, dass die am Patienten individuell ermittelten Werte nicht einstellbar sind. Dennoch ist die schädelrichtige Montage der Modelle mit geeigneten Transferbogen unabdingbare Voraussetzung.

Prothetische Indikationen

Zur Erfüllung der Forderung nach geringstmöglichem Aufwand im Rahmen einer sozialen Zahnmedizin bei Diagnostik, Schienenherstellung und Zahnersatz mit Front-Eckzahn-Führung.

Beispiele

- Artex BN, Artex CN (Amann Girrbach, D-Pforzheim)
- Balance 95, Balance 105, Balance De Luxe 105 (Hager & Werken, D-Duisburg)
- Denar Automark, Denar Mark 310 (Whip Mix Europe, D-Dortmund)
- Condylator Simplex (Gerber Condylator GmbH, CH-Au/Zürich)
- Hanau Model Mate (Whip Mix Europe, D-Dortmund)
- Handy Articulator IIA (Shofu, SGP-Singapur)
- Mittelwertartikulator S24 Sideshift (IML, D-Wiesloch)
- Stratos 100 (Ivoclar, FL-Schaan)

15.2.1.2 Teilweise einstellbare (teiljustierbare) Artikulatoren

Bewegungsmöglichkeiten

- Scharnierbewegungen (Öffnen, Schließen).
- Gleitbewegungen (Protrusions- und Lateralbewegungen; einige auch „immediate side shift" und Retrusion)

Charakteristika

- Eine schädelbezügliche oder gelenkbezügliche Modellmontage mittels Gesichtsbogen ist immer Voraussetzung.
- Die sagittale Gelenkbahnneigung ist entsprechend der am Patienten ermittelten Werte einstellbar.
- Die sagittale Gelenkbahn (Kondylarbahn) verläuft gerade (= linear) oder gekrümmt (= nicht linear: Kurvatur).
- Der Bennett-Winkel bestimmt die Bennett-Bewegung, diese ist in der Regel einstellbar.
- Die anteriore Führung kann mittels austauschbarer oder einstellbarer Frontzahnführungsteller individuell bestimmt werden.
- Ein teilweise einstellbarer Artikulator kann auch dadurch charakterisiert sein, dass er sich starrer Gelenkboxen bedient. Dabei handelt es sich um ausgefräste, vorgeformte Gelenkblöcke (Mulden), in denen mit Hilfe einer Kondylarkugel Pro- und Laterotrusionsbahnen abgefahren werden.

Prothetische Indikationen

Im Rahmen einer anspruchsvollen Zahnmedizin bei Diagnostik, Einschleifübungen, Schienenherstellung und Zahnersatz mit Front-Eckzahn oder Gruppenführung.

Beispiele

- Artex CT, Artex CPR, Artex CR (Amann Girrbach, D-Pforzheim)
- Combitec Artikulator A, Combitec Artikulator 2, Combitec Artikulator P (Hager & Werken, D-Duisburg)
- Denar Mark II, Denar Anamark plus, Denar Mark 320, Denar Mark 330 (Whip Mix Europe, D-Dortmund)
- Dentatus Articulator ARH2, Dentatus Articulator ARL2 (Dentatus, Loser, D-Leverkusen)
- Hanau Wide-Vue (Whip Mix Europe, D-Dortmund)
- Hanau 96H2 Articulator
- IML-Arcon Artikulator S24, IML-Vollwertartikulator S24 Sideshift (IML, D-Wiesloch)
- Panadent SH/PSH, Panadent PCH (Panadent, Loser, D-Leverkusen)

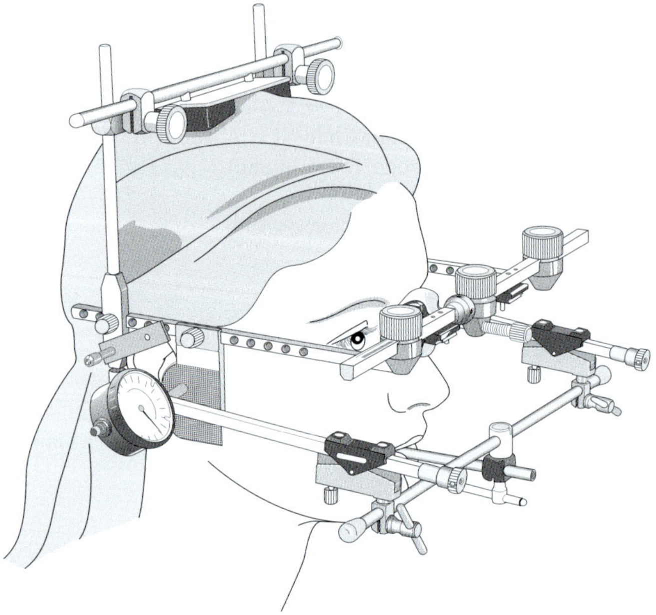

Abb. 15-1 AXIOGRAPH III. Kolineares Registriergerät zur Kiefergelenkdiagnostik und für den exakten Modelltransfer. Mechanisches Basisgerät für das elektronische Zusatzgerät AXIOTRON und Ultrasonic AXIOGRAPH.

- PROTARevo (KaVo Dental, D-Biberach)
- SAM Neo, SAM SE, SAM 2P, SAM 2PX, SAM 3 (SAM Präzisionstechnik, D-Gauting)
- Stratos 200, Stratos 300 (Ivoclar, FL-Schaan)
- Whip-Mix 2000 Series (2240, 2340), Whip-Mix 4000 Series (4640, 4641), Whip-Mix Model 8500

15.2.1.3 Volljustierbare Artikulatoren

Bewegungsmöglichkeiten

- Scharnierbewegungen (Öffnen, Schließen)
- annähernd individuelle Wiedergabe der Unterkiefer-Grenzbewegungen (Protrusion, Laterotrusion) und aller dazwischenliegender Positionen nach einer Registrierung = dreidimensionale Aufzeichnung am Patienten.

Charakteristika

- Schädelbezügliche Modellmontage mittels Gesichtsbogen ist Voraussetzung.
- Die sagittale Gelenkbahnneigung (Kurvatur) ist reproduzierbar.
- Die Bennett-Bewegung (einschließlich „immediate side shift") ist reproduzierbar.

Beispiel

- Denar D5A (Whip Mix Europe, D-Dortmund)

Zwecks Ermittlung der im Artikulator einzustellenden Werte werden (zum Teil aufwändige) Registriergeräte und -methoden angewendet. Ein Beispiel ist der AXIOGRAPH III (SAM Präzisionstechnik, D-Gauting; Abb. 15-1).

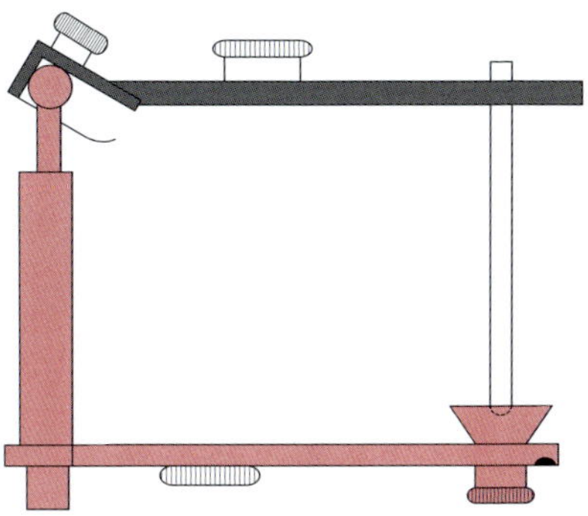

Abb. 15-2 Arcon-Artikulator: Die kondyläre Führungsfläche befindet sich am Artikulator-Oberteil. Die Kondylarkugeln sind am Unterteil.

15.2.2 Einteilung nach der Art der Gelenksimulation bzw. Anordnung der Führungsflächen

15.2.2.1 Artikulatoren vom Arcon-Typ

Diese Artikulatoren sind dadurch gekennzeichnet, dass sich das als bewegungssteuernde Führungsfläche dienende Kondylarelement (die künstliche „Gelenkpfanne") am oberen Geräteteil (Kondylargehäuse) befindet, während die Kondylarkugel am unteren Geräteteil angeordnet ist (Artikulator-Condylen-gerecht) (Abb. 15-2). Die Kondylarführung findet also am Oberteil des Artikulators statt, entsprechend den Verhältnissen am Kiefergelenk. Bei einigen Gerätetypen sind oberer und unterer Geräteteil voneinander trennbar.

Beispiele:

- Artex CPR, Artex CR
- Combitec Artikulator A, Combitec Artikulator 2, Combitec Artikulator P
- Denar Anamark plus, Denar Automark, Denar Combi, Denar Combi II Articulator Denar D5A, Denar Mark 310/320/330, Denar Mark II, Denar Track II
- Dentatus Articulator ARH2, Dentatus Articulator ARL2
- Hanau Wide-Vue
- Handy Articulator
- IML-Arcon Artikulator S24
- Panadent SH/PSH, Panadent PCH
- Protarevo2/evo 3/evo 5/evo 5B/evo 7/evo 9
- SAM Neo, SAM SE, SAM 2P, SAM 2PX (Abb. 15-3, 15-4, 15-6), SAM 3 (Abb. 15-5, 15-6)
- Whip-Mix 2000 Series (2240, 2340), Whip-Mix 4000 Series (4640, 4641), Whip-Mix Model 8500

15.2.2.2 Artikulatoren vom Non-Arcon-Typ

Diese Artikulatoren sind derart konstruiert, dass – anders als beim Menschen – die als Führungsfläche dienende künstliche Gelenkpfanne (drehbare Gelenktrommel mit Führungsschlitz oder Führungskante) am Unterteil angebracht ist, während sich die Kondylarkugeln am Oberteil des Artikulators befinden (Abb. 15-7). Die Kondylarführung findet hier also am Artikulatorunterteil statt. Ober- und Unterteil sind fest verbunden.

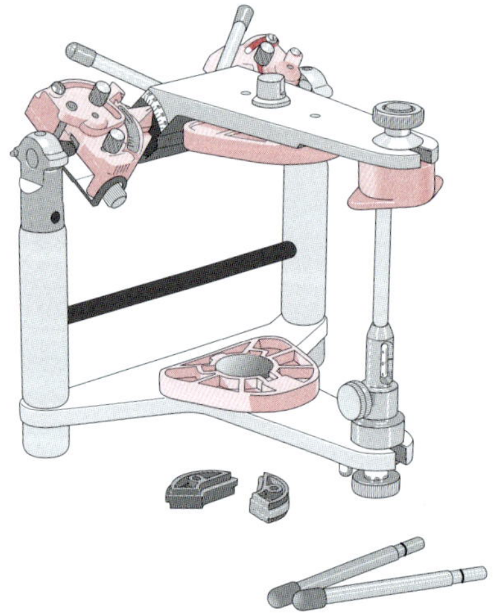

Abb. 15-3 Arcon-Artikulator SAM 2PX.

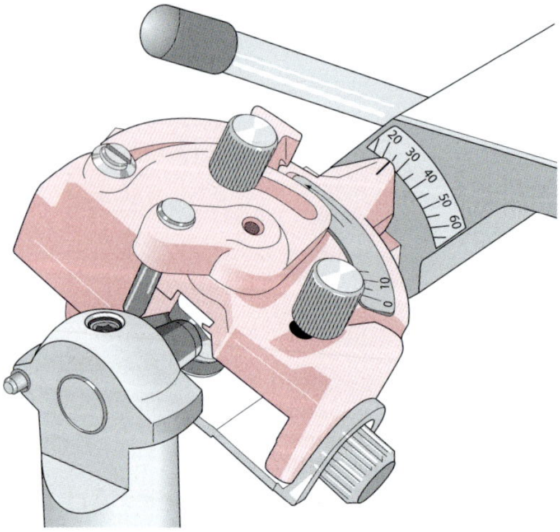

Abb. 15-4 Das Kondylargehäuse des SAM 2PX erlaubt durch den horizontalen Kugelschaft trotz Arcon-Prinzip eine vollständige Scharnierrotation.

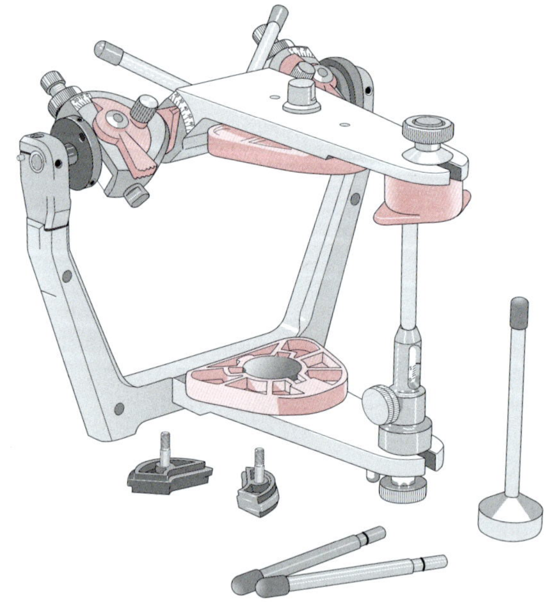

Abb. 15-5 Arcon-Artikulator SAM 3 mit Metall-Kondylargehäuse und hochpräziser konischer Verriegelung seiner Zentrik (Nullstellung).

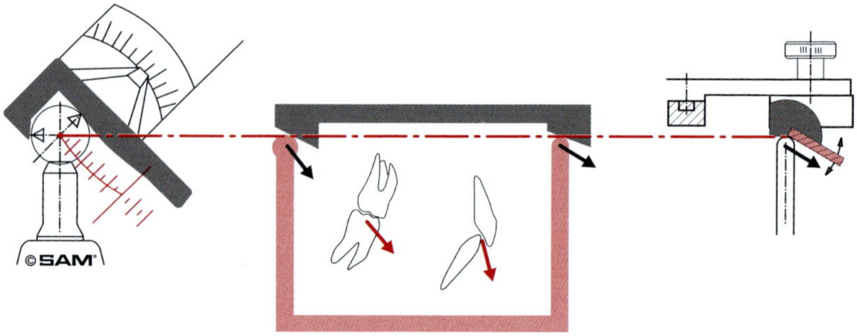

Abb. 15-6 Alleinstellungsmerkmale der SAM-Artikulatoren sind der einstellbare Inzisaltisch im Artikulator-Oberteil und die auswechselbaren Kurvaturen. Damit werden der SAM 2PX und SAM 3 zum volladjustierbaren Artikulator.

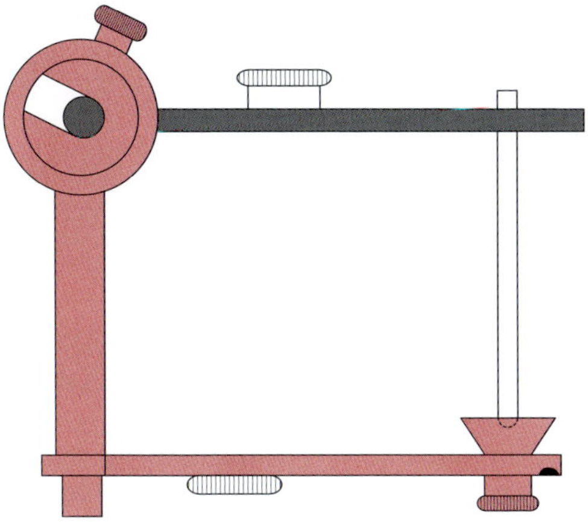

Abb. 15-7 Non-Arcon-Artikulator: Die kondyläre Führungsfläche befindet sich am Artikulator-Unterteil. Die Kondylarkugeln sind am Artikulator-Oberteil befestigt.

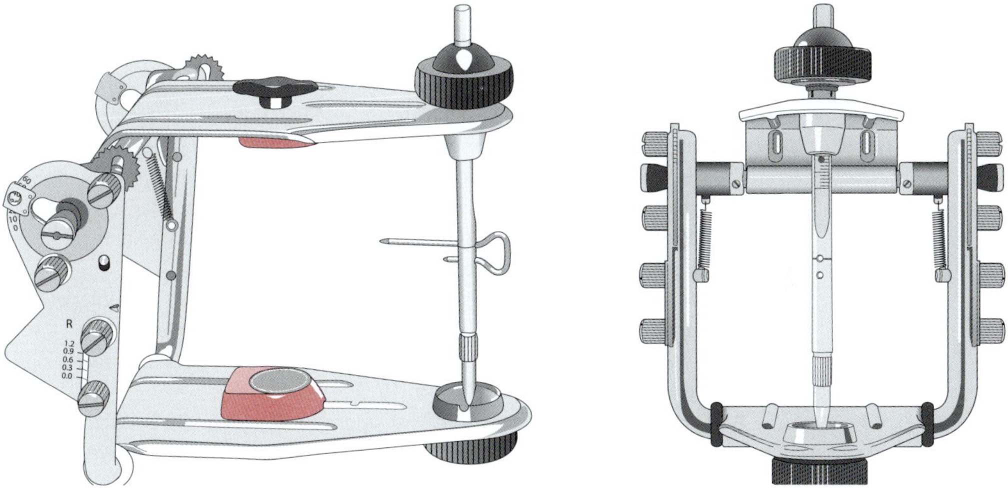

Abb. 15-8 Gerber-Condylator.

Beispiele:

- Artex BN, Artex CN, Artex CT
- Balance 95, Balance 105 (Hager & Werken, Duisburg)
- Hanau Model Mate
- Hanau 96H2 Articulator
- Mittelwertartikulator S24 Sideshift
- IML-Vollwertartikulator S24 Sideshift
- PROTARevo

Die Gerber-Condylatoren Individual und Vario sind ist genau genommen weder reine Arcon- noch reine Non-Arcon-Artikulatoren. In sagittaler Richtung sind sie ein Artikulator vom Non-Arcon-Typ, in transversaler Richtung ein Artikulator vom Arcon-Typ (Abb. 15-8).

15.3 Unterschiede SAM-Artikulator – Gerber-Condylator

15.3.1 Charakteristika des SAM 2-Artikulators

(entwickelt von *Heinz Mack* 1971)

- Arcon-Artikulator
- Bezugsebene: Achs-Orbital-Ebene
- Der Frontzahnführungsteller (Inzisaltisch) befindet sich am Artikulatoroberteil; der Teller ist konfektioniert oder individuell einstellbar.
- Das Artikulatoroberteil ist abnehmbar.
- Die vertikale Dimension ist anterior verstellbar (Inzisalstift).
- Bewegungen im SAM-Artikulator werden durch anteriore (Inzisalstift) und posteriore Führungselemente (Kondylare) gesteuert.
- Die SAM-P-Norm besitzt 15 mm höhere Kondylar-Pfeiler als die Erstversion, wodurch mehr Platz für Split-Cast-Modelle zur Verfügung steht.
- Eine Zentrikverriegelung ist möglich (präzise Zentrikstabilität).
- Eine Retrusionsbewegung ist von der Unterkiefer-Montage abhängig.
- Eine Positionierung des Artikulatorunterteils in definierten, protrusiven Positionen ist möglich mit Hilfe spezieller Protrusionseinsätze (6 Protrusionseinsätze, die definierte Vorschubpositionen von 1 bis 6 mm ermöglichen, stehen zur Auswahl) oder durch Einlegen von Zinnfolien zwischen der am Kondylargehäuse des Artikulatoroberteils befindlichen posterioren Kugelanlagefläche und dem Kondylar des Unterteils.
- Die Kondylarbahn („horizontale Kondylarbahnführung“, „sagittale Gelenkbahnneigung“) verläuft konvex gekrümmt (SAM 1: gerade).
- 3 verschiedene Kurvaturen stehen entsprechend der am Patienten ermittelten Gelenkbahn zur Auswahl (Abb. 15-9).
- Das Ausmaß der „side shift“ ist von den vier Bennett-Einsätzen abhängig (Abb. 15-9) und mit der Winkeleinstellung zum „progressive side shift“ („transversale Kondylarbahnführung“) erweiterbar.
- Vier verschiedene Bennett-Einsätze stehen zur Auswahl: weiß, grün, blau, rot. Sie weisen unterschiedlich starke initiale Krümmungen (Schräglaufwinkel) auf, so dass bei einer Seitwärtsbewegung der Kondylar in einer geraderen oder einer nach vorne-innen-unten ziehenden, gekurvten Bahn geführt wird.

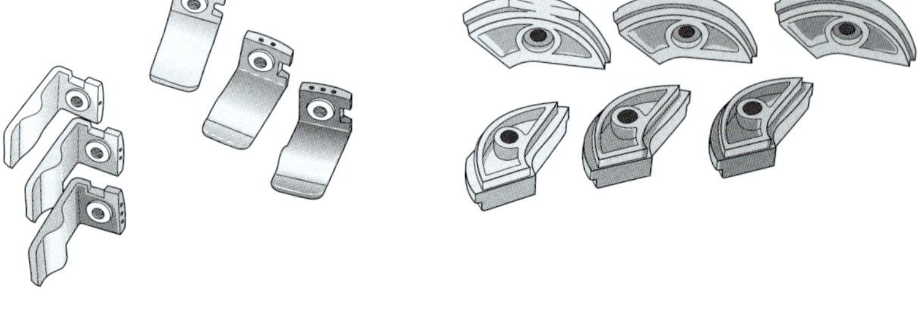

Abb. 15-9 Kondylarbahn- und Bennett-Einsätze mit farbkodierten Kurvaturen für den SAM 2PX und SAM 3.

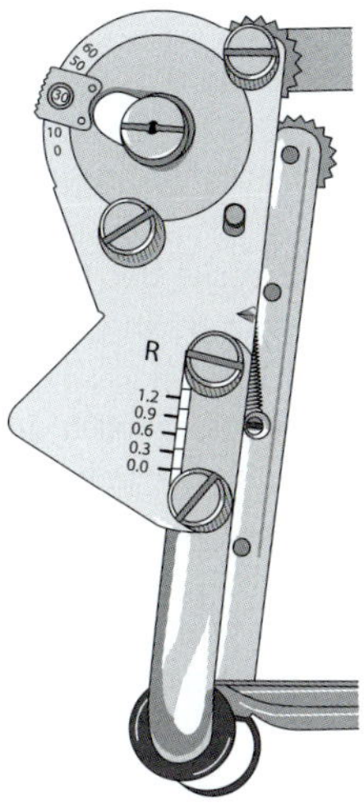

Abb. 15-10 Condylator. Sagittalansicht im Bereich eines Kondylarkörpers und einer Kondylarblende: In sagittaler Richtung stellt der Kondylarkörper (Achse) den Kondylus dar. Die sagittale Kondylenbahn ist zwischen 0 und 60° individuell einstellbar.

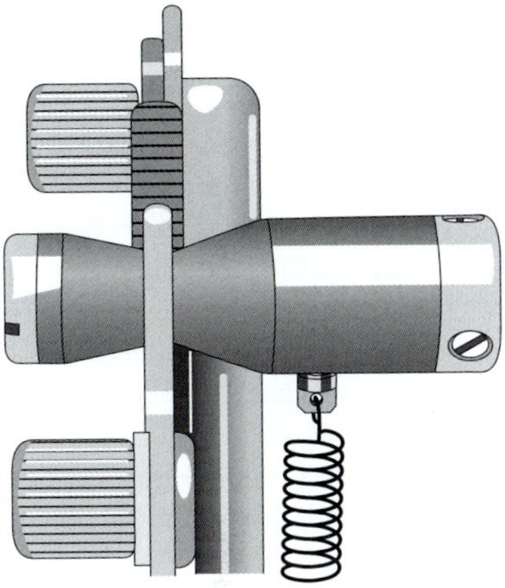

Abb. 15-11 Condylator. Frontalansicht im Bereich eines Kondylarkörpers und einer Kondylarblende (von hinten): Der doppelte Konus des Kondylarkörpers (Achse) stellt in transversaler Richtung die Fossa dar.

15.3.2 Charakteristika der Gerber-Condylatoren „Individual" bzw. „Vario"

(patentiert von *Albert Gerber* 1956 bzw. 1976)

- In sagittaler Richtung (Seitenansicht) Non-Arcon-Artikulator (Abb. 15-10): unterer Rand des Kondylarausschnitts (= Kondylarblende, Diaphragma) unten [Fossa], Achse (Kondylarkörper) [Kondylus] oben.
- In transversaler Richtung (Frontalansicht) Arcon-Artikulator (Abb. 15-11): Die Achse stellt die dachförmige [doppelter Konus] Fossa nach *François Ackermann* (Genf, 1953) dar und bewirkt durch den medialen Anteil automatisch den Fischer-Winkel; die Auflage im Kondylarausschnitt entspricht dem Kondylus.
- Der Kondylarkörper ist doppelt konisch geformt: Neigung des medialen Konus zur Horizontalebene 17°, Neigung des lateralen Konus 12° (Abb. 15-11).
- Bezugsebene: Camper-Ebene (gedachte Ebene, die durch die Spina nasalis anterior und den unteren Rand des rechten und linken Porus acusticus externus verläuft).
- Der Frontzahnführungsteller befindet sich am Artikulatorunterteil; der Auflageteller ist konfektioniert (15° [Standardausführung]; für flachere Gelenkbahnneigungen 5° und 10°, für steilere 20° und 40°) oder individuell mit Kunststoff herstellbar.
- Das Artikulatorteil ist nicht abnehmbar, aber um über 180° drehbar.
- Die vertikale Dimension ist anterior verstellbar (Inzisalstift) [posterior ist sie nur im Gerber-Condylator „Vario" von 0,0 bis 1,2 mm verstellbar; dies ist der einzige Unterschied zwischen diesen beiden Condylatortypen].
- Bewegungen im Gerber-Condylator werden durch anteriore (Inzisalstift) und posteriore Führungselemente gesteuert.

- Eine Zentrikverriegelung ist möglich.
- Eine Retrusionsbewegung mit kleiner inzisaler Sur-Retrusion ist möglich (nach hinten-unten bzw. hinten-außen-unten).
- Eine Positionierung des Artikulatorunterteils in definierten Protrusionsstellungen ist mit neuem Feststeller (Zubehör) möglich.
- Eine Gleichschaltung zwischen Artikulatoren zum Zwecke der Übertragung von einem Gerät (z. B. in der Praxis) in ein anderes (z. B. im Labor) ist mit Condy-Split-Platten (Zubehör) möglich.
- Die Kondylarblende zeigt (im „Zentrikbereich") eine fossaähnlich geformte, konkave Rundung (Kreisbogensegment); an diese kurze gekurvte Bahn schließt sich bei Vorschub die gerade verlaufende Vorgleitbahn (sagittale Kondylenbahn) an.
- Die sagittale Kondylenbahn ist individuell zur Okklusionsebene zwischen 0 und 60° einstellbar (im Gerber-Condylator „Simplex" ist sie fest auf 28° eingebaut).

Mit Hilfe instrumenteller Aufzeichnung von Unterkieferbewegungen lassen sich an teil- oder volljustierbaren Artikulatoren die intraindividuellen funktionellen Besonderheiten eines Patienten registrieren und aufgrund entsprechend vorhandener mechanischer Vorrichtungen am Artikulator individuell einstellen (Artikulatorprogrammierung).

Folgende patientenbezogene dynamische Funktionsvariablen spielen hierbei eine Rolle (*Hugger* und *Schindler* 2006, *Hugger* et al. 2015):

- Sagittaler Kondylenbahnwinkel: In der Sagittalebene gemessener Winkel im Gelenkbereich zwischen folgenden Geraden: (a) Parallele zu einer durch Schädelbezugspunkte (z. B. Frankfurter Horizontale) festgelegten Geraden, (b) Verbindungslinie vom Startpunkt der Bewegung zu einem weiteren Punkt auf der kondylären Bewegungsbahn.
- Bennet-Winkel: In der Horizontalebene gemessener Winkel im Gelenkbereich zwischen der Sagittalrichtung und der Verbindungslinie vom Startpunkt zu einem weiteren Punkt auf der kondylären Mediotrusionsbahn).
- „Immediate side shift": Unmittelbares transversales, nach medial orientiertes Versetzen des Kondylus der Mediotrusionsseite zu Beginn einer Unterkiefer-Seitwärtsbewegung).
- Sagittale und frontale Führungswinkel: Der durch entsprechende Neigung des Fronttellers einzustellende Winkel im Artikulator; der Frontstift gleitet auf dem sagittal und/oder frontal geneigten Frontzahnführungsteller.
- Kippwinkel: In der Frontalebene gemessener Winkel im Kiefergelenkbereich, zwischen der Transversalachse und der Verbindungslinie vom Startpunkt der Bewegung zu einem weiteren Punkt auf der kondylären Laterotrusionsbahn.
- Shiftwinkel: In der Horizontalebene gemessener Winkel im Kiefergelenkbereich, zwischen der Transversalachse und der Verbindungslinie vom Startpunkt der Bewegung zu einem weiteren Punkt auf der kondylären Laterotrusionsbahn.

Von praktischer Seite ist es empfehlenswert, bei der zahntechnischen Herstellung und (prä)klinischen Weiterverwendung zahntechnischer Werkstücke stets denselben Artikulator zu verwenden und Modelle nicht zwischen verschiedenen Artikulatoren auszutauschen, weil dies mit Ungenauigkeiten von klinischer Relevanz verbunden sein kann (Pietrokovski et al. 2018). Nur wenn identische Artikulatormodelle mittels eines Norm-Justierblocks (z. B. Norm-Justiersockel-System Axiosplit; SAM Präzisionstechnik, D-Gauting) gleichgeschaltet wurden, können die montierten Modelle mit hinreichender klinischer Genauigkeit in verschiedenen Artikulatoren zum Einsatz kommen. Gleichgeschaltete Artikulatoren müssen regelmäßig mit dem identischen Norm-Justierblock überprüft werden.

Literatur

Hugger A., Schindler H.J.: Unterkieferbewegungen und deren Simulation. In: Hugger A., Türp J.C., Kerschbaum T. (Hrsg): Orale Physiologie. Quintessenz, Berlin 2006:53-83.

Hugger A., Bernhardt O., Jakstat H.A., Kordaß B., Türp J.C., Schindler H.J., Ahlers M.O.: Analyse computergestützter kondylärer Bewegungsaufzeichnungen und deren standardisierte Auswertung. Quintessenz 2015;66:1455-1469.

Hugger A., Kordaß B.: Handbuch Instrumentelle Funktionsanalyse und funktionelle Okklusion. Wissenschaftliche Evidenz und klinisches Vorgehen. Quintessence, Berlin 2018.

Pietrokovski Y., Shakartsi-Amar O., Ben-Gal G., Lipovetsky-Adler M.: Determining the interchangeability of KaVo PROTAR semi-adjustable articulators. Quintessence Int 2018;49:549-555.

16 Farbe, Farbbestimmung und Farbangleichung

16.1 Physikalische Aspekte des Farbsehens

Farbempfindungen sind an das Vorhandensein von Licht (bzw. eines Farbreizes) gebunden. Von der physikalischen Sichtweise aus betrachtet werden Farbinformationen über elektromagnetische Wellen, die aus dem Spektrum des für das Auge sichtbaren Lichtes stammen, vermittelt. Wenn weißes Sonnenlicht durch ein Prisma hindurchtritt, spaltet sich der Lichtstrahl auf. Es entsteht das – erstmals von *Isaac Newton* im Jahre 1666 beschriebene – sog. farbige (oder optische) Spektrum, in dem verschiedene Farben, die sog. Spektralfarben, unterschieden werden können. Dieses für das menschliche Auge sichtbare und aus Wellen mit einer Wellenlänge zwischen etwa 400 und 720 nm bestehende Spektrum beginnt bei violett (kleinste Wellenlänge, stärkste Brechung) und geht dann kontinuierlich über in blau, grün, gelb und orange. Es endet bei der Farbe rot (größte Wellenlänge). Jenseits des sichtbaren Lichtes liegt die für das Auge des Menschen nicht sichtbare ultraviolette bzw. infrarote Strahlung.

16.2 Physiologische Aspekte des Farbsehens

Physiologisch gesehen sind die sechs Millionen Zapfen der Netzhaut (Retina) des Auges, von denen sich drei unterschiedliche Typen mit jeweils verschiedenen Farbpigmenten voneinander differenzieren lassen, für das Farbsehen zuständig. Damit es zu einer Farbempfindung kommt, muss der Lichtreiz

- eine Mindestintensität („Farbschwelle") überschreiten
- eine gewisse Mindestzeitdauer („Farbzeitschwelle") lang einwirken
- eine bestimmte Netzhautfläche treffen

Sind diese Voraussetzungen erfüllt, dann bewirken die auf die Netzhaut auftreffenden Farbreize beim Betrachter eine Erregung seiner Sehzellen, d. h. der für die Hell-Dunkel-Wahrnehmung (Dämmerungssehen, skotopisches Sehen) zuständigen Stäbchen (insgesamt existieren davon ca. 120 Millionen pro Auge) und der für das Sehen am Tage (Farbensehen, photopisches Sehen) zuständigen farbempfindlichen Zapfen (ca. 6 Millionen pro Auge). Über die Sehnerven und das Zwischenhirn gelangt die visuelle Information zur Großhirnrinde (Sehrinde) und führt dort zu einer Farbempfindung. Farbe entsteht demnach als Produkt des Sehorgans erst im Gehirn.

Zu den im Zusammenhang mit dem Mechanismus des Farbsehens (Weiterverarbeitung der eintreffenden Lichtreize) heute am meisten vertretenen Theorien gehören die trichromatische Farbentheorie (Young-Helmholtz-Theorie) und die Gegenfarbentheorie nach Hering (1920) (vgl. Lehrbücher der Sinnesphysiologie).

Farbreize werden nicht nur durch reine Spektralfarben, also monochromatisches Licht, d. h. Licht einheitlicher Frequenz und Wellenlänge (monochromatische Strahlung), sondern auch durch Licht, das aus einer Mischung verschiedener, aus dem Bereich des sichtbaren Lichts stammender Wellenlängen besteht (kombinierte Spektralfarben), ausgelöst. Unabhängig von der Art des Lichtes können diese Farbreize entweder dadurch zustande kommen, dass Objekte von einer Lichtquelle stammende sichtbare Strahlung reflektieren oder dadurch, dass Licht direkt in das Auge des Betrachters fällt. Viel häufiger kommt die erstgenannte Möglichkeit vor, wobei in der Regel von dem betreffenden Objekt bestimmte Wellenlängen bevorzugt reflektiert werden.

Materie selbst ist, wie auch Energie, farblos. Farbe ist demnach lediglich eine durch das Sehorgan vermittelte Sinnesempfindung. Erst durch das Sehorgan des Betrachters erscheinen Gegenstände und die gesamte Außenwelt farbig.

Dass aber nicht alle Gegenstände gleich farbig aussehen, liegt daran, dass sie molekular unterschiedlich aufgebaut sind. Dadurch wird von ihnen ein jeweils unterschiedlicher Teil des Spektrums der vorhandenen Lichtquelle absorbiert. Die spektrale Zusammensetzung des nicht absorbierten, also entweder zurückgestrahlten (reflektierten, remittierten) oder (bei transparenten Materialien) durchgelassenen (transmittierten) Anteils (also das Restlicht) bildet den das Sehorgan erreichenden Farbreiz bzw. ist für die Oberflächenfarbe eines Objektes (die sog. „Körperfarbe" oder Aufsichtfarbe) verantwortlich. Bei vollständiger Re- oder Transmission erscheint ein Objekt weiß, bei vollständiger Absorption hingegen schwarz.

16.3 Farbvalenzen und Farbklassen

Das menschliche Auge bzw. Gehirn ist in der Lage, rund sieben Millionen verschiedene Farbeindrücke (Farbwerte), sog. Farbvalenzen (Farbnuancen, sinnesphysiologisch äquivalente Farben), wahrzunehmen (*Grüsser* und *Grüsser-Cornehls* 1990). Diese Farbvalenzen lassen sich in zwei Farbklassen differenzieren:

1. Farbklasse der unbunten Farben

Unbunte Farben sind die sog. „Farben der Graureihe". Sie beginnen beim tiefsten Schwarz und reichen über die verschiedenen Graustufen bis zum hellsten Weiß.

2. Farbklasse der bunten Farben

Die bunten Körperfarben sind durch drei voneinander unabhängige Merkmale (Farbdimensionen) charakterisiert, die zusammengenommen eine exakte Beschreibung einer bunten Farbvalenz erlauben. Diese Farbdimensionen sind der Farbton (Buntton), die Farbhelligkeit und die Farbsättigung (Farbintensität, Buntheit). In der entsprechenden Fachliteratur sind sie genauer beschrieben (*Schultze* 1975, *Küppers* 1987, *Grüsser* und *Grüsser-Cornehls* 1990).

16.4 Primär-, Sekundär-, Komplementär-, Kompensationsfarben

Innerhalb der Farbklasse der bunten Farben lassen sich Primärfarben von Sekundärfarben unterscheiden.

Die **Primärfarben** sind rot (definierte Wellenlänge der reinen Primärfarbe: 700,0 nm), grün (546,1 nm) und violettblau (435,8 nm). Zusammen ergeben die drei Primärfarben weiß.

Sekundärfarben sind Mischungen von jeweils zwei Primärfarben: gelb (gleiche Anteile von rot und grün), blaugrün (gleiche Anteile von blau und grün) und magentaviolett (gleiche Anteile von rot und blau). Variiert man die jeweiligen Anteile der Primärfarben, entstehen weitere Farben (z. B. viel rot, wenig grün: orangerot; wenig rot, viel grün: gelbgrün). Durch solche (additiven) Mischungen können alle weiteren Farben erzeugt werden, einschließlich des o. g. Purpurbereichs (Kombination von blauviolett und rot).

Unter **Komplementärfarben** (Gegenfarben) versteht man zwei (oder auch mehr) Farbreize bzw. zwei genau zueinander passende Farben (sog. Paarfarben), die, wenn sie auf die gleiche Stelle der Netzhaut fallen bzw. anteilmäßig (additiv) im richtigen Verhältnis gemischt werden, zusammen jeweils die Farbempfindung weiß ergeben. Zu Farbpaaren, deren Einzelspektren sich zu einem vollen Spektrum, d. h. zur Farbe weiß, addieren, zählen z. B. die Paare orangegelb und blau, blaugrün und rot, violettblau und gelb sowie purpur und grün.

Kompensationsfarben sind Farbreize bzw. Farben, deren Vermengung zu einer unbunten nichtweißen (grauen) Farbempfindung führt.

16.5 Einflüsse auf die Farbempfindung

Die Qualität der Wahrnehmung (Empfindung) der Farbe eines Gegenstandes, der sog. „Körperfarbe", wird durch verschiedene Parameter beeinflusst. Dazu zählen:

- Physiologische bzw. pathologische Faktoren im Sehorgan des Betrachters: Bei mehr als 90 % aller Menschen funktioniert das Sehorgan in korrekter Weise, was bedeutet, dass bei ihnen die Farbempfindung gleich ist. Neben diesen farbtüchtigen Individuen gibt es aber auch sog. Farbuntüchtige; bei ihnen ist die Farbwahrnehmung gestört. Rund 9 % aller männlichen und ca. 0,5 % aller weiblichen Personen sind von einer Farbfehlsichtigkeit betroffen (*Silbernagl* und *Despopoulos* 1991). Man unterscheidet eine Schwächung bzw. einen Ausfall der Rotempfindung (Protanomalie bzw. Protanopie), der Grünempfindung (Deuteranomalie bzw. Deuteranopie) und der Blauempfindung (Tritanomalie bzw. Tritanopie). Ein Totalausfall der Farbempfindung wird als Monochromasie bezeichnet.
- Intensität der vorhandenen Beleuchtung: Bei schwacher oder zu intensiver Beleuchtung sind Farben weniger deutlich zu erkennen und zu unterscheiden. Bei geringer Lichtintensität ist nur noch eine stäbchenvermittelte Hell-Dunkel-Wahrnehmung möglich.
- Spektrale Zusammensetzung des auftreffenden Lichtes: Abhängig von der Beleuchtungssituation (der spektralen Zusammensetzung der Lichtquelle) ändert sich auch die spektrale Zusammensetzung des vom beleuchteten Gegenstand re- oder transmittierten Anteils und somit des Farbreizes bzw. die wahrgenommene Farbe bzw. Farbnuance. Dies gilt nicht nur für Kunstlicht (z. B. nach gelbrot verschobenes, also spektral eingeschränktes Glühlampenlicht), sondern auch für Tageslicht, das in seinem Spektrum je nach Uhrzeit (Sonnenstand), Jahreszeit und Witterung verschieden ist. Die Tatsache, dass die Farbempfindung von vielen Faktoren abhängt, unterstreicht die Notwendigkeit, für Kunstlicht eine normierte Lichtart zu definieren, auf die man sich bei Farbbestimmungen beziehen kann. Die in Deutschland gültige Norm für mittleres Tageslicht in Europa (DIN 6173) setzt die Lichtart D 65 als Normlicht fest. Es handelt sich dabei um ein Licht mit spektral ausgeglichener Verteilung (dem Tageslicht (daylight: D) entsprechend), das eine Farbtemperatur von 6500 Kelvin aufweist. In den USA wird demgegenüber die Lichtart D 75 als Normlicht angesehen (*Küppers* 1987).

- Farbe des Umfeldes (räumlicher Kontrast): Auch bei konstanter Beleuchtungs- und Betrachtungssituation kann, bedingt durch die Farben des Umfeldes, dieselbe Farbe als unterschiedliche Farbnuance wahrgenommen werden (Simultankontrast). Der gleiche Farbtonwert erscheint, bedingt durch einen Anpassungsmechanismus des Auges (Adaptation), auf hellem Untergrund dunkler, auf dunklem Untergrund heller. Dies ist auch der Grund dafür, dass z. B. die Zähne von dunkelhäutigen Menschen „weißer" aussehen als die von Hellhäutigen.
- Zeitdauer der Betrachtung einer Farbe: Bei längerer Betrachtung wird eine Farbvalenz anders (ungesättigter) empfunden, als sie im ersten Moment des Hinschauens aussah. Aufgrund dieses als bunte Umstimmung des Auges bezeichneten Phänomens empfindet man beispielsweise ein einen Raum beleuchtendes (gelbliches) Glühlicht nach einer gewissen Zeit als weiß. *„Ein umgestimmtes Auge ist ... keinesfalls in der Lage, Farben objektiv richtig zu erkennen"* (*Küppers* 1987).
- Unmittelbar vorher wahrgenommene Farbreize (zeitlicher Kontrast): Betrachtet man eine Farbe über eine gewisse Zeit lang (Lokaladaptation) und schaut anschließend auf eine weiße Fläche, so tritt eine sog. Nachbildfarbe in der Gegenfarbe auf (z. B. rot → grün) (Sukzessivkontrast). Wenn man das Auge statt auf eine weiße Fläche auf eine andere Farbfläche wendet, vermischt sich diese Nachbildfarbe mit dem durch die Betrachtung der Fläche hervorgerufenen Farbreiz (*Küppers* 1978).
- Form- und Oberflächenstruktur des Gegenstandes: Die Form eines Gegenstandes kann die Farbempfindung bisweilen deutlich beeinflussen. Nicht selten werden auch Objekte mit identischer Farbe, aber verschiedener Oberflächenstruktur (z. B. matt, glänzend) als verschiedenfarbig empfunden.
- Psychologische Faktoren: Eine Erwartungshaltung seitens des Betrachters kann die subjektive Farbempfindung ebenfalls beeinflussen.
- Sehwinkel des Betrachters

16.6 Metamerie und ihre Konsequenzen

Manche Farben weisen die Eigenschaft auf, unter bestimmten gleichen äußeren Beleuchtungsbedingungen beim Betrachter dieselbe Farbempfindung (gleiche Farbvalenz) auszulösen. Bei einer Änderung der Beleuchtungsverhältnisse und damit der spektralen Zusammensetzung des Lichtes werden sie hingegen nicht mehr als gleich angesehen. Farben mit solchen Eigenschaften werden als metamere (bedingt gleiche) Farben bezeichnet, und das zugrunde liegende Phänomen als Metamerie. Nur wenn zwei Körperfarben dieselbe spektrale Zusammensetzung (und ein dadurch bedingtes gleiches Absorptionsvermögen) aufweisen, erscheinen sie bei jeglicher Beleuchtung gleich (unbedingt gleiche Farben).

Das auch im Bereich der Zahnmedizin (z. B. bei der Herstellung von Verblendkronen) auftretende Phänomen der Metamerie bedingt, dass es nicht gelingt, eine vorhandene Farbe genau zu imitieren. *Schultze* (1975) beschreibt dieses Problem beispielhaft anhand eines farbigen Musters, das möglichst identisch kopiert werden soll: *„Ist ein fremdes Muster nachzuahmen, so ist die Aufgabe praktisch nicht zu erfüllen, da der fremde Färber meistens mit anderen Farbstoffen gearbeitet hat. Man kann dann nur bedingt gleiche Färbungen liefern, und es ist unmöglich zu verlangen, dass die Nachstellung des Musters für mehr als eine*

Beleuchtung richtig ist." Daher beschränkt man sich bei der Nachahmung einer Farbe auf Tageslicht, obwohl auch dieses deutlichen tages- und jahreszeitlichen sowie witterungsbedingten Veränderungen ausgesetzt ist. *Küppers* (1978) stellt als Quintessenz fest: „*Ein visuelles Nachmischen von Mustern kann ... immer nur zu bedingt gleichen Farben führen. ... In einem Reproduktionsprozess kann es eine sogenannte, originalgetreue Wiedergabe' grundsätzlich nicht geben, weil nur bedingte Farbgleichheit möglich ist. ... Von unendlich vielen Beleuchtungssituationen kann immer nur eine einzige in einer Reproduktion festgehalten sein.*" Aus diesem Grunde ist es auch unmöglich, dass ein Kunststoff- oder Keramikzahn einen verloren gegangenen Zahn in allen Beleuchtungssituationen farblich hundertprozentig imitieren kann, d. h. unter allen Lichtverhältnissen den verbliebenen Zähnen optimal angepasst ist.

Fluoreszenz

Die blaue Fluoreszenz, die durch die ultraviolette nahe Strahlung angeregt wird, ist für das optische Erscheinungsbild der Zähne besonders relevant. Diese Art der Fluoreszenz ist unter UV-reicher Beleuchtung deutlich sichtbar und ist vor allem für Menschen von Bedeutung, die Nachtclubs und Unterhaltungsshows besuchen. Deshalb müssen die verwendeten Restaurationsmaterialien diese Fluoreszenz möglichst perfekt nachahmen und ein dem natürlichen Zahn ähnliches Erscheinungsbild vermitteln. Weiter wurde vermutet, dass diese ultraviolett induzierte Fluoreszenz auch unter Tageslicht die Zahnfarbe beeinflusst. Dies konnte jedoch in einer aktuellen Studie widerlegt werden. Es konnte gezeigt werden, dass ultraviolett induzierte Fluoreszenz des Sonnenlichts Zähne weder weißer noch heller macht (*Hein* und *ten Bosch* 2018).

16.7 Farbordnungssysteme – Das Munsell-Color-System

Mit dem Ziel, die Farben und Farbvalenzen zu systematisieren, wurden im Laufe der Zeit diverse Farbordnungssysteme aufgestellt. Beispiele für Pioniere auf diesem Gebiet sind Johann Heinrich *Lampert* (1772, Farbenpyramide) und Philipp Otto *Runge* (1810, Farbkugel), in neuerer Zeit Wilhelm *Ostwald* (1963) (Doppelkegel, 1921 erstmals beschrieben) und Manfred *Richter* (1950, DIN-Farbenkarte).

Das weltweit am weitesten verbreitete Farbordnungssystem ist das in den 1920er Jahren von dem Amerikaner Albert Munsell entwickelte Color-System (*Schultze* 1975). In diesem Klassifikationssystem sind die durch kleine Quadrate angegebenen und nach der Empfindung gleichmäßig abgestuften Farben und Farbnuancen in drei Richtungen des Raumes angeordnet, wodurch die Dreidimensionalität der Farbe zum Ausdruck kommt (*Munsell* 1966) (Abb. 16-1).

In einer vertikalen Achse („Grauachse") befinden sich die verschiedenen Grauwerte von schwarz (unten) bis weiß (oben). Alle Farben mit dem gleichen Hellbezugswert – das ist die auf das ideale Weiß bezogene Helligkeit („Value") einer Farbe – liegen jeweils in derselben, zur Grauachse senkrecht stehenden horizontalen Ebene. Innerhalb jeder dieser sog. Helligkeitsebenen sind die Farben mit zunehmender Farbsättigung (Farbintensität, „Chroma") (d. h. mit abnehmendem Anteil des jeweiligen Grauwertes und mit dementsprechend zunehmendem Buntgrad) immer mehr von der Grauachse entfernt, also immer weiter außen angeordnet. In verschiedenen Helligkeitsebenen befindliche Farben, die die gleiche Sättigungsstufe

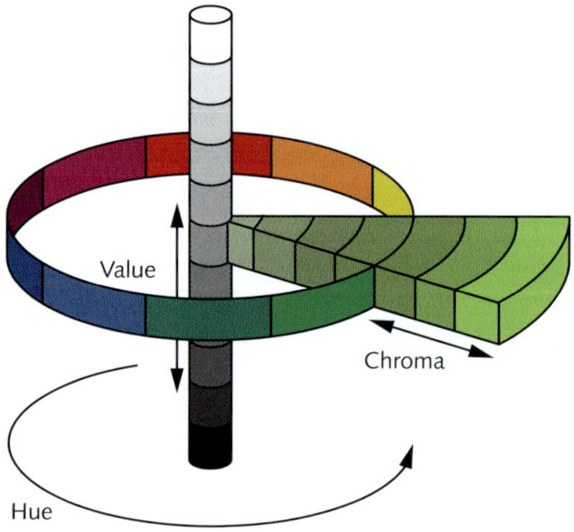

Abb. 16-1 Farbordnungssystem nach *Munsell*. Auf der vertikalen Achse sind die Grauwerte angelegt. Horizontal davon liegt der Helligkeitswert, kreisförmig angeordnet ist die unterschiedliche Farbsättigung.

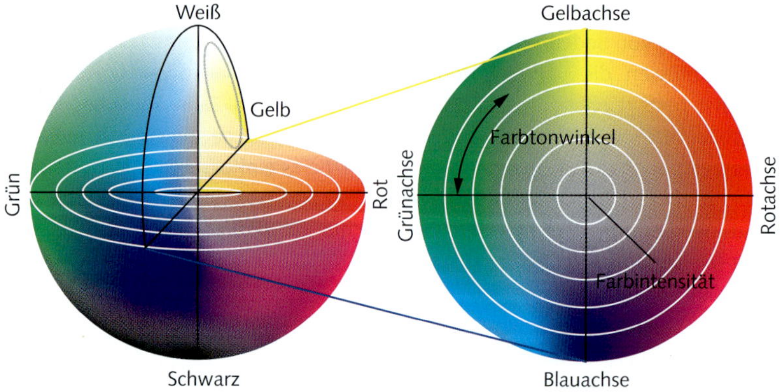

Abb. 16-2 Farbkugel nach *Otto Runge*. Die vertikale Achse ist die sogenannte Unbuntachse, die lediglich aus Grautönen besteht und die Helligkeit festlegt. Durch eine Segmentierung der Kugel kann man anschaulich verdeutlichen, in welchem Bereich der Farbkugel die Zahnfarben zu finden sind (links: graue Elipse). Ein Schnittbild durch die Kugel verdeutlicht zusätzlich das Zusammenspiel zwischen Farbton und Farbsättigung bei gleichem Helligkeitsgrad.

aufweisen, liegen jeweils auf einem gleichen Kreis. Die Abstufung von einem Farbton („Hue") zum nächsten erfolgt, wie bei der Stufung der jeweiligen Farbsättigung, empfindungsmäßig. Auf diese Weise entsteht ein unregelmäßiges, an einen Baum erinnerndes dreidimensionales, kugeliges Gebilde, der sog. *Munsell*-Farbkörper.

Jegliche Farbe in diesem *Munsell*-System kann demnach durch drei Parameter gekennzeichnet werden:

- Farbton („Hue")
- Helligkeitsgrad einer bestimmten Farbe („Value")
- Farbsättigung (Farbintensität, relative Farbfülle) („Chroma"), also das Ausmaß des Anteils des Grauwertes

Die Kodifizierung der o. g. Parameter erlaubt eine exakte Angabe von Farbnuancen. „5 R 3/8" bedeutet beispielsweise: mittlerer Rotton, Helligkeitsgrad 3, Farbsättigung 8 Einheiten von der Grauachse entfernt.

Einen ähnlichen Aufbau zum Munsell-Farbkörper weist die Farbkugel auf. Diese ist jedoch mit einer wesentlich feineren Rasterung darstellbar. Durch eine Segmentierung der Kugel kann man anschaulich verdeutlichen, in welchem „bananenförmigen" Bereich der Farbkugel die Zahnfarben zu finden sind. Ein Schnittbild durch die Kugel verdeutlicht zusätzlich das Zusammenspiel zwischen Farbton und Farbsättigung bei gleichem Helligkeitsgrad (Abb. 16-2).

16.8 Grundlegende Prinzipien für die Farbbestimmung in der Zahnmedizin

Wie aus den zuvor erfolgten Darlegungen hervorgeht, ist bei der Herstellung von Zahnersatz eine exakte Farbimitation der verloren gegangenen natürlichen Zähne nicht möglich. Um dennoch zu einer optimalen Farbangleichung zu kommen, müssen bei der Farbbestimmung folgende Faktoren beachtet werden (*Preston* 1980):

- Die Oberfläche der natürlichen Zähne muss am Tag der Farbbestimmung und am Tag der Einprobe bzw. des Eingliederns sauber sein. Gegebenenfalls ist eine vorherige Zahnreinigung durchzuführen.
- Die Farbbestimmung soll nicht nach einer längeren Behandlungszeit durchgeführt werden, da Zahnoberflächen, die nicht durch Speichel oder Wasser benetzt werden, austrocknen. Dadurch nimmt die Opazität (Undurchsichtigkeit) der Zähne zu.
- Durch Befeuchten von natürlichen Zähnen und Farbring kann eine Angleichung der Struktur beider Oberflächen erreicht werden.
- Die Farbbestimmung sollte unter natürlichem und zum Vergleich unter künstlichem Licht durchgeführt werden. Wenn immer möglich, ist Tageslicht zu bevorzugen. Die günstigsten Lichttemperaturen finden sich an hellen Tagen (ideal ist leicht bewölkter Himmel) etwa zwischen 10 bis 11 Uhr und 14 bis 15 Uhr. Die Farbbestimmung sollte nicht in der grellen Sonne erfolgen. Starke Mittagssonne ist bei der Farbwahl zu vermeiden.
- Da die Farbe des Umfeldes und hier speziell die des Lippenrots Einfluss auf die Farbe der vorhandenen Zähne und des zu wählenden Farbringes nehmen kann, ist die Farbbestimmung mit abgehaltenen Lippen durchzuführen. Natürlich können auch die Farbe eines aufgetragenen Lippenstiftes und der getragenen Kleidung einen Einfluss auf die empfundene Zahnfarbe des Patienten ausüben. Daher sollten zur Farbbestimmung am besten kein Lippenstift getragen werden.
- Die Zeitdauer des Betrachtens sollte maximal 5 Sekunden andauern, um eine bunte Umstimmung des Auges zu verhindern.
- Der einzelne Farbringzahn muss in gleicher Richtung wie der natürliche Zahn gehalten werden, also Schneide an Schneide und Hals an Hals.
- Bei schwer festzustellenden Zahnfarben hilft der Einsatz von modifizierten konfektionierten Farbringen. Drei Modifikationen bzw. Kombinationen bieten sich an:
  - konfektionierter Farbring, bei dem der Zahnhalsanteil der Farbmuster weggeschliffen wurde
  - Die gesamte Keramikfläche des konfektionierten Farbrings wird zwecks Entfernung der Glasurschicht mit Aluminiumoxid mattgestrahlt.
  - konfektionierter Farbring, bei dem die Farbmuster an ihrer Rückseite mit einem opaken Silberlack abgedeckt sind

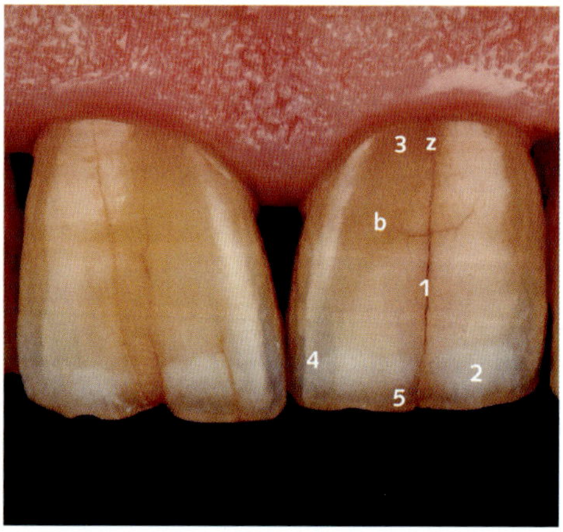

Abb. 16-3 Die Zähne eines 75-jährigen Patienten zeigen, dass die Angabe einer reinen Zahnfarbe nicht ausreicht, um diese Zähne ausreichend zu charakterisieren. Die individuellen Merkmale wie **(1)** Schmelzrisse, **(2)** White-Spots, **(3)** dunkel verfärbter Zahnhalsbereich, **(4)** approximale und **(5)** inzisale Transluzenz sind am besten mittels Fotodokumentation an den Zahntechniker zu übermitteln. Auch die unterschiedlichen Farben im Zahnhalsbereich **(z)**, Body **(b)** und Schneidebereich sind in diesem Beispiel deutlich zu erkennen (Bild: Dr. C. *Bothung*, Düsseldorf).

Da Zahnhalsfarbe, Oberflächenglanz bzw. -struktur und Transluzenz (Lichtdurchlässigkeit) der einzelnen Farbmuster entscheidenden Einfluss auf die Farbwirkung ausüben, ist eine Berücksichtigung dieser Faktoren von großer Bedeutung.

Auf einen weiteren wichtigen Aspekt weist *Borenstein* (1988) hin: Bei Bestrahlung mit ultraviolettem Licht zeigen natürliche Zähne eine bläulichweiße Farbe. Dieser Fluoreszenz-Effekt sollte so gut wie möglich auch bei künstlichen Zähnen vorhanden sein. Besonders auffällig wird eine fehlende Angleichung (zu schwache oder zu starke Fluoreszenz) in Räumlichkeiten mit UV-Bestrahlung (z. B. als besondere Attraktion in Diskotheken) wahrgenommen. Zeigen natürliche und benachbarte künstliche Zähne dieselbe Reaktion auf UV-Licht, so kommt das nicht gewünschte Phänomen der Metamerie (siehe Kap. 16.6) auch bei Tageslicht weniger deutlich zum Vorschein.

Inzwischen sind Kunststoffzähne und keramische Massen (für Voll- und Metallkeramik) im Handel, die ohne die früher zwecks Erzielung einer Fluoreszenz verwendeten radioaktiven Bestandteile auskommen und sehr gute Resultate liefern. Bei der Herstellung von Zahnersatz sollte darauf geachtet werden, dass solche Zähne bzw. Massen (bei Keramik: Glasurmassen und Malfarben) Verwendung finden.

16.9 Ästhetisch relevante Co-Faktoren

Neben der Zahnfarbe sind eine Reihe anderer Faktoren zu beachten, die die ästhetische Wirkung eines Zahnes beeinflussen. Auch diese Aspekte müssen bei der Analyse konsequent mit in Betracht bezogen werden, um eine möglichst perfekt integrierte Restauration zu erhalten. Zu diesen Faktoren zählen (1) unterschiedliche Farbnuancen innerhalb des gleichen Zahnes. Sie werden in der Regel für den Bereich der Schneide, des Zahnkörpers (Body) und des Zahnhalsbereichs einzeln bestimmt. (2) Weitere individuelle Merkmale, wie zum Beispiel Oberflächenstruktur, Schmelzrisse, Verfärbungen, sind bei der Farbbestimmung gut zu dokumentieren. Außerdem sollten (3) die im Zahn liegenden anatomischen Strukturen analysiert werden, die letztendlich wieder Auswirkungen auf das Erscheinungsbild des Zahnes haben (Abb. 16-3):

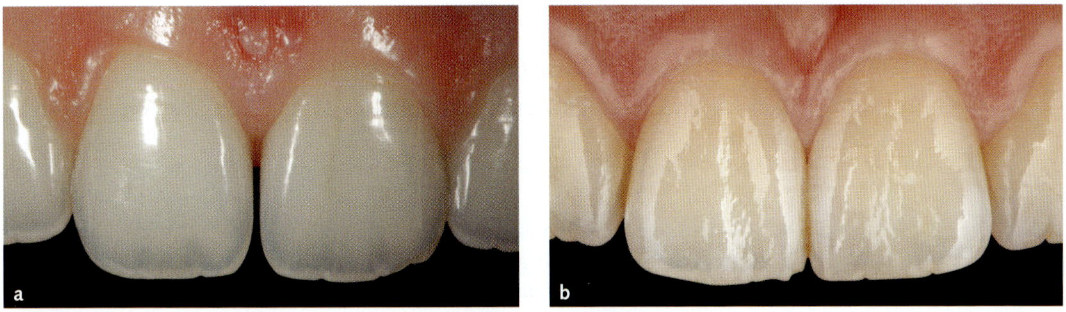

Abb. 16-4 Oberflächenstruktur und Transluzenz beeinflussen die optische Wirkung der Zähne. So wirken transluzente Zähne eher gräulich und damit tendenziell auch dunkler (a), opakere Zähne hingegen eher farbiger/heller (b). Zudem wird die optische Wirkung der Zähne stark durch die Oberflächentextur beeinflusst. Die unterschiedlichen Lichtreflexionen sind deutlich zwischen der glatten (a) und der stärker strukturierten Oberfläche (b) zu erkennen (Bilder: Dr. C. *Bothung*, Düsseldorf).

- **Farbbestimmung auf drei Ebenen**: Für die Schneide, den Zahnkörper und den Zahnhalsbereich sind separate Farbanalysen durchzuführen.
- **Halo-Effekt**: Dabei handelt es sich um eine totale Reflexion des Lichts direkt an der Schneidekante. Dies führt optisch zu einer entlang der Schneidekante verlaufenden weißen Linie, die in unterschiedlicher Ausprägung zu beobachten ist. Bei Verwendung eines schwarzen Hintergrunds (Kontrastor) hinter dem Zahn ist diese besonders gut darstellbar (Abb. 16-4a).
- **Mamelons**: Darunter versteht man fingerförmige Dentinausläufer, die im inzisalen Zahndrittel durch den Schmelz dentinfarben hindurchschimmern und von approximalen und inzisalen Transluzenzen umgeben sind.
- Als **approximale und inzisale Transluzenz** bezeichnet man Tranzluzenzbereiche innerhalb des inzisalen Zahndrittels. Dort wird kurzwelliges Licht reflektiert (blau), während langwelliges Licht (orange, rot) den Schmelz durchdringt. So entsteht der Eindruck einer bläulich/gräulichen Färbung dieser Bereiche, die besonders deutlich wird, sobald hinter dem Zahn ein dunkler Hintergrund einsetzt wird.
- **Individuelle Merkmale**: Besonders auffällig sind hier Schmelzrisse, Verfärbungen, Whitespots, freiliegende und häufig dunkel verfärbte Dentinbereiche im Bereich abradierter Schneidekanten und verfärbte Zahnhalsdefekte (Abb. 16-3).
- **Oberflächenstruktur und Transluzenz**: Die Oberflächenstruktur und Transluzenz ist eng mit der Farbwirkung von Zähnen verbunden (Abb. 16-4). So wirken Zähne mit hoher Transluzenz allgemein dunkler und Zähne mit hoher Opazität generell heller. Auch die Oberflächenstuktur wirkt sich je nach Rauigkeit auf die Zahnfarbe aus (*Chu S. J.* et al. 2005).

Aufgrund der Wichtigkeit dieser Strukturen ist deren Übermittlung durch den Zahnarzt an den Zahntechniker bereits mit der Farbauswahl zwingend notwendig. Bei den folgenden Rohbrand- und Glanzbrandeinproben muss der Zahnarzt diese Merkmale an den Restaurationen bewusst mit den Nachbarzähnen abgleichen. Korrekturwünsche können so detailliert und spezifisch benannt und an den Zahntechniker übermittelt werden.

16.10 Farbringsysteme zur Bestimmung der Zahnfarbe

Generell sind an ein ideales Farbbestimmungssystem folgende Forderungen zu stellen:

- Der Farbring soll das vielfältige Farbsystem der natürlichen Zähne erfassen können.
- Die Farbmuster sollen nach Helligkeitsgruppen („Value") geordnet sein.
- Die Farbmuster sollen aus dem gleichen Material wie das Verblendmaterial (Kunststoff, Keramik) bestehen.
- Die einzelnen Verblendmassen sollen als Blättchen verfügbar sein. Diese Blättchen sollen durch eine keilförmige Gestaltung die Beurteilung verschiedener Schichtstärken ermöglichen.
- Das Farbmuster der kompletten Farbe mit Schneide soll eine Schichtstärke aufweisen, die mit einer individuell verblendeten Restauration vergleichbar ist.
- Innerhalb einer Farbtongruppe sollen sich die Blättchen in ihrer Farbintensität gleichmäßig schrittweise ändern.
- Liegt eine ausgewählte Farbe zwischen zwei Farbmustern, sollte es möglich sein, diesen Farbton zu gleichen Anteilen des helleren und dunkleren Farbtones mischen zu können.
- Es sollte ein Farbring für unterschiedliche Oberflächenstrukturen und Glanz bereitstehen.

Die verschiedenen Hersteller von Verblendmassen und Ersatzzähnen verwenden unterschiedliche Farbringsysteme. Daher liegt es auf der Hand, dass bei der Farbnahme jeweils der Farbring derjenigen Firma zum Einsatz kommen sollte, deren Produkt später verwendet wird.

Die firmenspezifischen Farbringe sind in verschiedene Farbtongruppen aufgegliedert. Innerhalb einer Farbtongruppe unterscheiden sich die einzelnen Farbmuster bezüglich ihrer Farbintensität voneinander. Für die Farbbestimmung ist es wichtig, dass der Benutzer die Farbtongruppen und ihre Anordnung auf dem Farbring kennt, denn nur dann ist er in der Lage, diesen den natürlichen Zähnen zuzuordnen.

Drei für die Metall- und Vollkeramik benutzte Farbringsysteme, nämlich Chromascop (Ivoclar, FL-Schaan), VITA classical A1-D4 (Vita Zahnfabrik, D-Bad Säckingen) und VITA Toothguide 3D-MASTER (Vita Zahnfabrik, D-Bad Säckingen) sollen hier beispielhaft genannt sein (Abb. 16-5 bis 16-7):

Chromascop-Farbring (Abb. 16-5)
01, 1A, 2A, 1C: weiß
2B, 1D, 1E, 2C: gelb
3A, 5B, 2E, 3E: hellbraun
4A, 6B, 4B, 6C: grau
6D, 4C, 3C, 4D: dunkelbraun

VITA classical A1-D4 Farbring (Abb. 16-6)
A-Farben: braun-rötlich
B-Farben: gelb-rötlich
C-Farben: Grautöne
D-Farben: grau-rötlich

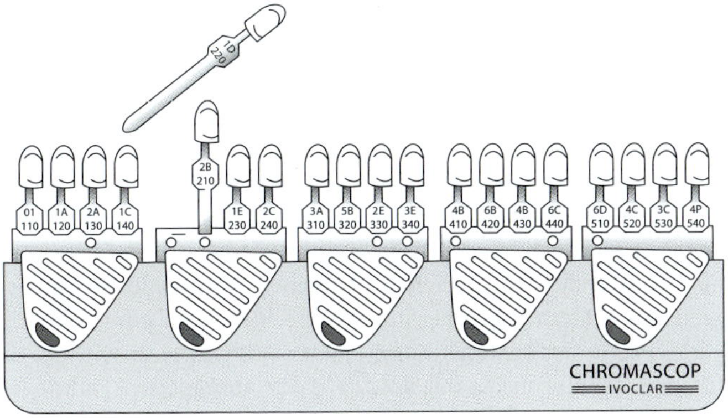

Abb. 16-5 Chromascop-Farbring. Farbgruppen lassen sich im Block entfernen und aus jedem Block kann man wiederum einzelne Farbmuster entnehmen.

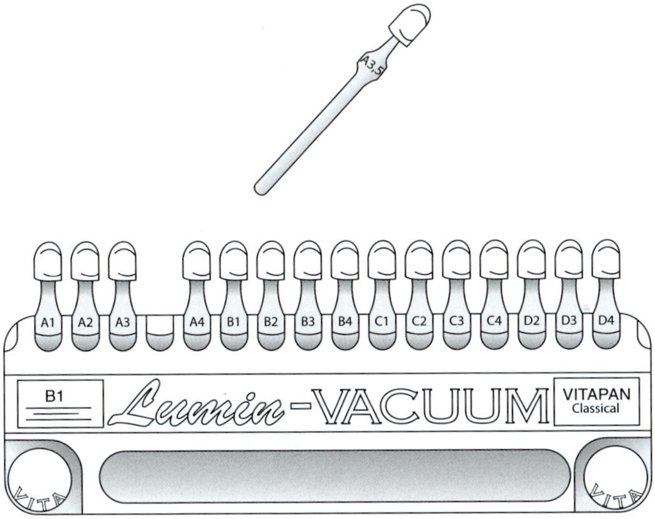

Abb. 16-6 VITA classical A1-D4-Farbring mit einzelnen herausnehmbaren Zahnmustern.

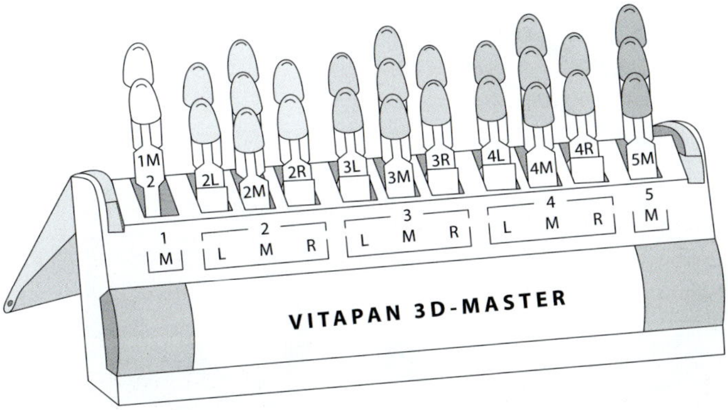

Abb. 16-7 Die VITA Toothguide 3D-Master-Farbskala ist nach einem farbmetrischen Ordnungsprinzip systematisch aufgebaut.

VITA Toothguide 3D-MASTER (Abb. 16-7)

I. Helligkeitsstufen: 1, 2, 3, 4, 5

II. Farbintensität: 1, 2, 3

III. Farbton: L, M, R (Farbton mehr gelblich – L, oder mehr rötlich – R)

16.11 Farbringsysteme zur Bestimmung der Stumpffarbe

Die Zahnstumpffarbe spielt bei vollkeramischen Restaurationen eine wichtige Rolle für die Farbwirkung der späteren Restauration, während sie bei metallkeramischen Restaurationen keinen Einfluss hat, da hier die Stumpffarbe komplett durch das Metallgerüst abgedeckt wird. Lediglich im gingivalen Durchtrittsbereich des Pfeilerzahns wirkt sich hier eine dunkle Stumpffarbe auf die Farbwirkung der Gingiva aus. Ganz anders ist es bei vollkeramischen Restaurationen: Je nach Transluzenzgrad des Materials hat die Stumpffarbe hier einen erheblichen Einfluss auf die Farbwirkung der späteren Restauration. Deshalb ist es wichtig, die Stumpffarbe für den Zahntechniker mit speziell dafür konzipierten Farbringen zu erfassen. Diese Farbringe sind in der Regel auf die jeweiligen Keramiksysteme abgestimmt und werden im Folgenden an dem Beispiel des „IPS Natural Die Material" Guide (Ivoclar-Vivadent) erläutert (Abb. 16-8).

Dieser Farbring besteht aus 9 Farbmustern, die unterschiedliche Stumpffarben von hell nach dunkel abdecken und von ND 1 bis ND 9 durchnummeriert sind. Dabei wird das am besten zum Stumpf passende Farbmuster ausgewählt, an den Stumpf gehalten und dokumentiert. Sofern keines der Farbmuster mit der Stumpffarbe genau übereinstimmt, wird das nächstgelegene, aber leicht dunklere Farbmuster ausgewählt. Idealerweise wird die Farbauswahl mit einem Foto doku-

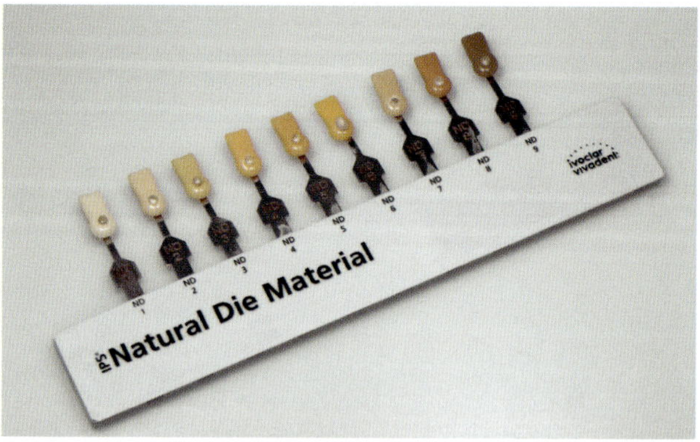

Abb. 16-8 Der Farbring „Natural Die Material" ist ein Farbring (9 Farbmuster) zur Bestimmung der Stumpffarbe. Dieser ist bei Restaurationen mit vollkeramischen Restaurationen und verfärbten Zahnstümpfen ein wichtiges Kommunikationsmittel zur Übermittlung der aktuellen Stumpffarbe.

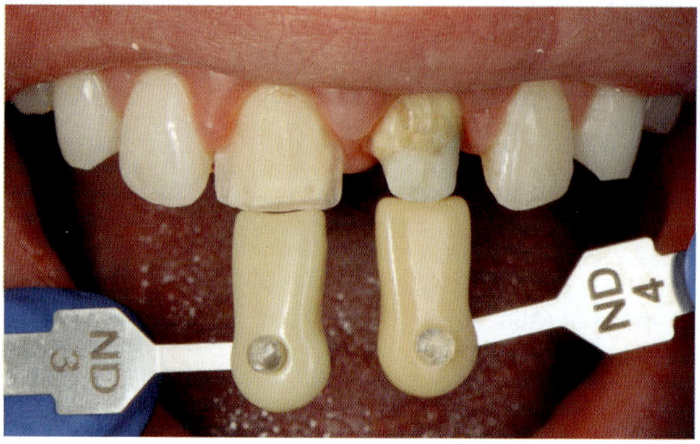

Abb. 16-9 Das am besten passende Farbmuster wird an den Stumpf angehalten und fotografiert. Sofern keines der Farbmuster genau übereinstimmt, wird das ähnlichste, leicht dunklere Farbmuster ausgewählt.

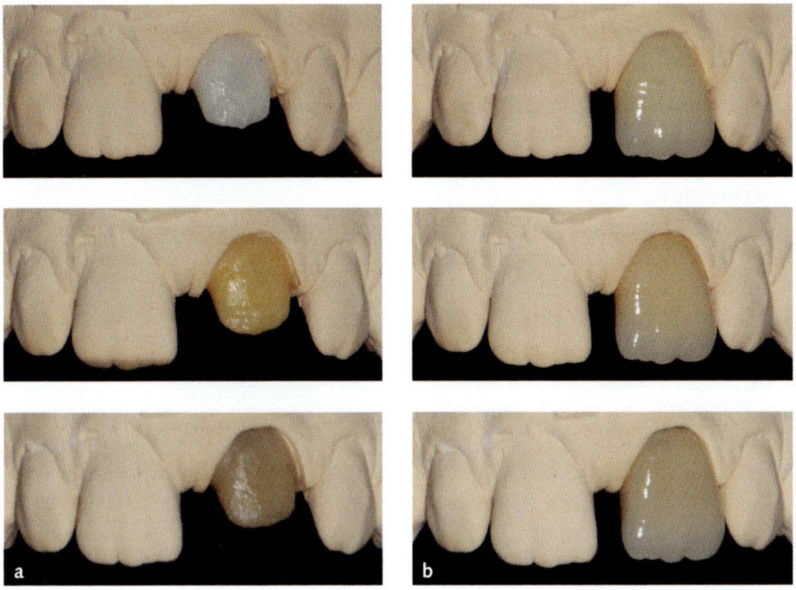

Abb. 16-10 Unterschiedliche Stumpffarben können die Farbwirkung vollkeramischer transluzenter Kronen beeinflussen. In diesem Beispiel sind die Zahnstümpfe im Gipsmodell in den Referenzfarben ND 1, ND 6 und ND 8 hergestellt worden. Die identische Krone wirkt auf dem ND-1-Stumpf heller als auf dem ND-6- und ND-8-Stumpf. Der Einfluss der Stumpffarbe auf die ästhetische Wirkung der Krone ist deutlich zu erkennen (Bild: *N. Mirschel*, Aachen).

mentiert und an den Zahntechniker übermittelt, so dass er sich ein umfassendes Bild von der Situation machen kann. Dazu wird das Farbmuster in Verlängerung der Zahnachse auf die Schneidekante des Zahnstumpfes gestellt. Es ist darauf zu achten, dass neben dem Zahnstumpf und dem Farbmuster auch die genaue Bezeichnung des Musters mit aufgenommen wird. Dabei erfolgt die Kameraausrichtung genau senkrecht auf das Farbmuster (Abb. 16-9).

Die ausgewählte Stumpffarbe ist im Weiteren ein wichtiges Entscheidungskriterium für die Auswahl des Transluzenzgrades der zu verwendenden Keramik. Können bei unverfärbten Stümpfen Rohlinge mit hoher Transluzenz verwendet werden, eignen sich bei dunkel verfärbten Zahnstümpfen eher opakere Materialien, um die Verfärbung besser abzudecken. Zur Imitation der individuellen Stumpffarbe lassen sich im Labor entsprechend eingefärbte Zahnstümpfe herstellen. Hierzu werden speziell darauf farblich abgestimmte Kunststoffe verwendet. Die farbliche Wirkung der vollkeramischen Kronen ist somit bereits im Labor gut zu beurteilen. Welche Auswirkung die Stumpffarbe auf die Wirkung einer vollkeramischen Krone mit erhöhter Transluzenz haben kann, ist der Abbildung 16-10 zu entnehmen. Hier sind die Zahnstümpfe in ND 1, ND 6 und ND 8 hergestellt und dieselbe Krone darauf anprobiert worden. Das Durchschimmern des Zahnstumpfes beeinflusst die farbliche Wirkung der Restauration deutlich.

Die Farbbestimmung des Zahnstumpfes erfolgt im Gegensatz zur Farbbestimmung der Nachbarzähne durch den Zahnarzt selbst. Denn sobald der Patient das zahntechnische Labor zur Farbbestimmung aufsucht, sind die Stümpfe bereits mit einem Provisorium versorgt und eine Stumpffarbbestimmung wäre nur mit Entfernung des Provisoriums möglich. Neben der Übermittlung der Stumpffarbe selbst sollten auch Besonderheiten des präparierten Zahnes (z. B. Teilverfärbungen, sichtbare Metallstifte) über ein digitales Foto dokumentiert und an den Zahntechniker übermittelt werden.

16.12 Spezifische Einflüsse auf Farbbestimmung und Farbangleichung

Die **Farbbestimmung** umfasst den Vorgang der am Patienten mit Hilfe von Farbringen durchgeführten Farbermittlung des Restgebisses. Dadurch wird ermöglicht, dass das gewählte Verblendmaterial (möglichst) dem Farbton des natürlichen Zahnes entspricht.

Unter **Farbangleichung** versteht man demgegenüber den Arbeitsvorgang, die Verblendmaterialien so anzuwenden, dass mit ihnen ein Farbton und eine Transluzenz erreicht werden, welche der ermittelten Zahnfarbe des Restgebisses entspricht. Durch die richtige Verarbeitung und Schichtung der Verblendmassen versucht der Zahntechniker, die Rekonstruktion in Form, Farbe, Transluzenz und Oberflächenstruktur dem vorhandenen Restgebiss anzugleichen.

Farbbestimmung und Farbangleichung werden durch verschiedene Faktoren beeinflusst (*Preston* 1985):

- Da der strukturelle Aufbau der natürlichen Zähne von den Zähnen des Farbringmusters differiert, absorbieren und reflektieren natürliche und künstliche Zähne das Spektrum der Lichtquelle in unterschiedlichem Ausmaß. Dies bedingt, dass eine Farbangleichung nicht für jede Beleuchtungssituation möglich ist, d. h., eine Vermeidung des Phänomens der Metamerie ist unmöglich (siehe Kap. 16.7).
- Auch zwischen Farbringmuster und Keramik oder Kunststoff differiert der spektrale Absorptions- bzw. Reflexionsgrad. Dies stellt einen weiteren metameren Farbfehler in der Kette der Farbbestimmung und Farbangleichung dar.
- Einzelne Farbringmuster von unterschiedlichen Farbringen einer Firma weisen zwar die gleiche Nummer (wie etwa „A3") auf, aber sie unterscheiden sich in ihrem spektralen Absorptions- bzw. Reflexionsverhalten. Es liegt also nicht nur die Schwierigkeit der Farbangleichung zwischen Farbring und Keramik bzw. Kunststoff vor, hinzu kommt außerdem noch die Problematik, dass gleiche Farbringe untereinander unterschiedliche Farbnuancen aufweisen.
- Bedingt durch Mängel bei der Qualitätskontrolle der Hersteller kann es auch innerhalb der von ein und derselben Firma gelieferten Verblendmassen oder Ersatzzähne zu farblichen Unterschieden kommen.
- Jede metallkeramische Restauration benötigt ein Opakermaterial zur Abdeckung des Metalls. Bei einigen keramischen Produkten ist die Opakerfarbe bezüglich Farbton, Farbintensität und Helligkeitswert nicht auf die Dentinmasse abgestimmt. Diese Farbunterschiede der einzelnen Massen einer spezifischen Zahnfarbe erschweren die Farbreproduktion erheblich. Außerdem steht die Farbwiedergabe in direktem Zusammenhang mit der jeweiligen Schichtstärke bzw. dem Platzangebot der Verblendkeramik. Bei einer metallkeramischen Rekonstruktion steht das Platzangebot für die keramische Masse in keinem Verhältnis zu der verwendeten keramischen Schichtstärke eines konventionellen Farbringes, die ungefähr das Drei- bis Vierfache beträgt.

16.13 Schrittweises Vorgehen bei der Farbbestimmung

Die Farbbestimmung bzw. Farbauswahl ist auf das zu verwendende Farbsystem und den dazugehörigen Farbring abzustimmen. Wichtig ist dabei ein systematisches Vorgehen. Im Folgenden werden zwei Systeme der Firma Vita Zahnfabrik (Bad Säckingen) vorgestellt. Im VITA classical A1-D4 (siehe Kap. 16.2.1) befinden sich die Zwischenfarbtöne nicht in einem systematischen System und können durch anteiliges Mischen der Keramikmassen nicht reproduziert werden. Dieses systematische und anteilige Vorgehen mit den Keramiken ist im aktuellen VITA 3D-MASTER System möglich. Deswegen gilt diese verbesserte Generation mit 29 Farben als aktueller Standard. Diese orientieren sich an den in der Natur vorkommenden Farbtönen der Zähne. Das 3D-MASTER-System ist in zwei Ausführungen erhältlich: dem VITA Toothguide 3D-MASTER und dem neueren VITA Linearguide 3D-MASTER, der in einem Kunststoffbock montiert ist.

16.13.1 VITA classical A1-D4-Farbskala

Das im Folgenden geschilderte Prozedere gilt für den klassischen Farbring VITA classical A1-D4. Er verwendet die originale A1-D4-Farbskala, welche die Vita Zahnfabrik vor über 60 Jahren auf den Markt gebracht hat. Zahlreiche weitere Firmen haben sich an dieses System angelehnt.

Erster Schritt: Hierbei soll der richtige Farbton („Hue") ermittelt werden. Die natürlichen Zähne werden in dieser Phase nur auf den Farbton hin überprüft. Es ist zu differenzieren, ob es sich um einen mehr gelblichen, mehr rötlichen, mehr gräulichen oder mehr bräunlichen Farbton handelt. Dieser Grundfarbton wird in Relation zum Farbring gebracht. Die Farbunterschiede werden dadurch ermittelt, dass man empfindungsmäßig bestimmt, ob der Farbring jeweils mehr rötlich oder mehr gelblich als die betreffenden natürlichen Zähne erscheint.

Zweiter Schritt: Nachdem der Farbton der natürlichen Zähne ermittelt wurde, wird die Farbsättigung (Farbintensität, „Chroma") beurteilt. Dies geschieht dadurch, dass man überprüft, ob die gewählte Farbe des Farbrings in ihrer Intensität stärker oder schwächer als die des natürlichen Zahns erscheint. In dieser Phase werden nur noch Farbmuster der jeweiligen Farbtongruppe verwendet. Die Veränderung der Farbintensität sollte keinen Einfluss auf den im ersten Schritt gewählten Farbton haben. Tritt dennoch eine Farbtonveränderung innerhalb einer Farbgruppe auf, liegt dies am Einfluss der unterschiedlichen, im inzisalen Bereich aufgebrachten Schneidemassen („Value") der jeweiligen Farbmuster.

Dritter Schritt: Alle gewonnenen Informationen werden in ein Formblatt oder eine individuelle Skizze eingetragen. Besondere Charakteristika der natürlichen Zähne werden genau bestimmt und ebenfalls in diese Skizze eingezeichnet. In ästhetisch anspruchvollen Fällen sollte ein digitales Foto mit Farbring und natürlichem Zahn zusammen aufgenommen werden (siehe Kap. 16.14). Dieses Bild zeigt die Verhältnismäßigkeit zwischen den beiden Objekten. Eine Farbbestimmung vom Bild kann aufgrund der mangelhaften Farbwiedergabe von Fotos verständlicherweise nicht erfolgen.

Liegt eine zu reproduzierende Farbe zwischen zwei Farbmustern, so kann diese Farbe durch individuelles Verstärken (Erhöhung der Farbsättigung) der keramischen Massen oder durch eine Oberflächenbemalung erreicht werden. In solchen Fällen sollte immer ein Farbmuster mit der nächst schwächeren Farbintensität gewählt werden. Durch anteiliges Mischen der Keramikmassen können keine Zwi-

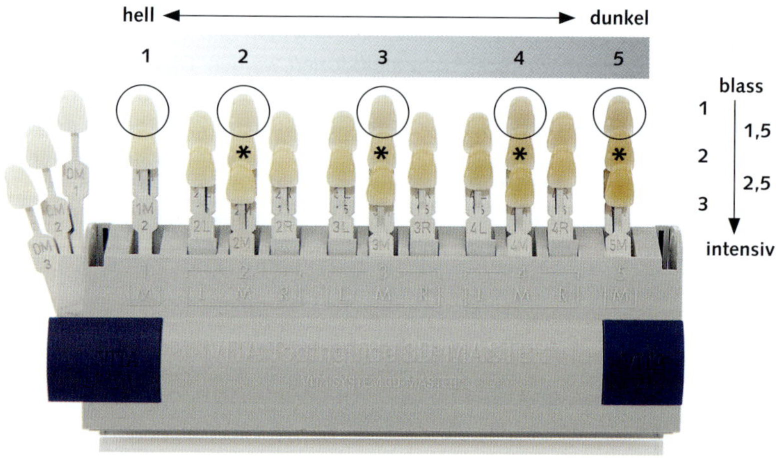

Abb. 16-11 Die Farbauswahl mit dem VITA Toothguide 3D-Master: Im ersten Schritt wird die Helligkeit anhand der 5 weiß umrandeten Farbmuster durchgeführt und damit die passende Helligkeitsgruppe 1 bis 5 ausgewählt. Anschließend wird ausgehend von dem mittleren Farbmuster (Sternchen) der ausgewählten Helligkeitsgruppe die passende Intensität (blass oder intensiv) evaluiert. Im dritten Schritt wird in der ausgewählten Gruppe rechts und links von dem bestimmten Farbmuster noch der Farbton (rötlich oder gelblich) bestimmt. Das so ausgewählte Farbmuster bezieht anschließend seine Bezeichnung aus einer Kombination der Helligkeitsstufe, der Farbintensität und des Farbtons. Die Farben der drei Farbmuster 0M 1 bis 3 (ganz links) liegen nicht im natürlichen Zahnfarbraum und können für Zahnaufhellungsprozesse (Bleaching) als Muster herangezogen werden.

schentöne in diesem „klassischen" System erzielt werden. Als Beispiel: Eine Menge Keramikpulver der Farbe B2, gemischt mit der gleichen Menge B3 ergibt nicht die Zwischenfarbe von B2 und B3.

Bei einer Oberflächenbemalung kann die Farbintensität grundsätzlich nur verstärkt, nicht aber abgeschwächt werden. Das ideale Vorgehen besteht immer in der Vermeidung einer Oberflächenbemalung der Verblendung. Durch Einlegen intensiver Farbtöne oder Effekte in die keramische Masse lässt sich eine natürliche Tiefenwirkung erreichen.

16.13.2 VITA Touthguide 3D-MASTER

Aufgrund der hohen Farbmusteranzahl von 29 Farbmustern ist beim Toothguide 3D-Master ein strukturiertes Vorgehen bei der Farbauswahl besonders zu empfehlen. Der Hersteller beschreibt ähnlich wie beim VITA classical A1-D4-Farbring ein mehrschrittiges Verfahren (Abb. 16-11):

Erster Schritt: Festlegen der Helligkeitsstufe. Hier wird die richtige Helligkeitsstufe anhand der 5 vorliegenden Helligkeitsgruppen festgelegt. Dazu wird nur das zu Oberst liegenden Farbmuster jeder Helligkeitsgruppe mit dem Zahn verglichen und die passende Helligkeitsgruppe ausgewählt.

Zweiter Schritt: Festlegen der Farbintensität. Ausgehend von der mittleren Farbgruppe der ausgewählten Helligkeitsstufe wird das Farbmuster mit der passenden Farbintensität ausgewählt.

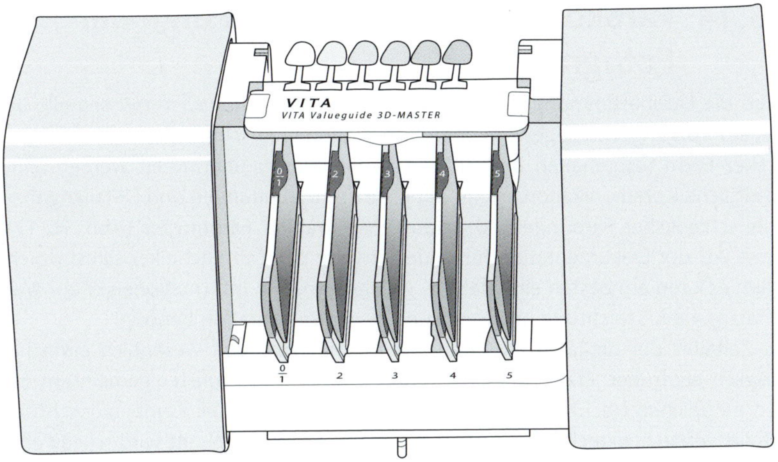

Abb. 16-12 VITA Linearguide 3D-MASTER. Er unterstützt das schrittweise Vorgehen bei der Farbauswahl.

Dritter Schritt: Festlegen des Farbtons. Ausgehend von dem ausgewählten Farbmuster mit der passenden Helligkeitsstufe und Farbintensität wird dieses mit dem jeweils links und rechts davon angebrachten Farbmusters verglichen. Somit wird festgelegt, ob der Farbton eher in eine gelbliche oder rötliche Richtung tendiert.

Die Schwierigkeit dieser strukturierten Farbbestimmung liegt darin, dass an bestimmten Farbmustern im ersten Schritt nur der Aspekt der Helligkeit bestimmt werden soll. Dieses Herausgreifen nur eines Teilaspektes der Farbe ist für das ungeschulte Auge nicht leicht umzusetzen und bedarf viel Übung. Außerdem wirkt der Farbring durch die vielen Farbmuster auf den ersten Blick unübersichtlich. Aus diesen Gründen wurde der Farbring modifiziert und wird inzwischen auch als Linearguide 3D-Master angeboten.

16.13.3 VITA Linearguide 3D-MASTER

Der VITA Linearguide 3D-MASTER (Abb. 16-12) enthält die gleichen 29 Farben wie der VITA Toothguide 3D-MASTER. Das geschickte Design und der systematische Aufbau des VITA Linearguide ermöglichen ein schnelles Auffinden der passenden 3D-MASTER Farbe. Die keramischen Massen der VITA VM Keramik-Serie reproduzieren diese Farbscala.

Erster Schritt: Aus dem geöffneten VITA Linearguide 3D-MASTER wird der VITA Valueguide 3D-MASTER herausgenommen. Dies ist das erste horizontal aufliegende Plättchen in grauer Farbe. Nun erfolgt mit dem VITA Valueguide 3D-MASTER eine erste Vorauswahl. Damit wird die richtige Helligkeitsstufe 0 bis 5 bestimmt.

Zweiter Schritt: Innerhalb der gefundenen Helligkeitsstufe aus Schritt 1 wird Feinauswahl mit dem entsprechenden VITA Chroma/-Hueguide vorgenommen. *Beispiel:* Wurde in Schritt 1 die Helligkeitsstufe 3 gewählt, so wird nun das Plättchen 3 des VITA Chroma/-Hueguides verwendet. Hier finden sich die fein abgestuften Farben zur weiteren Auswahl.

16.14 Farbkommunikation mittels digitaler Fotografie

Wird die Farbbestimmung durch den Zahnarzt durchgeführt, so müssen alle bei diesem Vorgang visuell gewonnenen Informationen in schriftlicher bzw. fotografischer Form festgehalten und an den Zahntechniker übermittelt werden. Eine schriftliche Kommunikation erfolgt mit Hilfe von Zeichnungen und Detailangaben unterschiedlicher Farbringe und daraus ausgewählter Farbmuster (Abb. 16-13). Diese Art der Dokumentation führt idealerweise der Zahntechniker selbst durch. Denn er kann am besten einschätzen, welche genauen Informationen er zur Materialauswahl, Schichtung und Bemalung seiner Restauration benötigt.
Im Zeitalter der digitalen Fotografie ist dies jedoch auch wesentlich einfacher möglich als früher. Dazu werden die ausgewählten Farbmuster gemeinsam mit den natürlichen Nachbarzähnen von frontal fotografiert. Die Kameraausrichtung erfolgt genau senkrecht auf das Farbmuster. Der Fotoausschnitt wird so gewählt, dass auch die genaue Bezeichnung des Farbmusters mit auf dem Foto abgebildet ist. Idealerweise wiederholt man die Aufnahme mit unterschiedlichen Helligkeitsabstufungen (1/3 Blendenschritten). Damit kann der Zahntechniker später das für ihn optimal belichtete Bild auswählen. Obwohl das digitale Foto niemals die „echte Farbe" des Zahnes wiedergeben wird und diese auch bis heute auf keinem noch so exakt kalibrierten Monitor darstellbar ist, nutzt der Zahntechniker die Aufnahme um die Restauration farblich richtig zu charakterisieren. Dazu interpretiert der Zahntechniker die Unterschiede und Gemeinsamkeiten zwischen dem definierten Farbmuster und den Nachbarzähnen. Die so erstellten digitalen Bilder können über digitale Datenspeichermedien, verschlüsselte E-Mails oder sichere Cloud-Systeme sehr schnell dem Zahntechniker übermittelt werden.

Ein weiterer Schlüsselfaktor für ein gutes Bild ist die Ausleuchtung des Bildes. Besonders Blitzlichter garantieren eine gute Ausleuchtung und farblich reproduzierbare Ergebnisse. Konventionelle kontinuierliche LED-Lichtquellen führen hingegen zu einer ungleichmäßigen spektralen Verteilung und sind deshalb aktuell für diesen Zweck noch nicht optimal geeignet (*Devigus* et al. 2019). Besonders bei Aufnahmen zur Farbbestimmung versucht man, Blendungen und Reflexionen zu vermeiden, um die Farbe und Helligkeit noch besser beurteilen zu können. Dies erreicht man mit der reflexiven kreuzpolarisierten Fotografie. Dabei werden spezielle Polarisationsfilter (z. B. polar_eyes, Emulation, D-Freiburg) vor den beiden seitlichen Blitzköpfen angebracht, die im 90°-Winkel zueinanderstehen. Ein weiterer Polarisationsfilter, der sogenannte Analysator, ist vor dem Objektiv befestigt. Durch diese Anordnung werden alle Blendungen und Reflexionen aus dem Bild entfernt (*Devigus* et al. 2019).

Die digitale Fotografie hat einen weiteren Vorteil. Auch wenn der Zahnarzt zum Zeitpunkt des Fotos nicht alle Besonderheiten der Nachbarzähne erkennt (siehe Kap. 16.9), so dokumentiert er diese Merkmale automatisch für den Zahntechniker mit. Er kann diese Feinheiten dann vergrößert darstellen, mit unterschiedlichen Helligkeits- und Kontrasteinstellungen analysieren und somit in die Restauration mit einfließen lassen. Auch bei den später folgenden Rohbrand- und Glanzbrandeinproben stellt ein Foto eine große Hilfe bei evtl. durchzuführenden Farb- und Strukturkorrekturen (z. B. Schmelzrisse) dar.

Durch die beschriebenen Vorteile ist die digitale Fotografie bei der Farbbestimmung heutzutage nicht mehr wegzudenken. Eine entsprechende Fotoausrüstung (Spiegelreflexkamera oder Systemkamera) mit Makroobjektiv und abgestimmten

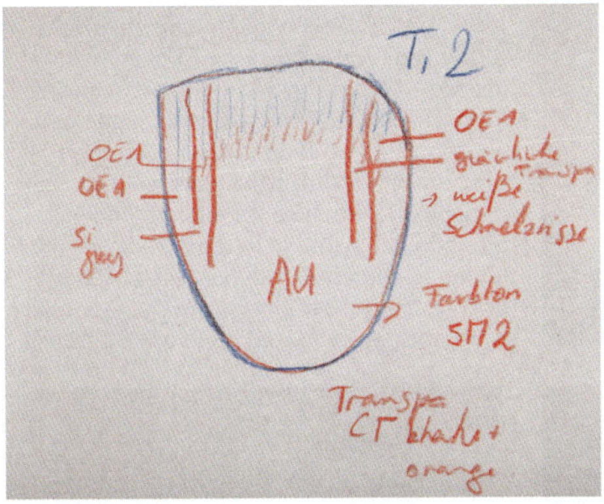

Abb. 16-13 In schwierigen Situationen können Skizzen der Zähne unter Einbeziehung individueller Zahnstrukturen und dazu ausgewählter Farbmuster angefertigt werden.

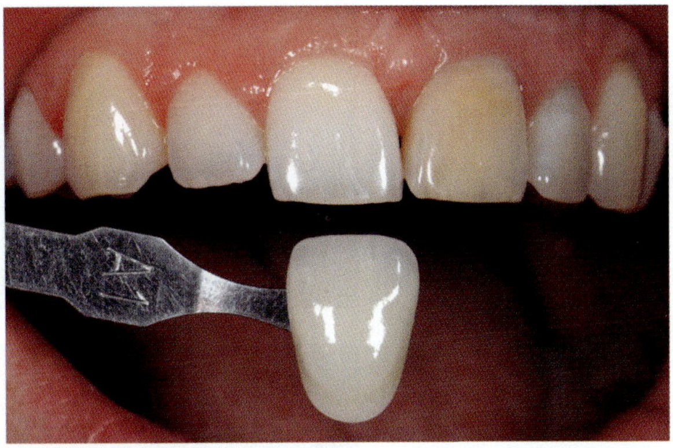

Abb. 16-14 Das ausgewählte Farbmuster wird in Verlängerung der Zahnachse an den Nachbarzahn der späteren Restauration angelegt, wobei sich die Schneidekante des Farbmusters und des Zahnes gerade nicht berühren. Die Lippen werden dabei ausreichend abgehalten. Die genaue Bezeichnung des Farbmusters (in diesem Fall A1) ist zu erkennen. Die Aufnahme wird zu Beginn der Behandlung und niemals nach einer längeren Präparationssitzung durchgeführt.

Blitzsystem ist hierfür wünschenswert. Die Verwendung von Smartphone Kameras ist aufgrund der ständig verbesserten Kameraeigenschaften inzwischen möglich, jedoch immer noch nicht optimal. Die Einhaltung des Datenschutzes bei patientenbezogenen Daten ist hierbei im Einzelfall zu prüfen (z. B. die Speicherung der Bilder auf Cloudsystemen).

Trotz dieser neuen Kommunikationsmöglichkeit zwischen Zahnarzt und Zahntechniker ist es in ästhetisch anspruchsvollen Fällen immer noch der optimale Weg, wenn die Farbbestimmung durch den ausführenden Zahntechniker selbst erfolgt. Nur er ist letztendlich in der Lage, das Gesehene direkt in die Arbeit umzusetzen. In diesem Zusammenhang soll der Zahntechniker auch die Verantwortung für diesen Prozess übernehmen und das ist nur möglich, wenn er selbst auch für die Erhebung der Basiswerte verantwortlich ist.

Im Folgenden wird die Dokumentation der Zahnfarbe mittels digitaler Fotografie Schritt für Schritt erläutert:

1. Im ersten Schritt werden die verschiedenen Stadien des Lachens des Patienten dokumentiert (siehe Kap. 17). Hierzu zählen (1) Mund geschlossen, (2) Mund leicht geöffnet, (3) Lachen, (4) starkes Lachen und (5) sehr starkes Lachen mit geöffneten Zahnreihen, die sich nicht mehr überlagern, sondern sich gegen die dunkle Mundhöhle kontrastieren. Die Bilder werden vor Behandlungsbeginn und vor einer eventuell notwendigen Lokalanästhesie erstellt.
2. Anschließend werden mit abgehaltenen Lippen die Zahnfarben der an die zukünftige Restauration angrenzenden Zähne dokumentiert. Hierzu wird das am besten passende Farbmuster in Verlängerung der Zahnachse an die Schneidekante des Nachbarzahnes angehalten. Die Schneidekante des Farbmusters und die des Nachbarzahnes sollten sich dabei gerade nicht berühren. Ein digitales Foto erfolgt in optimaler Belichtungseinstellung und jeweils 1/3 Blende unter- und überbelichtet (Einstellbar über die Blitzkorrektur an der Kamera bzw. an dem Blitz selbst). Auf diesem Bild ist sowohl der Zahn und das Farbmuster als auch die Bezeichnung des Farbmusters zu erkennen (Abb. 16-14). Die Kame-

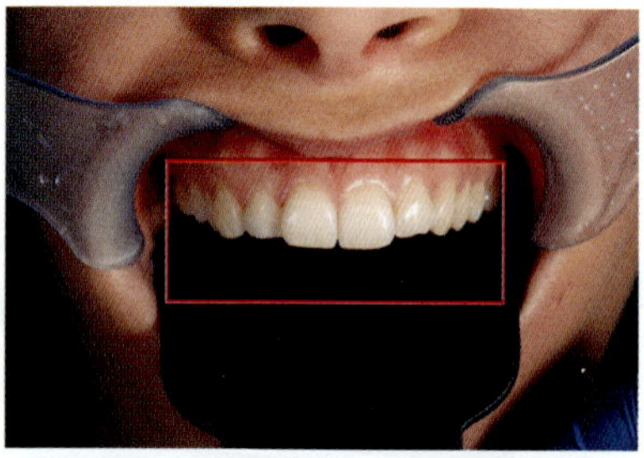

Abb. 16-15 Aufnahme mit eingesetztem Kontrastor. Mit zwei kleinen Haken wird die Oberlippe abgehalten und die schwarze Metallfläche des Kontrastors bis hinter den letzten Molaren in den Mund eingeführt und an einem Griff gehalten. Damit ist ein gleichmäßiger schwarzer Hintergrund in Position gebracht. So lassen sich die in Abbildung 16-3 und 16-4 dargestellten Aufnahmen erstellen. Der eigentliche Bildausschnitt wird entsprechend rotem Viereck eingestellt.

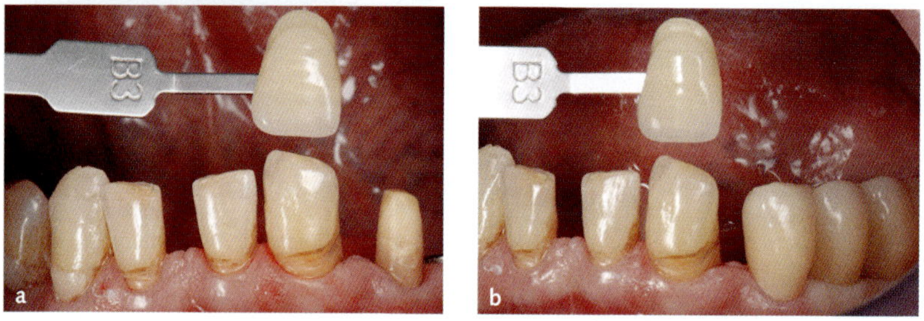

Abb.16-16 **a** Dokumentation der Farbauswahl vor Herstellung der Restauration wie in Abbildung 16-14 beschrieben. **b** Glanzbrandeinprobe: Restauration wird mit Vaseline auf den Stumpf aufgesetzt und das Farbmuster sowohl an den Nachbarzahn als auch an die Restauration angehalten.

raausrichtung erfolgt dabei senkrecht auf das Farbmuster. Sofern keines der Farbmuster eine genaue Übereinstimmung liefert, sondern mehrere Farbmuster jeweils eine annähernde Übereinstimmung aufweisen, sind die Bilder mit allen infrage kommenden Farbmustern zu wiederholen. Dem Zahntechniker ist allerdings zu übermitteln, welches das „ähnlichste Muster" ist.

3. Es folgen Aufnahmen mit eingesetztem Kontrastor (Abb. 16-15). Der Kontrastor hat die Aufgabe, den Raum hinter dem Zahn abzudunkeln. Dadurch gelingt es, strukturelle Besonderheiten des Zahnes, wie zum Beispiel ein ausgeprägter Halo-Effekt, approximale und inzisale Transluzenzen oder Mamelons, besser darzustellen. Auch charakteristische Verfärbungen, Schmelzrisse und freiliegende Zahnhälse lassen sich so optimal dokumentieren (vgl. Abb. 16-3 und 16-4).
4. Abschließend erfolgt die Dokumentation der Stumpffarbe (vgl. Abb. 16-8 und 16-9).
5. Sofern notwendige Farbkorrekturen bei der Glanzbrandanprobe festgestellt werden, erfolgt eine ähnliche Dokumentation wie bereits beschrieben. Dabei wird die Innenseite der Restauration mit Vaseline bestrichen und die Restauration auf den Stumpf aufgesetzt. So wird die farbliche Einflussnahme des Zahnstumpfes auf die Restauration getestet. Hierbei wird das Farbmuster sowohl an den Nachbarzahn als auch an die Restauration selbst angehalten (Abb. 16-16).

16.14.1 Objektive Analyse digitaler Bilder

Im Jahre 2017 wurde ein Konzept publiziert, um fotografierte Zähne ohne den Abgleich über gleichzeitig aufgenommene Farbmuster objektiv zu analysieren. Bei dieser sogenannten „eLABor_aid"-Methode (*Hein* et al. 2017) werden die Zähne mit einer gekreuzten Polarisierung (spezielle Polfilter vor den Blitzen und dem Objektiv) aufgenommen. Zusätzlich wird eine genormte Graukarte (z. B. white_balance, Emulation, D-Freiburg) mit auf dem Bild abgebildet. Die elektronische Kalibrierung erfolgt mit einer digitalen Fotoverarbeitungssoftware (z. B. Adobe Photoshop oder Lightroom, beide Adobe Systems, San José, USA) mittels Weißabgleich in Kombination mit einem speziellen digitalen Spiegelreflexkameraprofil. Die elektronische Farbbestimmung erreicht man anschließend mit der Software Classic Color Meter im CIEL*a*b-Farbraum (1976). Das Vorgehen wird im Folgenden anhand der Publikation von *Hein* et al. 2017 beschrieben:

Vermeidung von Reflexionen bei der Aufnahme

Für diese elektronische Farbbestimmung ist eine Fotoaufnahme ohne Lichtreflexionen wünschenswert. Diese erzielt man mit gekreuzten polarisierenden Filtern (polar_eyes, Emulation, D-Freiburg), die speziell zum Kamera- und Blitzsystem passen. Neben dem Unterdrücken von Reflexionen auf den Zähnen werden oberflächliche und oberflächennahe Schmelzstrukturen sichtbar. Durch diese Darstellung des Strukturaufbaus der Zähne wird ein Schichtkonzept für eine ästhetisch gelungene Restauration vereinfacht. Außerdem wird durch die gekreuzte Polarisierung der Einfluss der oberflächlichen Zahnschichten reduziert und es entsteht eine kontrastreiche „Farbwertkarte", an der objektive Farbmessungen erhoben werden können.

Bildaufnahme

Um die Standardisierung der Bilder sicherzustellen und zugleich den Einfluss des Umgebungslichtes auszuschalten, werden an der Kamera eine Belichtungszeit von 1/125 Sekunden eingestellt. Für eine ausreichende Schärfentiefe wird eine Blende von 22 gewählt. Die Sensorempfindlichkeit wird auf 100 ISO und das Bildformat auf RAW eingestellt.

Zusätzlich zu den Zähnen muss bei diesen Aufnahmen eine Graukarte mit fotografiert werden (Abb. 16-17). Über diese ist es anschließend möglich, einen optimalen Weißabgleich durchzuführen und dadurch Farbstiche im Bild zu korrigieren.

Kalibrierung der Kamera mit der Fotoverarbeitungssoftware und Weißabgleich

In der verwendeten Fotoverarbeitungssoftware wird nun das korrekte Kameraprofil für die Kamerakalibrierung ausgewählt. Anschließend erfolgt der Weißabgleich. Hierzu wird das Weißabgleich-Werkzeug in der Fotoverarbeitungssoftware ausgewählt und über die Pipette auf den grauen Bereich der Graukarte geklickt (Abb. 16-17). Die Kalibrierung des Bildes wird mit einer Helligkeitskorrektur abgeschlossen. Dabei wird die Helligkeit so weit korrigiert, dass sie der definierten Helligkeit der Graukarte entspricht. Dieser Wert ist auf der Graukarte vermerkt und liegt in unserem Beispiel bei L*79.

Farbmessung

Zur Bestimmung der Zahnfarbe wird nun die Software Classic Color Meter verwendet. Hiermit kann der jeweils auszuwertende Bereich auf dem Zahn bestimmt und eine durchschnittliche Zahnfarbe dieser relevanten Fläche in sogenannten CIEL*a*b-Farbkoordinaten ausgegeben werden. Diese kolorimetrischen Daten können dann über sogenannte Interpolationstabellen, die für die gängigsten Keramiksysteme zur Verfügung stehen, in die richtige Dentinfarbe transferiert werden. Bei komplexen Farbsituationen wird das eventuell notwendige Mischungsverhält-

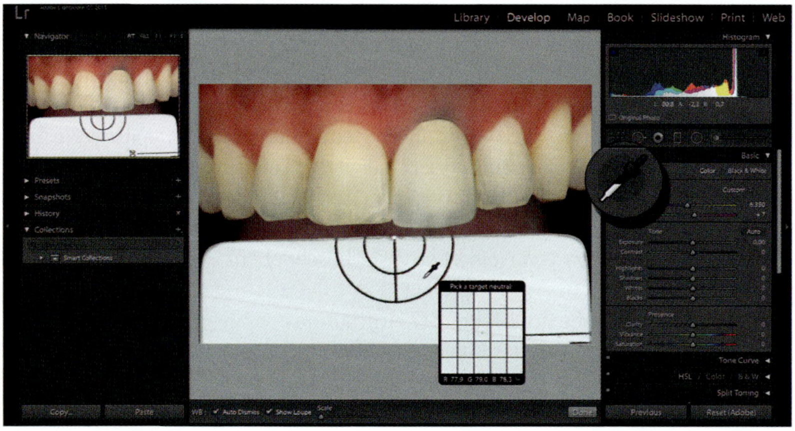

Abb. 16-17 Eine Graukarte wird gemeinsam mit den Zähnen aufgenommen. Mit der Weißabgleich-Pipette der Bildverarbeitungssoftware wird auf die Graukarte geklickt und so der Weißabgleich durchgeführt (Datei im RAW-Format). Die Kalibrierung des Bildes wird mit einer Helligkeitskorrektur über die bekannte Helligkeit der Graukarte abgeschlossen. Mit der Software Classic Color Meter wird nun eine durchschnittliche Zahnfarbe einer auf dem Bild definierten relevanten Fläche (schwarzes Quadrat) in sogenannten CIEL*a*b-Farbkoordinaten ausgegeben (Bild: *Hein* et al. 2017).

nis unterschiedlicher Massen angegeben. Diese Interpolationstabellen gehen von 1,35 mm Standard-Keramikschichtstärke aus.

Nachdem die Restauration fertiggestellt ist, erfolgt optional eine Fotografie von der Restauration mit Graukarte. Dieses Bild wird nach dem bereits beschriebenen Vorgehen kalibriert und kann mit der ursprünglichen intraoralen Aufnahme überlagert werden. Mit dieser „digitalen Einprobe", kann ein erster Farb- und Formabgleich durchgeführt werden und Abweichungen bereits in diesem Stadium korrigiert werden, bevor die Restauration im Mund des Patienten einprobiert wird.

Weiterentwicklungen des Systems (Software eLAB_prime) automatisieren den gesamten Bildbearbeitungs- und Kalibrierungsprozess und erleichtern den Arbeitsablauf beträchtlich. Eine besonders effektive Farbkommunikation zwischen Zahnarzt und Zahntechniker kann dadurch erzielt werden (*Hein* et al. 2017). Allerdings gibt es bisher keine Studien, die die Effektivität des Systems belegen würden. Dennoch ist festzuhalten, dass es nur durch die hier aufgeführten Arbeitsschritte (korrektes Kameraprofil, Weißabgleich eines Bildes im RAW-Format über eine mitaufgenommene Graukarte und eine Feinabstimmung der Helligkeit) möglich ist, Bilder für die Farbbestimmung zu kalibrieren. Wie gut die Umsetzung der hieraus gewonnenen Farbwerte über eine Interpolationstabelle in eine individuelle Keramikmassen-Rezeptur ist, ist noch nicht bekannt.

16.15 Farbmessgeräte

Neben einer rein visuellen und subjektiven, durch den Betrachter ausgeführten Farbauswahl gibt es heute die Möglichkeit, digital gestützte Farbmessgeräte einzusetzen (*Chu* et al. 2005). Gegenüber einer Auswahl durch das menschliche Auge ermöglichen sie standardisierte und reproduzierbare Ergebnisse. *Paul* et al. (2002) zeigten dies in einer vergleichenden Studie zwischen einem Farbmessgerät (Spektrophotometer, LUA005. MHT, CH-Zürich) und drei Testpersonen. Die Reproduzierbarkeit der Farbauswahl mittels Spektrophotometer lag um 33 % höher als bei der Auswahl mit dem menschlichen Auge.

Der große Vorteil einer digitalen Farbmessung ist die Möglichkeit einer objektiven Farbmessung für Zahntechniker und Zahnarzt (*Gehrke* et al. 2009). Als Schwachpunkt stellte sich die Umsetzung der gemessenen Werte in keramischen Massen dar. Der Einfluss der jeweiligen keramischen Schichtstärke auf die Lichtwiedergabe (Reflexion) aus der Keramik und somit der Farbe in Helligkeit und Intensität ist wesentlich.

Einige wesentliche Punkte, wie der Einfluss der Lichtquelle oder der Einfluss der Umgebung des Messfeldes, sind nur der Anfang für eine reproduzierbare Farbanalyse. Fortgeschrittene Systeme weisen eine Kalibrierung des Systems und Meldung bei einer Abweichung ihres Standards auf. Besondere Softwarepakete, die eine Analyse in unterschiedlichen Auflösungen, eine Bildverwaltung und Bildbearbeitung oder das Einblenden von Zahnersatz in das Ausgangsbild ermöglichen, sind ebenfalls hilfreich, schnelle und sichere Analyse zu erzielen. Neben diesen technischen Aspekten sind praktische Gesichtspunkte für eine leichte Handhabung des Sensors z. B. auch im Seitenzahnbereich wichtig.

Die speziellen, für den dentalen Einsatz konzipierten, auf dem Markt befindliche Systeme Easyshade (Vita Zahnfabrik, Bad Säckingen), Crystaleye (Olympus, D-Hamburg) und Shadepilot (Degudent, D-Hanau) unterscheiden sich bezüglich ihres Anwendungskonzepts nur im Detail voneinander. Sie messen die tatsächliche Farbe des natürlichen Zahnes und liefern genaue Farbrezepturen mit Mischungsangaben zur Farbreproduktion. Damit ist die Umsetzung der Farbdaten in ein Verblendmaterial möglich. Das Crystaleye-System ist hierbei unabhängig von einem speziellen Keramiksystem und liefert Werte für verschiedene Keramikprodukte unterschiedlicher Hersteller. Bei den Systemen erfolgt die Messung mit einem Handgerät mit Kontakt auf dem Objekt. Die bisherigen Einflüsse, die bei einer Farbauswahl des menschlichen Auges auftreten – Lichtverhältnisse, Farbe der Gingiva, Umgebungseinflüsse, Art und Aufbau des Farbindikators (Farbring), Positionierung und Zugang des Prüfmusters, unterschiedliches Farbsehvermögen, das individuelle Wissen über Farbe und Farbwahrnehmung sowie die Erfahrung des Anwenders bei der Farbauswahl –, sind weitestgehend ausgeschaltet (Abb. 16-18).

Beim Crystaleye-System (*Da Silva* et al. 2008) wird mit einer mobilen Handeinheit, die einer Station entnommen wird, eine intraorale Aufnahme erstellt (Abb. 16-19). Ein interessanter Aspekt des Geräts zeigt sich bei der Auswertung der gesammelten Daten: Eine Aufnahme gibt die gesamte labiale Zahnfläche eines Zahnes wieder und analysiert diese in den Bereichen zervikal, Körper und inzisal. Für die drei Bereiche werden die L*a*b*-Werte dargestellt (Abb. 16-20). Die Analysenbereiche können individuell am Bildschirm verschoben und an dem Zahn individuell platziert werden. Die Software der Crystaleye-Analyse kann als weitere praktische Möglichkeit zwei gemessene Zähne miteinander vergleichen, was eine objektive Darstellung bereitstellt.

Im Rahmen einer Studie wurden drei grundsätzliche Fragestellungen über die Verlässlichkeit des Crystaleye-Spektrofotometers bearbeitet (*Witkowski* et al. 2012). Hierbei ging es um die Verlässlichkeit der individuell erfassten Ausgangsdaten im Rahmen der Prozesskette dentaler Restaurationen. Die Ergebnisse zeigen, dass die individuelle Datenerfassung der Zahnfarbe mit dem Crystaleye-System von unterschiedlichen Anwendern in gleicher Qualität ohne Einfluss der jeweiligen Lichtquelle verlässlich durchgeführt werden kann. Hierbei

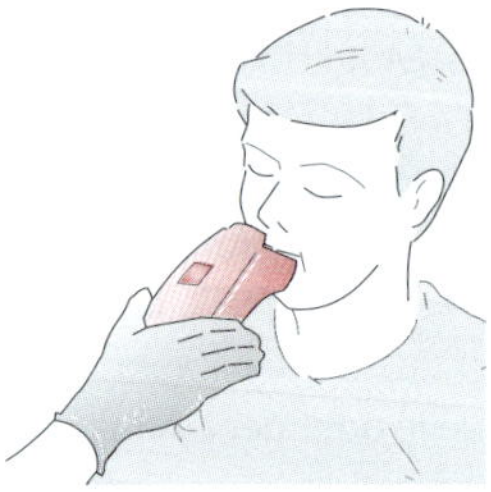

Abb. 16-18 Mit einer mobilen Messeinheit kann die Zahnfarbe spektrophotometrisch erfasst werden.

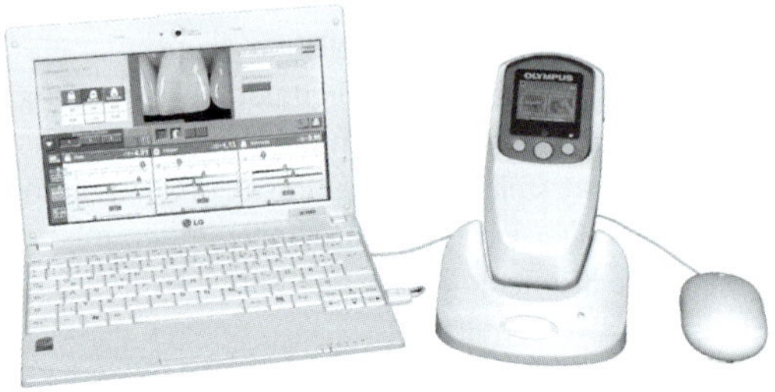

Abb. 16-19 Crystaleye-System mit seinen Komponenten: mobile Messeinheit mit Basisstation und Software mit Computer.

Abb. 16-20 Darstellung einer Messaufnahme am Bildschirm.

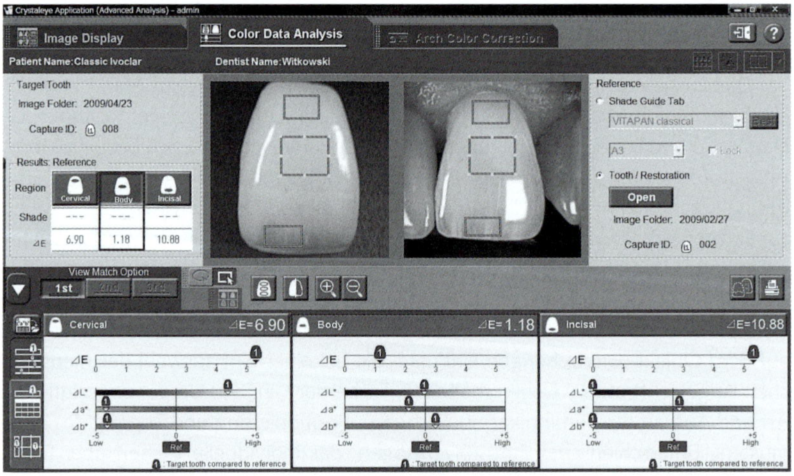

ist es ausreichend, eine korrekte Aufnahme zu erstellen, die eine Analyse ermöglicht. Aufnahmen mit einer großflächigen Lichtreflexion auf der Labialfläche sind ungeeignet. Auf den weißen Oberflächen einer Lichtreflexion lässt sich keine Messung durchführen.

Ein Übersichtsartikel zu diesem Themenkomplex fasst zusammen, dass Farbmessgeräte eine gute Möglichkeit darstellen, Zahnfarbbestimmungen und -analysen durchzuführen. Besonders im wissenschaftlichen Bereich sind diese aufgrund der reproduzierbaren und objektivierbaren Messwerte besonders hilfreich. Dieser Umstand macht sie auch bei der objektiven Messung von Therapieerfolgen, wie zum Beispiel dem Vergleich vor und nach Bleaching-Therapie, zu einem wertvollen Instrument. Dennoch schlussfolgern die Autoren, dass die beste Farbkommunikation immer noch mit Hilfe digitaler Fotografien mit Referenz-Zahnmustern erfolgt, wie in Kap 16-14 beschrieben. Wenn möglich sollte diese Methode jedoch mit digitalen Farbmessgeräte ergänzt werden, um die Ergebnisse bei indirekten Restaurationen weiter zu optimieren (*Chu* et al. 2010).

16.16 Perspektiven

Die beschriebenen physiologischen und physikalischen Phänomene sowie die materialspezifischen Faktoren zeigen, wie komplex die mit der Farbbestimmung und der späteren Farbangleichung in Zusammenhang stehenden Probleme sind. Insbesondere metameriebedingte Farbunterschiede werden sich trotz Verbesserungen der Materialien auch in Zukunft nicht komplett vermeiden lassen.
Ein hoher Standard bei der Farbkommunikation erfolgt heutzutage durch digitale Fotografien in Kombination mit Referenz-Zahnmustern. Dieses Verfahren kann durch zusätzliche Messungen mit digitalen Farbmessgeräte ergänzt werden, um die Ergebnisse bei indirekten Restaurationen weiter zu optimieren.

Trotz dieser sehr guten Kommunikationsmöglichkeit zwischen Zahnarzt und Zahntechniker ist es in ästhetisch anspruchsvollen Fällen zu empfehlen, dass die Farbbestimmung durch den ausführenden Zahntechniker selbst erfolgt. Nur er ist letztendlich in der Lage, das Gesehene direkt in die Arbeit umzusetzen. Dabei soll der Zahntechniker die Verantwortung für diesen „Farbumsetzungsprozess" übernehmen und das ist nur möglich, wenn er selbst auch für die Erhebung dieser ästhetisch relevanten Basiswerte verantwortlich ist. Auf dieser Grundlage erfolgt die Herstellung der Restauration. Natürlich übernimmt in letzter Instanz der Zahnarzt die Verantwortung für die Eingliederung. Er muss bei den Einproben und vor der Eingliederung die Zahnfarbe und die Individualisierungen der Restaurationen überprüfen und gemeinsam mit dem Patienten akzeptabel befinden, bevor die Restauration definitiv befestigt werden kann.

Literatur

Borenstein St.: Effects of age factor on the layering technique. In: Preston J. (Hrsg.): Perspectives in Dental Ceramics. Quintessence, Chicago 1988:257-261.

Chu S.J., Devigus A., Mieleszko A.: Digitale Farbbestimmung (Kap. 4). In: Dentale Farbenlehre. Berlin: Quintessenz 2005:75-97.

Chu S.J., Trushkowsky R.D., Paravina R.D.: Dental color matching instruments and systems. Review of clinical and research aspects. J Dent 2010;38 Suppl 2:e2-16.

Da Silva J.D., Park S.E., Weber H.P., Ishikawa-Nagai S.: Clinical performance of a newly developed spectrophotometric system on tooth color reproduction. J Prosthet Dent 2008;99:361-368.

Devigus A., Bazos P.K., Hein S.: Licht in der dentalen Fotografie. Quintessenz 2019;70: 1418-1426.

Gehrke P., Riekeberg U., Fackler O., Dhom G.: Vergleichsstudie zur visuellen, spektrofotometrischen und kolorimetrischen Farbbestimmung an natürlichen Zähnen und Implantatkronen. Int J Comput Dent 2009;12:247-263.

Grüsser O.-J., Grüsser-Cornehls U.: Gesichtssinn. In: Schmidt R. F., Thews G. (Hrsg.): Physiologie des Menschen. 24. Aufl. Springer, Berlin-Heidelberg 1990.

Hering E.: Grundzüge der Lehre vom Lichtsinn. Springer, Berlin 1920.

Hein S., ten Bosch J.J.: The effect of ultraviolet induced fluorescence on visually perceived tooth color under normal light conditions. Dent Mater 2018;34:819-823.

Hein S., Tapia J., Bazos P.: eLABor_aid: a new approach to digital shade management. Int J Esthet Dent 2017;12:186-202.

Küppers H.: Das Grundgesetz der Farbenlehre. DuMont, Köln 1978.

Küppers H.: Farbe. 4. Aufl. Callwey, München 1987.

Munsell A.: Munsell Book of Color. Macbeth Division of Colmorgen Corp., Baltimore 1966.

Ostwald W.: Farbkreis, Farbharmonie. 5. Aufl. Musterschmidt, Göttingen-Frankfurt-Zürich 1963.

Paul S., Peter A., Pietrobon N., Hämmerle C.H.: Visual and spectrophotometric shade analysis of human teeth. J Dent Res 2002;81:578-582.

Preston J.D.: Farbe in der zahnärztlichen Keramik. In: Schärer P.,Rinn L.A., Kopp F.R. (Hrsg.): Ästhetische Richtlinien für die rekonstruktive Zahnheilkunde. Quintessenz, Berlin 1980:13-26.

Preston J.D.: Current status of shade selection and color matching. Quintessence Int 1985;16:47-58.

Richter M.: Das System der DIN-Farbenkarte. Farbe 1952/53:85 ff.

Schultze W.: Farbenlehre und Farbmessung. Springer, Stuttgart-Heidelberg 1975.

Silbernagl S., Despopoulos A.: Taschenatlas der Physiologie. 9. Aufl. Thieme, Stuttgart 2018.

Witkowski S., Yajima D.N., Wolkewitz M., Strub J.R.: Reliability of shade selection using an intraoral spectrophotometer. Clin Oral Invest 2012;16:945-949.

17 Ästhetik in der Zahnmedizin

17.1 Einleitung

Die **Attraktivität des Gesichts** hat einen wesentlichen Einfluss auf die Entwicklung des eigenen Selbstbilds, die Akzeptanz im sozialen Umfeld, Selbstbewusstsein und Selbstvertrauen (*Bull* und *Rumsey* 1988). Menschen, die mit dem Aussehen ihres Gesichts unzufrieden sind, geben häufiger ein Missfallen mit dem Aussehen ihrer Zähne als mit irgendeinem anderen Merkmal an. Diese Bedeutung der dentalen Erscheinung spiegelt sich auch in Untersuchungen zur Augenbewegung wider (*Yarbus* 1967). Sie zeigen, dass die Augen einer Person hauptsächlich die Augenpartie und die periorale Region des Gegenübers taxieren, während nur wenige Bewegungen für andere Merkmale des Gesichts aufgewendet werden (Abb. 17-1).

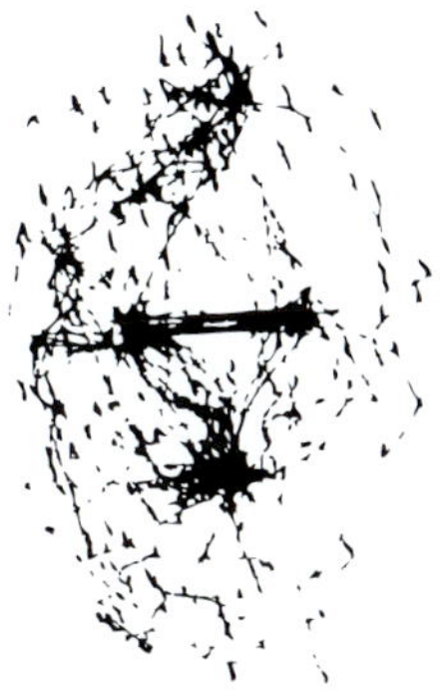

Abb. 17-1 Untersuchung zur Augenbewegung nach *Yarbus* (1967).

In vielen Studien wurde die psychosoziale Wirkung eines schönen Lächelns und dessen positiver Effekt auf das **Selbstwertgefühl** betont. Ein attraktives Lächeln mit einer ansprechenden Zahnstellung beeinflusst die gesamte persönliche Erscheinung in positiver Hinsicht. So können ästhetische Frontzahnrestaurationen mit optimierter Ästhetik die Lebensqualität des Patienten entscheidend verbessern und sich positiv auf das Selbstwertgefühl auswirken (*Davis* et al. 1998). Verschiedene Autoren können in ihren Arbeiten einen Zusammenhang zwischen dentaler Erscheinung und dem Selbstbild, der Selbstbetrachtung und der Befindlichkeit von Probanden aufzeigen. Ferner erwarten Patienten, die sich in kieferorthopädischer Behandlung befinden, von der Therapie nicht nur eine Verbesserung ihres dentalen Erscheinungsbildes, sondern auch ihres allgemeinen Wohlbefindens (*Bos* et al. 2003). Die dentale Erscheinung wirkt sich dabei nicht nur auf die eigene Gefühlslage aus, auch die Beurteilung durch fremde Personen wird dadurch signifikant beeinflusst, sofern keine weiteren Informationen vorliegen (*Newton* et al. 2003).

Diese Untersuchungen unterstreichen, dass Behandlungsergebnisse nicht nur von zahnärztlicher Seite als qualitativ hochwertig eingestuft, sondern auch durch den Patienten als Erfolg gewertet werden sollten. Nicht zuletzt deshalb erlangt der Parameter **Lebensqualität** in der zahnmedizinischen Wissenschaft heutzutage einen immer größeren Stellenwert und wird mit herangezogen, um den Therapieerfolg einer Behandlung zu beurteilen. Dabei steht bei der zahnärztlichen Therapie die mundgesundheitsbezogene Lebensqualität des Patienten im Vordergrund (siehe Kap. 46).

Aufgrund der Bedeutung eines ästhetischen und harmonischen Lächelns und seines Einflusses auf die Lebensqualität hat in der Zahnmedizin in den letzten Jahren, neben der Wiederherstellung der Kaufunktion, das Streben nach ästhetisch ansprechenden und möglichst naturgetreuen Restaurationen von Zähnen immer mehr zugenommen. Ziel dieses Kapitel ist es, von den allgemeinen ästhetischen Prinzipien über die ästhetische Wirkung des Gesichtes zu einer umfassenden Analyse der dentalen Ästhetik zu gelangen. Dabei spielen das Erkennen und Einhalten hierfür verantwortlicher Gesetzmäßigkeiten eine entscheidende Rolle.

17.2 Das Zeigen der Zähne – Kulturgeschichtliche Anmerkungen

Unsere heutige „Liebe zum leicht geöffneten Munde mit einem Schimmer glänzender weißer Zähne" (*Karrer* 1999) ist ein relativ junges Phänomen. In der menschlichen Kultur und Kunst war es traditionell verpönt, Zähne zu zeigen – der

Mund blieb geschlossen. Dies war in Alt-Ägypten genauso der Fall wie im alten Griechenland und kann als „ein bemerkenswertes kulturgeschichtliches Langzeitphänomen" (*Karrer* 2002) angesehen werden. Der Wuppertaler Theologe *Martin Karrer*, ein profunder Kenner der Kulturgeschichte der dentofazialen Ästhetik, bemerkt: „Ob wir die ältesten sogenannten Venusfiguren (die Venus von Wisternitz etc.) betrachten, Nofretete, den Apoll vom Belvedere, die Venus von Milo, die Uta von Naumburg oder berühmte Gemälde der Renaissance wie Botticellis ‚Geburt der Venus' aus den Uffizien, stets halten die Figuren den Mund geschlossen". Der Grund dafür ist eindeutig: Der Mensch „soll Göttern wie Mitmenschen in gemessener Zurückhaltung begegnen und dazu die bissigen, aggressiven Zähne bändigen, nach Möglichkeit überhaupt verdecken" (*Karrer* 2002). Denn „Zähne beißen und rauben. Sie machen Angst wie wilde Tiere, Feinde und Tod." Ein weiterer Aspekt kommt hinzu: „Wenn Scheu und schicklicher Friede verbieten, Zähne zu zeigen, werden sie umgekehrt dort sichtbar, wo Frevel herrscht und Anstand fehlt" (*Karrer* 1999). Diese Sichtweisen überdauern die folgenden Jahrhunderte und reichen weit über das Mittelalter hinaus. Sie spiegeln sich unter anderem in den Werken der großen europäischen Maler wider (Hieronymus Bosch, Albrecht Dürer, Pieter Bruegel d. Ä.): Geizhälse, Trinker, böse Menschen sind erkennbar am offenen, klaffenden Mund, mit und ohne Zahnlücken. Dabei signalisieren lückenhafte Zahnreihen und verfallene Zähne „seit alters her über mangelnde Finanzen hinaus Niedrigkeit und einen Spannungsbogen von der Wehmut menschlichen Verfalls bis hin zum moralischen Ungenügen" (*Karrer* 2002) – „Zähne wurden mithin zur entlarvenden, kritischen Charakterkunde" (*Karrer* 1999).

Sogar bis in unsere Zeit ist das Vermeiden der Darstellung des offenen Mundes und des Zeigens der Zähne in gewissen Situationen noch üblich. *Karrer* (1999): „Ein Idealporträt drückt bis heute Kraft und Besinnung über Formen des geschlossenen Mundes aus. Schwerlich wird sich selbst einer der heutigen zahnärztlichen Patienten mit sichtbaren Zähnen malen lassen" – im Gegensatz zum Fotografieren „mit lachenden Zähnen". Erst allmählich, vereinzelt und zaghaft zunächst, öffnen sich in künstlerischen Darstellungen des 18. und 19. Jahrhunderts die Lippen und lassen Zähne nun auch in einem positiven Licht erscheinen. „Der Mensch bändigt seine Gemütsbewegungen vom Lächeln bis zum Schmerz und bekundet dies, indem er das Gebiss verborgen hält oder allenfalls dezent sichtbar macht. Wird es sichtbar, muss es sich zu den Lippen fügen, makellos sein und darf den Mund nicht klaffen lassen (man denke begleitend an die bis heute gültige Abwehr des Gähnens). Eine Deszenz wird zum Maßstab, die jede zahn- und kieferästhetische Behandlung mit zu bedenken hat" (*Karrer* 2002). Aber die Zeiten haben sich erkennbar gewandelt: „Die bedenklichen Assoziationen, die verwehrten, die Zähne zu zeigen, treten derzeit hinter die Schönheit eines Lächelns mit leicht geöffnetem Mund zurück. Eine ambitioniert humorvolle, weltoffen-zugewandte Ästhetik – nicht selten einschließlich des Anspruchs auf ‚starkes' Selbstbewusstsein und erotische Assoziationen – überlagert die Kritik" (*Karrer* 1999). Dies ist, so scheint es, die Stunde einer Zahnmedizin, die ästhetischen Belangen mehr als zuvor eine herausragende Rolle einräumt. Ästhetisch ausgerichtete Zahnmedizin wird zur „Kunst, die den Alltag übersteigt, um frohes, gutes Leben im Alltag zu ermöglichen, die also Kunst und Natur in ein neues Gleichgewicht bringt" (*Karrer* 2004).

Dabei sollte man sich hüten, über das Ziel hinauszuschießen. „Die Berührungen zwischen den Schönheitsidealen der Kunst und den Attraktivitätsidealen des Lebens schufen einen eigentümlichen Handlungsdruck, das künstlich Mögliche zu verwirklichen: All das fördert den populären Schluss, es sei legitim, ja gut, das vorhandene Gesicht durch Kunst schöner zu formen, die Natur also durch Kunstnatur zu überbieten" (*Karrer* 2004). Schon 1882 warnte der Zahnmediziner *Robert Baume* (u. a. langjähriger Redakteur der *Vierteljahrsschrift für Zahnheilkunde*) vor der Gefahr, dass der Mensch „durch die Cultur mit den von ihm geschaffenen Kunstproducten selbst zu einem Kunstproduct innerhalb der Natur" wird.

Daher kommt den (zahn)ärztlichen Behandlerinnen und Behandlern die wichtige Aufgabe zu, „unrealistische Erwartungen zu bremsen, gegen Patientenwünsche vor Nebenwirkungen zu warnen, die mögliche Forderung weiterer, angeblich nochmals verschönernder Behandlungen aufzudecken und Werbung dafür beschränkend zu regulieren" (*Karrer* 2004).

17.3 Prinzipien der Ästhetik

Der aus dem Griechischen stammende Begriff Ästhetik (aisthesis = Wahrnehmung) lässt sich heute am besten als die „Lehre von den wertenden, erlebnisbezogenen Sinnesempfindungen" (*Sütterlin* 1993) definieren. Ein optischer (oder akustischer) Reiz wird demnach nicht bloß als einfacher Reiz wahrgenommen, sondern er wird als angenehm oder unangenehm, schön oder hässlich usw. gewertet. In abgeleiteter Form und in Anlehnung an die antike Tradition des Begriffes versteht man unter Ästhetik auch die Lehre vom Schönen, von der Gesetzmäßigkeit und der Harmonie in Natur und Kunst. Der Wunsch nach Ästhetik hat die Kulturen der Menschheit seit jeher geprägt. Bereits in der Antike beschäftigten sich viele Philosophen, unter ihnen *Heraklit* (um 550–480 v. Chr.), *Platon* (428–347 v. Chr.) und *Aristoteles* (383–322 v. Chr.), intensiv mit dem Thema Ästhetik. In Deutschland haben, viele Jahrhunderte später, *Gottfried Wilhelm Leibniz* (1646–1716), *Alexander Gottlieb Baumgarten* (1717–1762) und *Immanuel Kant* (1724–1804) bedeutende Beiträge zu diesem Themengebiet geliefert.

Das Schwierige an der Ästhetik ist, dass sie nicht messbar ist. Vielmehr ist sie vom (meist unbewussten) subjektiven Empfinden und der Interpretation des Betrachters abhängig, wobei kulturelle Faktoren eine nicht unbedeutende Rolle spielen. Dies ist der Grund dafür, dass es zum Teil große Unterschiede dahingehend gibt, was als ästhetisch empfunden und bezeichnet wird und was nicht. Dies betrifft sowohl Personen, die aus verschiedenen Kulturkreisen stammen, als auch Individuen innerhalb ein und desselben kulturellen Umfeldes. So entsprechen etwa, um Beispiele aus dem intraoralen Bereich anzuführen, Zahnkolorationen (z. B. das im alten Japan verbreitete Schwarzfärben von Zähnen), Frontzahnfeilungen (präkolumbianisches Süd- und Mittelamerika, Afrika, Ostasien), das Ausschmücken von Zähnen mit Edelsteinen (präkolumbianisches Süd- und Mittelamerika), Überkronungen von Frontzähnen mit goldhaltigen Materialien (Orient u. a.) oder Gingivatätowierungen (Afrika) weniger den ästhetischen Vorstellungen, die innerhalb des westlichen Kulturkreises vorherrschen, wohl aber dem Schönheitsempfinden der Kulturen, in denen solche Praktiken verbreitet sind. Dabei muss man jedoch einräumen, dass die primäre Motivation für die Ausführung der oben genannten Manipulationen in vielen Fällen nicht ästhetischer Natur ist, sondern diese z. B. mit rituellen bzw. religiösen Praktiken in Zusammenhang stehen oder aus soziologischen Gründen (Stammeskennzeichnung; Statussymbol und Rangabzeichen innerhalb einer Sozialgruppe) ausgeführt werden. Dennoch kann man davon ausgehen, dass die Ergebnisse dieser Eingriffe nicht mit den ästhetischen Vorstellungen, die bei den jeweiligen Ethnien verbreitet sind, kollidieren.

Wie stark bei einer Person das Streben nach Ästhetik ausgeprägt ist, ist ebenfalls individuell verschieden. Der amerikanische Psychologe *A. H. Maslow* (1908–1970), der eine (nicht als starr anzusehende) Hierarchie der menschlichen Grundbedürfnisse aufstellte (physiologische Bedürfnisse wie Nahrungsaufnahme und Sexualität, Bedürfnisse nach Sicherheit, Liebe, Achtung, Selbstverwirklichung), räumt ein, dass zumindest bei einigen Personen auch ein grundlegendes ästhetisches Bedürfnis vorhanden ist. Diese Menschen sind nach *Maslow* dadurch gekennzeichnet, dass sie ein aktives *Verlangen* nach Ästhetik haben, welches *nur* durch Schönheit befriedigt werden kann (*Maslow* 1977).

Es gibt einige grundlegende Prinzipien, die in allen als ästhetisch bezeichneten Kompositionen wiederkehren. Diese sollen im Folgenden mit besonderem Bezug auf den Zahn-, Mund- und Gesichtsbereich – *Rufenacht* (1990a) spricht von dentalen, dentofazialen und fazialen Kompositionen – erörtert werden:

Damit eine aus einzelnen Bestandteilen bestehende Komposition überhaupt als „ästhetisch" angesehen wird, müssen bestimmte Voraussetzungen erfüllt sein.

Ein in diesem Zusammenhang wichtiger Faktor ist das Vorhandensein von **Symmetrie** (*Rufenacht* 1990a). Generell versteht man unter dem Begriff „Symmetrie" eine harmonische Anordnung mehrerer Elemente zueinander. Im strengen Sinne bedeutet Symmetrie die Eigenschaft von Figuren, Körpern o. ä., beiderseits einer [gedachten] Mittelachse ein jeweils spiegelgleiches Bild zu ergeben.

Im Gegensatz zu einer solch strengen, *statischen Symmetrie* steht die *dynamische Symmetrie*, bei der sich zwei sehr ähnliche, aber nicht identische Hälften gegenüberstehen (vgl. z. B. die beiden Gesichtshälften). Im menschlichen Körper kommt statische Symmetrie nicht vor. Dies mag eine Erklärung für das aus der täglichen Erfahrung bekannte Phänomen sein, dass ein zu symmetrischer Aufbau eines Objektes auf den Betrachter häufig „langweilig" wirkt. Leichte Abweichungen von einer idealen symmetrischen Anordnung bzw. leichte Unregelmäßigkeiten im Sinne einer dynamischen Symmetrie haben demgegenüber in der Regel einen lebendigen und „natürlichen" Effekt. Daher kann man ganz allgemein feststellen, dass nicht die strenge, sondern die leicht gestörte Symmetrie als „schön" empfunden wird (*Wild* 1950). In einer solchen Komposition verschmelzen die Einzelteile zwar zu einem einheitlichen Ganzen (Prinzip der Einheitlichkeit), aber es lassen sich neben den Elementen, die zu der Einheitlichkeit direkt beitragen (sog. „bindende Kräfte"), solche unterscheiden, die diesem Bestreben entgegenwirken (sog. „trennende Kräfte") (*Lombardi* 1973). Das gleichzeitige Vorhandensein von simultanen und kontrastierenden Faktoren bewirkt letztlich eine „Vielfalt in der Einheitlichkeit" (*Rufenacht* 1990a) und hat ein jeweils individuelles Bild zur Folge. Dabei kann es auch vorkommen, dass innerhalb einer (z. B. dentofazialen) Komposition ein Bestandteil für sich alleine genommen eher unattraktiv wirkt, aber im Zusammenhang mit den benachbarten Strukturen ein interessantes und ästhetisch ansprechendes Gesamtbild ergibt (*Matthews* 1978).

Die Tatsache, dass beim Menschen keine statische, sondern eine dynamische Symmetrie vorhanden ist, hat auch für die Zahnmedizin Konsequenzen und sollte bei der Herstellung von zahnärztlichen Restaurationen unbedingt Beachtung finden (*Lombardi* 1974, *Tripodakis* 1987). Ab einem bestimmten, aber, da von der persönlichen Interpretation des Betrachters abhängig, nicht klar zu definierenden Grenzbereich geht eine dynamische Symmetrie allmählich in Asymmetrie und somit in Disharmonie und in Ungleichgewicht über. Weisen beispielsweise die rechte und linke Seite eines Zahnbogens deutliche Unterschiede auf, weil analoge Zähne (bzw. Restaurationen) in Form oder Farbe voneinander differieren oder weil Zahnlücken vorhanden sind, dann liegt, wenn es die beim Sprechen oder Lächeln sichtbaren Zähne betrifft, eine weniger ästhetische dentale Komposition vor, die dem Betrachter sofort störend ins Auge fällt und sich auch negativ auf die dentofaziale und (i. d. R.) die faziale Harmonie auswirkt.

Ist in einer Komposition demgegenüber eine symmetrische, gesetzmäßige Anordnung vorhanden, dann herrscht **Harmonie** (Ebenmaß) und **visuelles Gleichgewicht**. Harmonie und optisches (visuelles) Gleichgewicht sind nicht an das Vorhandensein einer statischen Symmetrie gebunden. So kann ein auffälliges Element einer Seite durch ein anderes Element auf der gegenüberliegenden Seite ausgeglichen werden, so dass der Gesamteindruck ein harmonisches und visuell ausgeglichenes Bild vermittelt, obwohl objektiv gesehen eine nicht zu übersehende Asymmetrie vorliegt.

Auf das Engste verknüpft mit „Harmonie" ist der Begriff „**Proportion**", den man am besten mit „Ebenmaß, Gleichmaß" übersetzen kann. In der Geschichte der Menschheit wurde bestimmten Proportionen eine besonders harmonische Wirkung zugesprochen. Weithin bekannt ist der den Anhängern der Philosophie des Pythagoras (um 570–um 480 v. Chr.) zugeschriebene „goldene Schnitt" (sectio aurea, stetige Teilung). Danach verhält sich der kleinere Teil (Minor) einer Strecke zum größeren Teil (Major) wie der größere zur Gesamtstrecke (*Hagenmeier* 1977).

Diese Forderung ist erfüllt, wenn Minor = 0,618 und Major = 1:

$$\frac{\text{klein}}{\text{groß}} = \frac{0{,}618}{1} = 0{,}618 \qquad \frac{\text{groß}}{\text{gesamt}} = \frac{1}{1{,}618} = 0{,}618$$

Eine solche Proportion (also kleinerer zu größerem Teil annähernd 5:8) soll eine besondere ästhetische Wirkung hervorrufen. Der goldene Schnitt kann aber nicht nur mathematisch [$1: (1 + \sqrt{5})/2 = 1: 1{,}618$], sondern auch geometrisch dargestellt werden. Letzteres kommt im Pentagramm (Sternfünfeck) zum Ausdruck, dessen Seiten sich „stetig" im Goldenen Schnitt teilen (*Hagenmeier* 1977) (Abb. 17-2).

Der **goldene Schnitt** wurde in Kunst und Architektur häufig als Maßverhältnis angewendet, so z. B. in der griechischen und römischen Baukunst und später in der italienischen Renaissance (14. bis 16. Jhd.). Da ästhetisches Empfinden jedoch stark von subjektiven Faktoren abhängig ist und es daher keine absolut unabänderlichen Vorstellungen vom „ideal Schönen" gibt, kam dem goldenen Schnitt nie die Rolle eines allgemeinen gültigen Kunstgesetzes zu. Dennoch ist der goldene Schnitt bis in die heutige Zeit immer noch eine brauchbare Methode, um auch bei schwierigen Verhältnissen eine Harmonie der Proportionen und damit eine ästhetisch ansprechende Wirkung zu erzielen.

Die Prinzipien des goldenen Schnitts wurden im Laufe der Jahrhunderte von verschiedenen Untersuchern auf den Menschen übertragen. Im Zahnbereich soll die in der Frontalansicht sichtbare Breite zwischen mittlerem und seitlichem Schneidezahn genau den Proportionen des goldenen Schnitts entsprechen, und dieses Verhältnis soll jeweils für den seitlichen Schneidezahn zum Eckzahn und den Eckzahn zum ersten Prämolaren konstant bleiben (*Levin* 1978) (Abb. 17-3) (siehe Kap. 17.9). Der goldene Schnitt lässt sich mit Hilfe eines Handinstruments („GoldenRuler", Safident, CH-Gland) relativ einfach bestimmen bzw. überprüfen. Allerdings konnte gezeigt werden, dass der goldene Schnitt in der natürlichen Bezahnung zwischen seitlichen zu mittleren Schneidezähnen nur in 17 % der

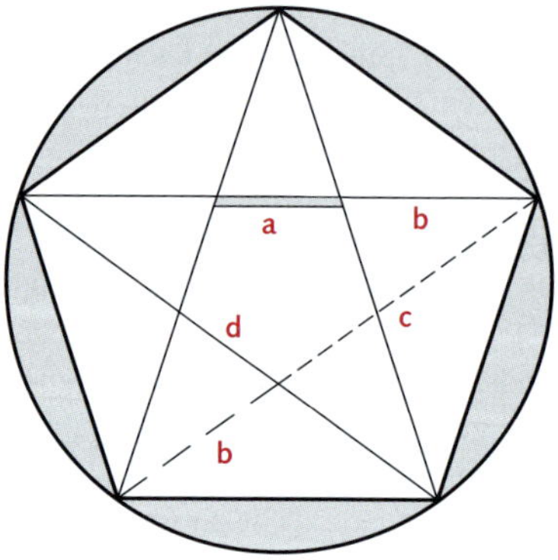

Abb. 17-2 Pentagramm – der goldene Schnitt. Das Verhältnis der Strecke a zu Strecke b entspricht dem der Strecken b zu c und c zu d.

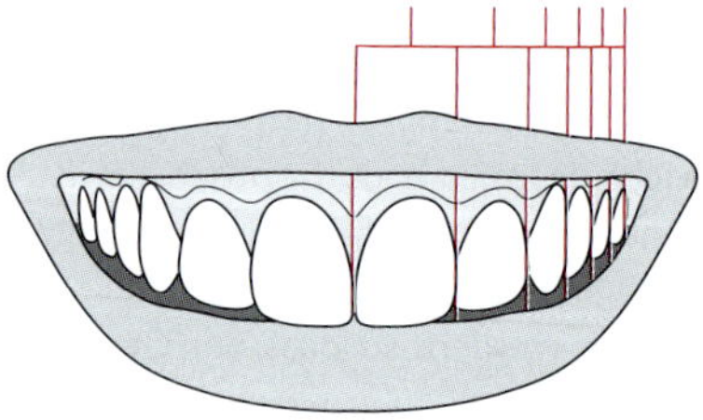

Abb. 17-3 Goldener Schnitt – Zähne in der Frontalansicht.

Fälle und zwischen Eckzähnen und seitlichen Schneidezähnen nie auftritt (*Preston* 1993). Diese Fakten relativieren dieses Konzept und weisen auf eine nur sehr eingeschränkte Anwendung der Regel hin.

Ein weiteres für ästhetisches Empfinden wichtiges Charakteristikum ist – bei vorhandenem visuellem Gleichgewicht bzw. vorhandener Harmonie – die **Dominanz** eines Bestandteils einer Komposition, z. B. aufgrund seiner Größe, Form oder Farbe. Im Frontzahnbereich etwa ist der mittlere Schneidezahn der größte und damit der dominierende Zahn; im Gesichtsbereich ist die Mundpartie (in der Regel) die dynamischste und damit die dominierende Struktur. Die Dominanz bewirkt, wie das Prinzip der dynamischen Symmetrie, Lebendigkeit innerhalb einer Komposition.

Zusammenfassend lässt sich feststellen: Eine Komposition kann dann als ästhetisch bezeichnet werden, wenn ein visuelles Gleichgewicht bzw. eine Harmonie von Proportionen vorhanden ist. In der Regel liegt eine dynamische Symmetrie vor, und häufig ist innerhalb der Komposition ein Bestandteil optisch dominierend.

17.4 Kosmetik

Deutlich zu unterscheiden von „Ästhetik" ist der im Bereich der Zahnmedizin häufig verwendete Begriff „Kosmetik". Unter „Kosmetik" versteht man Körper- und Schönheitspflege bzw. oberflächlich vorgenommene Korrekturen. Auch die Kosmetik kann auf eine lange historische Entwicklung zurückblicken. So verfasste beispielsweise bereits die ägyptische Königin *Kleopatra* (69–30 v. Chr.) ein Buch mit dem Titel „Kosmetikon", das eine Sammlung von Formeln für die Herstellung diverser kosmetischer Mittel beinhaltete.

Die Kosmetik mit ihrem Zweck der Pflege und Verschönerung kann gleichsam als eines von verschiedenen Hilfsmitteln angesehen werden, die dem Menschen zur Verfügung stehen, um ästhetischen Zielvorstellungen näher zu kommen.

Die Abgrenzung von ästhetischen zu kosmetischen zahnärztlichen Behandlungsmaßnahmen wurde in einem Übersichtsartikel dargestellt (*Groß* 2017):

„Bei **kosmetischen Maßnahmen** ist es in der Regel nicht das Ziel, die „Gesetzmäßigkeiten und Harmonie in der Natur" abzubilden. Vielmehr orientieren sich kosmetische bzw. körpermodifizierende Maßnahmen meist nicht an natürlichen oder normativen Vorbildern, sondern zielen vielmehr bewusst auf eine Normabweichung". Hierzu zählen Therapiemaßnahmen wie Bleaching. Hier ist unter Umständen das Behandlungsziel, von einer natürlichen Zahnfarbe auf eine unnatürlich helle Zahnfarbe zu gelangen. Gleiches gilt für Zahnschmuck, Zahntattoos und (peri)orale Piercings. In allen Fällen erfolgt die Orientierung nicht am natürlichen Vorbild, sondern das Behandlungsziel ist die optische Entfernung von der Norm. Dieser Punkt wird verstärkt durch ein zentrales Phänomen unserer Zeit. Das Streben nach dauerhaft anhaltender Jugendlichkeit, Attraktivität und Leistungsfähigkeit. Wahrscheinlich liegt auch gerade darin die Erklärung, dass **kosmetische Zahnbehandlungen** mit den soeben beschriebenen Behandlungsoptionen ein enormes Wachstumssegment darstellen. Aufgrund der fehlenden zahnärztlichen Indikation und dem fehlenden kurativem Ansatz werden kosmetische Zahnbehandlungen deshalb auch der **wunscherfüllenden Zahnmedizin** zugerechnet.

Die soeben beschiebene wunscherfüllende Zahnmedizin, für die also keine zahnmedizinische Indikation besteht, ist abzugrenzen gegenüber Behandlungen, die aus zahnmedizinischer Sicht zwar nicht unbedingt notwendig sind, für die sich aber über die rein ästhetische Motivation hinausgehend eine Indikation stellen lässt: Ein Beispiel hierfür wäre die Anfertigung von Veneers bei nicht kariösen, aber oberflächenstrukturveränderten Frontzähnen, die beim Patienten einen starken Leidensdruck erzeugen. Ebenso wäre das Aufhellen eines einzelnen stark verfärbten, insofern ästhetisch störenden, avitalen Zahnes zu nennen.

In Deutschland hat der Gesetzgeber im § 4 des Lebensmittel- und Bedarfsgegenständegesetzes (LMBG) kosmetische Mittel als Stoffe (oder Zubereitungen aus Stoffen) definiert, die dazu bestimmt sind, äußerlich am Menschen oder in seiner Mundhöhle zur Reinigung, Pflege oder zur Beeinflussung (u. a.) des Aussehens angewendet zu werden. Als kosmetische Mittel gelten hingegen weder solche Stoffe, die überwiegend dazu dienen, Krankheiten, krankhafte Beschwerden oder Körperschäden zu lindern oder zu beseitigen, noch solche, die zur Beeinflussung der Körperformen bestimmt sind. Im strengen juristischen Sinne ist der Begriff Kosmetik innerhalb des Bereichs der Zahnmedizin auf solche Produkte beschränkt, die der Reinigung von Zähnen, Zahnersatz und der Mundhöhle dienen.

17.5 Ästhetik im Gesichtsbereich

In jedem Gesicht lassen sich, bedingt durch zugrundeliegende bzw. sichtbare anatomische Strukturen, verschiedene vertikal und horizontal verlaufende Orientierungslinien feststellen, die bei der Betrachtung wichtige Anhaltspunkte für eine ästhetische Beurteilung liefern:

Eine senkrechte **Medianlinie**, die von der Glabellamitte über Nasenrücken, Philtrum, Tuberculum labii superioris zur Kinnmitte (Gnathion) verläuft, teilt das Gesicht in eine rechte und linke Hälfte (Abb. 17-4). Im Normalfall liegt zwischen beiden Gesichtshälften eine bilaterale dynamische Symmetrie vor. Wenn beim Lächeln die Zähne sichtbar werden, spielt die Lage der Oberkieferfrontzahnmitte eine wichtige Rolle: Große Differenzen zwischen ihr und der Medianlinie wirken sich negativ auf die Symmetrie und das visuelle Gleichgewicht zwischen rechter und linker Hälfte aus. Gleiches gilt für große Unterschiede in der mesiodistalen bzw. orofazialen Neigung der vertikalen Achsen der Zähne zwischen rechter und linker Seite. Ist z. B. die Achse des oberen linken Eckzahns nicht wie die des rechten

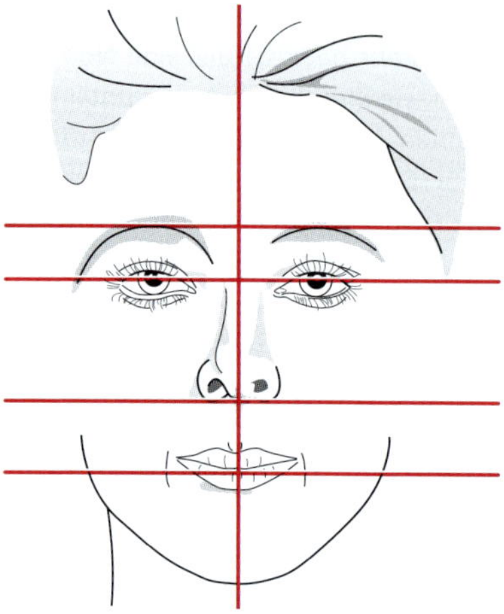

Abb. 17-4 Orientierungslinien im Gesichtsbereich.

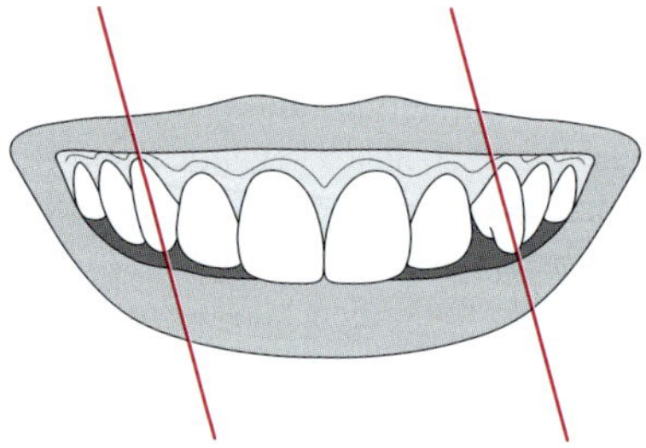

Abb. 17-5 Beispiel für eine Störung der Symmetrie bzw. des visuellen Gleichgewichts: schräge und nahezu parallel zueinander liegende Achsen der oberen Eckzähne.

Caninus nach mesial geneigt, sondern nach distal, so treten beim Lächeln zwei schräg, evtl. nahezu parallel zueinander verlaufende Linien in Erscheinung, die sich unharmonisch in das Gesamtbild einfügen und für den Betrachter daher störend wirken (*Lombardi* 1974) (Abb. 17-5).

Die prominentesten horizontal verlaufenden Linien ziehen jeweils durch die Augenbrauen, Pupillen (**Bipupillarlinie**), Höhe des Nasenstegs sowie Mundspalte bzw. Mundwinkel (**Mundwinkelgerade**) (Abb. 17-4). Diese gedachten Linien liegen normalerweise parallel zueinander und suggerieren dem Betrachter faziale Harmonie. Beim Lächeln tritt die Verbindungslinie der Inzisalkanten der Oberkieferfrontzähne (**Inzisallinie**) in Erscheinung, die in der Regel in einem leichten konvexen Bogen verläuft (vgl. Abb. 17-13). *Wild* (1950) hebt die Bedeutung dieser „das 'Weiß' der Zahnreihe vom 'Schwarz' der Mundhöhle" trennenden Linie hervor, indem er feststellt, dass es im ganzen Gesicht keine Linie von ähnlicher Prägnanz gibt. Dieses „Schwarz der Mundhöhle" bezeichnet man auch als „Negative Space".

Aus der Sinnesphysiologie ist bekannt, dass beim Betrachten eines Gesichts **Konturen sowie Konturenunterbrechungen und -überschneidungen** besonders häufig fixiert werden (*Yarbus* 1967). Daher werden als unharmonisch bewertete Beziehungen zwischen einzelnen Gesichtshälften, -partien, -konturen und -linien vom Betrachter sofort als störend wahrgenommen. Solche Disharmonien, durch die Symmetrie und Gleichgewicht einer fazialen Komposition gestört werden, können angeboren oder erworben sowie temporärer oder permanenter Art sein. Beispiele sind Schwellungen nach einem Trauma, Vernarbungen nach einem Unfall, Schiefstand der Nase, unilaterale Masseterhypertrophie oder -hyperplasie, Hemiatrophia faciei (einseitige Fazialisparese), genetisch bedingte Asymmetrien (z. B. im Kinnbereich) oder eine Hypoplasie des Unterkiefers.

Zu **weiteren Elementen**, die für die ästhetische Beurteilung einer fazialen Komposition von Bedeutung sind, zählen Haaransatz, Höhe und Form der Stirn, Lage und Form der Augenhöhlen, Höhe, Größe, Form, Farbe und Abstand der Augen, Form und Ausprägung der Augenbrauen, Ansatz, Größe und Form von Nase und

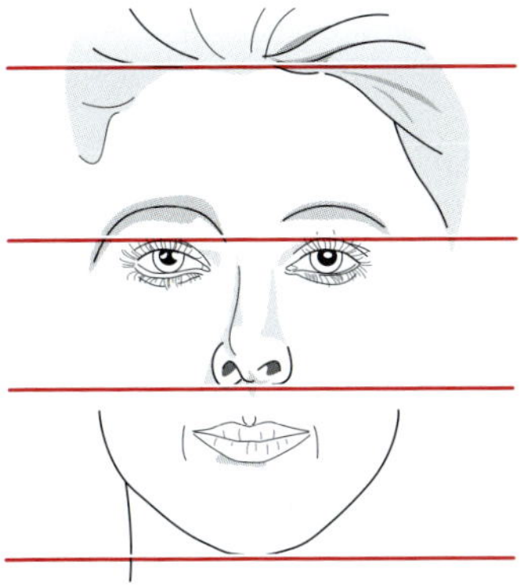

Abb. 17-6 Die drei Gesichtsdrittel: Haarlinie–Glabella, Glabella–Subnasale, Subnasale–Menton im Verhältnis 1:1:1.

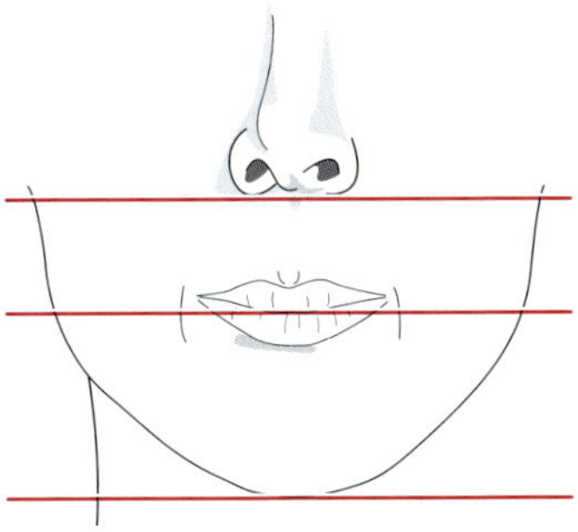

Abb. 17-7 Unterteilung des unteren Gesichtsdrittels: Subnasale–Rima oris, Rima oris–Menton im Verhältnis 1:2.

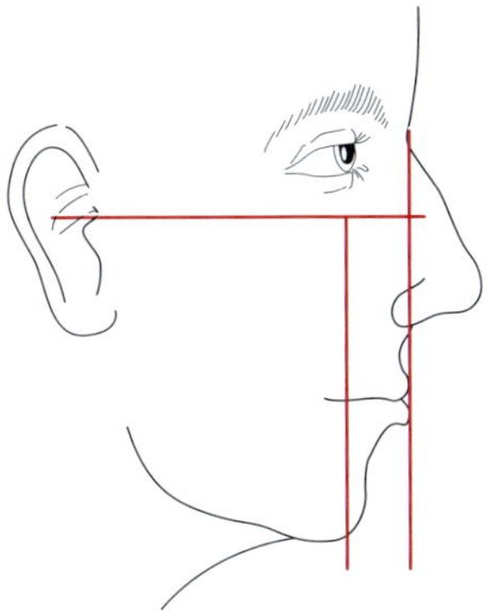

Abb. 17-8 Das gerade Durchschnittsgesicht.

Ohren, Prominenz der Jochbögen, Ausprägung von Unterkiefer und M. masseter, Form und Farbe von Lippen (Lippenrot und Lippenweiß) und Zähnen, Ausprägung der Sulci nasolabiales, des Sulcus mentolabialis und anderer Hautfalten sowie Form der Mundwinkel und des Kinns. Da diese **anatomischen Strukturen** in bestimmten Beziehungen bzw. Proportionen zueinanderstehen, sind sie nicht isoliert, sondern vielmehr in ihrer Gesamtkomposition (die für jeden Menschen anders ist) zu sehen. Alle Gesichter differieren bezüglich ihrer Breite und Länge voneinander. In der physischen Anthropologie sind verschiedene Indizes bekannt, durch die diese Unterschiede dargestellt und klassifiziert werden können (*Martin* und *Saller* 1957).

Die ästhetische Wirkung des Gesichtes hängt auch von **Proportionen unterschiedlicher Gesichtsanteile zueinander** ab. Dabei lässt sich das Gesicht von kranial nach kaudal (besser: die sog. physiognomische Gesichtshöhe: Abstand Haaransatz bis Kinnspitze) in drei Abschnitte einteilen, nämlich in einen Stirnbereich (Distanz Haaransatz [Trichion] zur Augenbrauenhöhe [genauer: zur größten Konvexität zwischen Stirn und Nase: Glabella = Hautnasion]), einen Nasenbereich (zwischen Glabella und Nasensteg [Gerade verläuft durch den Schnittpunkt des Nasenstegs mit dem Lippenweiß der Oberlippe: Subnasale]) und einen Lippen-Kinn-Bereich (Bereich zwischen Nasensteg und Kinnspitze [Hautmenton]) (Abb. 17-6), die von Person zu Person verschieden starke Ausprägungen zeigen. Sind alle drei Etagen in etwa gleich hoch, so stehen sie untereinander in einem Gleichgewicht, was sich ästhetisch günstig auswirken soll. Dass sie sich in einem exakt gleichen Verhältnis zueinander befinden, kommt jedoch extrem selten vor. Dennoch kann auch bei Dominanz eines der Gesichtsdrittel eine faziale Harmonie vorliegen.

Um eine **harmonische Proportion im Bereich des unteren Gesichtsdrittels** selbst zu erzielen, sollten bei geschlossenem Mund die Länge der Oberlippe möglichst ein Drittel, die Länge der Unterlippe und des Kinns zwei Drittel der Gesamthöhe betragen (Abb. 17-7) (*Schwarz* 1958).

Harmonie muss natürlich nicht allein in der Frontal-, sondern auch in der Seitenansicht, **im Profil**, vorhanden sein. *Schwarz* (1958) analysierte die diversen Verlaufsmöglichkeiten des Gesichtsprofils und klassifizierte sie in neun Gruppen (gerader, nach hinten schiefer oder nach vorne schiefer Profilverlauf bei Durchschnitts-, Vor- oder Rückgesicht). Für eine ästhetische Beurteilung ist entscheidend, ob das Profil gerade ist: Nach *Schwarz* (1958) sollen das gerade Vor- und Rückgesicht dem Mittelwertgesicht an Schönheit gleichwertig sein (Abb. 17-8).

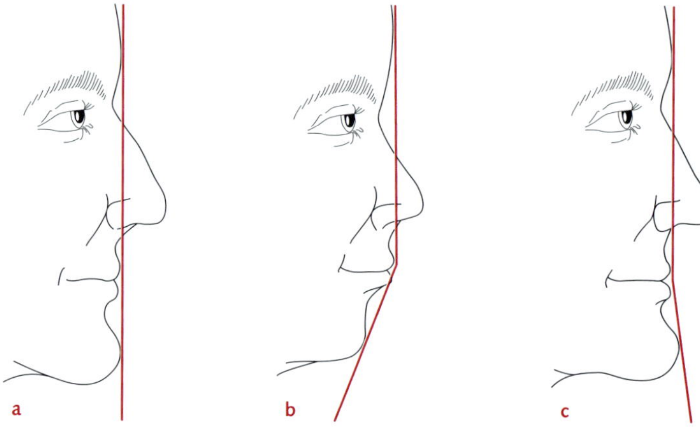

Abb. 17-9 Das Weichteilprofil. a gerades Profil; b konvexes Profil; c konkaves Profil.

Subtelny (1959) differenzierte darüber hinaus u. a. nach der Kurvatur, die das Weichteilprofil (Verbindungslinie zwischen Glabella, Oberlippenkante und Hautpogonion [Scheitelpunkt des Weichteilkinns]) bildet (gerades, konvexes, konkaves Profil) (Abb. 17-9).

Der **Profilverlauf** ist nicht nur im Rahmen einer kieferorthopädischen und kieferchirurgischen Therapie von Bedeutung. Auch mit festsitzendem Zahnersatz im Frontzahnbereich kann dieser in Grenzen beeinflusst werden. Im Gegensatz dazu können bei Eingliederung von Totalprothesen oder Full-arch-Restaurationen auf Implantaten die Auswirkungen sehr groß sein. Bei zu wenig Unterstützung durch Prothesenkunststoff oder zu weit palatinal stehenden Ersatzzähnen bzw. ungünstig gestalteten Implantatsuprakonstruktionen fällt dieser Bezirk nach innen ein, während er bei einem Zuviel an Ersatzmaterialien zu stark ausgepolstert erscheint. Letztlich wird ein Gesicht dann als harmonisch empfunden, wenn die verschiedenen Linien, Proportionen und Strukturen in einem visuellen Gleichgewicht zueinanderstehen.

Zusätzlich besteht die Möglichkeit, innerhalb gewisser Grenzen bestimmte **Gesichtspartien in ihrer Wirkung zu betonen oder abzuschwächen**. Das Ziel solcher Maßnahmen liegt bei Personen des westlichen Kulturkreises meist darin, an Attraktivität zu gewinnen, während bei nicht westlichen Ethnien häufig andere Gründe ausschlaggebend sind (z. B. magisch-religiöse, soziale). Solche Manipulationen können durch kosmetische Mittel (z. B. Make-up, Wimperntusche, Lidschatten, Lippenstift), Veränderung der natürlichen Haarfarbe und -frisur oder durch das Tragen von Kopfbedeckungen und Schmuck (z. B. Ohrringe, Halsketten, Haarschmuck) geschehen. In Form von chirurgischen Eingriffen an Knochen, Knorpeln und Weichgeweben (z.B. Verschiebung von Kieferteilen in sagittaler Richtung, Nasenkorrekturen, Face-Lifting) können große Veränderungen innerhalb der fazialen Komposition erzielt werden.

Außerhalb des westlichen Kulturkreises, insbesondere in Afrika, sind weitere Maßnahmen verbreitet, die ein verändertes Aussehen im Mund- und Gesichtsbereich zur Folge haben. Dazu zählen neben den in Abschnitt 17.2 bereits erwähnten Eingriffen an Zähnen und Zahnfleisch Bemalungen, Tätowierungen und spezielle Farbmarkierungen im Gesichtsbereich (z. B. als Zeichen der Zugehörigkeit zu einer bestimmten Kaste), Schmucknarben (Skarifizierungen) sowie Körperschmuck

(z. B. Holzscheiben, Ohr-, Nasen- und Lippenpflöcke), durch deren Anbringung an und um Körperöffnungen (Ohren, Nase, Lippen) Gesichtsanteile deformiert (durchbohrt, geweitet, umgeformt) werden.

Vereinzelt wurde versucht, ausgehend von der Gesichtsform (Physiognomie) eines Menschen, wie z. B. der Ausprägung der Gesichtsdrittel oder bestimmter anatomischer Strukturen, Rückschlüsse auf den Charakter und die Persönlichkeit zu ziehen (*Rufenacht* 1990b). Solche Betrachtungen stehen auf keiner wissenschaftlichen Grundlage. Heute gilt es als gesichert, dass keine objektive Korrelation zwischen physiognomisch-anatomischen Gegebenheiten einerseits und objektiv gemessenen Charaktereigenschaften und Persönlichkeitsmerkmalen andererseits besteht (*Rohracher* 1975).

17.6 Die Bedeutung von Lippen und Gingiva für die Ästhetik in der Mundregion

Die Mundregion ist neben der Augenpartie der am meisten betrachtete Gesichtsabschnitt (vgl. Abb. 17-1). Die **Lippen** bilden den vorderen dynamischen Rahmen, hinter dem die Zähne beim Sprechen und Lächeln erscheinen. Die Lippen (genauer: das Lippenrot) weisen bezüglich ihrer Form, ihrer Lage (langer oder kurzer Abstand zur Nase), ihrer Oberflächenbeschaffenheit (glatt, rissig) sowie ihrer Farbe einen direkten Einfluss auf die Sichtbarkeit und die ästhetische Wirkung der Zähne auf. Einen weiteren Einfluss hat die an das Lippenrot angrenzende Hautfarbe: Zähne kontrastieren bei dunkler Gesichtsfarbe – wie auch bei einem vorhandenen dunklen Bart – stärker und fallen dem Betrachter daher deutlicher ins Auge.

Auch die **sichtbaren Gingivaanteile** besitzen nicht zu unterschätzende Auswirkungen auf die ästhetische Wirkung von Zähnen (sog. rote Ästhetik). Die Gingiva/Mukosa, die den direkten statischen Rahmen der Zahnreihen bildet, weist unter physiologisch normalen, klinisch gesunden Verhältnissen eine blassrosa Farbe auf und reicht in etwa bis zur Schmelz-Zement-Grenze (vgl. Abb. 17-25). Entzündlich verändertes Zahnfleisch, fehlende Interdentalpapillen, lange Zahnhälse (z. B. aufgrund erfolgter parodontaler Behandlung) und Unterschiede in der Höhe des Margo Gingivalis an den Zähnen (unharmonischer Gingivaverlauf) wirken sich im sichtbaren Bereich negativ auf das ästhetische Erscheinungsbild aus, unabhängig davon, ob einzelne, mehrere oder alle sichtbaren Zähne davon betroffen sind.

17.7 Die Sichtbarkeit der Zähne

Die ästhetische Wirkung der Mundregion wird durch das Verhältnis zwischen statischen (Zähne und Gingiva) und dynamischen Faktoren (Lippen und angrenzende mimische Muskulatur) sowie die mannigfache Veränderung dieses Verhältnisses während der Funktion bestimmt (*Reither* 1959). Dabei kommt vor allem den Oberkieferfrontzähnen neben ihren funktionellen und phonetischen Aufgaben eine Schlüsselstellung für die Erzielung einer Harmonie im dentofazialen Bereich zu. Um diese Zusammenhänge strukturiert abzuhandeln, werden die Sichtbarkeit der Zähne im Allgemeinen, bei leichter Mundöffnung und beim Lächeln analysiert:

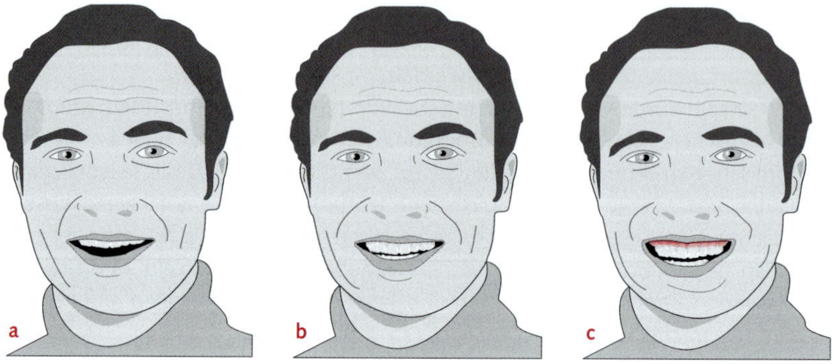

Abb. 17-10 Die **a** tiefe, **b** durchschnittliche (die Papillenspitzen können sichtbar sein) und **c** hohe Lachlinie (größere Anteile der Gingiva sind sichtbar).

Lachlinie

Als Orientierung für das Ausmaß der Sichtbarkeit der Zähne dient der Unterrand der Oberlippe, gemeinhin als **Lachlinie** bezeichnet. Hierbei bestehen von Person zu Person zum Teil deutliche Unterschiede. Abhängig davon, wie hoch der untere Rand der Oberlippe **beim Sprechen und Lächeln** reicht und in welchem Grad die Frontzähne und die Gingiva des Oberkiefers entblößt werden, wird die Lachlinie in drei Gruppen eingeteilt (Abb. 17-10). Es wird zwischen niedriger, durchschnittlicher und hoher Lachlinie unterschieden.

- Bei der niedrigen Lachlinie werden weniger als 75 % der Oberkieferzähne (inzisales Drittel bis zur Hälfte der Zähne) gezeigt.
- Bei einer durchschnittlichen Lachlinie werden 75 bis 100 % der Oberkieferzähne freigelegt, wobei die Papillenspitzen sichtbar sein können.
- Bei der hohen Lachlinie werden die gesamten Zähne und Teile der Gingiva gezeigt.

Die hohe Lachlinie wird im angloamerikanischen Schrifttum auch als „Gummy Smile" bezeichnet. Besonders hier wirken sich pathologisch veränderte sichtbare Gingivabereiche, verfärbte Zähne, Kronenränder, identifizierbare Brückenzwischenglieder oder ein sichtbarer Übergang von Prothesenkunststoff zur Mundschleimhaut negativ auf die ästhetische Wirkung des Lächelns aus.

Eine Übersichtsarbeit (*Passia* et al. 2011) konnte zeigen, dass eine hohe Lachlinie häufiger bei Frauen als bei Männern auftritt. Zugleich verändert sich die Lachlinie mit dem Alter. Mit zunehmendem Alter kommt es zu einer Abnahme der Lachlinie, d. h. es werden weniger Anteile der Oberkieferfrontzähne gezeigt. Die höchste Attraktivität wird einer durchschnittlichen Lachlinie zugeschrieben. Als am wenigsten attraktiv wird eine Lachlinie mit über 4 mm sichtbarem Gingivaanteil bewertet (*Kokich* et al. 1999). Damit ist die Lachlinie ein wichtiges Merkmal bei der Bewertung der dentalen Ästhetik. Die zuvor analysierten Zusammenhänge zwischen der Sichtbarkeit der Zähne und deren ästhetischer Wirkung werden von Zahnärzten und Laien ähnlich bewertet (*Passia* et al. 2011).

Sichtbarkeit der Zähne bei entspannter Mundöffnung

Da sich eine entspannte Mundöffnung problemlos von jedem Menschen einnehmen lässt, ist diese fast statische Position der Lippe eine sehr gut objektivierbare Position. Die hierbei sichtbar werdenden inzisalen Zahnbereiche der mittleren Oberkieferschneidezähne liegen zwischen 0 und 4,5 mm (Abb. 17-11). Dieser individuelle Wert ist ein wichtiger Anhaltspunkt bei der Analyse des Lächelns. Ob

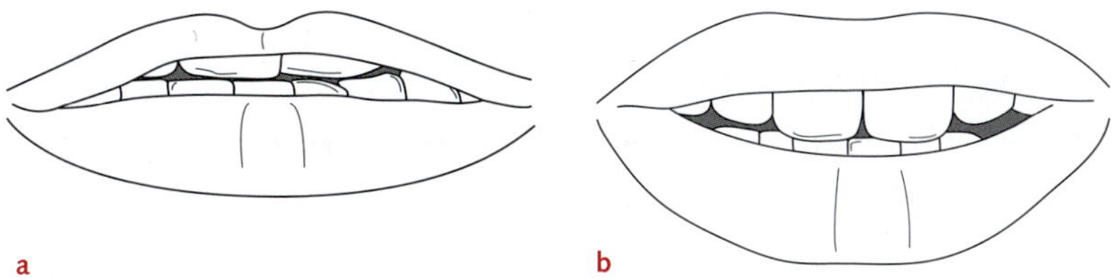

Abb. 17-11 Typische Beispiele für unterschiedliche Sichtbarkeit der mittleren Oberkieferschneidezähne bei entspannter Mundöffnung: **a** Mann im Alter von 40 Jahren mit schmalen Lippen (Sichtbarkeit: 0,5 mm), **b** Frau im Alter von 20 Jahren mit vollen Lippen (Sichtbarkeit: 3,5 mm).

der Grad an Sichtbarkeit der Zähne zu der jeweiligen Person passt, lässt sich an den folgenden Regeln ableiten:

- Oberkieferfrontzähne sind bei leichter Mundöffnung, zum Beispiel beim Sprechen, und beim Lächeln stärker sichtbar als Unterkieferfrontzähne (*Vig* und *Brundo* 1978, *Wichmann* 1990).
- Volle Lippen führen generell zu einer stärkeren Freilegung der Oberkieferzähne als schmale Oberlippen.
- Bei Frauen sind bei entspannter Mundöffnung die oberen mittleren Schneidezähne im Durchschnitt fast doppelt so stark sichtbar wie bei Männern (3,4 zu 1,9 mm). Umgekehrtes gilt für die Sichtbarkeit der Unterkieferschneidezähne (0,5 zu 1,2 mm) (*Vig* und *Brundo* 1978).
- Je kürzer die Oberlippe, desto mehr werden die oberen Schneidezähne und desto weniger die Unterkieferfrontzähne gezeigt. So führt eine kurze Oberlippe von 10 bis 15 mm zu einer Freilegung der Oberkieferschneidezähne von 3,9 mm und der Unterkieferschneidezähne von nur 0,7 mm. Bei einer langen Oberlippe von 30 bis 35 mm kommt es hingegen zu einer Sichtbarkeit von nur 0,3 mm der Oberkieferschneidezähne und dafür von 2,3 mm der Unterkieferfrontzähne (*Vig* und *Brundo* 1978).
- Mit fortschreitendem Alter kommt es zu einer Verlängerung der Oberlippenposition aufgrund der Erschlaffung des Muskeltonus. Damit sinken Ober- und Unterlippe nach kaudal ab, so dass bei leichter Mundöffnung die Oberkieferfrontzähne mehr und die Unterkieferfrontzähne entsprechend weniger bedeckt werden. So kommt es in einer Altersgruppe bis 29 Jahren zu einer Zahnsichtbarkeit von 3,4 mm der Oberkieferfrontzähne und nur 0,5 mm der Unterkieferfrontzähne. In der Gruppe der 60-Jährigen liegt die Sichtbarkeit der Oberkieferfrontzähne bei 0 mm und die der Unterkieferfrontzähne bei 3,0 mm (*Vig* und *Brundo* 1978).

Sichtbarkeit der Zähne bei unterschiedlichen Phasen des Lächelns

Um ein besseres Verständnis für die unterschiedliche Sichtbarkeit der Zähne beim Sprechen und Lächeln zu erhalten, ist es wichtig die unterschiedlichen Stadien des Lächelns zu analysieren. Das Lächeln lässt sich dabei in ein Schmunzeln, leichtes, starkes und herzhaftes Lächeln unterteilen (Abb. 17-12):

- **Schmunzeln**: Die Mundwinkel bewegen sich leicht nach kranial, ohne dass die Zähne sichtbar werden.
- **Leichtes Lächeln**: Erste Anteile der Zähne werden sichtbar. In der Regel können aber noch keine Details an den Zähnen unterschieden werden.

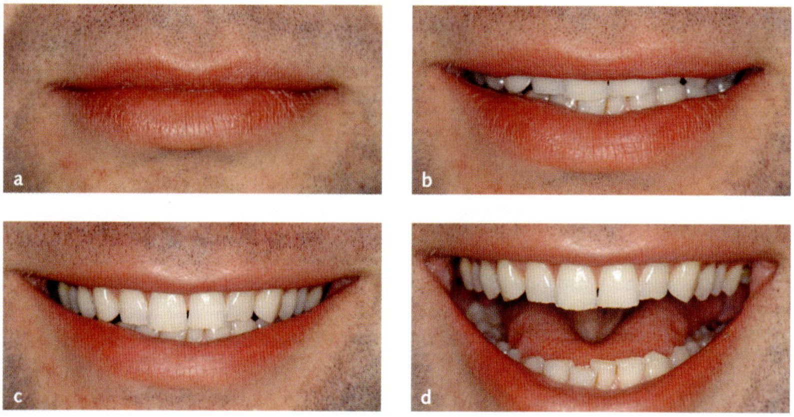

Abb.17-12 Das Lächeln eines Menschen lässt sich in unterschiedliche Phasen einteilen: **a** neutraler Lippenausdruck, **b** leichtes, **c** starkes und **d** herzhaftes Lächeln. Erst beim herzhaften Lächeln ist der Inzisalkantenverlauf deutlich zu erkennen und kontrastiert sich gegen die dunkle Mundhöhle.

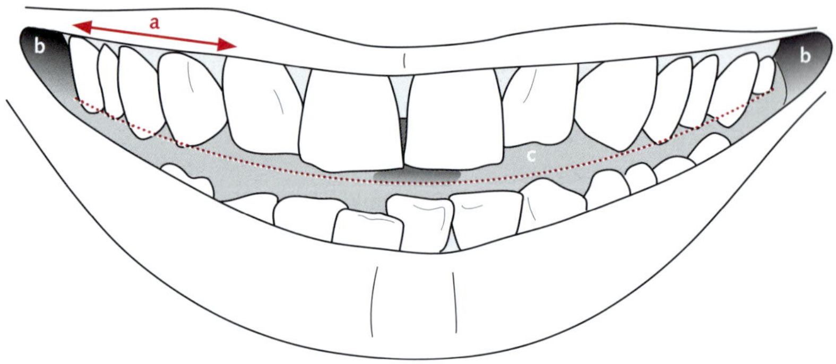

Abb. 17-13 Beim herzhaften Lächeln kommen **a** Graduation, **b** Bukkalkorridor und **c** Negative Space zur Geltung. Der Negative Space kontrastiert vor allem die Oberkieferzähne gegen die dunkle Mundhöhle. Fehlende Zähne, abgebrochene Inzisalkanten, Diastemata, rotierte Zähne werden dadurch besonders deutlich. Die gedachte Verbindungslinie zwischen den Inzisalkanten (Inzisallinie; gestrichelte Linie) verläuft parallel zum oberen Rand der Unterlippe.

- **Starkes Lächeln:** Ein Großteil der Oberkieferfrontzähne wird sichtbar. Die Dominanz der mittleren Oberkieferschneidezähne wird deutlich. Die dentale Mittellinie teilt den beim Lächeln sichtbaren Bereich in zwei visuell gleichgewichtige Hälften (dynamische Symmetrie). Die Zahnreihen liegen allerdings immer noch eng zusammen, so dass noch keine optische Trennung zwischen Ober- und Unterkieferzähnen erfolgt. Somit ist der Inzisalkantenverlauf noch nicht beurteilbar.
- **Herzhaftes Lächeln:**
  - Die Mundwinkel befinden sich idealerweise auf gleicher Höhe. Die durch sie gedachte Verbindungslinie verläuft parallel zur Bipupillarlinie und zur Okklusionsebene. Es kommt es zu einer maximalen und in der Regel gleichmäßigen Freilegung der Oberkieferfrontzähne und eventuell deren Gingivaanteile.
  - Zugleich kommt es zur vollständigen Ausbildung des sogenannten Bukkalkorridors. Dabei handelt es sich um einen im Seitenzahnbereich zwischen den Bukkalflächen der Zähne einerseits und dem Mundwinkel und der Wangeninnenfläche andererseits verlaufenden dunklen Bereich.
  - Durch das Lösen der Oberkieferzähne von den Unterkieferzähnen entsteht unterhalb der Oberkieferfrontzähne der sogenannte „Negative Space". Dieser kontrastiert die Oberkieferfrontzähne gegen die dunkle Mundhöhle. Somit sind jetzt alle Merkmale des Inzisalkantenverlaufs gut erkennbar. Auch fehlende Zähne, abgebrochene Kanten, Diastemata, rotierte Zähne kommen bei vorhandenem Negative Space besonders zur Geltung (Abb. 17-13). Der Negative Space „fließt" seitlich mit dem Bukkalkorridor zusammen.

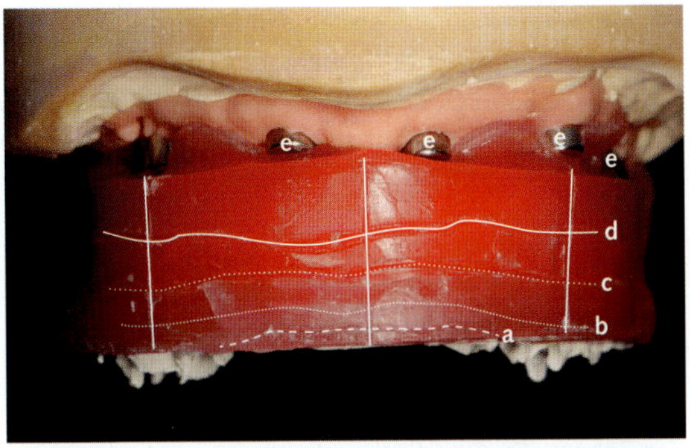

Abb. 17-14 Vor allem bei Versorgungen des zahnlosen Kiefers (hier eine implantatgetragene Versorgung des zahnlosen Oberkiefers) ist es wichtig, die Stadien des Lächelns **a** entspannte Mundöffnung, **b** leichtes, **c** starkes und **d** herzhaftes Lächeln bei der Kieferrelationsbestimmung auf den Wachswall zu übertragen, so dass der Zahntechniker bei der Aufstellung der Zähne über diese Informationen verfügt. Die Schablone mit dem Wachswall ist dabei über die Gingivaformer **e** auf den Implantaten abgestützt (Bild: aus *Wolfart* 2014).

- Vertikale Unterschiede im Inzisalkantenverlauf (Frontzahntreppe) sowie in der Ausprägung der Form der Zahnbögen sind jetzt beur teilbar. Leichte Höhenunterschiede zwischen mittleren und seitlichen Scheidezähnen haben einen lebendigen Effekt und fügen sich optisch gut in den dynamischen äußeren Rahmen ein. Dagegen wirkt ein uniformer Inzisalkantenverlauf monoton, statisch und langweilig. Er ist typisch für das abradierte Gebiss des alten Patienten oder des Bruxers. Für Details zur Wirkung und Gestaltung des Inzisalkantenverlaufs siehe Kapitel 17.9.
- Der Inzisalkantenverlauf der Oberkieferfrontzähne (Inzisallinie) verläuft in etwa parallel zum oberen Rand der Unterlippe (Abb. 17-13).

Um diese Dynamik des Lächelns vor allem bei Versorgungen des zahnlosen Kiefers dem Zahntechniker vollumfänglich übertragen zu können, ist es wichtig, diese Stadien des Lächelns bei der Kieferrelationsbestimmung auf den Wachswall zu übertragen. Somit kann der Zahntechniker Informationen aus Portraitbildern des Patienten bezüglich der Sichtbarkeit der Zähne effektiv in die geplante Restauration umsetzen (Abb. 17-14).

Bukkalkorridor und Negative Space

Unabhängig vom Ausmaß der individuellen Sichtbarkeit der Zähne beim Lächeln entsteht im Seitenzahnbereich zwischen den Bukkalflächen der Zähne einerseits und dem Mundwinkel und der Wangeninnenseite andererseits ein nach posterior immer dunkler werdender Bereich, der sog. **Bukkalkorridor**. Er sollte bei der Herstellung von Zahnersatz unbedingt berücksichtigt werden. Auf keinen Fall sollte er aufgrund überkonturierter Bukkalflächen ersetzter Seitenzähne oder wegen eines im Prämolaren- oder Molarenbereich zu breit gestalteten Zahnbogens verloren gehen (*Levin* 1978). Das Vorhandensein eines Bukkalkorridors verstärkt zudem ein als „Abstufung" oder „Graduation" bezeichnetes Phänomen, nach dem vom Eckzahn ausgehend die Seitenzähne nach distal hin kleiner und weiter entfernt erscheinen (*Lombardi* 1973) (Abb. 17-13).

Ein weiterer dunkel erscheinender Bezirk wird im Frontzahnbereich zwischen den Schneidekanten der Ober- und Unterkieferzähne sichtbar, wenn sich beim Lächeln die Zahnreihen trennen. Es handelt sich dabei um den **Negative Space**, der einen deutlichen Kontrast zu den Zähnen bildet (*Matthews* 1978).

17.8 Morphologie der Zähne aus ästhetischer Sicht

Die Morphologie der Zähne inklusive der wichtigsten ästhetischen Charakteristika sind ausführlich in Kapitel 2.6 dargestellt. Dabei bestimmen besonders der Aufbau der Zähne, die Oberflächenstruktur und -textur der Zähne optische Effekte der Zähne und die Zahnfarbe.

Alle Zähne, die beim Sprechen und Lächeln ganz oder teilweise sichtbar werden, sind dabei zu berücksichtigen. Dies betrifft besonders die Oberkiefer-, in geringerem Maße auch die Unterkieferzähne, wobei Front- und Seitenzähne bis einschließlich der ersten Molaren betroffen sein können (*Crispin und Watson* 1981a,b; *Wichmann* 1990).

Während von den mittleren und seitlichen Schneidezähnen die Labialflächen sichtbar werden, sieht man vom Eckzahn in der Frontalansicht in der Regel nur den mesiolabialen Anteil; von den Prämolaren und eventuell den ersten Molaren erscheinen aufgrund der ellipsen- bzw. parabelförmigen Anordnung der Zahnbögen und des Abstufungseffektes beim Lächeln lediglich Teile der Mesiobukkalfächen. Im Halbprofil sind demgegenüber auch die distolabialen Anteile der Eckzähne und die distobukkalen Bereiche der Prämolaren sowie die entsprechenden Interdentalräume zu erkennen (*Wichmann* 1990). Im Folgenden werden nun die aus ästhetischer Sicht wichtigsten Merkmale analysiert (*Ash* 1993, *Magne* und *Belser* 2002):

Ähnlichkeiten und Unterschiede der Zahnformen der Oberkieferfrontzähne

Die folgende Darstellung arbeitet ästhetisch bedeutsame Unterschiede in der Zahnmorphologie heraus. Für eine Gesamtbetrachtung der Zahnmorphologie wird auf Kapitel 2.6 verwiesen.

Bei der Betrachtung von labial weist die **Zahnform** des **mittleren Oberkieferschneidezahns** mesial eine meist gerade und distal eher eine geschwungene Kontur auf. Der mesioinzisale Winkel ist spitz mit abgerundeter Kante, wohingegen der distoinzisale Winkel eine stärkere Rundung aufweist. Die Schneidekante selbst ist in der Regel leicht gerundet bzw. unregelmäßig gestaltet (Abb. 17-15). Im Laufe der Jahre wird die Scheidekante allerdings durch funktionsbedingte Attrition immer stärker abradiert und damit gerader. Insgesamt gibt es drei typische Schneidezahnformen: die rechteckige Form, die rundliche Form und die dreieckige Form.

Die **seitlichen Oberkieferschneidezähne** sind den mittleren Schneidezähnen sehr ähnlich und unterscheiden sich hauptsächlich durch die geringere Größe und den stärker abgerundeten mesioinzisalen Winkel. Die Formenvarianz ist bei diesem Zahn größer als bei allen anderen Zähnen. So treten hier auch kegel- oder zapfenförmige Zähne auf.

Die **Oberkiefereckzähne** sind aufgrund des stärker ausgeprägten Schmelzwulstes am Zahnhals dicker als die Schneidezähne. Die mesiale Kontur des Eckzahnes ist leicht konvex und ähnelt einem seitlichen Schneidezahn. Die distale Kontur der Krone ist eher flach und ähnelt der eines Prämolaren. Bei der Frontansicht sieht man in der Regel vom Eckzahn nur den mesiolabialen Anteil. Die distale Kontur

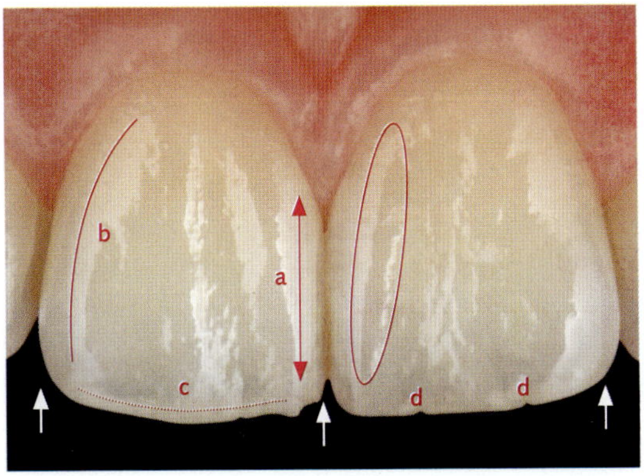

Abb. 17-15 Der mittlere obere Schneidezahn weist mesial eine gerade a und distal b eher eine geschwungene/gebogene Kontur auf. Der mesioinzisale Winkel ist spitz mit abgerundeter Kante, wohingegen der distoinzisale Winkel rund verläuft (Pfeile). Die Schneidekante selbst ist in der Regel leicht gerundet c und unregelmäßig mit kleineren Einziehungen (d) gestaltet. Ausgeprägte Schmelzleisten sind aufgrund von Reflexionen häufig erkennbar – in diesem Fall durch den harten Übergang des stark ausgeleuchteten Interdentalraums zur dunkler schimmernden Fazialfläche (ovale Einkreisung) (Bild: Dr. *C. Bothung*, Düsseldorf).

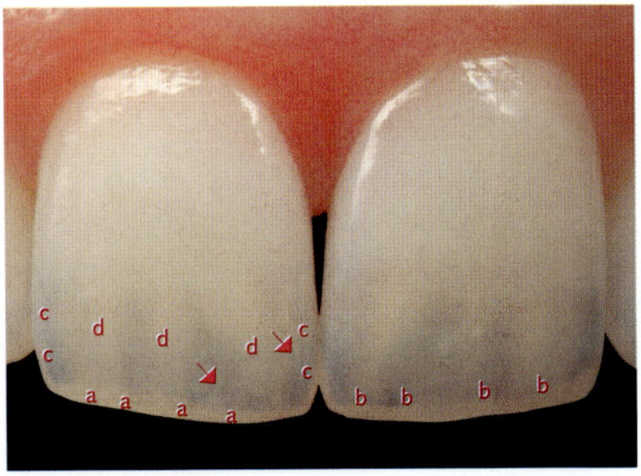

17-16 Die optischen Merkmale der mittleren Schneidezähne. a der Haloeffekt: Dabei handelt es sich um eine weiße Linie direkt entlang der Schneidekante. Weiter zeigen sich entlang der Schmelz-Dentin-Grenze die bläulich-transparenten Bereiche der b inzisalen und c approximalen Transluzenz. Die inneren Strukturen des Dentinkerns werden unter anderem durch d Mamelons und Strahlen (Pfeile) sichtbar (Bild: Dr. *C. Bothung*, Düsseldorf).

verschwindet dahinter und führt dazu, dass der Zahn nicht überproportional dominant wirkt. Außerdem weist der Eckzahn in der Regel eine dunklere Zahnfarbe als die benachbarten Schneidezähne und Prämolaren auf.

Lichteffekte und Oberflächentextur

Die Vielzahl von **optischen Lichteffekten** (Abb. 17-16), ausgelöst durch die unterschiedlichen Zahnstrukturen, finden sich vor allem im Bereich der Schneidekanten. Sie sind auf Phänomene der Opaleszenz und Transluzenz im Schmelz und auf Effekte im Dentin zurückzuführen. Die optisch wahrnehmbaren Merkmale sind (1) der Haloeffekt. Dabei handelt es sich um eine weiße Linie direkt entlang der Schneidekante. Sie entsteht aufgrund einer kompletten Lichtreflektion in diesem Bereich. (2) Weiter zeigen sich entlang der Schmelz-Dentin-Grenze die bläulich-transparenten Bereiche der inzisalen und approximalen Transluzenz. Bei indirekter Beleuchtung können diese in einen orangefarbenen opaleszenten Farbton wechseln. (3) Die inneren Strukturen des Dentinkerns werden unter anderem durch Strahlen und Mamelons sichtbar. Dabei ist die Fluoreszenz des Dentins für diese Effekte von wesentlicher Bedeutung. (4) Bei Zähnen mit Attachmentverlust wird zusätzlich der Zahnhals sichtbar und dominiert mit einer gelb-orangen Farbe, bei gleichzeitig vorliegender Einziehung unterhalb der Schmelz-Zement-Grenze. Im Falle von starken Abrasionen wird inzisal der Dentinkern freigelegt und verändert die optische Wirkung des Zahnes im Bereich der Schneidekante erheblich. (5) Außerdem ist mit zunehmendem Alter der Menschen eine Farbveränderung der Zähne ins Dunklere zu beobachten.

Die **Oberflächentextur** (Abb. 17-17) ist ebenfalls ein wichtiges ästhetisches Kriterium und beeinflusst zusätzlich die Farbwirkung des Zahnes. Denn je stärker die Textur des Zahnes ausgeprägt ist, desto mehr Licht wird reflektiert und die

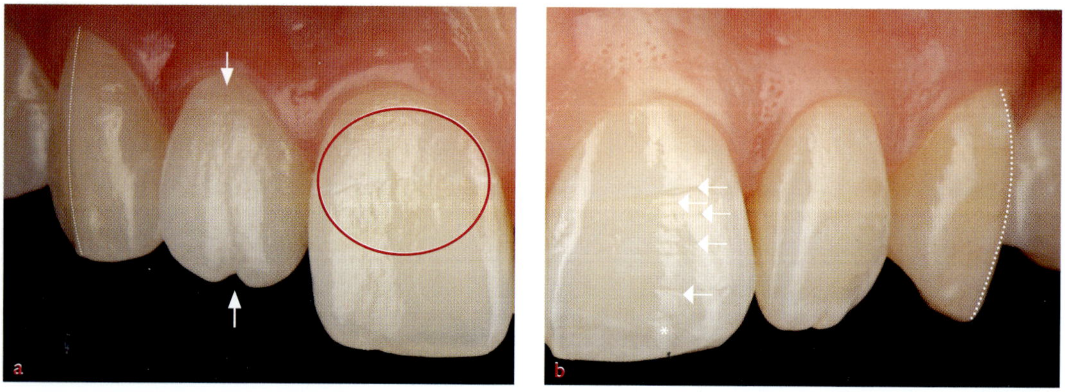

Abb. 17-17 Eine Oberflächentextur kann in unterschiedlichen Ausprägungen vorhanden sein, wie diese beiden Beispiele (a und b) zeigen. Auf der Labialfläche treten sowohl horizontal (Pfeile in b) als auch vertikal ausgerichtete Texturen auf (Pfeile in a), mitunter auch gleichzeitig (Kreis). Hinzu kommen zusätzliche Strukturmerkmale wie zum Beispiel Whitespots (Sternchen in b). Bei der Frontalansicht sieht man vom Eckzahn meist nur den mesiolabialen Anteil (gestrichelte Linie in b) bzw. maximal Teile des distolabialen Anteils (gestrichelte Linie in a) (Bild: Dr. C. *Bothung*, Düsseldorf).

Zähne wirken dadurch heller. Mit zunehmendem Alter wird die Textur abradiert, die Zähne werden glatter und wirken dadurch dunkler. Auf der Labialfläche treten sowohl horizontal als auch vertikal ausgerichtete Texturen auf. (1) Für die horizontalen Komponenten sind die Wachstumslinien (Retziuslinien) verantwortlich, die feine parallele Streifen auf der Schmelzoberfläche hinterlassen. (2) Die vertikale Komponente ist auf unterschiedliche Entwicklungslappen der Zähne zurückzuführen. (3) Hinzu kommen zusätzliche Strukturmerkmale, wie z. B. Schmelzrisse oder Whitespots, die bei der Restauration der Zähne berücksichtigt werden müssen.

Optische Beeinflussung der Wirkung von Zähnen

In bestimmten klinischen Situationen kann es ästhetisch notwendig werden, einen Zahn etwas breiter oder schmaler wirken zu lassen, als er in Wirklichkeit ist. Sollte das durch eine „optische Täuschung" möglich sein (*Hugo* 2008), kann man in bestimmten Fällen zusätzliche kieferorthopädische Maßnahmen vor der Restauration der Zähne vermeiden (Abb. 17-18).

Verbreiterung der Zähne durch optische Wirkung:

- Abflachen der fazialen Wölbung des Zahnes
- laterale Kantenlinien weiter nach lateral (außen) legen

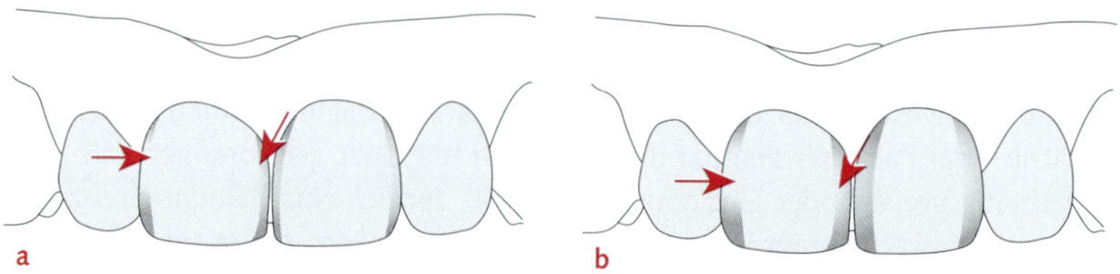

Abb. 17-18 Oft können die Zähne durch gezielte Formveränderungen optisch so beeinflusst werden, dass sie allein dadurch breiter bzw. schmaler wirken. In Bild a sind die lateralen Kantenlinien (siehe Pfeile) der mittleren Schneidezähne ganz nach außen gelegt worden und die Fazialfläche abgeflacht worden, so dass die Zähne breit wirken. Hingegen sind die lateralen Kantenlinien in Bild b nach innen verlegt worden und die faziale Wölbung verstärkt worden. Durch die besondere Licht- und Schattenbildung wirken die Zähne schmaler. In Wirklichkeit sind die Zähne in Bild a und b gleich groß.

- horizontale Furchen und Rillen in die Textur des Zahnes einarbeiten
- interinzisalen Zwischenraum reduzieren

Verschmälern der Zähne durch optische Wirkung:
- Verstärkung der fazialen Wölbung des Zahnes
- laterale Kantenlinien weiter nach medial (innen) legen
- vertikale Furchen und Rillen in die Textur des Zahnes einarbeiten
- interinzisalen Zwischenraum vergrößern

17.9 Ästhetische Kurzanalyse

Wie bereits erwähnt, liegt der Schlüssel der ästhetischen Wirkung der Zähne im visuellen Gleichgewicht. Dabei spielen die Harmonie der Proportionen und eine dynamische Symmetrie die ausschlaggebende Rolle. Innerhalb dieser Komposition dominieren die mittleren Oberkieferschneidezähne. So erklärt sich auch, warum deren Restauration eine Schlüsselposition in der Realisierung und Bewertung einer gelungenen ästhetischen Gesamtrehabilitation eines Patienten einnehmen. Die dentale Gesamtkomposition der Zähne ist wiederum in einen dynamischen, sich ständig verändernden Weichgewebsrahmen eingebettet und muss auch mit diesem harmonieren. Um dieses komplexe Zusammenspiel erfassen zu können, ist es wichtig, eine systematische Analyse durchzuführen, die alle wichtigen Parameter berücksichtigt und letztendlich eine sichere Beurteilung der Situation zulässt.

Diese Analyse ist immer sinnvoll, wenn eine umfassende Gesamtbetrachtung der ästhetischen Wirkung der Zähne erzielt werden soll. Dies gilt für die Beurteilung einer natürlichen Bezahnung, bei der Restaurationen im Frontzahnbereich geplant sind, ebenso wie für die Beurteilung von vorhandenen Restaurationen als auch bei Rohbrand- und Glanzbrandeinproben. In Anlehnung an eine Analysesystematik von *Chiche* und *Pinault* (1994) werden hier die folgenden Punkte der Reihe nach analysiert. Die Tabelle 17-1 fasst die einzelnen Punkte in Form einer Checkliste zusammen und ermöglicht einen Vergleich zwischen aktuellem Befund und Idealsituation. In dieser Checkliste kann dann in Rücksprache mit dem Patienten vermerkt werden, welche der Punkte im Rahmen einer zukünftigen Therapie korrigiert werden sollen bzw. welche Korrekturen an dem gelieferten Roh- oder Glanzbrand durchgeführt werden müssen. Im Einzelnen sind es 12 übergeordnete Punkte, die der Reihe nach analysiert werden sollten (Abb. 17-19):

1. Dominanz der mittleren Oberkieferschneidezähne und deren Proportionen
2. Zahn-zu-Zahn-Proportionen: Verhältnis der mittleren zu den seitlichen Schneidezähnen
3. Zahnlängen der Oberkieferfrontzähne
4. Sichtbarkeit der Oberkieferfrontzähne
5. Zahnformen
6. Lage der interdentalen Kontaktflächen
7. Inzisalebene und Inzisalkantenverlauf der Oberkieferfrontzähne
8. Bukkalkorridor und Negative Space
9. Mittellinie und Zahnachsen
10. sagittale Position und labiale Kontur der Oberkieferschneidezähne
11. Zahnfarbe und Zahnstrukturen
12. gingivaler Verlauf

Tab. 17-1 Checkliste zur ästhetischen Kurzanalyse.

ANALYSE DES LÄCHELNS der Oberkieferfrontzähne	Ideal	Befund	Änderungen notwendig?
Dominanz der mittleren Schneidezähne			
Breiten-Längen-Verhältnis	mittlere Oberkieferschneidezähne: 75–85 %		
Dominanz	Die mittleren Oberkieferschneidezähne dominieren beim stärkeren Lächeln		
Zahn-zu-Zahn-Proportionen			
Breitenverhältnis mittlere zu seitlichen Schneidezähnen	50–74 %		
Zahnlänge			
absolute Länge der Oberkieferfrontzähne (parodontal gesunde Zähne ohne freiliegende Wurzelanteile)	mittlerer Schneidezahn: 10–12 mm seitlicher Schneidezahn 8–10 mm Eckzahn: 9–11 mm		
Sichtbarkeit der mittleren Schneidezähne bei entspannter Mundöffnung	volle Lippen: auffallende Freilegung Männer: ø 1,9 mm / Frauen: ø 3,4 mm Alter bis 30 Jahre: ø 3,4 mm / 30–50 Jahre: ø 1,3 mm / über 60 Jahre: ø 0 mm		
Zahnform			
originale Zahnform bekannt	Patient damit zufrieden: Zahnform beibehalten Patient nicht zufrieden: Zahnform korrigieren und austesten		
originale Zahnform nicht mehr vorhanden	Rekonstruktion über private Portraitfotos des Patienten		
Interdentale Kontaktflächen			
Lage der interdentalen Kontaktflächen	Ist zwischen den mittleren Schneidezähnen am stärksten ausgeprägt und liegt zugleich am weitesten inzisal. In Richtung Seitenzahnbereich verkürzt sich die Kontaktfläche und verlagert sich immer weiter nach zervikal. Im parodontal reduzierten Gebiss kann es sinnvoll sein, die approximalen Kontaktflächen deutlich nach zervikal zu verlängern, um unschöne schwarze Interdentaldreiecke zu vermeiden.		
Inzisalkantenverlauf und Negative Space			
Bipupillarlinie	Inzisalebene verläuft parallel zur Bipupillarlinie		
Kurvatur der Unterlippe	Inzisalkantenverlauf (Inzisallinie) verläuft beim starken Lächeln parallel zur Kurvatur der Unterlippe.		
Form	konvexer Verlauf oder Möwenflügelform		
Interinzisale Zahnzwischenräume	Größenzunahme der Dreiecke von den mittleren Schneidezähnen zu den Eckzähnen		
Negative Space	Bereich muss beim starken Lächeln in den Bukkalkorridor „hineinfließen“ und kontrastiert die Inzsisalkanten gegen die dunkle Mundhöhle.		

Tab. 17-1 *(Fortsetzung)* Checkliste zur ästhetischen Kurzanalyse.

ANALYSE DES LÄCHELNS der Oberkieferfrontzähne	Ideal	Befund	Änderungen notwendig?
Mittellinie und Zahnachsen			
dentale Mittellinie zur Gesichtsmitte	harmonisch		
Inklination der Eckzähne	Nur die mesiale Facette des Zahnes ist von frontal sichtbar. Die Achsneigung des Eckzahns verläuft parallel bzw. maximal 5° inkliniert zur Verbindungslinie zwischen äußerem Augenwinkel und Mundwinkel beim starken Lächeln (*Bothung* et al. 2015)		
Achsen der Frontzähne	Symmetrie; Achsneigung leicht nach mesial und nimmt vom mittleren Schneidezahn zum Eckzahn leicht zu		
Labiale Kontur der Schneidezähne			
Kronendicke	Am mittleren OK-Schneidezahn im inzisalen Drittel: ø 3,5 mm		
phonetischer Test („F"Laute)	Schneidekante trifft auf Übergang des äußeren zu innerem Lippenrot		
Okklusalebene	Winkel der Okklusalebene zur Tangente auf inzisales Kronendrittel des mittleren OK-Schneidezahns: ca. 90°		
Zahnfarbe und Zahnstrukturen			
Zahnfarbverlauf	Alle Zähne haben die gleiche Zahnfarbe. Ausnahme: Eckzähne können eine etwas dunklere Zahnfarbe als die Restbezahnung aufweisen.		
Patientenwunsch	Der Patient findet die Zahnfarbe ansprechend, keine Zahnaufhellungen gewünscht		
Zahnstrukturen	Merkmale wie Haloeffekt, inzisale und laterale Transluzenzen, Mamelons, freiliegende Zahnhälse, Schmelzrisse wurden analysiert.		
Patientenwunsch	Der Patient empfindet die vorgefundenen Merkmale als nicht störend.		
Gingivaler Verlauf			
Zustand	gesunde gingivale Verhältnisse liegen vor kein Attachmentverlust Interdentalpapillen vollständig vorhanden		
Verlauf entlang der Oberkieferfrontzähne	symmetrisch Der am weitesten apikal gelegene Punkt des Gingivaverlaufs (Margo gingivae) liegt distal der Zahnmitte.		
Gingivaverlauf an den seitlichen Oberkieferschneidezähnen	Höchster Punkt des Margo gingivae liegt entweder auf (geradfömiger Verlauf) bzw. inzisal (sinusförmiger Verlauf) der Verbindungslinie zwischen Margo gingivae des mittleren Schneidezahnes und des Eckzahnes.		

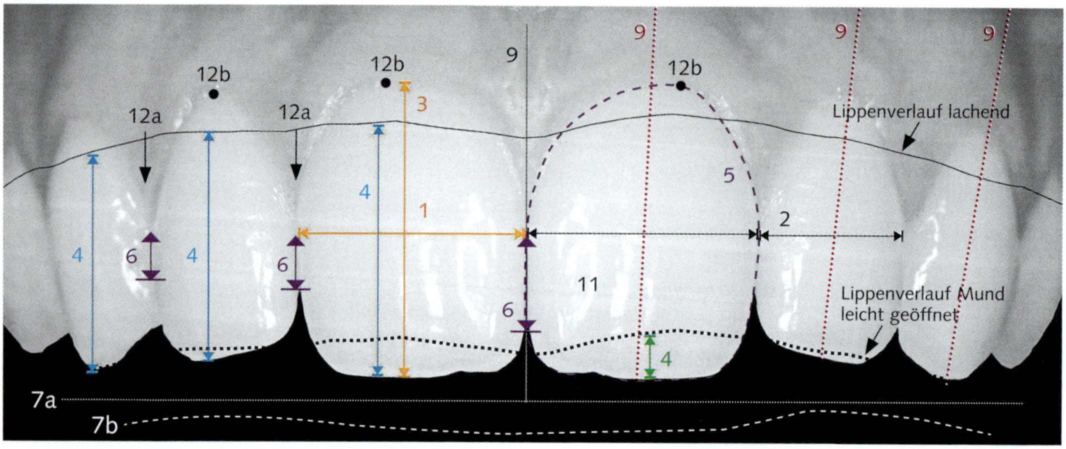

Abb. 17-19 Im Rahmen der ästhetischen Kurzanalyse werden insgesamt 12 Punkte evaluiert: (**1**) Dominanz der mittleren Oberkieferschneidezähne und deren Proportionen (75-85 %); (**2**) Zahn-zu-Zahn Proportionen: Verhältnis der mittleren zu den seitlichen Schneidezähnen (50-74 %); (**3**) ansprechende Zahnlängen der Oberkieferfrontzähne (mittlere Oberkieferschneidezähne: 10–12 mm); (**4**) Sichtbarkeit der Oberkieferfrontzähne in Ruhe (grüner Pfeil) und beim starken Lächeln (blaue Pfeile) (hier: durchschnittliche Lachlinie, vgl. Abb. 17-12); (**5**) Zahnformen (hier tendenziell rundlich, siehe Kap. 17.8); (**6**) Lage der interdentalen Kontaktfäche; (**7**) Inzisalebene (**7a**) und Inzisalkantenverlauf (Inzisallinie) (**7b**); (**8**) Bukkalkorridor und Negative Space (nicht dargestellt); (**9**) Mittellinie und Zahnachsen. Dabei weisen die mittleren Schneidezähne nur eine geringe Achsneigung auf, die über den seitlichen Schneidezahn bis zum Eckzahn zunimmt; (**10**) sagittale Position und labiale Kontur der Oberkieferschneidezähne (nicht dargestellt); (**11**) Zahnfarbe und Zahnstrukturen; (**12**) gingivaler Verlauf mit vollständig ausgeprägten Interdentalpapillen (**12a**) und der am weitesten apikal gelegene Punkt im Gingivaverlauf liegt distal der Zahnmitte (**12b**).

1. Dominanz der mittleren Oberkieferschneidezähne und deren Proportionen

Grundsätzlich müssen kurze, breite sowie schmale oder zu lange mittlere Schneidezähne vermieden werden. Dazu sollte ein Breiten-Längen-Verhältnis von 75 bis 85 % angestrebt werden. So wirken die Proportionen harmonisch und ästhetisch ansprechend (*Wolfart* et al. 2005). Abbildung 17-20 visualisiert diesen Punkt durch digital erzeugte Bilder mit einem Breiten-Längen-Verhältnis von 75 bzw. 85 %. Zugleich sollten beim herzhaften Lächeln die mittleren Schneidezähne das Lächeln dominieren und sofort als das „Zentrum des Lächelns" wahrgenommen werden.

2. Zahn-zu-Zahn-Proportionen: Verhältnis der mittleren zu den seitlichen oberen Schneidezähnen

Um das optimale Breitenverhältnis zwischen seitlichen und mittleren Schneidezähnen festzulegen, wurde von *Lombardi* (1973) der „goldene Schnitt" in die Zahnmedizin übertragen und von *Levin* (1978) später erneut aufgegriffen. Dieses Verhältnis gibt an, dass der kleinere Wert ca. 62 % des größeren Wertes entspricht. Allerdings konnte gezeigt werden, dass der goldene Schnitt in der natürlichen Bezahnung zwischen seitlichen zu mittleren Schneidezähnen nur in 17 % der Fälle und zwischen Eckzähnen und seitlichen Schneidezähnen nie auftritt (*Preston* 1993). In einer weiteren Untersuchung konnte weniger ein optimaler Einzelwert als vielmehr ein ästhetisch ansprechender Bereich festgelegt werden (*Wolfart* et al. 2005). Dabei liegt das Verhältnis der Breite der seitlichen zu den mittleren Oberkieferschneidezähnen zwischen 50 und 74 %. Der Vorteil dieses breiten Korridors ist, dass der Zahntechniker im Falle der Restauration mehrerer Frontzähne

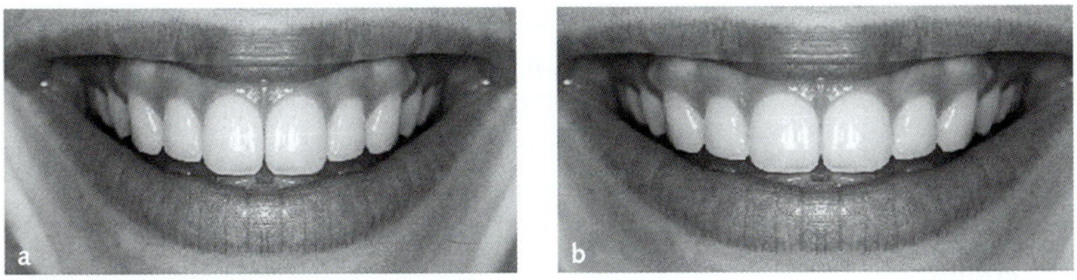

Abb. 17-20 Die Proportionen der mittleren Oberkieferschneidezähne wirken bei einem vorliegenden Breiten-Längen-Verhältnis von 75 % (**a**) bis 85 % (**b**) harmonisch und ästhetisch ansprechend.

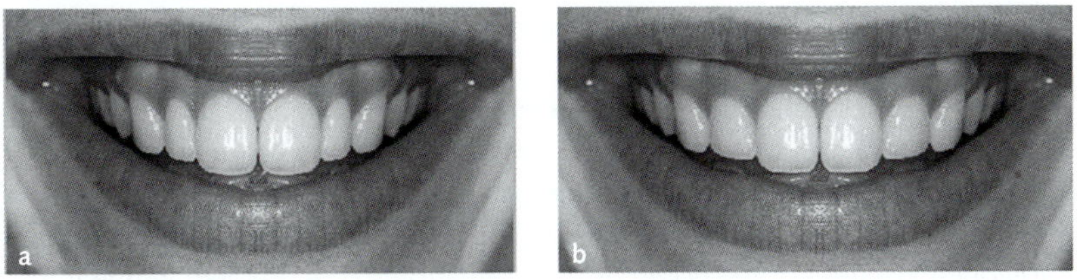

Abb. 17-21 Ästhetisch ansprechende Breitenverhältnisse zwischen seitlichen und mittleren Oberkieferschneidezähnen liegen zwischen 50 % (**a**) und 74 % (**b**).

die Proportionen und Längen der Zähne so aufeinander abstimmen kann, dass letztendlich alle gewünschten Parameter erfüllt sind. Abbildung 17-21 visualisiert diesen Bereich durch digital erzeugte Bilder mit Zahn-zu-Zahn-Proportionen von 50 bzw. 74 %.

3. Zahnlängen der Oberkieferfrontzähne

Die natürliche Länge eines oberen nicht abradierten mittleren Schneidezahnes liegt bei durchschnittlich 11,7 mm, eines seitlichen Schneidezahnes bei 9,4 mm und eines Eckzahnes bei 10,8 mm (*Magne* et al. 2003). Es zeigte sich, dass Zahnlängen über 12 mm bei mittleren Schneidezähnen nicht mehr ästhetisch wirken und deshalb vermieden werden sollten, sofern dies auch funktionell und anatomisch realisierbar ist. Eine ästhetisch ansprechende Länge für die oberen mittleren Schneidezähne liegt zwischen 10 und 12 mm (*Chiche* und *Pinault* 1994) (Abb. 17-19).

4. Sichtbarkeit der mittleren Oberkieferfrontzähne

Die Sichtbarkeit der mittleren Oberkieferschneidezähne bei entspannter Lippenhaltung und leicht geöffnetem Mund ist abhängig von der Lippenform, dem Geschlecht und dem Alter des Patienten. So führen volle Lippen zu einer auffallenden Freilegung der oberen Schneidezähne. Männer zeigen im Schnitt 1,9 mm und Frauen 3,4 mm der Zahnkrone. Menschen im Alter unter 30 Jahren zeigen durchschnittlich 3,4 mm und zwischen 30 und 50 Jahren 1,3 mm (Abb. 17-11) (*Vig* und *Brundo* 1978).

Bei der Frage nach der Sichtbarkeit der Oberkieferfrontzähne in Ruhe, beim Sprechen und beim Lächeln spielt die eingestellte vertikale Relation häufig eine entscheidende Rolle. Denn eine größere Veränderung der Frontzahnlänge ist meist über eine alleinige Veränderung der Frontzähne nicht möglich und zieht damit automatisch eine Veränderung der Bisslage mit sich. Diese muss allerdings immer auch unter funktionellen Gesichtspunkten vertretbar bzw. indiziert sein. Vor allem bei stark abgesunkenen Bisslagen stimmen oft ästhetische und funktionelle Korrekturnotwendigkeiten überein. Dabei kann man die Oberkieferfrontzähne mit einer „altersgerechten Sichtbarkeit" beim Lächeln restaurieren bzw. bei Patienten in höherem Alter die Sichtbarkeit der Zähne leicht erhöhen, um den Patienten jünger erscheinen zu lassen. Dies sollte im Vorfeld mit dem Patienten abgeklärt werden und idealerweise mit einem Provisorium ausgetestet werden.

5. Zahnformen

Grundsätzlich werden drei unterschiedliche Zahnformen voneinander unterschieden: (1) Die rechteckige Kontur mit ausgeprägten parallel verlaufenden Kantenlinien, (2) die rundliche Zahnform mit runden Konturen und fazialen Kantenlinien, die inzisal und zervikal aufeinander zulaufen, (3) die dreieckige Zahnform, die sich nach zervikal verjüngt.

Bezüglich der Zahnformen der oberen mittleren Schneidezähne postulierte *Williams* (1914), dass eine Korrelation zwischen der umgekehrten Gesichtsform und der Form des oberen mittleren Schneidezahnes besteht (das sogenannte „law of harmony"). Dabei wurde die Umrisslinie des mittleren Schneidezahnes in drei Kategorien klassifiziert: dreieckig, oval und quadratisch. Außerdem wurde in der sogenannten „dentogenic theory" beschrieben, dass sowohl die Gesichtsform als auch die Zahnform geschlechtsabhängig sind (*Frush* und *Fisher* 1956). Nach dieser Theorie charakterisieren ovale Zahnformen und abgerundete Zahnkanten Weiblichkeit, während Männlichkeit durch quadratische, kantige Zähne ausgedrückt wird. Beide Theorien konnten in einer Querschnittsbetrachtung an 204 Probanden nicht bestätigt werden (*Wolfart* et al. 2004b). Auch die Erstellung von elektronisch gemorphten Mittelwertbildern von weiblichen und männlichen Oberkieferfrontzähnen zeigte keinerlei geschlechtsspezifische Merkmale (*Wolfart* et al. 2014). Im Gegensatz zu dieser rein zweidimensionalen Betrachtung der Frontzähne ergab die Analyse dreidimensionaler Oberkieferfrontzahndaten sehr wohl geschlechtsspezifische Unterschiede, die konkreten Formunterschieden zugeordnet werden konnten (*Horvath* et al. 2012). Somit sollten weder die umgekehrte Gesichtsform noch das Geschlecht als einzige Richtlinie bei der Beurteilung/Auswahl der Oberkieferfrontzähne verwendet werden. Vielmehr sind die aus Fotos abgeleitete ursprüngliche Zahnform und die Wünsche der Patienten zu berücksichtigen, um eine optimale individuelle Frontzahnästhetik zu erzeugen. Sofern die ursprüngliche Zahnform nicht mehr eruierbar ist, können Portraitfotografien von früher hilfreich sein.

6. Lage der interdentalen Kontaktfläche

Die Position und Ausdehnung der interdentalen Kontaktfläche ist von der Stellung und Zahnform der jeweiligen Nachbarzähne abhängig. Zwischen den mittleren Schneidezähnen ist sie am stärksten ausgeprägt und liegt zugleich am weitesten inzisal. In Richtung Seitenzahnbereich verkürzt sich die Kontaktfläche und verlagert sich immer weiter nach zervikal (*Magne* und *Belser* 2002) (Abb. 17-19).

7. Inzisalebene und Inzisalkantenverlauf der Oberkieferfrontzähne

Die Inzisalebene sollte optimalerweise parallel zur Bipupillarlinie verlaufen. Weiterhin ist auf einen zum Patiententyp und zum Lächeln passenden, konvexen bis flachen Inzisalkantenverlauf zu achten. Ein konvexer, mit der Kurvatur der Unterlippe in Harmonie stehender Inzisalkantenverlauf gilt als ästhetisch ansprechend (Abb. 17-19) (*Passia* et al. 2011). Man unterscheidet dabei gleichmäßig konvex verlaufende Inzisalkanten von der sogenannten Möwenflügelform (Abb. 17-22).

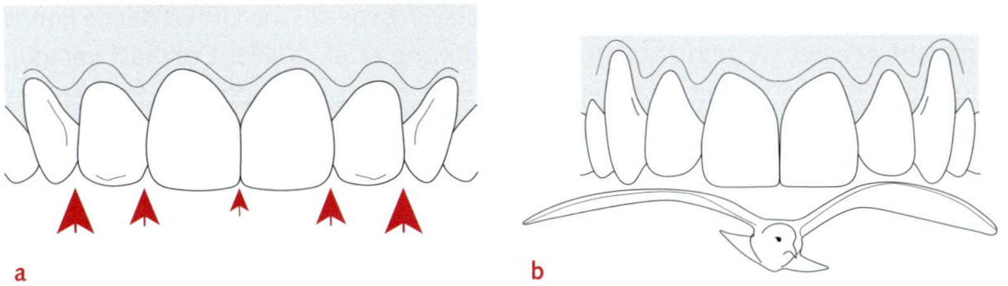

a b

Abb. 17-22 Konvexer Inzisalkantenverlauf (a) und Möwenflügelform (b). Die Pfeile geben die charakteristische Größenzunahme der interinzisalen Zahnzwischenräume an.

Beide Formen wirken ästhetisch ansprechend, wobei darauf zu achten ist, dass die inzisalen Zahnzwischenräume von den mittleren Schneidezähnen zu den Eckzähnen an Größe zunehmen. Ein flacher Inzisalkantenverlauf wirkt in der Regel aggressiv und sollte nur in ausgewählten Fällen angewendet werden. Ein konkav verlaufender Inzisalkantenverlauf hingegen wirkt in der Regel unharmonisch und sollte generell vermieden werden.

Der Inzisalkantenverlauf der Unterkieferzähne sollte parallel zur Inzisalebene der Oberkieferfrontzähne verlaufen, um ein harmonisches Gesamtbild zu erzeugen.

8. Bukkalkorridor und Negative Space

Sofern, wie oben gefordert, die inzisale Verbindungslinie beim starken Lächeln dem Unterlippenverlauf folgt, sollte sich zwischen den Inzisalkanten und der Unterlippe ein ausreichender Freiraum bilden, der Einblick in die Mundhöhle gibt. Dieser Negative Space kontrastiert beim starken Lächeln die Oberkieferzähne gegen die dunkle Mundhöhle. Der Inzisalkantenverlauf wird dadurch besonders deutlich. Idealerweise „fließt" der Negative Space vom Bukkalkorridor der einen Seite unterhalb der Inzisalkanten entlang zum Bukkalkorridor der anderen Seite (Abb. 17-13).

9. Mittellinie und Zahnachsen

Hier ist auf eine Harmonie zwischen Gesichtsmitte und dentaler Mittellinie zu achten, wobei eine genaue Übereinstimmung nicht notwendig ist. Bei den Zahnachsen ist eine annähernd symmetrische Achsneigung wünschenswert. Dabei weisen die mittleren Schneidezähne nur eine geringe Achsneigung auf, die über den seitlichen Schneidezahn bis zum Eckzahn zunimmt (Abb. 17-19). In diesem Zusammenhang konnte gezeigt werden, dass mittlere Oberkieferschneidezähne symmetrisch und in optimaler Achsausrichtung restauriert werden sollten. Seitliche Schneidezähne können jedoch in ihrer Achsneigung individuell leicht verändert werden, um ein natürlicheres und lebhafteres Erscheinungsbild zu erzielen (*Wolfart* et al. 2004a).

Der Achsneigung der Eckzähne kommt dabei eine Sonderstellung zu. Aufgrund der seitlichen Position und zugleich dominanten Rolle innerhalb des Zahnbogens interagieren die Eckzähne im Bereich der Ästhetik mit dem sogenannten vestibulären Rahmen. Dieser schließt die fazialen Rezeptoren Auge, Nase und Mund ein und ist auch im fortgeschrittenen Alter formbeständig (*Rufenacht* et al. 1990a). Die seitlichen Begrenzungslinien des vestibulären Rahmens verlaufen parallel zu den Verbindungslinien des Augenwinkels und des Mundwinkels beim starken Lächeln. Wenn die Achsneigung der Eckzähne parallel bzw. die Eckzahnspitzen maximal 5° zu dieser Linie nach innen rotiert sind, erzielt man die höchste

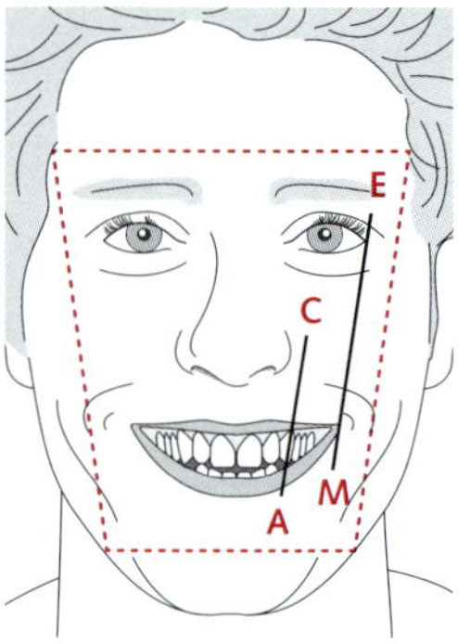

Abb. 17-23 Der vestibuläre Rahmen (gestrichelte Linie) schließt die fazialen Rezeptoren Auge, Nase und Mund ein. Die seitlichen Begrenzungslinien des vestibulären Rahmens verlaufen parallel zu den Verbindungslinien (EM) des Augenwinkels und des Mundwinkels beim starken Lächeln. Wenn die Achsneigung der Eckzähne (AC) parallel bzw. die Eckzahnspitzen maximal 5° zu dieser Linie nach innen rotiert sind, erzielt man die höchste Attraktivität des Lächelns einer Person.

Attraktivität des Lächelns einer Person. Geschlechtsspezifische Unterschiede konnten nicht gezeigt werden (Abb. 17-23) (*Bothung* et al. 2015). Dabei ist wichtig, dass der Eckzahn soweit invertiert steht, dass nur die mesiolabiale Facette des Zahnes bei der Betrachtung von frontal sichtbar ist (Abb. 17-17).

10. Sagittale Position und labiale Kontur der Oberkieferschneidezähne

Generell kann mit Hilfe phonetischer Tests die Position der mittleren Oberkieferschneidezähne überprüft werden. Idealerweise berühren die Schneidekanten beim Sprechen von F-Lauten (z. B. „fünfundfünfzig") den Übergang vom inneren zum äußeren Lippenrot der Unterlippe. Außerdem lässt sich der Winkel zwischen dem inzisalen Drittel der Labialfläche und der Okklusalebene bestimmen. Liegt dieser bei ca. 90°, kann man davon ausgehen, dass die Zahnstellung in sagittaler Richtung korrekt ist. Bei vorhandenen Restaurationen sollte auch immer die Kronenkontur mit Hilfe einer Messlehre überprüft werden. Eine Überkontur der Restauration liegt in der Regel vor, wenn in vestibulo-oraler Richtung im inzisalen Kronendrittel eine Restaurationsdicke von 3,5 mm überschritten wird (Abb. 17-24) (*Chiche* und *Pinault* 1994).

11. Zahnfarbe und Zahnstrukturen

Eine einheitliche Zahnfarbe sollte über alle Zähne vorliegen. Lediglich im Bereich der Eckzähne kann die Zahnfarbe eine Nuance dunkler ausfallen. Es ist wichtig herauszufinden, ob der Patient mit seiner aktuellen Zahnfarbe zufrieden ist oder ob hier eine Zahnaufhellung vor prothetischer Restauration vorgenommen werden sollte.

Auch die strukturellen Merkmale der Zähne, wie z. B. Haloeffekt, inzisale und laterale Transluzenz, Mamelons, freiliegende Zahnhälse, Schmelzrisse, Verfärbungen, Whitespots sollten analysiert werden, um rechtzeitig zu wissen, ob der Patient mit diesen Besonderheiten zufrieden ist oder auch hier eventuelle Korrekturen vorgenommen werden müssen (Abb. 17-16).

Vor allem Frontzähne älterer Menschen weisen häufig altersbedingte Abnutzungserscheinungen und Farbveränderungen auf. Für ein stimmiges und unauffälliges ästhetisches Gesamtbild ist es daher notwendig diese Besonderheiten auch wieder in den geplanten Restaurationen umzusetzen bzw. anzudeuten. Angedeutete abrasions- bzw. attritionsbedingte Abnutzungen der Inzisalkanten und leichte Stellungs- und Farbvarianten helfen ein dem Alter angepasstes harmonisches Gesamtbild zu schaffen.

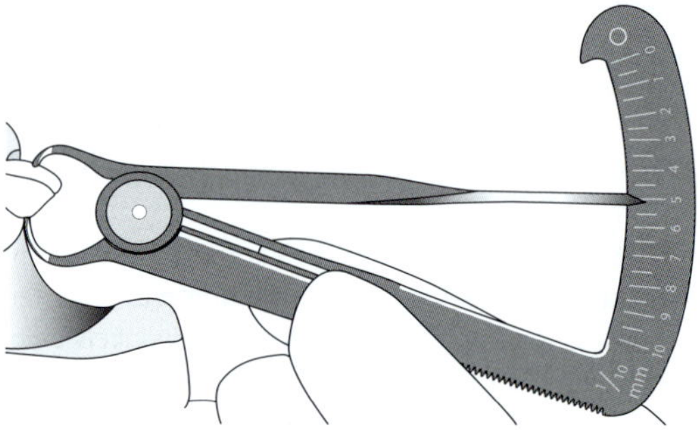

Abb. 17-24 Liegt im inzisalen Kronendrittel der mittleren Oberkieferschneidezähne eine Dicke größer als 3,5 mm vor, so kann man von einer Überkontur in diesem Bereich ausgehen.

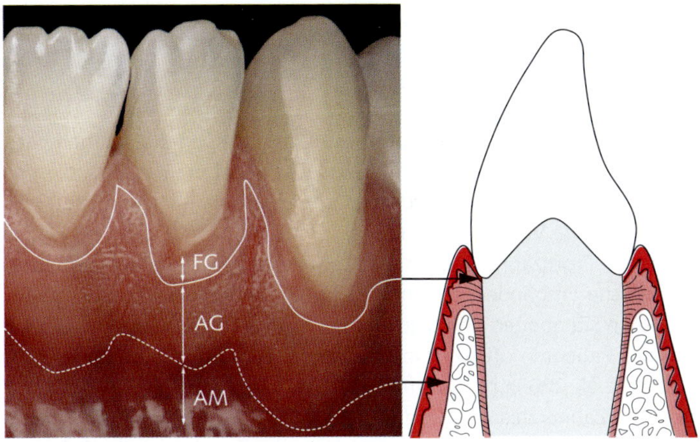

Abb. 17-25 Gesunde gingivale Verhältnisse: Die freie Gingiva (FG) verläuft bis zur Gingivafurche und weist keine Stippelung auf. FG geht mesial und distal in die Interdentalpapillen über. Apikal der FG folgt die befestigte (attached) Gingiva (AG). Sie ist keratinisiert, an den Alveolarknochen angeheftet und weist eine Stippelung auf. Apikal der mukogingivalen Grenzlinie folgt die bewegliche und dunkelrot gefärbte Alveolarmukosa (AM).

12. Gingivaler Verlauf

Gesunde gingivale Verhältnisse zeichnen sich durch folgende Merkmale aus: (1) Die freie Gingiva stellt den koronalen Anteil der Gingiva dar, verläuft bis zur Gingivafurche, weist keine Stippelung auf und charakterisiert sich durch eine korallenrosafarbene matte Oberfläche. (2) Die freie Gingiva geht nach koronal in die Interdentalpapillen über, die die Bereiche unterhalb der approximalen Kontaktflächen zwischen den Zähnen schließen. (3) Apikal der freien Gingiva folgt die befestigte (attached) Gingiva, die sich von der Gingivafurche bis zur mukogingivalen Grenzlinie erstreckt. Sie ist keratinisiert, an den Alveolarknochen angeheftet und weist in der Regel eine Stippelung auf. (4) Apikal der mukogingivalen Grenzlinie folgt die bewegliche und dunkelrot gefärbte Alveolarmukosa (*Lindhe* und *Karring* 1997) (Abb. 17-25). An den Oberkieferschneidezähnen liegt der am weitest apikal gelegene Punkt im Gingivaverlauf distal der Zahnmitte und führt zu einem exzentrisch freigelegten Zahnhals (Abb. 17-19). Für einen harmonischen und balancierten Gingivaverlauf sollte der Gingivasaum am seitlichen Schneidezahn ein wenig weiter koronal liegen als am mittleren Schneidezahn und Eckzahn. Kleinere Unregelmäßigkeiten sind hier häufig anzutreffen. Verläuft der Gingivasaum des seitlichen Schneidezahnes jedoch apikal des Saums des mittleren Schneidezahns und des Eckzahns, sollte der seitliche Schneidezahn, um sich harmonisch einzufügen, eine kürzere Inzisalkante aufweisen (*Magne* und *Belser* 2002).

Weiterführende Checklisten

Neben dieser ästhetischen Kurzanalyse mit zwölf ästhetisch relevanten Fragestellungen wurden auch spezielle Checklisten für die Kronen- und Brückenversorgung (*Wolfart* 2011) und Implantattherapie (*Wolfart* 2019) in der ästhetischen Zone entwickelt. Letztere adressiert relevante Aspekte der implantologischen und implantatprothetischen Planung, die speziell bei Implantationen in der ästhetischen Zone wichtig sind. Die Checklisten helfen in erster Linie bei der Einschätzung der Komplexität des klinischen Falls und unterstützen den Behandler bei der Entwicklung des Therapieplans zur Erzielung des individuellen Optimums.

17.10 Klinische Konsequenzen

17.10.1 Genereller Umgang mit schwierigen Situationen

Falls bei der ästhetischen Kurzanalyse deutlich wird, dass ein perfektes ästhetisches Ergebnis nicht zu erzielen ist, ist es wichtig, mit dem Patienten über seine diesbezüglichen Wünsche zu sprechen. Es wird dann gemeinsam herausgearbeitet, was erreichbar ist und welche Vorstellungen unrealistisch sind.

Im Bereich der Frontzahnrehabilitation können Schwierigkeiten auftreten, wenn das ästhetische Empfinden zwischen Zahnarzt, Zahntechniker und Patient differiert. In solchen Situationen sind objektive Bewertungskriterien und subjektive Beurteilungen des Patienten oft nicht mehr miteinander in Übereinstimmung zu bringen (*Wolfart* et al. 2006a,b). Dann ist viel Einfühlungsvermögen von Seiten des behandelnden Zahnarztes notwendig; autoritäres Auftreten unter Missachtung von Patientenwünschen ist wenig hilfreich. In der Regel muss der Zahnarzt Kompromisse hinsichtlich seiner eigenen ästhetischen Vorstellungen eingehen, denn das oberste Ziel ist die Zufriedenheit des Patienten.

Auch die psychische Verfassung eines Patienten kann sich auf die ästhetische Beurteilung der geplanten Restauration auswirken. So konnte gezeigt werden, dass Patienten mit einer Befindlichkeitsstörung ihre eigenen Zähne generell negativer beurteilten als Patienten mit einer positiven Wertung der Befindlichkeit (*Wolfart* et al. 2006b). In diesen Fällen ist oftmals zuerst die Versorgung mit einem Langzeitprovisorium angezeigt, um die definitive Versorgung erst einmal hinauszuschieben, das Machbare auszuloten und idealerweise erst dann mit der Versorgung fortzufahren, sobald sich das Befinden des Patienten gebessert hat (vgl. Kap. 18).

Aufgrund dieser Problematiken sollte der Zahnarzt in ästhetisch anspruchsvollen Situationen immer darauf achten, Angehörige bzw. Freunde des Patienten als ästhetische Beratung mit in die Behandlung einzubeziehen. Sie können zum Beispiel im Rahmen einer Glanzbrandeinprobe bei eingesetzter Restauration in das Behandlungszimmer gebeten werden, um gemeinsam mit dem Patienten, Zahnarzt und Zahntechniker die Restauration zu beurteilen.

17.10.2 Festsitzender Zahnersatz

Wenn das Lächeln des Patienten keine gingivalen Anteile zeigt (niedrige Lachlinie), ist im Bereich der sichtbaren Oberkieferzähne aus parodontalen Gründen eine supragingivale Kronenrandlage möglich (*Crispin* und *Watson* 1981a). Diese sollte aber in jedem Fall mit dem Patienten im Vorfeld abgesprochen werden und im Sinne einer umfänglichen Aufklärung dokumentiert werden. In allen anderen Fällen ist bei Oberkieferfrontzähnen sowie bei ersten, in Sonderfällen auch bei zweiten Prämolaren, eine intrasulkuläre Kronenrandlage indiziert. Außerhalb des sichtbaren Bereichs ist aus parodontalprophylaktischen Gründen meist eine supragingivale Kronenrandlage angezeigt. Im Zuge der labortechnischen Gestaltung der Restauration ist besonders auf eine anatomische Zahnform zu achten. Brückenzwischenglieder müssen sich harmonisch in den Zahnbogen einfügen. Richtlinien für die Erzielung eines guten ästhetischen Resultats bei festsitzendem Zahnersatz werden in Kapitel 22 gegeben.

17.10.3 Kombinierter Zahnersatz

Mit Doppelkronen verankerter Zahnersatz beinhaltet immer ästhetische Nachteile, weil eine Überkonturierung der beschliffenen und mit Verblendungen versehenen Pfeilerzähne in der Regel nicht zu vermeiden ist (der Platzbedarf für das Metall der Innenkronen sowie das Metall und die Kunststoffverblendung der Außenkronen ist größer als die Tiefe der entfernbaren Zahnhartsubstanz).

Bei ästhetisch anspruchsvollen Patienten sind Lösungen mit konfektionierten Präzisionsgeschieben möglichst vorzuziehen. Fortschritte auf ästhetischem Gebiet bieten extrakoronale Adhäsivverankerungen. In diesen Fällen wird der natürliche Zahn vollständig erhalten und es wird erst gar keine Verblendung notwendig (siehe Kap. 34.6).

Bei sichtbaren Sattelanteilen im ästhetisch relevanten Bereich sollte der Übergang von künstlicher Gingiva zur Mukosa des Alveolarkamms in den nicht sichtbaren Bereich verlegt werden. Denn die Sichtbarkeit dieses Übergangsbereiches „entlarvt" den Zahnersatz für den Betrachter und kompromittiert somit die ästhetische Wirkung der prothetischen Versorgung.

17.10.4 Abnehmbarer Zahnersatz: Modellgussprothetik

Bei klammerverankerten Prothesen sind in der Regel immer Einbußen in Bezug auf die Ästhetik in Kauf zu nehmen, weil ein Sichtbarwerden störender Klammeranteile kaum zu vermeiden ist. Um die ästhetischen Nachteile in Grenzen zu halten, sollten im Bereich der Schneidezähne allerhöchstens Auflagen, aber keine labialen Klammerarme zu sehen sein. Wenn bei Eckzähnen und Prämolaren die vestibulären Klammerarme von distal kommend um die Zähne geführt werden, sind sie in der Frontalansicht kaum oder nicht sichtbar (*Wichmann* 1990).

17.10.5 Abnehmbarer Zahnersatz: Hybrid- und Totalprothetik

Bei der Versorgung mit Hybrid- oder Totalprothesen wird im Zuge der Kieferrelationsbestimmung die Höhe des unteren Gesichtsdrittels neu festgelegt. Dabei kann die sich ästhetisch günstig auswirkende Drittelung der Gesichtshöhe eine wertvolle Orientierungshilfe sein. Auf ein ansprechendes Weichteil- und Lippenprofil ist zu achten. Die sichtbaren Ersatzzähne müssen sich bezüglich Größe, Form, Stellung, Oberflächenstruktur und Farbe in den Weichteilrahmen und die gesamte faziale Komposition einfügen. Zwischen rechter und linker Seite muss Gleichgewicht bzw. dynamische Symmetrie vorhanden sein. Dies betrifft vor allem auch solche Fälle, in denen die Mittellinie des Gesichts mit der intraoralen Mitte nicht übereinstimmt. Auf die Wiederherstellung eines Bukkalkorridors ist zu achten. Auf die Einarbeitung ästhetisch nachteiliger Elemente, wie zum Beispiel Goldfüllungen im sichtbaren Bereich, um dadurch die „natürliche Wirkung" der Prothese zu erhöhen, sollte in der Regel verzichtet werden. Durch zusätzliches Individualisieren der in Funktion sichtbaren Ersatzzähne lassen sich hingegen ästhetische Vorteile erzielen. Hinweise zur Erzielung ansprechender ästhetischer Ergebnisse finden sich in den Kapiteln 39 und 41.

17.11 Simulation der dentalen Ästhetik

Um eine vorhersagbare Ästhetik in der zahnärztlichen Prothetik zu erzielen, ist es wichtig, die Form, Länge und Farbe der geplanten Restaurationen so früh wie möglich festzulegen. Dazu ist eine sorgfältige Analyse der aktuellen ästhetischen Situation wie in Kapitel 17.9 beschrieben essentiell. Diese Erkenntnisse werden anschließend in einem Wax-up berücksichtigt. Die so definierte Zielvorstellung der Behandlung sollte anschließend wiederum in den Mund des Patienten übertragen werden, um herauszufinden, ob sie auch wirklich den Erwartungen des Patienten entspricht. Hierzu eignet sich im einfachsten Fall ein direktes oder indirektes Mock-up bzw. die Übertragung des Wax-ups in ein dementsprechendes Provisorium:

- **Direktes Mock-up:** Kürzungen von Zähnen können einfach durch Anzeichnen mit einem schwarzen wasserfesten Filzstift simuliert werden. Beim Öffnen der Zahnreihen „verschmilzt" die angezeichnete schwarze Kante mit dem Negative Space der dunklen Mundhöhle und der Zahn erscheint gekürzt (Abb. 17-26). Verlängerungen von Zähnen können mit provisorischen Kompositaufbauten simuliert werden. Hierzu wird das Füllungskomposit ohne Konditionierung einfach auf den Zahn aufgetragen. Bei kleinen Aufbauten eignet sich ein Flow-Material, bei größeren Defekten ist es einfacher, mit einem Füllungskomposit zu arbeiten (Abb. 17-27). Abschließend kann das Kompositmaterial einfach mit einem Scaler entfernt werden.
- **Indirektes Mock-up:** Eine nach dem Wax-up erstellte Tiefziehschiene wird mit autopolymerisierendem Provisorienkunststoff in der Zahnfarbe des Patienten gefüllt und auf die aktuelle intraorale Situation aufgebracht. Vor allem wenn Zahnsubstanz aufgebaut bzw. Zahnformen verändert werden sollen, können hiermit die neuen Formen schnell in den Mund übertragen werden und durch

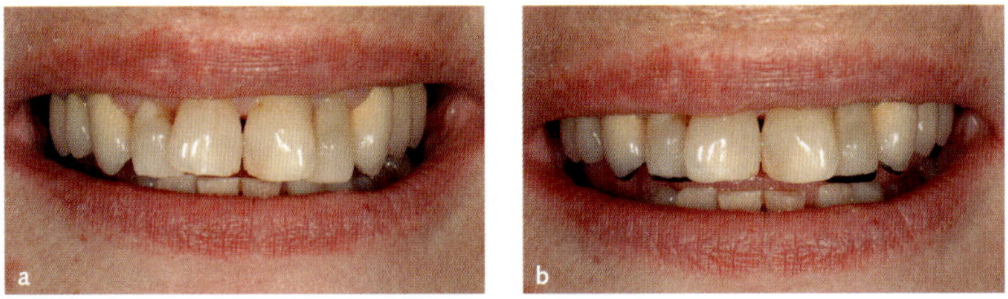

Abb. 17-26 Direktes Mock-up: Kürzungen von Zähnen können durch Anzeichnung mit einem schwarzen wasserfesten Filzstift simuliert werden. Die zu langen Zähne 13, 12, und 22 (**a**) werden im Inzisalbereich geschwärzt und beim Öffnen der Zähne „verschmilzt" die angezeichnete schwarze Kante mit der dunklen Mundhöhle (Negative Space), der Zahn sieht gekürzt aus (**b**).

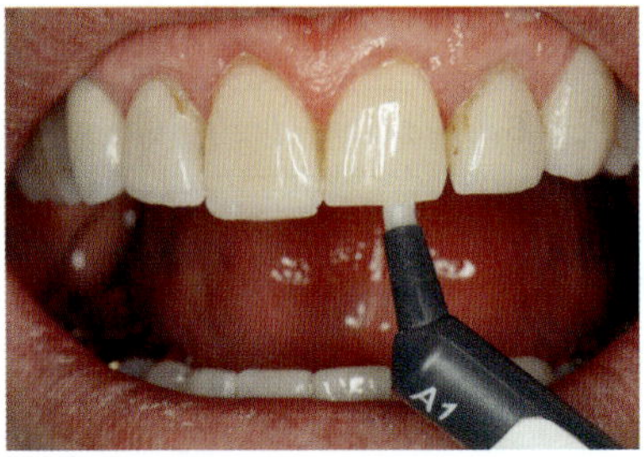

Abb. 17-27 Direktes Mock-up: Verlängerungen von Zähnen können mit provisorischen Kompositaufbauten simuliert werden. Hierzu wurde der Kunststoff auf den Zahn 11 aufgetragen und ausgehärtet. Die Verlängerung von 21 folgt.

den Patienten anschließend betrachtet werden. Auch dieser Aufbau lässt sich anschließend problemlos mit dem Scaler entfernen.

- Die abgeleiteten Erkenntnisse aus dem Mock-up werden anschließend in das **Provisorium** umgesetzt. Auch dieses kann gegebenenfalls nochmals ästhetisch angepasst werden, bis der Patient mit dem Ergebnis zufrieden ist. Die so erzielte Ästhetik dient als Richtschnur für die spätere definitive Restauration und gibt allen Beteiligten die Sicherheit, die Ästhetik bereits im Vorfeld ausgetestet zu haben (siehe Kap. 18).

Heutzutage ist es allerdings möglich, solche Simulationen computergestützt durchzuführen und anschließend in ein Wax-up oder direkt in ein CAD/CAM-gefrästes Mock-up bzw. Provisorium umzusetzen. Ursprünglich war die Idee des „Digital Imaging", anhand von Patientenbildern mit starkem Lächeln bzw. an intraoralen Bildern mittels Bildbearbeitungssoftware (z. B. Photoshop, Adobe) Veränderungen an den Zähnen vorzunehmen und diese anschließend gemeinsam mit dem Patienten und dem Zahntechniker zu analysieren (*Wolfart* 2005). Inzwischen wurde diese Idee in Form des Digital Smile Design (DSD) perfektioniert. DSD ermöglicht es, mit Hilfe einfacher Präsentationsprogramme (z. B. Microsoft-Powerpoint oder Apple-Keynote) einen kompletten Workflow von den Ausgangsbildern bis zum digital unterstützen Wax-up vorzunehmen (*Coachman* 2012).

Dieses diagnostische Wax-up unterstützt den weiteren Behandlungsablauf mit verschiedenen Schablonen bzw. Splints:

- chirurgische Schablonen zur Kontrolle von geplanten Gingivaveränderungen oder Kronenverlängerungen
- Bohrschablonen im Rahmen der Implantologie
- Schablonen zur Kontrolle des Abtrags bei Zahnpräparationen
- Tiefziehschienen für die Herstellung der Provisorien

Inzwischen wird versucht, die Übertragung auf ein dreidimensionales Wax-up, das ja wieder „von Hand" hergestellt werden muss, zu umgehen und diesen aufwändigen Prozess abzukürzen. Hierzu wird das erstellte Digital Smile Design direkt in eine Bohrschablone zum Setzen der Implantate und zur Herstellung eines dazu passenden Provisoriums umgesetzt (*Coachman* et al. 2017). Weitere Optionen, die allerdings immer auf bestimmte CAD/CAM-Systeme beschränkt sind, wurden in der Literatur beschrieben (*Kurbad* und *Kurbad* 2013, *Sancho-Puchades* et al. 2015).

Unter **Augmented Reality** versteht man die computerunterstütze Erweiterung der Realitätswahrnehmung. Diese könnte im Bereich der patientenbasierten Simulation von dentaler Ästhetik in den nächsten Jahren große Bedeutung erlangen. In ersten Prototypen kann der Patient sein eigenes Live-Bild auf einem Tablet betrachten. Dabei wird ein digital angefertigtes Smile Design in Echtzeit in das Lächeln des Patienten hineingerechnet. Der Patient erlebt sich somit live mit der neuen geplanten Restauration. Der große Vorteil besteht neben der lebensechten Darstellung darin, dass mehrere Digital Smile Designs nacheinander eingespielt werden können und der Patient das attraktivste Lächeln auswählen kann (z. B.: IvoSmile, Ivolar Vivadent, FL-Schaan und Kapanu, Digital Dental Innovations, CH-Zürich).

17.12 Messung und Bewertung von Ästhetik

Für die Bewertung dentaler Ästhetik werden aktuell unterschiedliche Messinstrumente angewendet; man unterscheidet dabei zwischen objektiven und subjektiven Kriterien. Unter objektiven Kriterien versteht man neutral messbare Parameter, die unabhängig vom Untersucher immer zum gleichen Ergebnis führen. Hingegen sind subjektive Kriterien immer abhängig von der bewertenden Person.

Subjektive Kriterien

Diese werden heutzutage unter dem Überbegriff „Patient reported outcome measures" (PROM) zusammengefasst (*Lang* et al. 2012, *McGrath* et al. 2012). Darunter versteht man subjektive Berichte der Patienten bezüglich der Wahrnehmung und Zufriedenheit ihres Mundgesundheitszustandes und dessen Einfluss auf ihren Alltag oder ihre Lebensqualität. Einem der PROMs wird in der Zahnmedizin ein besonders hoher Stellenwert zugeschrieben: die Einschätzung des ästhetischen Ergebnisses nach prothetischer Rehabilitation. Dabei ist eine zufriedenstellende Ästhetik eng mit einem harmonischen Erscheinungsbild der natürlichen und der benachbarten restaurierten Zähne und Weichgewebe zu sehen (*Belser* et al. 2004, *Cosyn* et al. 2017).

Wie wichtig dieser Faktor aktuell in der Zahnmedizin ist, zeigt sich darin, dass der Großteil der Studien zu dieser Thematik in den letzten 10 Jahren publiziert wurde. Ein Übersichtsartikel hierzu (*Wittneben* et al. 2018) berichtet, dass im Bereich der zahngetragenen Restaurationen eine Zusammenfassung der bisher erhobenen Daten nicht möglich war, da es keine Standardisierung im Bereich der Fragestellung in Kombination mit unterschiedlichen Erfassungsmethoden gibt. Nur im Bereich der Implantologie war eine Standardisierung möglich.

An den PROMs wird allgemein kritisiert, dass die Bewertung von nicht standardisierten Fragen zwar interessant, von wissenschaftlicher Seite her aber schwer zu analysieren ist. Denn spontan subjektiv beantwortete Fragen sind bezüglich Wiederholbarkeit und Gültigkeit des Ergebnisses problematisch, was wiederum den Vergleich zwischen unterschiedlichen Studien erschwert (*Cosyn* et al. 2017).

Objektive Messverfahren

Hier wurden in klinischen Studien häufig einzelne objektivierbare und messbare Parameter untersucht, wie zum Beispiel die Höhe des Margo gingivae an dem zu untersuchenden Zahn im Vergleich zum Verlauf am kontralateralen natürlichen Nachbarzahn (*Cooper* et al. 2010). Ein weiteres Beispiel ist die Höhe der Interdentalpapille. Hier kann die Strecke zwischen Papillenspitze und approximaler Kontaktfläche der Zähne gemessen werden. Vor einigen Jahren wurden wichtige Parameter in diesem Bereich zu einem Ästhetik-Score zusammengeführt, um ein umfassenderes Bild mit nur einem Score zu bekommen. Dieses Prinzip soll nun beispielhaft an zwei Indizes der Implantologie dargestellt werden, dem Pink Esthetic Score (*Fürhauser* et al. 2005) und dem White and Pink Esthetic Score (*Belser* et al. 2009). Bei der Bewertung von Einzelzahnimplantaten gelten diese Indizes als objektive Messverfahren.

Der **Pink Esthetic Score** beinhaltet 7 objektiv messbare Items:

1. Höhe der mesialen Papille
2. Höhe der distalen Papille
3. Höhe des Margo gingivae am Implantat
4. Weichgewebskontur der labialen Weichgewebe

5. mögliche Alveolarfortsatzdefekte
6. Farbe der Weichgewebe
7. Textur der Weichgewebe

Jedes der 7 Items wird mit einer Bewertung von 0 bis 2 bewertet, wobei 0 die schlechteste und 2 die beste Bewertung bedeutet. Damit liegt die maximale Punktzahl bei 14. Eine Mindestpunktzahl von 6 wurde postuliert, um von einem klinisch noch zufriedenstellenden Ergebnis sprechen zu können.

Dieser Index wurde später mit der Beurteilung der Restauration kombiniert und es entstand der **White and Pink Esthetic Score** mit insgesamt 10 Items:

1. Höhe der mesialen Papille
2. Höhe der distalen Papille
3. Weichgewebskontur der labialen Weichgewebe
4. Höhe des Margo gingivae am Implantat
5. Wurzelkonvexität/Weichgewebe und Farbe/Textur der Weichgewebe
6. generelle Zahnform
7. Umriss und Volumen der klinischen Krone
8. Farbe der Restauration
9. Oberflächentextur der Restauration
10. Transluzenz und Charakterisierung der Restauration

Auch hier werden maximal 2 Punkte per Item vergeben, womit eine Maximalpunktzahl von 20 zu erzielen ist. Ebenso wurde eine Mindestzahl von 6 postuliert, um noch von einem klinisch zufriedenstellenden Ergebnis sprechen zu können. Beide Indizes wurden in zahlreichen klinischen Studien angewandt und haben sich bewährt, um dentale Ästhetik durch Experten zu bewerten (*Cosyn* et al. 2017).

Zusammenfassend lässt sich sagen, dass die Diskussion um objektive und subjektive Ästhetik-Parameter aufzeigt, wie schwer dentale Ästhetik letztendlich von Patientenseite aus zu fassen ist. Deshalb kommt dem Austesten der dentalen Ästhetik mit einem Mock-up oder einem Provisorium eine so große Bedeutung zu. Nur so kann man sicher sein, dass der Patient mit der späteren Versorgung auch zufrieden sein wird. Auf der anderen Seite zeigen die objektiven Messmethoden, dass dentale Ästhetik für den Zahnarzt durchaus erfassbar und objektivierbar ist. Dafür sind die in Tabelle 17-1 zusammengestellten Kriterien wegweisend, denn genau diese werden letztendlich in den beispielhaft angeführten Scores wieder abgefragt. Deshalb ist es wichtig, diese bereits vor einer restaurativen Versorgung zu analysieren, um genau zu wissen, was man während der bevorstehenden Therapie korrigieren und optimieren sollte, um letztendlich auch im Rahmen einer objektivierbaren Ästhetikbewertung erfolgreich zu sein.

17.13 Schlussbetrachtung

Ziel der Verwirklichung ästhetischer Grundsätze bei der Herstellung eines prothetischen Zahnersatzes ist es, die angefertigte Restauration harmonisch in die faziale Komposition einzufügen und die ehemals vorhandenen Zähne sowie Gingiva-, Schleimhaut- und Knochenanteile so naturgetreu wie möglich zu imitieren. Im Idealfall sollte der Betrachter nicht erkennen können, dass es sich um einen „Ersatz" handelt. Dies gelingt jedoch nur, wenn sich Zahnarzt und Zahntechniker so eng wie möglich an die natürliche Morphologie anlehnen. Außerhalb des sichtbaren

Bereiches muss, falls erforderlich, die Ästhetik zugunsten parodontalprophylaktischer und mund- bzw. prothesenhygienischer Gesichtspunkte in den Hintergrund treten. Dies betrifft sowohl zahnärztliche (z. B. supragingivale Präparation) als auch zahntechnische Maßnahmen (z. B. glatte Gestaltung von Prothesenflächen im nicht sichtbaren Bereich).

Bei aller Anstrengung, ästhetische Prinzipien zu verwirklichen, darf die Funktion keinesfalls außer Acht gelassen werden. Da Zahnkronen mit natürlicher Morphologie Voraussetzung für eine gute Ästhetik und gute Funktion sind, müssen sich zahntechnische Restaurationen auch aus diesem Grund so eng wie möglich am natürlichen Vorbild orientieren. Eine Entfernung davon bedeutet nicht nur Entfernung vom ästhetischen, sondern auch vom funktionellen Optimum; Störungen im stomatognathen System können die Folge sein.

Literatur

Ash M.: Wheeler's Dental Anatomy. 7. Aufl. Saunders, Philadelphia 1993.

Baume R.: Versuch einer Entwicklungsgeschichte des Gebisses. Verlag Arthur Felix, Leipzig 1882, 307.

Belser U., Buser D., Higginbottom F.: Consensus statements and recommended clinical procedures regarding esthetics in implant dentistry. Int J Oral Maxillofac Implants 2004;19 Suppl:73-74.

Belser U.C., Grutter L., Vailati F., Bornstein M.M., Weber H.P., Buser D.: Outcome evaluation of early placed maxillary anterior single-tooth implants using objective esthetic criteria: a cross-sectional, retrospective study in 45 patients with a 2- to 4-year follow-up using pink and white esthetic scores. J Periodontol 2009;80:140-151.

Bos A., Hoogstraten J., Prahl-Andersen B.: Expectations of treatment and satisfaction with dentofacial appearance in orthodontic patients. Am J Orthod Dentofacial Orthop 2003;123:127-132.

Bothung C., Fischer K., Schiffer H., Springer I., Wolfart S.: Upper canine inclination influences the aesthetics of a smile. J Oral Rehabil 2015;42:144-152.

Bull R., Rumsey N.: The social psychology of facial appearance. Springer, New York 1988.

Chiche G.J., Pinault A.: Esthetics of Anterior Fixed Prosthodontics. 1. Aufl. Quintessence, Chicago 1994.

Coachman C: Digital Smile Design: A tool for treatment planning and communication in esthetic dentistry. Quintessence Dent Technol 2012;35:1-10.

Coachman C., Calamita M.A., Coachman F.G., Coachman R.G., Sesma N.: Facially generated and cephalometric guided 3D digital design for complete mouth implant rehabilitation: A clinical report. J Prosthet Dent 2017;117:577-586.

Cooper L.F., Raes F., Reside G.J., Garriga J.S., Tarrida L.G., Wiltfang J., Kern M., de Bruyn H.: Comparison of radiographic and clinical outcomes following immediate provisionalization of single-tooth dental implants placed in healed alveolar ridges and extraction sockets. Int J Oral Maxillofacl Implants 2010;25:1222-1232.

Cosyn J., Thoma D.S., Hämmerle C.H., De Bruyn H.: Esthetic assessments in implant dentistry: objective and subjective criteria for clinicians and patients. Periodontol 2000 2017;73:193-202.

Crispin B. J., Watson J. F.: Margin placement of esthetic veneer crowns. Part I: Anterior tooth visibility. J Prosthet Dent 1981 a;45:278-282.

Crispin B.J., Watson J.F.: Margin placement of esthetic veneer crowns. Part II: Posterior tooth visibility. J Prosthet Dent 1981 b;45:389-391.

Davis L.G., Ashworth P.D., Spriggs L.S.: Psychological effects of aesthetic dental treatment. J Dent 1998;26:547-554.

Frush J.P., Fisher R.D.: How dentogenic restorations interpret the sex factor. J Prosthet Dent 1956;6:160-172.

Fürhauser R., Florescu D., Benesch T., Haas R., Mailath G., Watzek G.: Evaluation of soft tissue around single tooth implants: The Pink Esthetic Score. Clin Oral Implants Res 2005;16:639-644.

Groß D.: Ästhetik versus Wunscherfüllung – die wunscherfüllende Zahnheilkunde in kritischer Sicht. Zahnmedizin up2date 2017;11:1-16.

Hagenmaier O.: Der Goldene Schnitt. 4. Aufl. Moos, München 1977.

Horvath S.D., Wegstein P.G., Luthi M., Blatz M.B.: The correlation between anterior tooth form and gender - a 3D analysis in humans. Eur J Esthet Dent 2012;7:334-343.

Hugo B.: Ästhetik mit Komposit. Grundlagen und Techniken. 1. Aufl. Quintessenz, Berlin 2008.

Karrer M.: Ethik und Ästhetik – Perspektiven für die Zahnmedizin. Dtsch Zahnärztl Z 1999;54:424-437.

Karrer M.: Das Schöne, das Gesicht und die Zähne: Blicke in die Ästhetik. Dtsch Zahnärztl Z 2002;57:515-525.

Karrer M.: Das schöne Gesicht mit schönen Zähnen: Reiz und Grenzen der Gestaltung. Dtsch Zahnärztl Z 2004;59:248-256.

Kokich V.O., Kiyak H.A., Shapiro P.A.: Comparing the perception of dentists and lay people to altered dental esthetics. J Esthet Dent 1999;11:311-324.

Kurbad A., Kurbad S.: Cerec Smile Design--a software tool for the enhancement of restorations in the esthetic zone. Int J Comput Dent 2013;16:255-269.

Lang N.P., Zitzmann N.U., VIII European Workshop on Periodontology, Working Group 3: Clinical research in implant dentistry: evaluation of implant-supported restorations, aesthetic and patient-reported outcomes. J Clin Periodontol 2012;39 Suppl 12: 133-138.

Levin E.I.: Dental esthetics and the golden proportion. J Prosthet Dent 1978;40:244-252.

Lindhe J., Karring T.: Anatomy of the periodontium-Gingiva. In: Lindhe J., Karring T., Lang N.P. (Hrsg). Clinical Periodontology an Implant Dentistry. Munksgaard, Copenhagen 1997.

Lombardi R.E.: The principles of visual perception and their clinical application to denture esthetics. J Prosthet Dent 1973;29:358-382.

Lombardi R.E.: A method for the classification of errors in dental esthetics. J Prosthet Dent 1974;32:501-513.

Magne P., Gallucci G.O., Belser U.C.: Anatomic crown width/length ratios of unworn and worn maxillary teeth in white subjects. J Prosthet Dent 2003;89:453-461.

Magne P., Belser U.: Adhäsiv befestigte Keramikrestaurationen. Quintessenz, Berlin 2002.

Martin R., Saller K.: Lehrbuch der Anthropologie. 3. Aufl. Band 1. Fischer, Stuttgart 1957.

Maslow A.H.: Motivation und Persönlichkeit. Walter, Olten 1977.

Matthews T.G.: The anatomy of a smile. J Prosthet Dent 1978;39:128-134.

McGrath C., Lam O., Lang N.: An evidence-based review of patient-reported outcome measures in dental implant research among dentate subjects. J Clin Periodontol 2012;39 Suppl 12:193-201.

Passia N., Blatz M., Strub J.R.: Is the smile line a valid parameter for esthetic evaluation? A systematic literature review. Eur J Esthet Dent 2011;6:314-327.

Newton J.T., Prabhu N., Robinson P.G.: The impact of dental appearance on the appraisal of personal characteristics. Int J Prosthodont 2003;16:429-434.

Preston J.D.: The golden proportion revisited. J Esthet Dent 1993;5:247-251.

Reither W.: Die Bedeutung der Relationen zwischen Lippen und Zahnreihen für die ästhetische Wirkung der Mundregion. Dtsch Zahnärztebl 1959;13:764-778.

Rohracher H.: Charakterkunde. Urban & Schwarzenberg, München-Berlin-Wien 1975.

Rufenacht C.R.: Einführung in die Ästhetik. In: Rufenacht C. R. (Hrsg.): Ästhetik in der Zahnheilkunde. Quintessenz, Berlin 1990a:11-32.

Rufenacht C.R.: Morphopsychologie. In: Rufenacht C. R. (Hrsg.): Ästhetik in der Zahnheilkunde. Quintessenz, Berlin 1990b:33-58.

Sancho-Puchades M., Fehmer V., Hämmerle C., Sailer I.: Advanced smile diagnostics using CAD/CAM mock-ups. Int J Esthet Dent 2015;10:374-391.

Schwarz A.M.: Die Röntgenostatik. Urban & Schwarzenberg, Wien-Innsbruck 1958.

Subtelny J.D.: A longitudinal study of soft tissue facial structures and their profile characteristics, defined in relation to underlying skeletal structures. Am J Ortho 1959;45:481-507.

Sütterlin Ch.: Was uns gefällt. Kunst und Ästhetik. Funkkolleg Der Mensch – Anthropologie heute. Deutsches Institut für Fernstudien an der Universität Tübingen, Tübingen 1993.

Tripodakis A.-P.: Dental esthetics: „Oral personality" and visual perception. Quintessence Int 1987;18:405-418.

Vig R.G., Brundo G.C.: The kinetics of anterior tooth display. J Prosthet Dent 1978;39:502-504.

Wichmann R.: Über die Sichtbarkeit der Front- und Seitenzähne. Zahnärztl Welt 1990;99:623-626.

Wild W.: Funktionelle Prothetik. Schwabe, Basel 1950.

Williams J.L.: A new classification of human teeth with special reference to a new system of artificial teeth. Dent Cosmos 1914;52:627-628.

Wittneben J.G., Wismeijer D., Brägger U., Joda T., Abou-Ayash S.: Patient-reported outcome measures focusing on aesthetics of implant- and tooth-supported fixed dental prostheses: A systematic review and meta-analysis. Clin Oral Implants Res 2018;29 Suppl 16:224-240.

Wolfart S.: Digital Imaging – ein diagnostisches Hilfsmittel zur Festlegung des Behandlungsziels bei komplexen Sanierungen. Implantol 2005;13:25-36.

Wolfart S.: Checkliste zur Optimierung der Ästhetik in der Kronen-und Brückenprothetik. Quintessenz 2011;62:587-600.

Wolfart S.: Ästhetische Analyse und Planung in der Implantologie. Implantol 2019;27:117-131.

Wolfart S., Brunzel S., Freitag S., Kern M.: Assessment of dental appearance following changes in incisor angulation. Int J Prosthodont 2004a;17:150-154.

Wolfart S., Menzel H., Kern M.: Inability to relate tooth forms to face shape and gender. Eur J Oral Sci 2004b;112:471-476.

Wolfart S., Thormann H., Freitag S., Kern M.: Assessment of dental appearance following changes in incisor proportions. Eur J Oral Sci 2005;113:159-165.

Wolfart S., Quaas A.C., Freitag S., Kropp P., Gerber W.D., Kern M.: Subjective and objective perception of upper incisors. J Oral Rehabil 2006a;33:489-495.

Wolfart S., Quaas A.C., Freitag S., Kropp P., Gerber W.D., Kern M.: General well-being as an important co-factor of self-assessment of dental appearance. Int J Prosthodont 2006b;19:449-454.

Wolfart S.: Implantatprothetik. Ein patientenorientiertes Konzept. Quintessenz, Berlin 2014.

Wolfart S., Lawrenz B., Schley J.S., Kern M., Springer I.: Composite images of upper front teeth-judgment of attractiveness and gender-specific correlation. J Esthet Restor Dent 2014;26:394-402.

Yarbus A.L.: Eye movements and vision. Plenum Press, New York 1967.

18 Provisorische Versorgung

18.1 Einleitung

Prothetischer Zahnersatz – ob provisorisch oder definitiv – hat drei Aufgaben zu erfüllen (*Wild* 1950):

- Wiederherstellung einer (z. B. durch Zahnverlust) eingeschränkten Kaufähigkeit (*mastikatorische* bzw. *kaufunktionelle Funktion*)
- Wiederherstellung einer durch Zahnverlust (vor allem im Frontzahnbereich) nachteilig veränderten Lautbildung (*phonetische Funktion*)
- Wiederherstellung einer (z. B. durch Zahnverlust bedingten) ästhetisch negativen Veränderung im Gesichts- und Mundbereich (z. B. Bisssenkung durch Verlust der Seitenzahnabstützung, Zahnlücken oder multiple verfärbte Füllungen im sichtbaren Zahnbereich) (*ästhetische Funktion*)

Zusätzlich kann als vierte Aufgabe angeführt werden:

- Verhütung weitergehender Destruktionen des stomatognathen Systems (*prophylaktische Funktion*)

Provisorien können in festsitzende, festsitzend-abnehmbare und abnehmbare Provisorien eingeteilt werden. Die Einteilung entspricht demnach der von definitivem Zahnersatz. Entsprechend der Länge ihrer Tragedauer lassen sich Kurz- und Langzeitprovisorien voneinander unterscheiden.

Alle Provisorien haben den gemeinsamen Zweck, für die Zeit bis zur definitiven Versorgung die zuvor genannten Aufgaben vorübergehend zu gewährleisten. Zugleich müssen sie die Stellung (Position) der Zähne im Zeitraum zwischen Abformung und Eingliederung des definitiven Zahnersatzes sichern. Provisorien sollten aber auch dazu verwendet werden, geplante Änderungen in Okklusion, Ästhetik und Phonetik der definitiven Restauration auszutesten (=exspektative Diagnostik; *Dieterich* und *Dieterich* 2002). Kann man mit den ausgetesteten Veränderungen in einer provisorischen Versorgung keine Patientenzufriedenheit erzielen, sollte von einer Umsetzung in eine definitive prothetische Restauration Abstand genommen werden, da auch hier keine Zufriedenheit zu erwarten ist.

Werden die vorgenommenen Veränderungen in einer provisorischen Versorgung vom Patienten gut angenommen, gibt dies Behandler und Patienten hingegen eine hohe Sicherheit, dass die vergleichbar gestaltete definitive Versorgung vom Patienten gleichermaßen gut akzeptiert wird. Um dem Zahntechniker die Möglichkeit zu geben, die definitive Versorgung möglichst genau nach Vorlage der ausgetesteten und akzeptierten provisorischen Versorgung zu gestalten, sollte der Behandler eine Abformung von dem Kiefer mit dem eingegliederten Provisorium nehmen und diese dem Zahntechniker zusammen mit extra- und intraoralen Fotos oder 3D-Scans bei der Auftragserteilung für den definitiven Zahnersatz zur Verfügung stellen. Ohne diese Maßnahmen würden die mit dem Provisorium erarbeiteten Informationen für die Herstellung des definitiven Zahnersatzes verloren gehen.

18.2 Provisorien bei festsitzendem Zahnersatz

Durch festsitzende Provisorien sollen beschliffene Zähne vor physikalischen, chemischen und biologischen Reizen geschützt werden.

Tab. 18-1 Herstellungsmöglichkeiten von festsitzenden Provisorien.

Möglichkeiten der Herstellung	Herstellung
1. Anfertigung direkt im Mund a) Verwendung einer vor der Präparation am Patienten hergestellten Situationsabformung b) Verwendung vorgefertigter Einzelkronen c) Umarbeiten alter Kronen und Brücken d) Verwendung von auf Gipsmodellen tiefgezogenen Polyäthylenfolien e) Verwendung von im Labor über ein Wax-up bzw. eine Zahnaufstellung hergestellten Silikonschlüsseln f) Adhäsivprovisorien	direkt
2. Schalenprovisorien a) Dünnschichttechnik b) Präparationstechnik c) CAD/CAM-Verfahren	indirekt-direkt
3. Langzeitprovisorien laborgefertigt ohne Gerüst a) Konventionell mittels Wax-up und Silikonschlüssel b) CAD/CAM-Verfahren	indirekt
4. Langzeitprovisorien laborgefertigt mit NEM-Gerüst	indirekt

Festsitzende Provisorien können auf verschiedene Arten hergestellt werden (Tab. 18-1). Man unterscheidet zwischen Techniken, die direkt in der Behandlung angewandt werden (Sofort- oder Immediatprovisorien), und Möglichkeiten einer indirekten Herstellung im Labor. Die jeweiligen Techniken zur Herstellung eines Provisoriums sind vielfältig und dabei können unterschiedliche Materialien in der zahnärztlichen Praxis und in dem zahntechnischen Labor verwendet werden (*Dieterich* 2011, *Meyer* und *Müller* 2006).

18.2.1 Anfertigung direkt im Mund

Generell ist bei der direkten intraoralen Herstellung von Provisorien aufgrund der Polymerisationsschrumpfung der verwendeten Kunststoffe in Höhe von etwa 3-4 % immer mit einer Beeinträchtigung der Passung zu rechnen (*Balkenhol* et al. 2008, *Libecki* et al. 2016). Die dadurch entstehenden Randungenauigkeiten und Spannungen wirken sich um so stärker aus, je größer das Provisorium ist. Bei der Anfertigung von Brückenprovisorien können diese Spannungen zu Pfeilerzahnwanderungen führen und damit auch die Passung der definitiven Restauration negativ beeinflussen. Daher empfiehlt es sich, ein Provisorium nach Abnahme von den Pfeilerzähnen und Abwarten seiner initialen Aushärtung nur grob von Überschüssen in den Randbereichen zu befreien und dann die Innenflächen der provisorischen Kronen mit einer kreuzverzahnten Fräse leicht auszuschleifen, bis das Provisorium spannungsfrei und locker auf den Zahnstümpfen aufsitzt. Dann sollten die Kroneninnenflächen mit demselben Kunststoff zur Unterfütterung dünn beschickt werden und das Provisorium nochmals intraoral positioniert werden. So hergestellte Provisorien sind deutlich passgenauer (*Libecki* et al. 2016).

18.2.1.1 Verwendung einer vor der Präparation am Patienten hergestellten Situationsabformung (z. B. aus Alginat oder Silikon, wie z. B. Silikon-Knetmasse hart [Pluradent, D-Karlsruhe])

Die Situationsabformung wird nach dem Beschleifen der Zähne mit autopolymerisierendem PMMA-Kunststoff oder provisorischem Kompositkunststoff aufgefüllt und nach Isolierung der Pfeilerzähne mit Vaseline in situ gebracht.

Die Anmischung von PMMA-Kunststoff (z. B. Trim oder TAB 2000, beide Pluradent), für den Bereich der Schneidekante ggf. zusätzlich von transparenten Kunststoff (z. B. Palaferm (Kulzer, D-Hanau), erfolgt jeweils durch Zugabe des Pulvers in das Monomer. Dabei wird mit einem Spatel umgerührt. Es wird soviel Pulver verwendet, bis eine schwerfließende Konsistenz erreicht ist. Nachdem der Kunststoff von der plastischen in die elastische Phase übergegangen ist (Kunststoffprobe aus Anmischbecher reißt schnappend), werden die Abformung und das Provisorium aus dem Mund genommen. Das überflüssige Material wird zügig mit einer Kronenschere entfernt. Das Provisorium wird daraufhin mehrmals auf die Pfeilerzähne aufgesetzt und entfernt. Sobald der Kunststoff warm und fester wird, wird das Kunststoffprovisorium abgenommen und in heißem Wasser endgehärtet. Die sich im Kunststoff abzeichnende Präparationsgrenze kann mit einem dünnen Bleistift markiert werden. Anschließend werden die über die Präparationsgrenze reichenden Überstände mit einer Fräse entfernt, und das Provisorium wird anprobiert.

Auto- oder dualpolymerisierende Kompositkunststoffe auf BisGMA-Basis (z. B. Luxatemp, DMG, D-Hamburg) werden in Kartuschenform angeboten und direkt aus der Mischkanüle in die Abformung appliziert. Sie weisen verbesserte mechanische Eigenschaften auf, lassen sich aber nur nach Vorbehandlung mit speziellen niedrigviskösen Monomergemischen (z. B. Luxatemp Glaze & Bond, DMG) unterfüttern bzw. reparieren (*Foussekis* et al. 2001). Wegen ihrer geringen Elastizität müssen untersichgehende Bereiche an den Nachbarzähnen sorgfältig ausgeblockt werden (z. B. mit Wachs oder Oraseal, Ultradent, D-Köln), da die Ränder sonst abreißen. Kompositmaterialien sind auch fluoreszierend erhältlich (z. B. Luxatemp Fluorescence, DMG). Dies kann für Provisorien in der ästhetischen Zone bedeutsam sein, falls sich Patienten zum Beispiel in Diskotheken unter kurzwelligem UV-Licht aufhalten und vermeiden wollen, dass dort die provisorische Versorgung dunkel erscheint und damit unangenehm auffällt.

Nach dem Ausarbeiten und Polieren erfolgt die Eingliederung des Provisoriums mit eugenolfreiem provisorischem Zement (z. B. Freegenol, GC, D-München). Die Eugenolfreiheit erlaubt ein späteres Unterfüttern mit Kunststoff (Eugenol würde die Anpolymerisation von neuem Kunststoff behindern).

18.2.1.2 Verwendung vorgefertigter Einzelkronen (z. B. Strip-Kronen, Frasaco, D-Tettnang)

Die vorgefertigten Kronen, deren Ränder zunächst leicht aufgeraut werden, werden mit angemischtem Provisorienkunststoff aufgefüllt und auf die isolierten Pfeilerzähne gebracht. Das übrige Vorgehen entspricht dem der Herstellung direkter Provisorien mit Hilfe einer Abformung (siehe 18.2.1.1).

18.2.1.3 Umarbeiten vorhandener alter Kronen und Brücken zu Provisorien

Die alten (vor der Abnahme vom Stumpf in der Regel geschlitzten) Restaurationen werden von Zementresten gereinigt, ihre Innenflächen werden zur Konditionierung entweder mit 50 µm Al_2O_3-Pulver bei 2 bar Druck abgestrahlt und mit Metall- oder Universalprimer konditioniert (z. B. Monobond Plus, Ivoclar Vivadent, FL-Schaan) oder silikatisiert und silanisiert. Danach werden sie mit Provisorienkunststoff aufgefüllt und intraoral auf den (nach-)präparierten Zahnstümpfen platziert. Weiteres Vorgehen wie unter 18.2.1.1 beschrieben.

18.2.1.4 Verwendung von auf Gipsmodellen tiefgezogenen Polyäthylenfolien

Die Folie wird mit Provisorienkunststoff aufgefüllt. Weiteres Vorgehen wie unter 18.2.1.1 beschrieben.

Da sich die Folie und der Provisorienkunststoff nicht miteinander verbinden, lassen sich die Provisorien nach dem Aushärten des Kunststoffs ohne Schwierigkeiten aus der Folie entfernen.

Wenn zuvor ein diagnostisches Wax-up oder eine Zahnaufstellung auf dem Situationsmodell angefertigt wurde, wird dieses dupliert und die Tiefziehfolie auf dem Duplikatmodell hergestellt. Ähnlich wie mit den unter 18.2.1.5 beschriebenen Silikonschlüsseln (Twinduo, picodent, D-Wüpperführt) lassen sich so auch komplexere Zahnstellungsänderungen schon mit den direkt hergestellten Provisorien intraoral übertragen und damit austesten.

Ein Nachteil der Tiefziehfolien ist deren schlechtere Wärmeableitung, wodurch hier höhere Temperaturspitzen während der beginnenden Polymerisation des provisorischen Kunststoffes auftreten als bei der Herstellung direkter Provisorien mit Hilfe von Alginat- oder Silikonabformungen (*Kaup* et al. 2000).

18.2.1.5 Verwendung von im Labor über ein Wax-up bzw. eine Zahnaufstellung hergestellten Silikonschlüsseln

Der Silikonschlüssel wird mit Provisorienkunststoff aufgefüllt.

- Zahntechniker:
  - montierte Situationsmodelle im Artikulator
  - additives Wax-up
  - Silikonschlüssel aus Hartsilikon (z. B. Twinduo) vom Wax-up
- Zahnarzt:
  - Präparation der Zähne
  - Silikonschlüssel im zervikalen Bereich mit Hilfe eines Skalpells erweitern
  - angemischten Provisorienkunststoff mit Hilfe des Schlüssels in den Mund bringen
- Zahntechniker:
  - Ausarbeiten
- Zahnarzt:
  - Eingliedern mit provisorischem Zement (z. B. Freegenol)

Sind Teilprothesen vorhanden (z. B. Modellguss, Doppelkronenarbeit), müssen diese mit Vaseline isoliert und in der plastischen Phase des abbindenden Kunststoffes des Provisoriums über die bestehenden Restaurationen eingesetzt werden, damit durch das Provisorium auch die korrekte Lagebeziehung zur Teilprothese wiederhergestellt wird und die abnehmbare Prothese funktionsfähig bleibt.

18.2.1.6 Adhäsivprovisorien

Zum Lückenschluss besteht in günstigen Bisssituationen auch die Möglichkeit, anstelle der Anfertigung eines abnehmbaren Provisoriums (Drahtklammerprothese) einen extrahierten oder künstlichen Zahn provisorisch mit Komposit an den Nachbarzähnen zu befestigen (evtl. Verstärkung mit einem Glasfaser- oder Teflonnetz). Soll der extrahierte Zahn als Provisorium eingeklebt werden, sollte vor seiner Extraktion mit provisorischem Kunststoff (z. B. Luxabite, DMG, D-Hamburg) ein inzisaler Schlüssel angefertigt werden, der dann beim späteren Einkleben seine exakte Positionierung erlaubt (*Dimaczek* und *Kern* 2007). Nach der Extraktion des Zahnes wird dieser dann knapp unter Ginivaniveau gekürzt und mit Adhäsivtechnik und lichthärtendem Kompositkunststoff eine ca. 3 mm tiefe eiförmige Auflage modelliert. Nach Anlegen von Kofferdamm (Achtung: die Löcher der benachbarten Zähne sollten mit 1,5-fachen Abstand ausgestanzt werden) wird der extrahierte Zahn in den inzisalen Schlüssel gesteckt und intraoral in seiner ursprünglichen Position an den Nachbarzähnen adhäsiv befestigt (Immediate-Pontic-Technik, vgl. 18.2.4.2.).

18.2.2 Schalenprovisorien

18.2.2.1 Übersicht

Schalenprovisorien können, ebenso wie direkt hergestellte Provisorien, als „Immediatprovisorien" bezeichnet werden, da sie in der Sitzung, in der die Zahnpräparation erfolgt, im Munde eingegliedert werden. An eine Schale für eine direkte Unterfütterung werden folgende Anforderungen gestellt:

- so dünn wie möglich, aber stabil in einem Stück
- Kunststofffarbe entsprechend der natürlichen Zahnfarbe
- Abrasionsfest (daher Verwendung von PMMA-Heißpolymerisat oder Kompositkunststoff für die Herstellung der Schale)
- Guter Materialverbund zwischen Schale (daher PMMA-Heißpolymerisat bevorzugt) und dem Unterfütterungskunststoff (PMMA-Kaltpolymerisat) muss gewährleistet sein. Bei Schalen aus Komposit-Verblendkunststoffen müssen diese für einen ausreichenden Materialverbund mit gezielten niedrigviskösen Monomergemischen vorbehandelt werden (z. B. Luxatemp Glaze & Bond, DMG).
- zervikal angeraut (matt) für guten Verbund, okklusal poliert
- okklusal physiologische Gestaltung
- zervikal leichte Überkonturierung für gute Unterfütterbarkeit („Löffeleffekt")

Drei zahntechnische Vorgehensweisen zur Herstellung von Schalenprovisorien sind üblich, die Dünnschicht- und die Präparationstechnik sowie CAD/CAM-Techniken (Tab. 18-2). Übliche Materialien sind z. B. Schalen aus Ivocron C&B Material (Heißpolymerisat, Ivoclar Vivadent) bei der Dünnschicht- und Präparationstechnik und Schalen aus Telio CAD (Ivoclar Vivadent) beim CAD/CAM-Verfahren; Unterfütterung im Mund mit TAB 2000, Chromascop-Farbring (Ivoclar Vivadent) verwenden. Vorteile von Schalenprovisorien:

- Eine individuelle Farbgestaltung ist möglich.
- Da die Außenschicht des Schalenprovisoriums aus Heißpolymerisat besteht, verlängert sich die Farbstabilität und somit die Lebensdauer des Provisoriums.
- Durch erhöhte Verschleißfestigkeit im okklusalen Bereich ist ein besserer Erhalt der vertikalen Dimension gewährleistet.

Tab. 18-2 Vorgehensmöglichkeiten bei der Herstellung von Schalenprovisorien.

<table>
<tr><th>1. Dünnschichttechnik</th><th>2. Präparationstechnik</th><th>3. CAD/CAM-Verfahren</th></tr>
<tr><td colspan="2">montierte Situationsmodelle
additives Wax-up</td><td>montierte Situationsmodelle scannen, an CAD übergeben</td></tr>
<tr><td></td><td>Duplikatmodell aus Hartgips (montiert)</td><td rowspan="3">1) digitales additives Wax-up als Datensatz speichern
2) 3D-Modellation der Schalen mit Löffeleffekt abspeichern, an CAM-Software übergeben</td></tr>
<tr><td>Silikonschlüssel vom Wax-up</td><td>Silikonschlüssel vom Duplikatmodell</td></tr>
<tr><td colspan="2">Schaffung eines sog. zervikalen Löffeleffekts durch Ausfräsen des Sulkusbereichs im Silikonschlüssel</td></tr>
<tr><td>mit Hilfe der Pinseltechnik Heißpolymerisat dünnwandig in die Form schichten; bei Brückengliedern diese voll auffüllen und polymerisieren</td><td>Hartgipsmodell, diagnostische Präparation (ca. 0,5 mm abtragen); Silikonschlüssel mit Heißpolymerisat auf präpariertes Hartgipsmodell bringen und polymerisieren</td><td>Herstellung der Schalen im CAM mit subtraktiven oder additiven Verfahren (Schleif-, Fräs- oder Drucktechniken)</td></tr>
<tr><td colspan="3">Kontrolle der Schichtdicke; ggf. mit Kugelfräser ausdünnen und Einbringhilfe herstellen</td></tr>
<tr><td colspan="3">definitive oder provisorische Präparation im Mund; Schalengerüst im Mund unterfüttern, Ausarbeiten, Eingliedern</td></tr>
<tr><td colspan="3">bei Brückengliedern diese als Pontic gestalten</td></tr>
</table>

- Ästhetische Verbesserung: Da das Schalenmaterial aus transparenterem Material als das Unterfütterungsmaterial besteht, wird optisch eine Schneide-Dentin-Wirkung erreicht.
- Reduzierte Anpassungszeit am Patienten durch den Zahnarzt, da sich das Ausarbeiten nach der Unterfütterung nur auf den Zervikal- bzw. Interdentalbereich, bei Zwischengliedern auf die Basalflächen beschränkt.
- Okklusale Korrekturen beschränken sich auf ein Minimum, da die Unterfütterungsposition des Schalengerüsts in Okklusion mit dem Gegenkiefer erfolgt.
- Da die Zwischenglieder bereits in das Schalengerüst eingearbeitet sind, wird eine verbesserte Passgenauigkeit erzielt (geringere Polymerisationsschrumpfung aufgrund des geringen Volumens des Unterfütterungs-Kunststoffes).
- Da bei der Unterfütterung nur geringe Wandstärkeanteile mit Kunststoff gefüllt werden, kommt es bei der Polymerisation im Mund zu einer verminderten Wärmeentwicklung (geringere Pulpairritation).

18.2.2.2 Schritt-für-Schritt-Vorgehen im Labor und am Patienten

Herstellung eines Schalengerüsts im Labor (am Beispiel der Dünnschichttechnik)

Vorteile der Dünnschichttechnik:

- keine extra Duplierung und weitere Modelle erforderlich
- Silikonschlüssel wird direkt vom Wax-up hergestellt (Abb. 18-1).
- Schnelle Umsetzung ist möglich.
- Schneide/Dentin-Schichtung ist mit Heißpolymerisat möglich.

Nachteile der Dünnschichttechnik:

- Erweiterung im Sulkusbereich (Löffeleffekt) kann erstelltes Wax-up beschädigen, Erweiterung sollte im Schlüssel erfolgen (Abb. 18-2).
- Wax-up kann vom Silikonschlüssel zerstört werden.

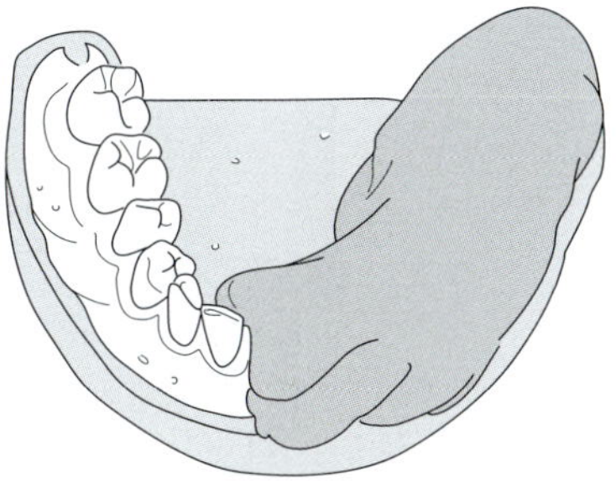

Abb. 18-1 Auf der Kieferseite, von der ein Schalenprovisorium hergestellt werden soll, wird ein Silikonschlüssel angefertigt.

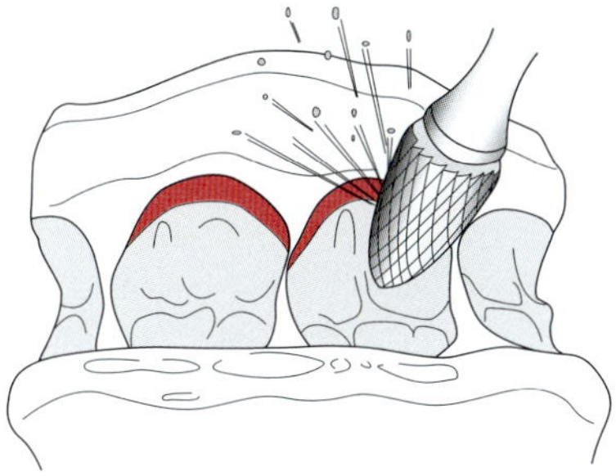

Abb. 18-2 Mit einer scharfen Hartmetallfräse und niedriger Umdrehungsgeschwindigkeit kann der Sulkusbereich aus dem Silikonschlüssel herausgefräst werden.

- keine Orientierung und Kontrolle in der Okklusion
- schwierige Abgrenzung zu den Restzähnen

Materialien und Geräte:
- Schmelzmasse (Ivocron)
- Dentinmasse (Ivocron)
- Flüssigkeit (Ivocron für Heißpolymerisation)
- Hartsilikon (Twinduo)
- Ivomat-Drucktopf (Ivoclar Vivadent)
- 1 Gumminapf
- 1 Pinsel, Größe 3

Vorgehen:
- Silikonschlüssel (vom Wax-up) (Abb. 18-1) an der okklusalwärts gerichteten Basis mit Messer so plan schneiden, dass die Zervikalränder der mit dem Zahnkranz nach oben zeigenden Abformung tischparallel sind. Dies erleichtert die Platzierung des Silikonschlüssels im Drucktopf.
- Um einen spannungsfreien Sitz des Schalengerüsts im Bereich der Präparationsgrenze zu erzielen, wird der abgeformte Sulkusbereich mit einer Hartmetallfräse aus dem Silikonschüssel ausgefräst (Abb. 18-2). Dadurch liegt die spätere Schale wie ein Löffel um die Präparationsgrenze; man spricht von einem sog. „(zervikalen) Löffeleffekt“ (Abb. 18-3 und 18-4).
- Zur Schichtung des Schalengerüsts werden Dentin- und Schneidemasse zu gleichen Teilen mit einer entsprechenden Menge Monomer gemischt.
- Es wird eine standfeste Kunststoffkonsistenz gewählt. Die günstigste Verarbeitungskonsistenz für diese Technik wird während der Anquellphase des Kunststoffs (dickfließende Anmischkonsistenz) erzielt. Diese Phase dauert je nach Raumtemperatur 10 bis 15 min (Abb. 18-5).
- Bei größeren Arbeiten kann der Kunststoff auch nach der Anquellzeit lange verarbeitet werden, ohne dass Porositäten auftreten.
- Mit Hilfe eines kleinen Pinsels wird der Kunststoff mit gleichmäßiger Schichtstärke in den Schlüssel geschichtet. Zwischenglieder können im selben Arbeitsgang aufgebaut werden (Abb. 18-5).
- Beim Schichten des Schalengerüsts ist auf eine ausreichende zervikale Länge zu achten. Ein zu lang geschichtetes Schalengerüst kann problemlos gekürzt

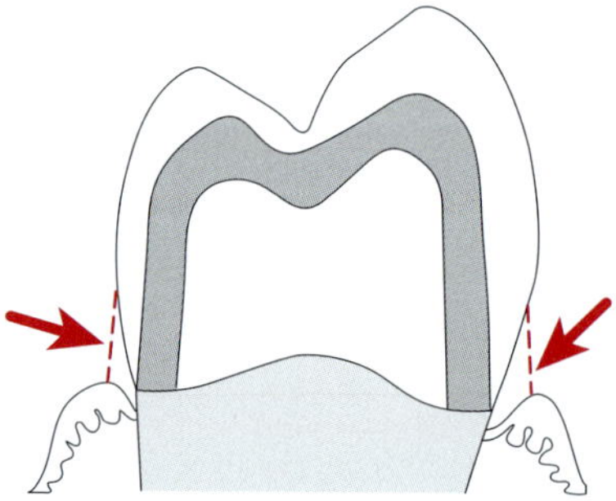

Abb. 18-3 Der „Löffeleffekt": Damit die Schale im Mund zervikal nicht zu eng am Zahn anliegt, muss dieser Bereich etwas weiter gestaltet werden. Dies kann durch Ausblocken am Modell bzw. am Wax-up vor dem Herstellen des Silikonschlüssels geschehen oder aber durch anschließendes Ausfräsen des Silikonschlüssels, der ohne Ausblocken erstellt wurde.

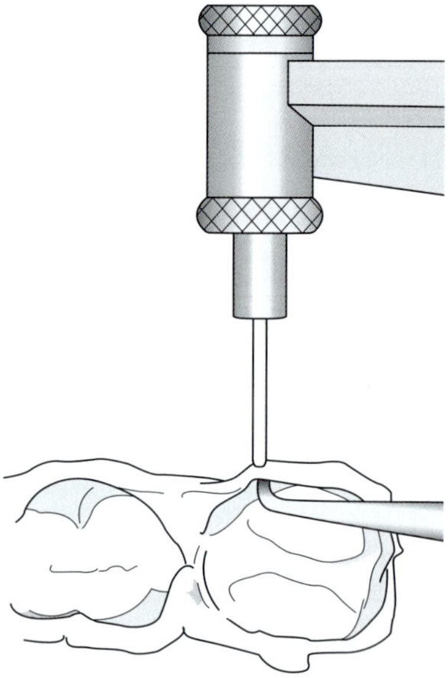

Abb. 18-4 Die Schale kann durch die Verarbeitungseigenschaften des Kunststoffs sehr dünn in den Silikonschlüssel geschichtet werden. Mit einem Taster lässt sich nach dem Ausbetten die angestrebte Schichtstärke von 0,5 mm kontrollieren.

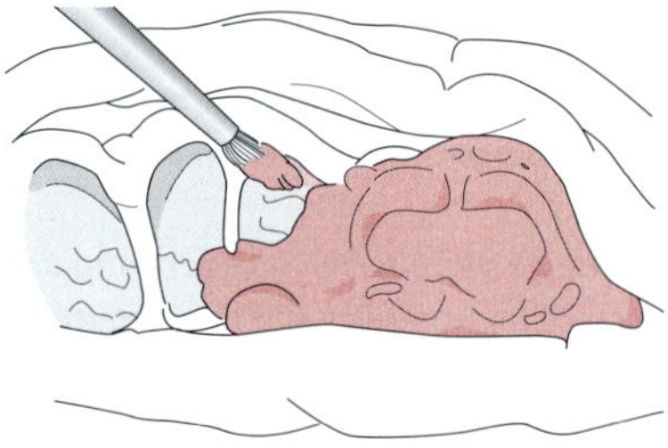

Abb. 18-5 Mit einem Pinsel wird das Heißpolymerisat in den Silikonschlüssel eingeschichtet. Es entsteht eine dünne Wand, die apikalwärts ca. 1,5 mm länger als der Sulkusbereich ist.

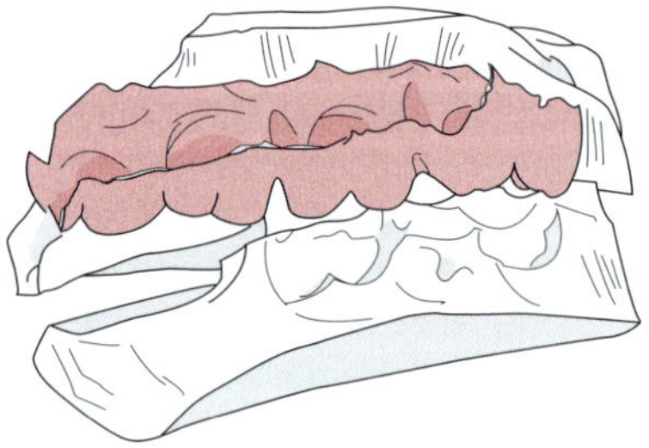

Abb. 18-6 Nach dem Aushärten des Heißpolymerisats kann die Schale aus dem Silikonschlüssel entfernt werden. Ein Einschnitt auf der okklusalen Seite des Schlüssels erleichtert das Aufbrechen.

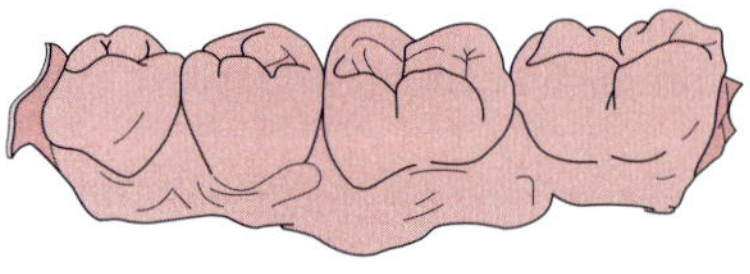

Abb. 18-7 Die Schale aus Heißpolymerisat entspricht der Kontur des angefertigten additiven Wax-ups. Approximale Anteile können saubergeschliffen werden.

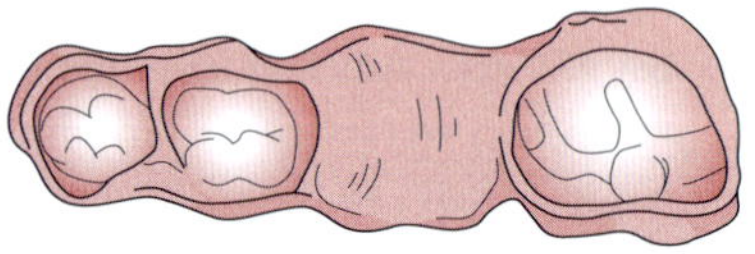

Abb. 18-8 Ansicht der Schale von innen (unten). Das Zwischenglied wurde zusammen mit den Kronen aufgebaut.

werden. Ein zu kurzes Gerüst verlangt dagegen beim Unterfüttern im Mund eine nicht zu dünn fließende Kunststoffkonsistenz, um ein Wegfließen der Masse zu verhindern. (Es kann ein Einwegpinsel verwendet werden).

- Die Polymerisation erfolgt in einem entsprechenden Polymerisationsgerät (z. B. Ivomat-Gerät) (bis unterhalb der Strichmarkierung im Gerät kaltes Wasser einfüllen). Mit der Heißflüssigkeit wird bei 95° C für 15 Minuten polymerisiert.
- Nach vollständigem Aushärten der Schale wird diese aus dem Silikonschlüssel entnommen. Durch einen Schnitt in der Schlüsselbasis kann diese leichter auseinandergebrochen werden (Abb. 18-6).
- Das Ausarbeiten des Schalengerüsts beschränkt sich auf die Okklusalflächen und die approximalen Anteile. Es ist darauf zu achten, dass die zervikale Länge nicht gekürzt wird, da sonst das Unterfütterungsmaterial unkontrolliert aus der Schale gepresst würde und der gewünschte Löffeleffekt verloren ginge. Wahlweise kann die Okklusalfläche entweder bereits zu diesem Zeitpunkt oder erst später (nach der Unterfütterung) poliert werden. Die Approximalkontakte sollten sauber beschliffen (feine Metallfräse) zur Unterfütterung bereitgestellt werden. Die später am Patienten aufgepasste Schale darf approximal nicht klemmen, d. h. es ist ein spannungsfreier Sitz erwünscht (Abb. 18-7 und 18-8).

Herstellung eines Schalengerüsts im Labor unter Berücksichtigung der Okklusion (am Beispiel der Präparationstechnik)

Vorteile der Präparationstechnik:

- Die Präparationstechnik ermöglicht die Anfertigung der Schale auf einem diagnostisch präparierten Modell, das in Okklusion einartikuliert ist. Dieses Vorgehen ist bei komplexen Quadrantensanierungen die Technik der Wahl.
- Mit der Präparation auf dem Arbeitsmodell erhält die Schale neben der Okklusion auch den Kontakt zu den mesialen bzw. distalen Nachbarzähnen.
- Die Schale kann auf dem präparierten Modell nach Fertigstellung angepasst werden (Okklusion und approximale Kontaktpunkte mesial/distal).

Nachteil der Präparationstechnik:

- Es ist eine Duplierung des Wax-ups, die Herstellung und das Einartikulieren eines Arbeitsmodells erforderlich. Dieses muss aus dem Artikulator abnehmbar sein, um es in den Drucktopf für die Heißpolymerisation legen zu können.

Materialien und Geräte:

Die verwendeten Materialen sind analog zur Dünnschichttechnik für eine Schale im vorigen Kapitel beschrieben.

Vorgehen:

- Wie bei der Dünnschichttechnik sind die montierten Situationsmodelle mit einem Wax-up erforderlich. Der weitere Ablauf des Vorgehens ist in Tabelle 18-2 dargestellt.
- Es wird vom Wax-up ein Duplikatmodell aus Hartgips (pico-crema soft) mit Split cast einartikuliert.
- An diesem Duplikatmodell wird der Sulkusbereich mit Wachs ausgeblockt (Löffeleffekt) (Abb. 18-9 bis 18-11), wahlweise auch über das Ausschleifen des Silikonschlüssels möglich.
- Für die Kunststoffüberführung wird ein Silikonschlüssel des Bereiches hergestellt. Dieser muss großzügig am Restgebiss bzw. Gingivaanteil abgestützt sein.

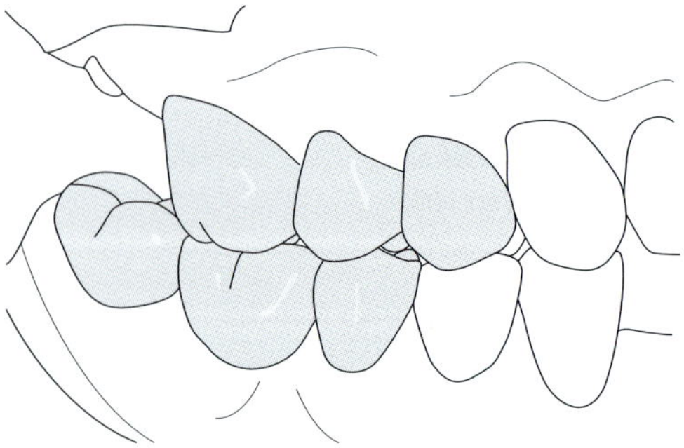

Abb. 18-9 Einartikulierte Modelle mit Wax-up in den Quadranten 1 und 4.

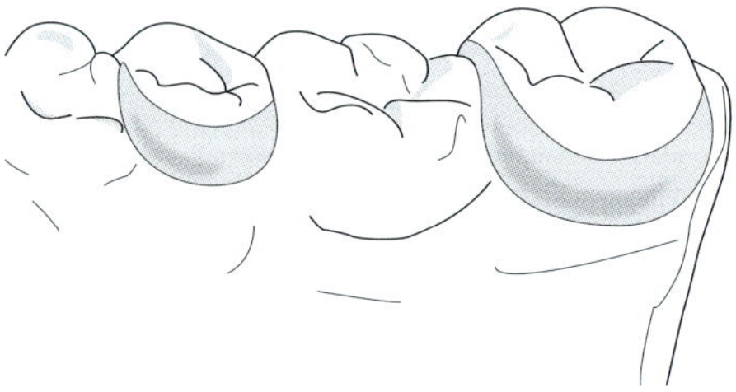

Abb. 18-10 Unterkiefer-Gipsmodelle des duplierten Wax-ups mit Entlastung im Sulkusbereich (Löffeleffekt) zur Herstellung des Silikonschlüssels für die Kunststofftechnik.

Ein eindeutiger Sitz des Schlüssels ist für die korrekte okklusale Höhe der Schale entscheidend.

- Am Arbeitsmodell werden die später im Mund zu präparierenden Zähne präpariert. Diese Präparation (ca. 0,5 bis 0,8 mm) wird die spätere Schichtstärke der Schale darstellen. In der Regel muss die Kunststoffschale im letzten Arbeitsschritt vor der Eingliederung von innen (stumpfseitig) nochmals mit kleinen Fräsern ausgeschliffen werden (Abb. 18-12).
- Für die Kunststoffarbeiten wird das Modell gewässert und gegen Kunststoff isoliert (Alginat-Isolierung).
- Der Kunststoff (Ivocron) einer entsprechenden Farbe wird in einer Mischung aus halb Dentin und halb Schneidemasse mit Heißflüssigkeit angemischt. Nach einer Anquellzeit von einigen Minuten (je nach Raumtemperatur) wird der Kunststoff in den Silikonschlüssel eingegeben und auf das Modell gesetzt. Der Silikonschlüssel kann mit einem Gummiband fixiert werden. Es erfolgt die Heißpolymerisation (Ivomat).
- Der Vorwall wird nach der Polymerisation vom Modell entfernt. Die Schale verbleibt auf dem Modell, welches in den Artikulator gesetzt wird (Abb. 18-13). Die Okklusion kann nun überprüft und gegebenenfalls eingeschliffen werden (Abb. 18-14).
- Die Schale kann im Anschluss vom Modell abgehoben werden und es erfolgt eine Politur der Kauflächen.
- Die endgültige Schichtstärke erhält die Schale durch Überprüfen und eine Korrektur der Innenseiten der präparierten Zähne.
- Die Schale ist nun für die direkte Unterfütterung im Mund des Patienten bereit.
- Für eine korrekte Positionierung der locker sitzenden Schale auf den präparierten Zähnen ist es empfehlenswert, eine Einbringhilfe bzw. Positionierungsschiene anzufertigen. Diese ist auf dem Restgebiss mit Impressionen der Höckerspitzen bzw. Inzisalkanten abgestützt. Die Schale befindet sich ebenfalls locker auf der Schiene sitzend. Die Schiene darf den Zugang zu den approximalen Kontaktpunkten nicht versperren und sollte daher nur okklusal in Kontakt mit der Schale und dem Restgebiss stehen. (Abb. 18-15).

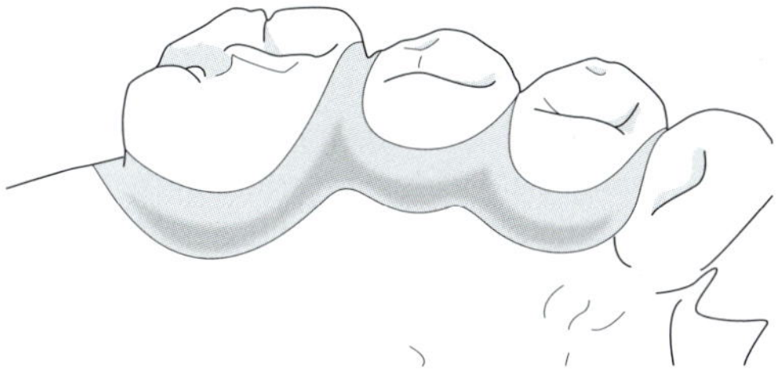

Abb. 18-11 Oberkiefer-Gipsmodelle des duplierten Wax-ups mit Entlastung im Sulkusbereich (Löffeleffekt) zur Herstellung des Silikonschlüssels für die Kunststofftechnik.

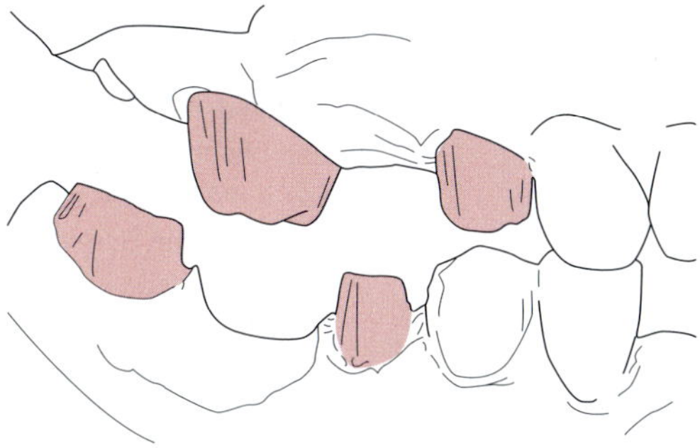

Abb. 18-12 Präparierte Duplikatmodelle im Artikulator zur Aufnahme der Silikonschlüssel für die Kunststofftechnik.

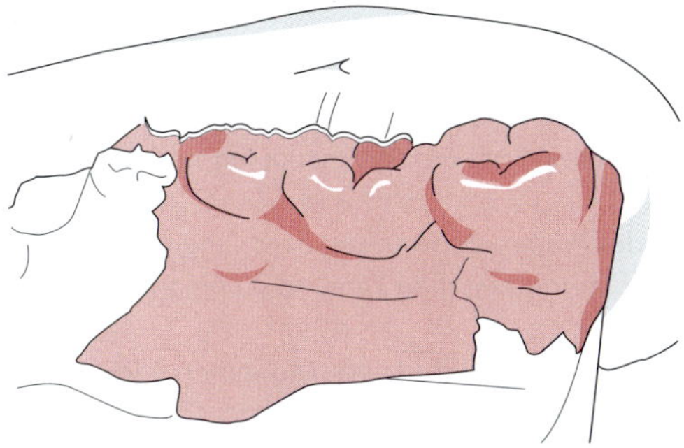

Abb. 18-13 Unterkiefermodell nach der Polymerisation des Kunststoffs. Der Silikonschlüssel wird vorsichtig entfernt. Das Kunststoffteil bleibt auf dem Modell.

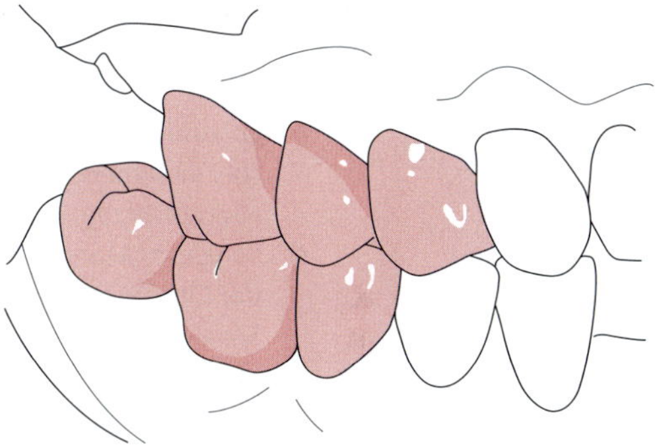

Abb. 18-14 Ober- und Unterkiefer-Schalenprovisorium nach okklusalen Korrekturen im Artikulator.

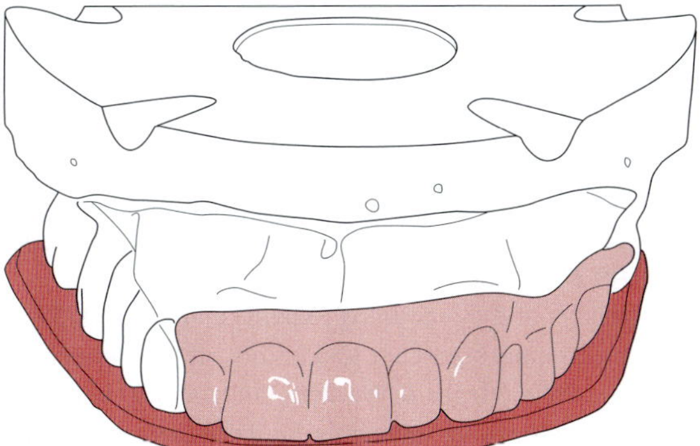

Abb. 18-15 Die Einbringhilfe ermöglicht eine genaue Positionierung der locker sitzenden Schale auf den Präparationen.

Herstellung von Schalenprovisorien mittels CAD/CAM-Verfahren

Die Herstellung von Schalenprovisorien ist auch mit Hilfe digitaler Methoden möglich (Tab. 18-2). Moderne Softwarepakete bieten spezielle Module hierfür an. Diese sind in der Regel nicht in den chairside verfügbaren CAD-Lösungen implementiert und bleiben daher den erweiterten zahntechnischen CAD-Lösungen vorbehalten. Für die Software stellt die Verlängerung und räumliche Erweiterung der Schale im zervikalen Bereich eine Herausforderung dar. Deswegen ist die Extension der zervikalen Schalenlänge (Löffeleffekt) manuell am Bildschirm erforderlich. Weitere Aspekte sowie die Darstellung von Vor- und Nachteilen zur digitalgestützten Herstellung von Provisorien finden sich im Abschnitt 18.2.5.

Unterfütterung von Schalenprovisorien am Patienten

Materialien:

- Provisorienkunststoff (Kaltpolymerisat, TAB 2000) – drei verschiedene Farben stehen zur Verfügung (gelb, mittel, hell); zwei Flüssigkeiten: schnellabbindend (Einzelprovisorien), normalabbindend (für größere Provisorien).
- Freegenol
- Instrumente zum Ausarbeiten

Vorgehen:

- spannungsfreien Sitz der Schale in der Unterfütterungsposition sicherstellen (bei klemmenden Stellen Zahnstumpf mit Bleistift markieren und Schalengerüst aufsetzen)
- Schale im Mund dem Verlauf des Präparationsrandes, dem Gingivaverlauf und der Okklusion anpassen (Abstimmung zwischen Zahnreduktion und Stärke des Schalengerüsts)
- Stumpf dünn mit Vaseline isolieren (Pulpaschutz vor Monomer, Erleichterung des Abnehmens der unterfütterten Schale)
- Aktivierung der Schaleninnenfläche durch Benetzen mit Monomer
- Einfüllen des Unterfütterungskunststoffs in das Schalengerüst (auf richtige Konsistenz achten: fließbar, aber nicht zu „wässrig" angerührt); Kunststoffprobe zurückbehalten
- Schalengerüst mit plastischem Kunststoff gefüllt in den Mund geben; Positionierung beim bezahnten Patienten durch vorsichtiges Schließen der Zahnreihen
- Wenn der Kunststoff von der plastischen in die elastische Phase übergegangen ist, wird das unterfütterte Schalenprovisorium aus dem Mund genommen. Störende Überschüsse werden abgeschnitten. Anschließend wird das Provisorium mehrmals auf die Pfeilerzähne aufgesetzt und wieder entfernt.
- Sobald die Kunststoffprobe warm und fester wird, wird das unterfütterte Schalengerüst aus dem Mund genommen und in heißem Wasser endgehärtet (auspolymerisiert) (Abb. 18-16).
- Ausarbeiten: zervikal nur grob; Rand innen mit Bleistift markieren und bis zur Markierung wegschleifen; zervikale Passungenauigkeiten mit Pinseltechnik (TAB 2000: Monomer und Polymer) korrigieren
- statische und dynamische Okklusion im Mund überprüfen und falls nötig einschleifen; bei statischer Okklusion gilt: im Bereich der Inzisivi: doppelte Shimstock-Folie (Hager & Werken, D-Duisburg) hält (einfache sollte nicht halten); im Eckzahn- und Seitenzahnbereich: einfache Shimstock-Folie muss halten
- Endpolitur: Wurde das Kunststoffprovisorium (Gültigkeit für Heiß- oder Kaltpolymerisat) im letzten Arbeitsschritt mit dem Silikonpolierer bearbeitet, ist die

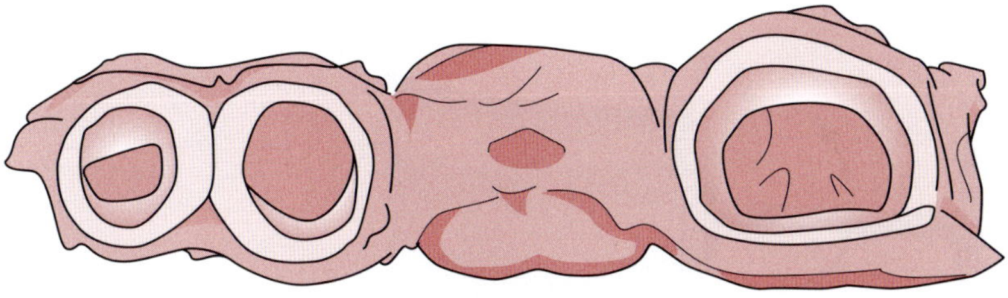

Abb. 18-16 Das unterfütterte Schalenprovisorium. Die Präparationsgrenzen sind deutlich im Kunststoff abgezeichnet. Das Zwischenglied wurde basal ebenfalls mit Kunststoff ergänzt.

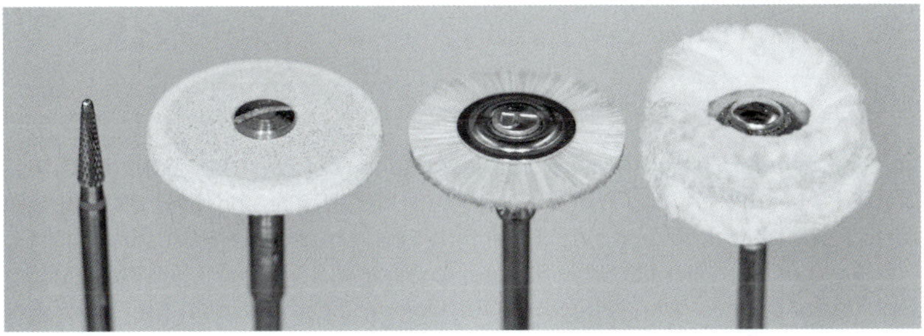

Abb. 18-17 Abgestimmte rotierende Instrumente für das Handstück: v. l. Hartmetallfräse, Silikonpolierer, Ziegenhaarbürste, Hochglanzschwabbel.

Oberfläche des Kunststoffs bereits vorpoliert. Die endgültige Politur kann mit einer Ziegenhaarbürste (im Handstück) und geeigneter Polierpaste erfolgen. Danach wird ein Hochglanz mittels Schwabbel und Hochglanzpolierflüssigkeit oder Hochglanzpaste erreicht. Dieser Arbeitsschritt erfolgt ebenfalls mit dem Handstück, um bessere Kontrolle über die Kronenränder zu haben.

- Reinigung der vaselinierten Pfeiler mit Chlorhexidin-Lösung
- Einsetzen mit eugenolfreiem provisorischem Befestigungszement (z. B. Freegenol) (Eugenol behindert die Polymerisation bei einer erneuten späteren Unterfütterung, z. B. nach dem Finieren der Zahnstümpfe)

Bearbeitung und Politur von Provisorien

Folgende Instrumente werden für das Beschleifen (z. B. okklusal) und Polieren von Provisorien aus Heiß- oder Kaltpolymerisat für ein rationelles Vorgehen empfohlen (Abb. 18-17):

- Reduzieren mit feinem Hartmetallfräser
  - Produkt: Fräser, Brasseler (D-Lemgo), # H138EF 104 023
  - max. 100.000 U/min, opt. 20.000 U/min
- Reduzieren und Vorpolieren mit Silikonpolierern
  - Produkt: Universalpolierer, Brasseler, # 9554, 900 220
  - max. 10.000 U/min, opt. 5.000-6.000 U/min
- Vorpolieren mit Ziegenhaarbürste und Paste
  - Produkt: Ø 19 mm, Brasseler, # 9638, 900 190
  - max. 10.000 U/min
  - Paste: Acrypol (Bredent, D-Senden), # 520 00170
- Hochglanzpolitur mit Schwabbel und Glanzflüssigkeit oder Paste
  - Produkt: Mikrofaser-Schwabbel, Brasseler, # 9448, 900 220
  - max. 15.000 U/min
  - Paste: Fegupol Hi-Lustre (Feguramed, D-Buchen) # 8067
  - Hochglanzpolierflüssigkeit: Büdopolit (Henry Schein, D-Langen)

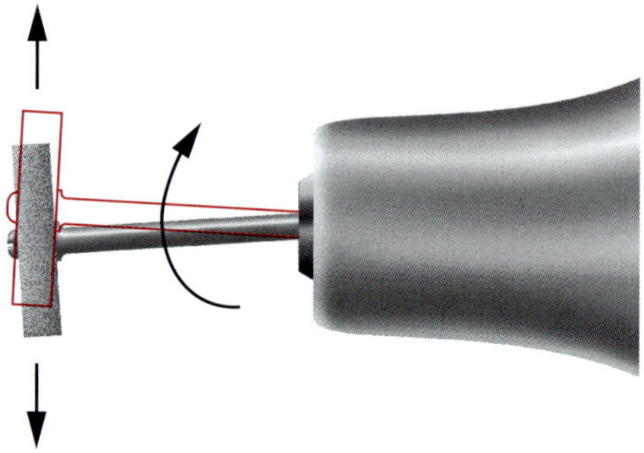

Abb. 18-18 Die Fliehkräfte von Scheiben und Rädern sind von der Drehzahl, der Ausspannung in der Spannzange und dem Durchmesser des Rads abhängig.

Im Lehrbuch der Zahntechnik von *Hohmann* und *Hielscher* (2012) wird die Thematik des Bearbeitens und Polieren übersichtlich erklärt. Es sind diverse Kenntnisse für eine sichere Handhabung von rotierenden Instrumenten im Handstück wichtig. Radiale Rundlauffehler bei Schleifrädern, Gummipolierern und Scheiben erzeugen Fliehkräfte, die den Werkzeugschaft auf Biegung beanspruchen. Die Fliehkräfte sind umso größer, je schwerer der Schleifkörper und je größer der Rundlauffehler ist. Schlagende Instrumente müssen sofort ausgewechselt werden. Grundsätzlich gilt vor der ersten Inbetriebnahme von neuen Scheiben und Rädern im Handstück, dass diese bei geringer (3.000 U/min) Drehzahl abgerichtet werden, um eine Verringerung des radialen Rundlauffehlers zu erzielen. Dies gilt für Vor- und Hochglanzpolierer sowie für Räder, die entweder mit einer Schraube am Träger befestigt sind, und für vorgefertigte, direkt montierte Räder (Abb. 18-18).

Zu lang ausgespannte Werkzeuge in der Spannzange des Handstücks haben einen größeren Rundlauffehler, vibrieren stark und erzeugen schlechte Oberflächen. Ein weiterer wichtiger Aspekt bei der Handhabung ist die Drehzahl. Diese muss unbedingt auf den Durchmesser des jeweiligen Instruments angepasst werden. Bei steigender Drehzahl und steigendem Rundlauffehler erhöht sich die Fliehkraft bei exzentrischen Werkzeugen; dabei erhöhen sich der Verschleiß und die Unfallgefahr. Das Handstück sollte immer mit einer reduzierten Geschwindigkeit von max. 24.000 U/min am Steuergerät „abgeriegelt" werden.

18.2.3 Langzeitprovisorien laborgefertigt (ohne oder mit Gerüst)

Der prinzipielle Unterschied zu den unter 18.2.2 beschriebenen Schalenprovisorien besteht darin, dass Langzeitprovisorien auf Modellen von intraoral bereits präparierten Pfeilerzähnen hergestellt werden. Langzeitprovisorien ohne Gerüstverstärkung bestehen in ihrer vollen Schichtstärke aus Heißpolymerisat oder Kompositkunststoff und bleiben über einen längeren Zeitraum in situ, als dies bei Immediatprovisorien der Fall ist. Ein autopolymerisierendes Kompositmaterial für Provisorien mit deutlich verbesserten mechanischen Eigenschaften (Luxacrown, DMG) soll gemäß Hersteller auch als Material für Langzeitprovisorien für eine Tragedauer von bis zu 5 Jahren geeignet sein. Unabhängige Studien dazu liegen noch nicht vor. Daher geht auch die Funktion von Langzeitprovisorien über die in der Einleitung genannten Faktoren hinaus.

Tab. 18-3 Materialien und Herstellungstechniken für laborgefertigte Langzeitprovisorien.

Material für Verblendung	Material für Gerüst	Herstellungstechnik für Verblendung
PMMA – heißpolymerisierend – kaltpolymerisierend Bis-GMA-Komposit: – photopolymerisierend – autopolymerisierend	CoCr-Legierung Glasfaser PEEK/PEKK	freies Schichten Schlüsseltechnik Küvettentechnik subtraktive Verfahren additive Verfahren

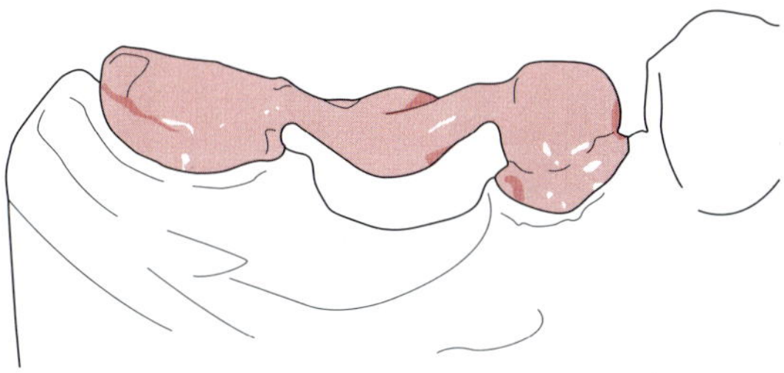

Abb. 18-19 Brückensituation im 4. Quadranten mit Gerüstverstärkung aus NEM-Legierung. Der Kunststoff wird mittels Schlüssel auf das Gerüst gebracht. Das Gerüst ist mit Opaker versehen.

Spezielle Gründe für die Anfertigung von Langzeitprovisorien (ohne oder mit Gerüst) können sein:

- therapeutische Bisshebung oder -senkung
- Austesten einer neuen Bisslage
- Austesten der Prognose parodontal stark angeschlagener Zähne
- Austesten eines für den Patienten neuen Okklusionskonzepts
- Ermöglichen einer optimalen Ausheilung des Gewebes nach parodontalchirurgischen Eingriffen (Ausbildung der biologischen Breite)
- Austesten von Zähnen mit unsicherer endodontischer Prognose
- Austesten bei ästhetisch schwierigen Fällen
- Austesten der Phonetik

Verschiedene Herstellungstechniken für Langzeitprovisorien stehen zur Auswahl (Tab. 18-3).

Aus Stabilitätsgründen sollte Langzeitprovisorien mit CoCr-Metallgerüst der Vorzug gegeben werden (Abb. 18-19).

18.2.3.1 Arbeitsablauf

Herstellung von gerüstfreien Langzeitprovisorien mit Hilfe der Schlüsseltechnik.

Material:

- Ivocron (Heißpolymerisat). Grund für die Verwendung von Heißpolymerisat: Kompositkunststoffe bieten zwar ästhetische Vorteile, eignen sich aber aufgrund ihrer Sprödigkeit und Frakturanfälligkeit beim mehrfachen Ein- und Ausgliedern weniger gut.

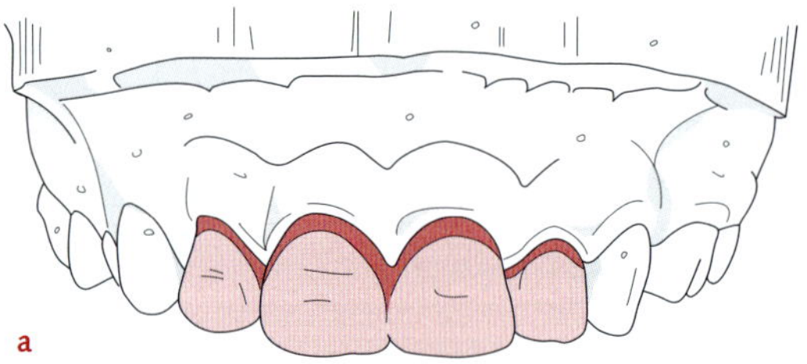

a

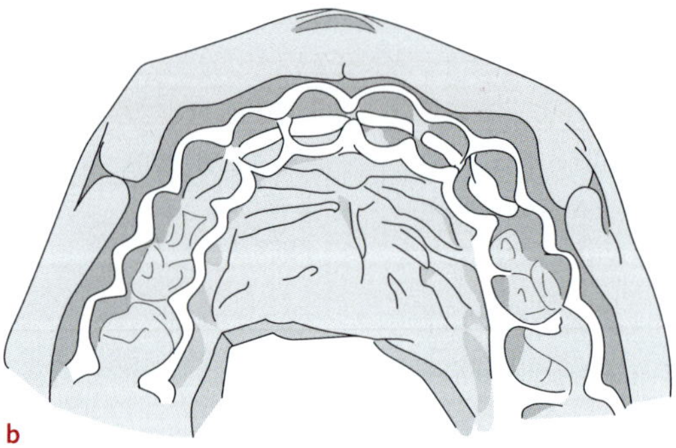

b

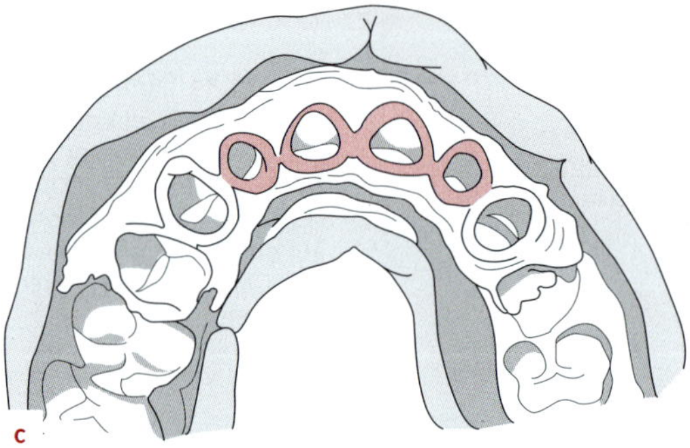

c

Abb. 18-20 **a** Aufgewachste Zähne (12–22) auf einem Modell mit definitiver Präparation. **b** Silikonabformung von der aufgewachsten Frontsituation; der Silikonschlüssel hat genügend Abstützung am Modell. **c** Silikonschlüssel mit ausgefrästem, dadurch entlastetem Sulkusbereich (vgl. Abb. 18-2).

Vorgehen:

- provisorische oder definitive Präparation im Mund
- Abformung der Präparation (grundsätzlich gesamter Kiefer; bei grazilen Zahnstümpfen mit reversiblem Hydrokolloid)
- Modellherstellung (Abformung mehrfach ausgießen für Modelle 1, 2 und 3); bei reversiblen Abformmassen mehrere Abformungen durchführen:
  - Modell 1: Einzelstümpfe (für die Randkontrolle)
  - Modell 2: Superhartgipsmodell (Quadro-rock, picodent) (ungesägt), Einartikulieren (pico-arti, picodent) und Herstellen eines Wax-ups (Abb. 18-20a)
  - Modell 3: Hartgipsmodell (pico-crema soft, picodent) ungesägt (für die Kunststoffverarbeitung) und Einartikulieren
- Silikonschlüssel vom Wax-up (Abb. 18-20b)
- Silikonschlüssel im Sulkusbereich entlasten, indem der Sulkusbereich mit einem Skalpell oder einer Fräse entfernt wird (Abb. 18-20c). So wird eine spätere Unterkontur des Kunststoffs vermieden.
- Anmischen des Kunststoffes mit Flüssigkeit für Heißpolymerisat (Ivocron)
- Bei Rekonstruktionen im Seitenzahnbereich (Molaren) ist der Einsatz von nur einer Dentinfarbe ausreichend. Im Frontzahnbereich sollten Dentinmasse und Schneidemasse verwendet werden. Die Schneidemasse wird immer als ½ Schneide und ½ Dentin angemischt und verarbeitet (Abb. 18-21).
- Der Kunststoff wird in dünnflüssiger Konsistenz angemischt. Bei Einsatz von Flüssigkeit für Heißpolymerisat quillt das Gemisch nach einigen Minuten an (je nach Raumtemperatur) und wird zähflüssiger, später standfest. Das Material bleibt in dieser Phase etwa 20 Minuten verarbeitungsfähig.

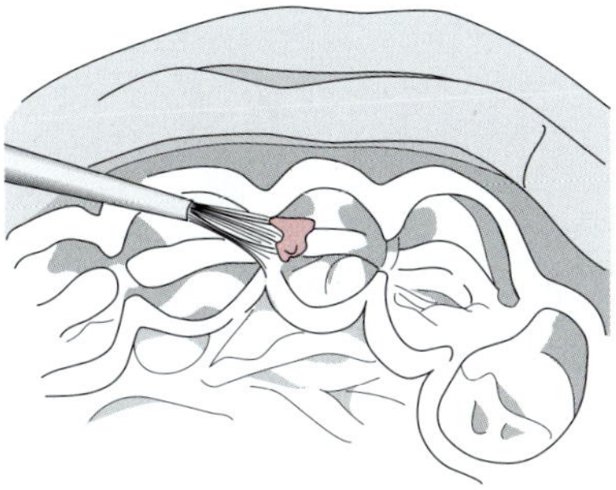

Abb. 18-21 Eine Mischung aus Dentin und Schneidemasse des Heißpolymerisats wird in standfester Konsistenz in den Vorwall geschichtet.

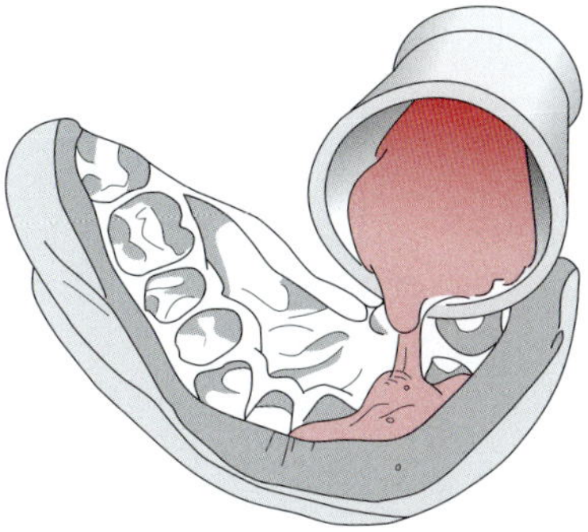

Abb. 18-22 Über die Schneideschichtung wird dünnfließendes Dentin in den Schlüssel gegeben. Die Schneidemasse bleibt standfest und dünnwandig an der Schlüsselwand.

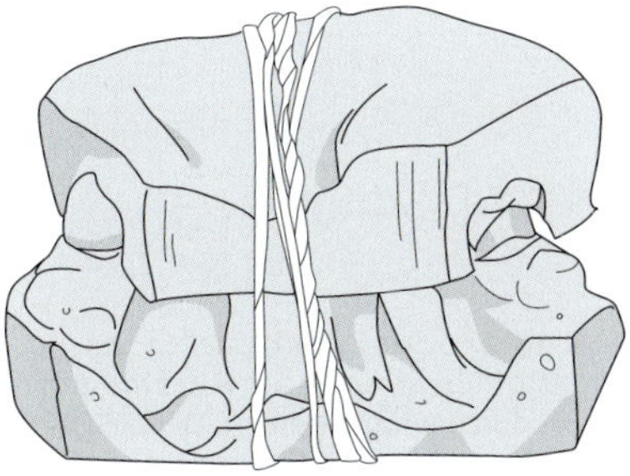

Abb. 18-23 Ein Silikonschlüssel kann mittels Gummiband auf dem Duplikatmodell befestigt werden.

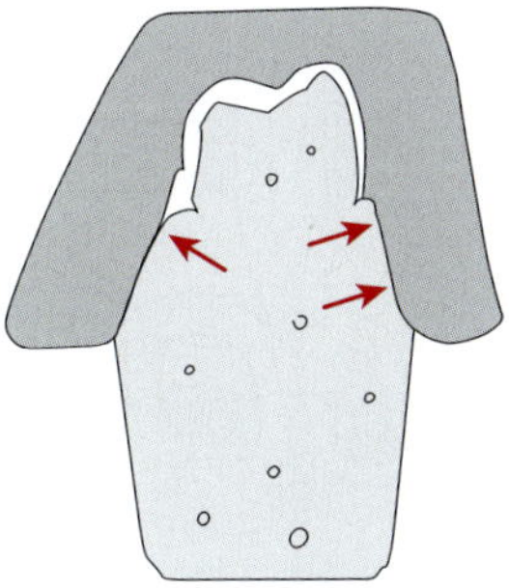

Abb. 18-24 Der Silikonschlüssel muss sich gleichmäßig auf den Gingivaanteilen des Modells abstützen. Der Schlüssel muss spannungsfrei aufsitzen.

- Es folgt das Einfüllen des Dentin-Kunststoffs in den Schlüssel: Dentinfarbene Masse wird dünnfließend auf die standfeste Schneide in den Schlüssel gegeben (Verarbeitungskonsistenz wie bei Schalenprovisorien) (Abb. 18-22).
- Fakultativ: Um eine verbesserte Bruchstabilität von Brückenverbänden aus Kunststoff (Provisorien) zu erreichen, besteht die Möglichkeit, Glasfasernetze (Super Splint, Hager & Werken) in den noch nicht ausgehärteten Kunststoff zu integrieren. Die Fiberglasnetze werden z. B. in Streifen geliefert und können in die Kunststoffschichtung in die Lingual- bzw. Palatinalflächen des Provisoriums eingelegt werden.
- Nach Einfüllen des Kunststoffs erfolgt das Aufsetzen des Schlüssels auf das Hartgipsmodell (Modell 3). Gegebenenfalls mit Gummiband fixieren. Silikonschlüssel nur auf Restgebiss oder Zahnfleisch abstützen (Abb. 18-23 und 18-24).
- Heißpolymerisation: Bis zu zwei Heißpolymerisationen können bei 95 °C und 15 Minuten Haltezeit im Ivomat-Drucktopf durchgeführt werden. Für weitere Korrekturen wird die Flüssigkeit für die Kaltpolymerisation mit demselben Pulver verwendet. Die Polymerisation erfolgt bei 45 °C und 2,5 bar für 8 Minuten.

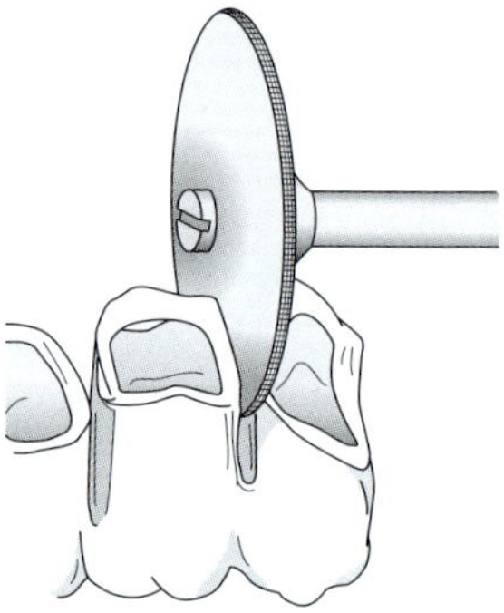

Abb. 18-25 Bei verblockten Kronen wird zuerst der Interdentalbereich separiert. Dies kann mit einer dickeren Trennscheibe ausgeführt werden.

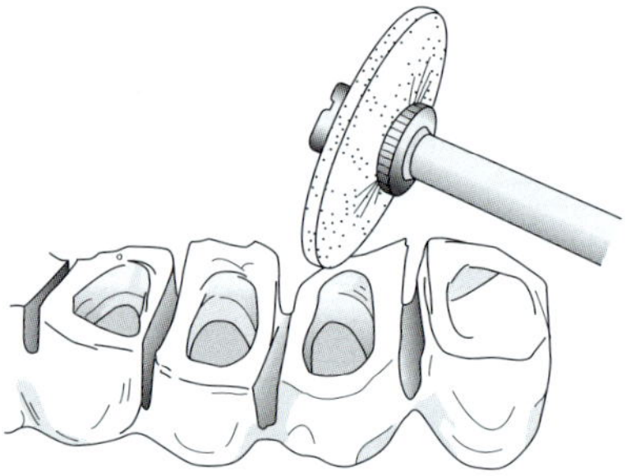

Abb. 18-26 Mit dem Silikonpolierer können die Ränder entsprechend zurückgetrimmt werden. Die Form des Rades kann seiner Funktion angepasst werden.

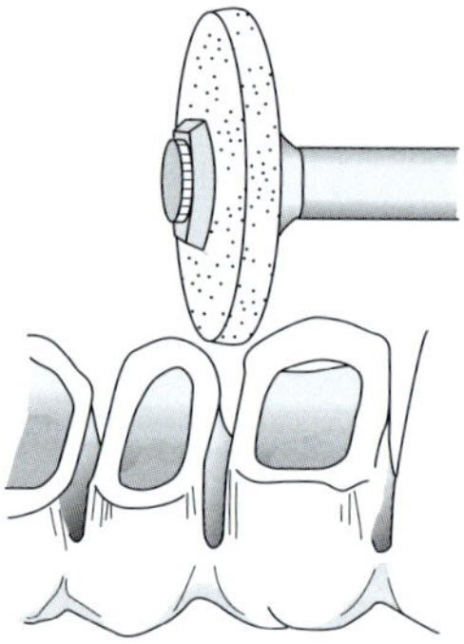

Abb. 18-27 Das Zurückschleifen des Kunststoffüberschusses am Rand muss vorsichtig durchgeführt werden. Der Silikonpolierer hinterlässt eine glatte und vorpolierte Oberfläche des Kunststoffs.

- Ausarbeiten des Kunststoffs:
  - Einschleifen der Okklusion auf Modell 2
  - Entfernen der Pressfahne (Vorsicht beim Brechen; Schleifen ist sicherer)
  - Öffnen des Interdentalraums mit einer Trennscheibe 0,6 mm (Abb. 18-25)
  - Trimmen und Vorpolieren des Rands und des Interdentalraums mit einem Silikonpolierer (Abb. 18-26 und 18-27)
  - Aufpassen der Provisorien auf die Stümpfe
  - Ausarbeiten der Fissuren
  - ästhetische Nachkonturierung
- Passgenauigkeit auf Einzelstümpfen überprüfen (Modell 1)
- Wenn erforderlich, farbliche Individualisierung mit Lightpaint-On (Dreve, D-Unna) durchführen
- Versiegelung des Interdentalraumes mit Palaseal (Kulzer, D-Hanau), wenn eine Politur aus Platzgründen nur mit einer Gefährdung der Kronenränder möglich ist
- Endpolitur, Ultraschall-Reinigung und Desinfektion
- Eingliederung mit Freegenol

18.2.4 Langzeitprovisorien mit NEM-Gerüst

18.2.4.1 Arbeitsablauf

Material:

- wie bei 18.2.3.1
- Kobalt-Chrom-Legierungen, z. B. Remanium CD (Dentaurum, D-Ispringen)

Vorgehen:

- Präparation im Mund
- Abformung der Präparation (gesamter Kiefer), Alginatabformung des Gegenkiefers
- Modellherstellung:
  1. Erstausguss: Sägemodell (Gips Typ IV) (Quadro-rock) einartikuliert, mit Wax-up. Wenn im Zuge der Vorbehandlung keine größeren parodontalen und dentalen Veränderungen stattgefunden haben, kann das Wax-up der diagnostischen Phase mit Hilfe eines Silikonschlüssels auf das Sägemodell übertragen werden. Bei starken Veränderungen der Gingivaverhältnisse muss das Wax-up an die neue Situation angepasst werden. Ideal ist das Aufwachsen auf dem Metallgerüst und das spätere Anfertigen eines Silikonschlüssels für die Verblendtechnik. Die aufgewachste Situation soll mit Hilfe des Schlüssels (Negativform) in Kunststoff reproduziert werden können (wie 18.2.3.1). Es werden zwei Silikonschlüssel hergestellt:
     - reduzierter Schlüssel für die Gerüstgestaltung
     - vollständiger Schlüssel mit Abstützung an Gingiva und Restzahnbestand zwecks Herstellung der Verblendung
     - Bei der Herstellung von Einzelkronen sowie bei der Kerneinbettung für großspannige Brücken ist es nicht erforderlich, ein Sägemodell anzufertigen. Es reicht, wenn neben einem kompletten Modell (Zweitausguss) zum Einartikulieren Einzelstümpfe durch einen Erstausguss hergestellt werden.
  2. Zweitausguss, Hartgipsmodell (Gips Typ III)
  3. Gegenkiefermodell in Superhartgips (Typ IV)

- **Gerüstherstellung:** Herstellung von Käppchen und Gerüstmodellation: a) Einzelkronen und Brücken mit zwei Pfeilern: Herstellung der Gerüste durch Abheben und Einbetten der Wachsmodellation, b) Brückenverbände mit vier und mehr Pfeilern: Herstellung der Gerüste mittels Kerneinbettung (Einbettmassenmodell).

  a): Herstellen von Gerüstkäppchen: (s. a. Kap. 27.2) (mittels Abheben und Einbetten der Wachsmodellation)
  - Auftragen von Platzhalterlack (z. B. Distanzlack silberblau, Bredent, D-Senden) auf den Arbeitsstumpf (ca. 3 Schichten; Gesamtschichtstärke 30 µm). Der Lack endet rund 1,5 mm koronal der Präparationsgrenze.
  - Mindeststärke der getauchten Wachskäppchen 0,3 bis 0,4 mm
  - Die Wachskäppchenstärke ist mit einem Taster vorsichtig zu überprüfen und gegebenenfalls mit Wachs zu verstärken. Zu dünne Wachsschichten (durch zu heißes Tauchwachs) fließen im Metall nicht aus, zu dicke Gerüste (durch zu kaltes Tauchwachs) müssen hingegen mühsam zurückgeschliffen werden (Nichtedelmetall!).

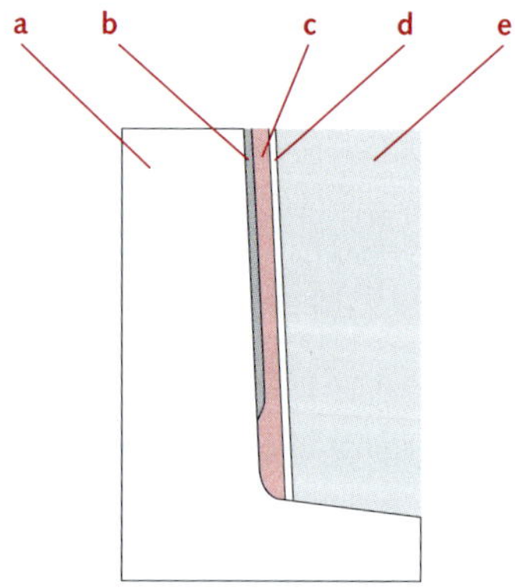

Abb. 18-28 Bei gerüstverstärkten Langzeitprovisorien wird das Gerüst bis in die Stufe hineingeführt und der restliche Anteil der Stufe im Kunststoff ergänzt. **a** Modellstumpf; **b** Platzhalterlack; **c** Metallgerüst; **d** Opaker; **e** Kunststoffverblendung.

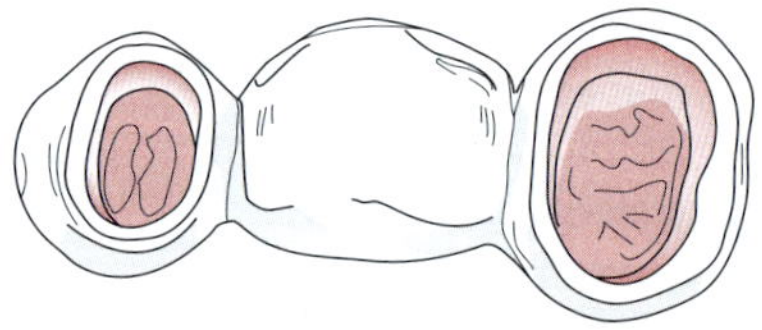

Abb. 18-29 Das fertig ausgearbeitete Langzeitprovisorium mit Metallverstärkung, Ansicht von apikal. Die Stufe ist in Kunststoff gefasst.

- Bei Langzeitprovisorien wird die Wachsmodellation im Schulterbereich gekürzt; die definitive Passgenauigkeit wird durch die Kunststoffschulter erreicht.
- Für diese Kunststoffschultern sind die Wachskäppchen im Bereich der Stufe oder Hohlkehle zu reduzieren und an den Stumpf anzuschwemmen (Abb. 18-28).

Gerüstmodellation:

- Anders als in der Metallkeramik handelt es sich um eine aus rein statischen Gründen angebrachte Verstärkung von Brückenkonstruktionen. Das eingearbeitete Gerüst soll lediglich Frakturen verhindern (Abb. 18-29).
- Brückenpfeiler werden mit einem Querbalken (ein Gusskanal mit einem Durchmesser von 2,0 mm) verbunden. Bei Rekonstruktionen mit Kunststoffstufen soll nach der Verblendung bei der gesamten Arbeit kein Metall sichtbar sein.

Ausnahme:

Bei prämolarisierten, hemisezierten und trisezierten Pfeilerzähnen mit auslaufender Präparation wird ein Metallrand in Kauf genommen. Es ist darauf zu achten, dass im apikalen Drittel des Gerüsts an zwei oder drei Stellen eine jeweils drei bis vier Millimeter lange Rille (Einschnitt) vorhanden ist, die mit Kunststoff aufgefüllt werden muss. Dadurch wird die Entfernung des Provisoriums mit Hilfe der Arterienklemme erleichtert, denn nur auf diese Weise ist es möglich, Spannung auf den provisorischen Zement auszuüben, speziell im zervikalen Bereich. Die Gerüstmodellation für prämolarisierte, hemisezierte und trisezierte Pfeiler erfolgt grundsätzlich mit einem 2 mm hohen zervikalen Metallrand. Dies wird durch die auslaufende Präparationsform vorgegeben. Der Rand sorgt beim Abheben der Brücke für eine ausreichende Unterstützung des Verblendkunststoffes. Die vertikalen Einschnitte durch das Gerüst werden auch durch den Metallrand geführt. Die Gerüstgestaltung zwischen den einzelnen Stümpfen (Pfeiler) muss konvex und für eine Interdentalbürste gut zugänglich sein. Die interdentalen Öffnungen sollten bei dem gleichen Patienten gleiche Größen aufweisen, um den Einsatz nur einer Bürstengröße zu ermöglichen.

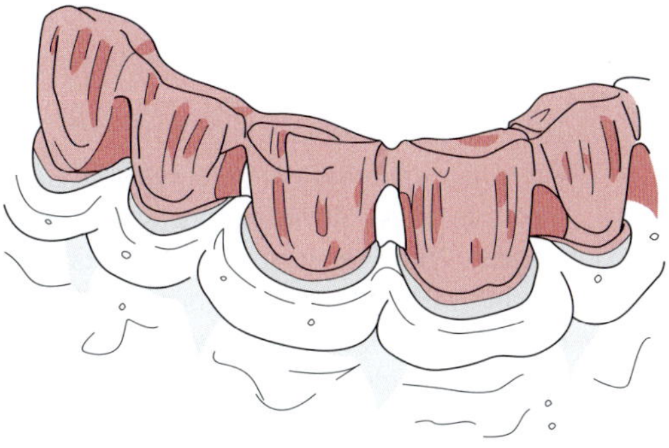

Abb. 18-30 Das angefertigte NEM-Gerüst auf dem ungesägten Arbeitsmodell. Die Stufe der Präparation wird in Kunststoff gefasst.

Anbringen der Gusskanäle, Einbetten und Gießen mit NEM-Legierung:

- Einzelkäppchen werden mit einem Gusskanal von okklusal versehen (Durchmesser 3,0 bzw. je nach Größe des Objekts bis zu 4,0 mm; direktes Anstiften) (vgl. Kap. 27.4 Setzen der Gusskanäle).
- Brückenverbände werden wie in der Goldgusstechnik direkt oder mit Balken angestiftet (vgl. Kap. 27.4). Der Durchmesser der Gusskanäle beträgt je nach Objektgröße 3,0 bis 4,0 mm.
- Käppchenränder in Richtung der bevorzugten Zone platzieren
- Schleuderrichtung am Gusstrichter markieren (Punkt an der bevorzugten Seite!)
- Nur Muffel mit Größe Nr. 3 oder größer verwenden
- Immer zwei (doppelte) Muffeleinlagen (Fiberring, Renfert, D-Hilzingen) in den Ring geben (Expansion!). Die gesamte Innenfläche der Muffel muss ausgekleidet sein.
- Das Einbetten erfolgt mit einer Spezialeinbettmasse (z. B. picovest universal NF, picodent) für die NEM-Gusstechnik. Diese muss zur Kompensation der Gussschwindung der Legierung eine genügende Expansion aufweisen.
- Wichtig sind die Haltezeiten beim Vorwärmen: je 1 Stunde bei 280 °C und 580 °C
- Die Haltezeiten und die doppelte Muffeleinlage ermöglichen eine ausreichende Expansion der Einbettmasse. Damit werden zu enge Kronenkäppchen vermieden.
- Das Gießen erfolgt nach Angaben des Legierungsherstellers in einer Induktionsgussapparatur.

Aufpassen des Gerüsts:

- Gleiche Vorgehensweise wie in der Goldgusstechnik:
  1. Entfernen von Gussperlen (punktuell mit Rosenbohrer) (mit Sehhilfe)
  2. Feinaufpassung (mit Hilfe von Farbindikatoren wie z. B. Okklu-Spray; Hager & Werken)
  3. Störstellen punktuell mit Hartmetallrosenbohrer entfernen
- Vorsichtiges Vorgehen beim Anprobieren der Gerüste: Ein Abbrechen der Stümpfe auf dem Meistermodell muss verhindert werden.
- Gerüste ohne Metallränder sollen im Bereich der Stufe sauber aufsitzen (Abb. 18-30).
- Die Verblendung erfolgt mittels der Schlüsseltechnik (wie für laborgefertigte Provisorien ohne Gerüst beschrieben; Kap. 18.2.3.1).
- Wässern und Isolieren des Modells (Alginatisolierung)

- Silikonschlüssel des Wax-ups auf dem Hartgipsmodell anpassen. Der richtige Sitz des Schlüssels ist auch mit aufgesetztem Gerüst wichtig.

Kunststoff-Gerüst-Verbund:

- Für einen dauerhaften Verbund von Gerüst und Verblendung wird ein Silikatisierungs-/Silanisierungs-System (Rocatec, 3M, D-Seefeld) angewendet. Wird kein entsprechendes Konditionierungssystem für einen chemischer Verbund zum Gerüst verwendet, ist der Einsatz von mechanischen Retentionen am Gerüst notwendig.
- Aufbringen eines Opakers (Sinfony, 3M, D-Seefeld) der entsprechenden Farbe
- Fixieren des Gerüsts auf dem isolierten Hartgipsmodel
- Die folgende Kunststoffverarbeitung erfolgt wie bei laborgefertigten Langzeitprovisorien ohne Gerüst.

b): Gerüstherstellung mittels Kerneinbettung

- Bei Brückenkonstruktionen mit mehr als vier Pfeilerzähnen erfolgt die Gerüstherstellung mittels Kerneinbettung (Einbettmassemodell). Verzugfehler, bedingt durch das Abheben der Wachsmodellation, können auf diese Weise nicht auftreten.
- Modellherstellung:
  1. Erstausguss: Einzelstümpfe
  2. Zweitausguss: Meistermodell, abnehmbar einartikuliert für die Duplierung
  3. Drittausguss: Hartgipsmodell
- Da bei dieser Technik zwecks Erstellung eines Einbettmassenmodells das Meistermodell dupliert werden muss, empfiehlt es sich, das einartikulierte Arbeitsmodell (Modell 2) nicht als Sägeschnittmodell anzufertigen. Wird dennoch ein Sägemodell als Arbeitsmodell gewünscht, müssen für den Dupliervorgang die Sägeschnitte mit Wachs geschlossen werden.
- Das Meistermodell wird mit drei Schichten Platzhalterlack auf den Zahnstümpfen dupliert.
- Die Duplierform wird mit einer Modellgusseinbettmasse (z. B. picovest universal NF) ausgegossen. Die Dosierung von Pulver und Flüssigkeit wird wie für die Kronen-Brückentechnik gewählt.
- Die Wachskäppchen werden durch Tauchen auf den Einzelstümpfen (Modell 1) hergestellt, auf das Einbettmassenmodell umgesetzt und zervikal angewachst. Die Zwischengliedgestaltung erfolgt – wie unter (a) beschrieben – in Leichtbauweise, um die Metallschrumpfung beim Erstarren der Schmelze und somit Deformationen möglichst gering zu halten.
- Die Gusskanäle werden wie in der Modellgusstechnik mit einem Trichter bestückt (Abb. 18-31).
- Vorwärmen, Gießen und Aufpassen erfolgt wie für Einzelkronen und zweigliedrige Brücken.

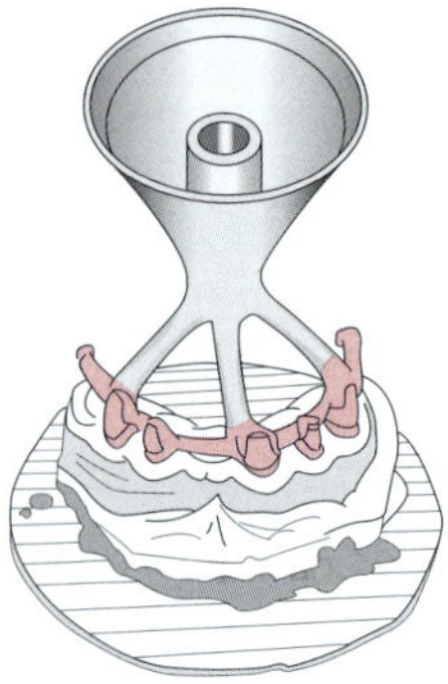

Abb. 18-31 Das Einbettmassenmodell mit aufgebrachter Modellation und aufgesetzten Gusskanälen mit Gusstrichter. Das Modell ist auf der Basisplatte des zu verwendenden Muffelformers befestigt.

18.2.4.2 Zwischenglied- und Interdentalraumgestaltung mit dem Provisorium nach Zahnextraktion

Bei der provisorischen Versorgung einer Schaltlücke nach einer Extraktion stellt der Erhalt der Interdentalpapillen eine besondere prothetische Herausforderung dar. Werden die Zwischengliedauflage und die Interdentalraumgestaltung des Provisoriums korrekt konturiert, kann Einfluss auf die nach Extraktion zwangsläufig folgende Hart- und Weichgewebsveränderung genommen werden. Nach einer Zahnentfernung ist der Erhalt des knöchernen Verlaufes im Zwischengliedbereich wichtig, da dieser einen direkten Einfluss auf die Kontur der Papillen hat. Der Erhalt der Papillenlänge steht im Zusammenhang mit dem Abstand zwischen Knochen und den approximalen Kontaktpunkten der Zähne: Die flächigen Kontaktpunkte der Provisorien und später der definitiven Brücke werden so platziert, dass der Abstand zwischen Knochenrand und zervikalem Kontaktpunktbereich kleiner als 5 mm ist (*Tarnow* et al. 1992).

Bei der sogenannten Immediate-Pontic-Technik (*Bodirsky* 1992, *Wolfart* 2017) wird das Zwischenglied des Provisoriums mit einer basalen Verlängerung nach apikal unmittelbar nach der Extraktion unter Druck in die Extraktionswunde eingegliedert (Abb. 18-32). Als Richtwert für das Ausmaß der Verlängerung werden 3 mm vom vor der Extraktion befindlichen ursprünglichen Gingivasaum der Zähne nach apikal angestrebt (vgl. Kap. 14.4.8.1). Dies gilt für Situationen, bei denen sich der Gingivaverlauf und die Papille des zu extrahierenden Zahnes in einem harmonischen Verlauf zum Restgebiss befinden. Das Zwischenglied erhält hierzu eine ovoide und konvexe Gestaltung in der Kontaktfläche zur Gingiva. Diese Verlängerung des Zwischengliedes wird bei der indirekten Technik nach Radieren auf dem Modell mit Kunststoff aufgebaut. Bei einem direkten Vorgehen wird vom Behandler Kompositkunststoff direkt auf das Zwischenglied aufmodelliert, ausgehärtet und ausgearbeitet.

Vor der Eingliederung des Provisoriums ist sicherzustellen, dass die Extraktionsalveole komplett mit Blut gefüllt ist. Während der initialen Heilungsphase sollten keine Hygienemaßnahmen unterhalb des Zwischengliedes durchgeführt werden, um die Wundheilung nicht zu stören. Der Patient wird instruiert, in diesem Bereich nur mit einer Zahnbürste zu reinigen und für 10 Tage zweimal täglich mit einer Chlorhexidindigluconat-Lösung (0,2%ig) zu spülen. Nach dieser initialen Heilung wird der Patient instruiert, im Interdentalbereich und im Bereich des Zwischengliedes mit Zahnseide (z. B. Superfloss) zu reinigen.

Nach einer Trage- und Ausheilzeit von 4 Wochen kann das Provisorium entfernt und das Zwischenglied basal leicht reduziert werden. Die in der zweiten Phase angestrebte Länge des Zwischenglieds liegt etwa 1,5 bis 2 mm unterhalb des Gingivaverlaufs. Die basale Kontaktfläche behält dabei ihre ovoide und konvexe Gestaltung (*Körner* und *Müterthies* 2009).

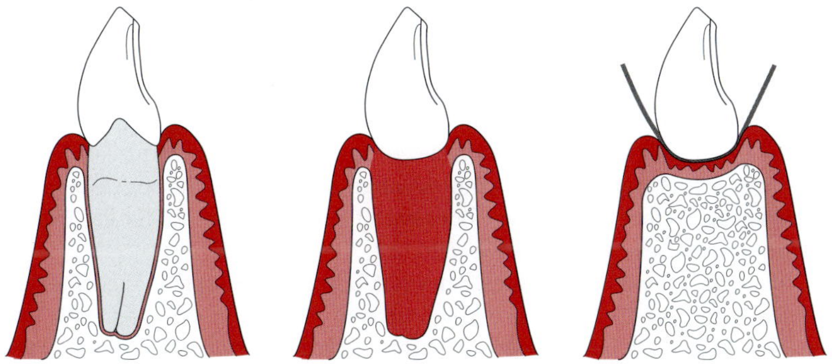

Abb. 18-32 Prinzip der Immediate-Pontic-Technik. **a** Ansicht vor Extraktion; **b** Eingliederung eines in die Alveole hineinragenden Brückenglieds, welches das Weichgewebe zirkulär stützt und die Alveole abdichtet. Dadurch ist das Blutkoagulum vor jeglicher mechanischer Belastung geschützt. **c** Die basale Kontaktfläche des Zwischenglieds auf der Gingiva erhält eine ovoide, konvexe und flächige Gestaltung, die die Zahnform hinsichtlich des Austrittsprofils widerspiegelt. Eine Reinigung der Kontaktfläche ist nach Abheilung mit Zahnseide möglich.

18.2.5 Provisorien mittels CAD/CAM-Technologie hergestellt

18.2.5.1 Herstellung auf Grundlage einer Abformung oder eines intraoralen Scans (vgl. Tab. 18-2)

Konzept und Vorteile des Vorgehens

Die Herstellung von Provisorien mit digital gestützten Technologien bietet den besonderen Vorteil, die Provisorien aus industriell vorgefertigten Materialrohlingen herzustellen. Dies ist unabhängig davon, ob der Ausgangspunkt per Abformung oder per intraoralem Scan (IOS) gewählt wird, und bedeutet eine Verbesserung der Werkstoffeigenschaften gegenüber konventionellen Verfahren. Die Festigkeit der temporären CAD/CAM-Werkstoffe ist deutlich gesteigert (*Stawarczyk* 2018). Die Werkstoffe sind als Ronde oder als Block in unterschiedlichen Farben, zum Teil auch mit Farbgradierung, verfügbar. Der Einsatz dieser Werkstoffklasse, auch Hochleistungskunststoffe genannt, hat zur Folge, dass weitspannige Langzeitprovisorien ohne zusätzliche Gerüstverstärkung hergestellt werden können.

Ein weiterer Vorteil im digitalen Prozess besteht in der Möglichkeit, eine Zahnaufstellung bzw. ein Wax-up digital in CAD-Technologie erstellen zu können und dieses Design in einem maschinellen Herstellungsprozess subtraktiv aus den Rohlingen zu fräsen, zu schleifen oder zu drucken. Je nach gewünschter Indikation kann das Design des Provisoriums auch als Schalenprovisorium (Immediatprovisorium in der Kronen- und Brückentechnik) gestaltet werden (vgl. Kap. 18.2.2).

Bei der subtraktiven Herstellung (CAM) kann dies je nach Ausstattung der Maschine trocken oder nass bzw. mit Hartmetallfräsern oder Diamantwerkzeugen erfolgen. Eine additive Herstellung (z. B. 3D-Druck) von Provisorien ist technisch machbar, den entsprechenden Flüssigkeiten mangelt es jedoch an der ausreichenden Festigkeit und Mundbeständigkeit (*Mesaric* und *Witkowski* 2009, *Schweiger* et al. 2018). Die erfassten und verwendeten Daten können auch für weitere Herstellungsprozesse wie für Schienen oder den definitiven Zahnersatz herangezogen werden (*Edelhoff* 2011). Ein weiterer wichtiger Unterschied zwischen der Vorgehensweise mittels IOS im Vergleich zum Vorgehen mittels Abformung und Modellherstellung ist die Zeit. Beim Vorgehen mittels IOS ist ein Design, die maschinelle Fertigung und Eingliederung des Provisoriums in einer Behandlungssitzung (Chairside-Restauration) möglich (vgl. Chairside-Vorgehen).

Abformung vs. Intraoralscan

Als Basis für das Design der Provisorien müssen die Ober- und Unterkiefermodelle eingescannt werden. Je nach Grad der Abstimmung zwischen Scanner, Artikulator und CAD-Software können die Modelle zu einem Standard im virtuellen Artikulator referenziert werden. Dies kann ein abgestimmter Gesichtsbogen oder ein Übertragungssystem (z. B. Plane Finder nach Plaster, Zirkonzahn) für das Einartikulieren der Modelle sein (*Witkowski* 2012).

Alternativ können auch Daten eines IOS und weitere Aspekte digital erfasst werden (vgl. Kap. 19.2). Je nach gewünschtem Umfang in der Diagnostik und digitalen Datenerfassung können unterschiedliche Parameter erfasst werden: Die Zahnreihen, die Zahnreihen mit einem Gesichtsscan, eine extraorale Registrierung, DVT-Daten, digital erfasste Unterkieferbewegungen, die Zahnfarbe oder auch digitale Porträtaufnahmen. Das Zusammenführen dieser Informationen setzt immer eine geeignete Software mit kompatiblem Datenfluss voraus (*Schwerin* und *Kelch* 2018). Bei der Kiefererfassung mittels IOS ist eine Kontrolle der hergestellten Provisorien im Artikulator nicht möglich, da keine Modelle existieren. 3D-generierte Modelle bieten nur eine bedingte Möglichkeit, Aspekte wie Okklusion und Kontaktpunkte zu verifizieren. Die zum Teil noch mangelnde Auflösung bzw. daraus resultierende Genauigkeit der additiv hergestellten Modelle lässt nur ein eingeschränktes Vorgehen für diese Punkte zu. Bei komplexen prothetischen Situationen ist daher immer noch ein Vorgehen über eine konventionelle Abformung und montierte Arbeitsmodelle von Vorteil.

Besonderheit bei der Kieferrelationsbestimmung

Bei einer gewünschten Erhöhung der vertikalen Dimension in der provisorischen Versorgung sollte der gesperrte Betrag und die Unterkieferposition intraoral verschlüsselt werden. Das Anheben der vertikalen Kieferrelation im virtuellen Artikulator gibt nicht die klinische Position des Unterkiefers wieder, sondern eine mechanische Rotation um eine gegebene technisch/rechnerisch definierte Rotationsachse im CAD. Dies führt zu einer Differenz zwischen der Unterkieferposition im CAD und der klinischen Realität, bedingt durch die individuelle Auslenkung des Unterkiefers bei Öffnungsbewegungen. Deswegen wird empfohlen, die gewünschte Anhebung der vertikalen Kieferrelation klinisch vorzunehmen und dann in den Artikulator oder in die Software zu transferieren (vgl. Kieferelationsbestimmung für die Michiganschiene, siehe Kap. 12).

Besonderheiten bei der Okklusionsgestaltung

Der klinische Einsatz von Provisorien in Verbindung mit einem digitalen Ablauf bietet die Möglichkeit, getragene Langzeitprovisorien extra- oder intraoral zu digitalisieren und anschließend funktionelle Merkmale in den definitiven Zahnersatz zu überführen. Hierbei werden die funktionellen Adaptionen wie Schlifffacetten oder die Eckzahnführung des Provisoriums in den definitiven Zahnersatz übernommen. Ein klinisches Austesten der Funktion und späteres Integrieren in den definitiven Zahnersatz ist somit möglich (*Pörnbacher* 2017).

18.2.5.2 Herstellung auf Grundlage eines intraoralen Scans (IOS) (chairside)

Auf Grundlage intraoraler Scans der Kiefer und ihrer Lagebeziehung erlauben heutige Hard- und Software-Lösungen die digitale Konstruktion der Provisorien (CAD) und die anschließende Chairside-Fertigung der Provisorien mittels CAM-Fräs- oder Schleifverfahren. Vorteilig sind die verbesserten Materialeigenschaften der verwendeten Werkstoffe, nachteilig der vergleichsweise hohe Zeit- und Kostenaufwand.

18.3 Provisorien bei abnehmbarem Zahnersatz

Ist bei vorhandenem kombiniert festsitzend-herausnehmbarem Zahnersatz bis zur Eingliederung einer neuen prothetischen Arbeit eine provisorische Versorgung notwendig, so bieten sich abhängig vom Einzelfall verschiedene Möglichkeiten an:

- Bei erfolgten Kieferkammresorptionen:
  - Unterfütterung vorhandener alter Prothesen im Bereich des zahnlosen Kiefers. Vorteile bieten hier moderne rosafarbene Kompositkunststoffe auf BisGMA-Basis (LuxaPick-up, DMG), die zwar die vorgängige Konditionierung der Prothesenbasis mittels Korundstrahlung und Kunststoff-

Tab. 18-4 Indirekte Unterfütterung einer vorhandenen Prothese.

Klinik	Labor
Anrauen des Prothesenrandes und der Protheseninnenfläche, Beseitigung untersichgehender Stellen (Ausschleifen von Überhängen), Unterfütterungsabformung (z. B. Kerr-Rand, Zinkoxid-Eugenol-Paste)	
	Einbetten der Prothese in Küvette mit Silikonmanschette, Entfernen der Abformmasse, Entfernung von altem Kunststoff (Kaltpolymerisat) im zu unterfütternden Bereich, Schließen der Küvette, Aushärten im Drucktopf (15 min, 2 bar), Ausbetten, Ausarbeiten und Politur der Prothese
Eingliederung der unterfütterten Prothese	

primer (z. B. Luxatemp Glaze & Bond, DMG) erfordern, sich dafür aber zeitsparend intraoral anwenden lassen (*Sasse* et al. 2015).

- Bei Kürzung von Zähnen für eine Hybridprothese:
  - Pfeilerzähne werden mit Hilfe eines Kunststoffprovisoriums geschützt (vgl. Kap. 39).
  - Vorhandene abnehmbare Teilprothesen werden in dem Bereich, in dem die Zähne gekürzt werden, erweitert.
  - Falls kein abnehmbarer Zahnersatz vorhanden ist, werden die Situationsmodelle einartikuliert, die entsprechenden Zähne auf den Modellen radiert und im Artikulator eine Immediatprothese angefertigt.
- Nach Extraktion von Zähnen:
  - provisorisches Unterfüttern bzw. Erweitern (Kunststoffsättel bzw. Ersatzzähne) der vorhandenen Prothesen (Tab. 18-4 und 18-5)
  - zusätzliches Anbringen von handgebogenen Klammern in die vorhandene alte Prothese
  - im Falle einer vorhandenen Doppelkronenarbeit: Auffüllen der Außenkonusse von extrahierten Zähnen mit Kunststoff
  - Herstellung einer sog. Interimsprothese

Interimsprothesen stellen die klassische herausnehmbare provisorische Versorgung dar, wenn Zähne extrahiert worden sind. Diese provisorischen Prothesen können vor oder nach der Extraktion angefertigt werden (also prä- oder postchirurgisch) und werden getragen, bis der definitive Zahnersatz eingegliedert wird. Im Falle der prächirurgischen Anfertigung spricht man auch von Immediatprothesen. Als Prothesenzähne werden konfektionierte Kunststoffzähne eingearbeitet.

Tabelle 18-6 skizziert den Ablauf der Herstellung einer Interimsprothese. Interimsprothesen werden mit handgebogenen Drahtklammern (i. d. R. aus federhartem V_2A-Stahl, Ø 0,8 mm) am Restgebiss befestigt. Auch Halbfertigteile wie Klammerkreuze oder I-Klammern können zur Anwendung kommen. Bei Drahtklammern lassen sich verschiedene Klammerabschnitte unterscheiden (Abb. 18-33), denen

Tab. 18-5 Erweiterung einer vorhandenen Prothese.

Klinik	Labor
Abformung über im Mund eingesetzte Prothese (konfektionierter Löffel, Alginat)	
	Ausgießen der Abformung (Hartgips), Modellherstellung, Aufstellen der Zähne in Wachs, Herstellen eines Gipsvorwalls (pico-arti), Entfernen von Vorwall und Zähnen, Ausbrühen des Aufstellwachses, Einsatz der Zähne in den Vorwall (Fixieren mit Klebewachs)
	bei Modellgussprothesen: Anlöten von Retentionen an das Gerüst
	Befestigen des Vorwalls am Modell (Klebewachs), Einbringen von Kunststoff (kalt) zwischen Vorwall und Prothese, Aushärten im Drucktopf (15 min, 2 bar), Vorwall abnehmen, Ausarbeiten und Politur der Prothese, Eingliederung der erweiterten Prothese

Tab. 18-6 Behandlungsablauf bei der Herstellung einer Interimsprothese.

Klinik	Labor
Alginatabformung (mit Gegenkiefer), Farbauswahl, evtl. Kieferrelationsbestimmung, Auswahl der zu umklammernden Zähne	
	Modellherstellung, Einartikulieren (Mittelwertartikulator), [im Falle einer Immediatprothese: Radieren der zu extrahierenden Zähne], Auffinden und Ausblocken untersichgehender Bereiche (Parallelometer), Biegen und Fixieren der Klammern, Zahnaufstellung in Wachs, Umsetzung in Kunststoff durch Küvetten- oder Vorwalltechnik, Ausbetten, Ausarbeiten und Politur der Immediatprothese
Extraktion der betroffenen Zähne, Eingliederung der Immediatprothese; monatliche Kontrollen, evtl. Unterfütterungen	

bestimmte Funktionen zukommen (Tab. 18-7). Um das Absinken einer Interimsprothese zu verhindern, sollten die Drahtklammern eine dentale Auflage aufweisen.

Drahtklammern für Interimsprothesen können wie folgt eingeteilt werden (*Wenz* und *Hellwig* 2018):

- Klammern ohne dentale Auflage = Halteklammern
  1. einseitig (i. d. R. vestibulär) am Zahn angreifend

  Beispiele:
  - Einarmklammer (C- oder L-Klammer)
  - Doppelbogenklammer (einseitig)
  - Zahnhalsklammern (z. B. I-Klammer)

Tab. 18-7 Abschnitte einer handgebogenen Drahtklammer, ihre Lage am Zahn und ihre Funktion.

Klammerabschnitte	Lage am Zahn	Funktion
Klammerauflage	horizontal auf Okklusalfläche	parodontale Abstützung (wirkt Druckkräften entgegen)
Klammerschulter	auf prothetischem Äquator	Schubverteiler (wirkt Horizontalkräften entgegen)
Klammeroberarm	schneidet prothetischen Äquator	Schubverteiler (wirkt Horizontalkräften entgegen)
Klammerunterarm	in Infrawölbung, Abstand zum Margo gingivalis mindestens 1 mm	Retentionsfunktion (wirkt Zugkräften entgegen)
Klammerschwanz	über Kieferkammmitte, Abstand zur Schleimhaut mindestens 1 mm	Verankerung der Klammer im Prothesenkunststoff

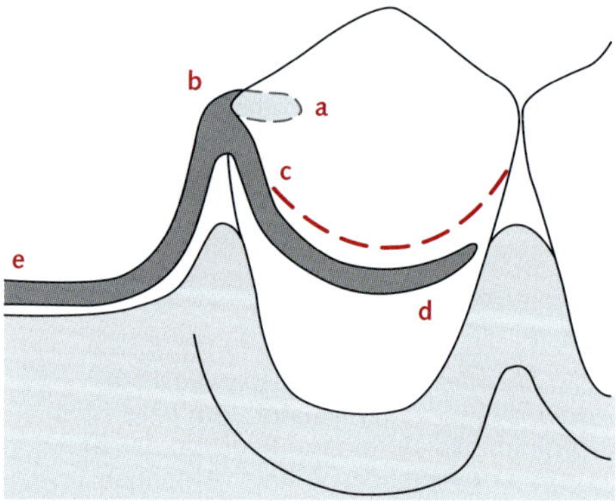

Abb. 18-33 Die verschiedenen Abschnitte einer Drahtklammer. a Klammerauflage; b Klammerschulter; c Klammeroberarm; d Klammerunterarm; e Klammerschwanz; der prothetische Äquator ist gestrichelt dargestellt.

Einseitig am Zahn ansetzende Klammern müssen auf der gegenüberliegenden Seite, also in der Prothesenbasis, ein Widerlager haben. Dieses Widerlager verhindert eine kieferorthopädische Wirkung der Drahtklammer und dadurch verursachte Zahnwanderungen, und sollte sich bis in den Approximalbereich des Prothesensattels erstrecken. Im Bereich des Zahnfleischrands ist die Interimsprothese zur Vermeidung einer Traumatisierung der Gingiva hohl zu legen.

2. doppelseitig am Zahn angreifend
   - Doppelklammer (C-Klammer)
   - Doppelbogenklammer (beidseitig) = Extensionsarmklammer

- Klammern mit dentaler Auflage = Halte-Stützklammern (Auflageklammern)
  Beispiele:
  - E-Klammer (Doppelarmklammer mit sattelnaher Auflage = Dreiarmklammer)
  - G-Klammer (Doppelarmklammer mit sattelferner Auflage)
  - Jackson-Klammer (O-Klammer)
  - Kugelknopfklammer (Kugelknopfanker)

Vorteile der Drahtklammern:
- preiswert
- schnell zu biegen
- durch punkt- bzw. linienförmiges Anliegen an den Klammerzähnen geringere Kariesgefahr als bei flächenhaft anliegenden Gussklammern
- Sie verlaufen durch die beiden gingivalen Zahnquadranten, so dass sie im Einzelfall einen ästhetisch günstigeren Verlauf haben als Gussklammern (vgl. Abb. 18-33).

Nachteile der Drahtklammern:
- Deformierbarkeit (hohe Elastizität) und mangelnde Stabilität (besonders bei Horizontalschüben)
- unzureichende Passform
- unzureichende körperliche Fassung des Zahnes
- Gefahr der Traumatisierung des marginalen Parodonts durch Absinken der Prothese
- Durch nachträgliches Nachbiegen abstehender Klammerarme (sog. „Aktivieren") werden unkontrollierte Kräfte auf den Zahn ausgeübt.

Die genannten Nachteile sind zu beachten. Bei einer durchschnittlichen Tragedauer des provisorischen Ersatzes von 6 bis 9 Monaten und monatlichen Kontrollintervallen sind allerdings keine größeren Schäden an Zähnen, Parodont und Kieferkamm zu erwarten.

Literatur

Balkenhol M., Knapp M., Ferger P., Heun U., Wöstmann B.: Correlation between polymerization shrinkage and marginal fit of temporary crowns. Dent Mater 2008;24: 1575-1584.

Bodirsky H.: Die Immediate-Pontic-Technik. Eine Methode zur Erhaltung der Ästhetik nach Extraktion von Frontzähnen und Prämolaren. Quintessenz 1992;43:251-265.

Dieterich H., Dieterich J.: Die provisorische Versorgung. teamwork media, Fuchstal 2002.

Dieterich H.: Temporäre Restaurationen als Schlüsselelement zur Erarbeitung der Ästhetik. Quintessenz 2011;62:759-767.

Edelhoff D., Schweiger J., Brix O., Güth J., Beuer F.: CAD/CAM-generierte Restaurationen aus Hochleistungs-polymer zur Vorbehandlung komplexer Fälle. Quintessenz 2011;62:625-635.

Foussekis K., Kern M., Ludwig K.: Vergleichende Untersuchung zur Bruchfestigkeit und Reparaturfestigkeit von direkten Brückenprovisorien. Dtsch Zahnärztl Z 2001;56: 612-615.

Kaup M., Ramb H.-J., Dammaschke T., Ott K.: Temperaturentwicklung im Pulpakavum bei Herstellung von provisorischen Versorgungen. Dtsch Zahnärztl Z 2000;55:180-183.

Libecki W, Elsayed A, Freitag-Wolf S, Kern M. Reducing the effect of polymerization shrinkage of temporary fixed dental prostheses by using different materials and fabrication techniques. Dent Mater 2016;32:1464-1471.

Mesaric E., Witkowski S.: Diagnostische und provisorische Versorgungen mittels generativer Fertigung aus lichthärtendem Komposit. Quintessenz Zahntech 2009;35:1144-1153.

Meyer A., Müller P.: Direkte provisorische Versorgung – Ein Überblick. Quintessenz 2006;57:371-378.

Pörnbacher M.: Planungssicherheit bei komplexer Implantatversorgung mittels Provisorien. Quintessenz Zahntech 2017;43:1596-1609.

Stawarczyk B., Kieschnick A., Rosentritt M.: Polymerebasierte CAD/CAM-Werkstoffe. Quintessenz Zahntech 2018;45:1408-1415.

Schweiger J., Trimpl J., Schwerin C., Güth J., Erdelt K., Edelhoff D.: Effizienter Einsatz von Additive Manufacturing (AM) im Dentalbereich. Quintessenz Zahntech 2018;44: 196-218.

Schwerin C., Kelch M.: Vom digitalen Wax-up über den 3-D-Druck zur zahnfarbenen gefrästen Schiene. Quintessenz Zahntech 2018;44:640-651.

Körner G., Müterthies K.: Weichgewebemanagement und Zirkoniumdioxid. Quintessenz Zahntech 2009;35,136-146.

Sasse M., Callea S., Kern M.: Ein neuer gingivafarbener Bis-Acryl-Kompositkunststoff - Vorteile der klinischen Anwendung. Quintessenz 2015;66:413-421.

Tarnow D.P., Magner A.W., Fletscher P.: The effect of the distance from the contact point to the crest of bone on the presence or absence of the interproximal dental papilla. J Periodontol 1992;63:995-996.

Wenz H.-J., Hellwig E.: Zahnärztliche Propädeutik: Einführung in die Zahnheilkunde. 14. Aufl. Deutscher Zahnärzte Verlag, Köln 2018.

Wild W.: Funktionelle Prothetik. Schwabe, Basel 1950.

Witkowski S.: Artikulation für die restaurative Zahnmedizin am Bildschirm 2012 – Statische und dynamische Okklusion im CAD. Quintessenz Zahntech 2012;38:902-917.

Wolfart S.: Konditionierung der Brückenzwischengliedauflage in der ästhetischen Zone. Quintessenz 2017;68:273-290.

19 Abformung

Jens Fischer, Matthias Kern

Für die Planung und Herstellung des Zahnersatzes sind Arbeitsunterlagen in Form von Modellen notwendig, die die Situation in der Mundhöhle möglichst genau wiedergeben. Zu diesem Zweck muss eine Abformung der Situation in der Mundhöhle erfolgen.

Die Abformung kann auf zwei verschiedene Arten erfolgen:

- Konventionell wird ein Abformmaterial im plastischen Zustand in die Mundhöhle gebracht, das dann abbindet und in den festen Zustand übergeht. Nach dem Abbinden wird die Abformung aus der Mundhöhle entfernt. Die resultierende Negativform wird mit einem Modellwerkstoff ausgegossen und so die Mundsituation in das Modell übertragen.
- Eine zweite Variante ist das opto-elektronische Erfassen der dreidimensionalen Situation in der Mundhöhle mit einem Intraoral-Scanner. Diese Variante liefert zunächst nur ein virtuelles Modell, mit dessen Hilfe eine Restauration virtuell konstruiert und maschinell gefertigt werden kann. Es kann aber auch mit den virtuellen Daten der digitalen Abformung auf maschinellem Wege durch Fräs- oder Druckverfahren ein Modell hergestellt werden, auf dem die Restauration dann manuell angefertigt oder weiterverarbeitet wird.

19.1 Konventionelle Abformung

19.1.1 Abformtechniken

Die in der Zahnmedizin entwickelten Abformverfahren werden nach der erforderlichen Anzahl der Arbeitsschritte und der Anzahl der verwendeten Materialkomponenten unterteilt.

19.1.1.1 Einphasenabformung

Die Einphasenabformung ist vom Ablauf her einfach und zeitsparend. Bei dieser Abformtechnik wird die Zahnreihe mit einem einzigen Material mittlerer Konsistenz abgeformt. Das Material muss eine hohe Anfließfähigkeit und eine ausreichende Standfestigkeit besitzen.

19.1.1.2 Doppelmischabformung

Bei der Doppelmischabformung werden elastische Abformmassen unterschiedlicher Konsistenz eingesetzt. Der präparierte Zahnstumpf wird mit einer niedrig viskösen Abformmasse umspritzt, der Abformlöffel mit dem chemisch gleichen Abformmaterial höherer Viskosität beschickt und drucklos eingebracht. Die Materialien verbinden sich während der Aushärtungsphase.

19.1.1.3 Korrekturabformung

Hier wird mit einem schwer fließenden oder auch knetbaren elastischen Silikonmaterial eine Vorabformung gewonnen, die dann mit Hilfe eines dünn fließenden Materials in einer Zweitabformung korrigiert wird, um die Detailschärfe des Erstabdruckes zu erhöhen. Zweck dieses Vorgehens ist es, durch die Stempelwirkung des Stumpfes einen gewissen Druck zu erzeugen, damit das dünn fließende Zweitmaterial auch in sonst schwer zugängliche Bereiche fließt.

Generell ist bei dieser Abformtechnik möglich, dass das unter Druck ausfließende Korrekturmaterial die Erstabformung deformiert, was zu veränderten Dimensionen im Modell führen kann. Dieser methodische Fehler wird vermieden, indem in die Erstabformung Abflussrillen eingeschnitten werden, wodurch der Überschuss des Korrekturmaterials abfließen kann und so der Druck abgebaut wird.

Um Deformationen zu vermeiden, ist es generell bei allen Abformungen wichtig, die Abformmasse nur kurz unter Druck zu setzen und dann den Abformlöffel bis zum Ende der Abbindezeit drucklos zu halten. Aus diesem Grund sollte auch heute nicht mehr der irreführende Begriff Abdruck verwendet werden.

19.1.2 Einteilung der Abformmassen

Es gibt verschiedene Ansätze, die Abformmassen einzuteilen. Die anzuwendende Norm ISO 4823:2015 definiert unabhängig von der chemischen Zusammensetzung und den Verarbeitungseigenschaften vier verschiedene Typen für die Konsistenz (Tab. 19-1). Im Hinblick auf die klinische Anwendung ist eine Einteilung nach der Elastizität und der Wiederverwendbarkeit gebräuchlich (Tab. 19-2).

Beide Einteilungen helfen, die Materialien zu kennzeichnen und in Gruppen einzuteilen, liefern aber keine Hinweise auf die Indikation des jeweiligen Materials. Deshalb werden im Folgenden zunächst die allgemeinen Anforderungen an Abformmaterialien besprochen, und dann die Materialtypen im Einzelnen vorgestellt, um ihre Vor- und Nachteile deutlich zu machen.

Tab. 19-1 Einteilung der Abformmaterialien nach ihrer Konsistenz (gemäß ISO 4823:2015).

Typ 0	knetbar / putty	sehr hohe Viskosität
Typ 1	schwerfließend / heavy body	hohe Viskosität
Typ 2	mittelfließend / regular body	mittlere Viskosität
Typ 3	leichtfließend / light body	niedrige Viskosität

Tab. 19-2 Gebräuchliche Einteilung der Abformmaterialien nach ihrer Elastizität und Wiederverwendbarkeit.

Irreversibel-starr	Abformgips Zinkoxid-Eugenol-Pasten Kunststoffe	
Reversibel-starr	Kompositionsmassen Abdruckguttapercha	
Reversibel-elastisch	Agar-Agar	
Irreversibel-elastisch	Alginate	
	Elastomere	Polyether K- und A-Silikone

19.1.3 Allgemeine Anforderungen an Abformmassen

An Abformmassen werden folgende Anforderungen gestellt (nach *Viohl* 1996, ergänzt):

- **Lagerfähigkeit der Komponenten.** Zwischen der Herstellung und der Verwendung eines Abformmaterials vergehen Wochen bis Monate. In dieser Zeit dürfen sich die Eigenschaften der einzelnen ausgelieferten Komponenten des Abformmaterials nicht so verändern, dass die Abformungen nicht mehr den Qualitätsanforderungen genügen. Dies gilt insbesondere auch dann, wenn die Packungen angebraucht sind.
- **Einfache Verarbeitbarkeit.** Die Abformmaterialien werden entweder aus zwei Komponenten zusammen gemischt oder durch Erwärmen plastisch gemacht. Dieser Vorgang muss in der Praxisroutine ohne großen Aufwand durchführbar sein. Werden zwei Komponenten vermischt, so sollte die Konsistenz eine Vermischung ohne große Kraftanstrengung ermöglichen und die Kontrolle der Homogenität sollte beispielsweise über unterschiedliche Farben der Komponenten, die sich dann zu einer homogenen Farbe vermischen, möglich sein.
- **Geeignete Konsistenz nach dem Anmischen bzw. Erwärmen.** Die Viskosität muss je nach Indikation so eingestellt sein, dass eine Applikation problemlos möglich ist, ohne dass das Material unkontrolliert wegfließt oder ein zu starker Druck ausgeübt werden muss, um die Masse überhaupt in situ bringen zu können.
- **Ausreichende Verarbeitungs- und Abbindezeit.** Das homogene Anmischen der Komponenten und das Einbringen des Materials in die Mundhöhle benötigt eine gewisse Zeit, in der das Material noch nicht abbinden darf. Nach dem Positionieren des Löffels soll dann aber der Abbindeprozess möglichst rasch ablaufen, damit keine für den Patienten und Behandler unangenehmen Wartezeiten entstehen. Die Verarbeitungszeit beträgt üblicherweise ca. 1–3 Minuten, die Abbindezeit ca. 2–6 Minuten. Die Abformung sollte darüber hinaus noch einige Minuten in situ belassen werden, um Deformationen zu minimieren. Es ist sinnvoll, die Zeiten mit einer Stoppuhr zu kontrollieren und die für das jeweilige Abformmaterial angegebenen Mindestzeiten einzuhalten, um ein gutes Ergebnis zu erzielen.
- **Angenehmer Geruch und Geschmack.** Insbesondere eine Abformung im Oberkiefer mit Erfassung der Gaumenpartie ist für die Patienten unangenehm und kann zu Würgereiz führen. Ein angenehmer Geruch und Geschmack des Abformmaterials lindern den Würgereiz.
- **Biokompatibilität.** Obwohl die Abformmaterialien nur sehr kurzzeitig in der Mundhöhle verbleiben, dürfen sie keine potenziell toxischen oder allergenen Bestandteile enthalten.
- **Ausreichende Elastizität und Rückstellvermögen.** Um die Abformung nach dem Abbinden auch aus Unterschnitten problemlos entfernen zu können, muss das Abformmaterial im abgebundenen Zustand eine ausreichende Elastizität und ein ausreichendes Rückstellvermögen aufweisen.
- **Ausreichende Reißfestigkeit.** Beim Herausnehmen der Abformung aus der Mundhöhle dürfen keine Anteile ein- oder abreißen. Besonders gefährdet sind Septen in den Interdentalräumen. Bei ausgeprägten Unterschnitten oder großen Interdentalräumen empfiehlt es sich, vor der Abformung mit Wachs oder einem knetbaren, wasserlöslichen Material (OraSeal, Ultradent, USA-Salt Lake City) auszublocken.

- **Ausreichende Detailwiedergabe.** Je nach Anforderung an das Modell muss eine ausreichende Detailwiedergabe gewährleistet sein. Bei Planungs- und Dokumentationsmodellen sind die Anforderungen an die Präzision naturgemäß nicht so hoch wie bei Arbeitsmodellen.
- **Hohe Dimensionstreue.** Das Abformmaterial darf während des Abbindens, bei der Desinfektion und bei der Lagerung nur eine minimale Schrumpfung oder Quellung aufweisen, damit die Dimensionstreue langfristig garantiert ist.
- **Desinfizierbarkeit der Abformung.** Abformungen werden zur Herstellung der Modelle ins Labor gegeben. Aus hygienischen Gründen und zur Vermeidung von Infektionen des Laborpersonals muss die Abformung, bevor sie die Praxis verlässt, desinfiziert werden. Zur Sicherheit sollte im Labor zusätzlich eine Eingangsdesinfektion durchgeführt werden. Die Desinfektions-Maßnahmen müssen für das jeweilige Abformmaterial effizient sein und dürfen das Material nicht schädigen.
- **Kompatibilität mit den gängigen Modellmaterialien.** Das Abformmaterial darf nicht chemisch mit dem Modellmaterial reagieren.
- **Lagerfähigkeit der Abformung.** Es ist wünschenswert, dass Abformungen während der Anfertigung der Rekonstruktion gelagert und mehrmals ausgegossen werden können, um im Zweifelsfall das Arbeitsmodell überprüfen zu können.

19.1.4 Eigenschaften und Einsatzbereich der Abformmassen

Die Abformmaterialien gehören zu einer Werkstoffgruppe, die aus chemischer Sicht sehr heterogen zusammengesetzt ist. Nachfolgend werden die Abformmaterialien entsprechend der Einteilung aus Tabelle 19-2 besprochen. In jedem Fall ist bei der Anwendung eines bestimmten Produktes die zugehörige Verarbeitungsanleitung genau zu beachten. Selbst zur gleichen chemischen Stoffgruppe gehörende Materialien erfordern möglicherweise unterschiedliche Verarbeitungsschritte.

19.1.4.1 Gipse

Die Anwendung der Gipse als Abformmaterial hat fast nur noch historische Bedeutung. Die hauptsächliche aktuelle Anwendung ist das Verschlüsseln der Registrierplatten bzw. Zahnreihen nach einem intraoralen Stützstift-Registrat. Der Abform-Gips ist gegenüber dem Modell-Gips mit Kaliumsulfat versetzt, um die Abbindezeit zu reduzieren.

19.1.4.2 Zinkoxid-Eugenol-Pasten

Die Abformung der Schleimhaut für die Totalprothetik stellt andere Anforderungen an das Abformmaterial als die Abformung der Zahnhartsubstanz. Elastomere können aufgrund der geringen oder fehlenden Hydrophilie die mit einem Feuchtigkeitsfilm belegte Schleimhaut schlecht abformen. Häufig bilden sich in der Gaumenregion sogar kleine Bläschen in der Oberfläche der Abformung, weil die kleinen Speicheldrüsen im Gaumendach Speichel sezernieren, der nicht abfließen kann und deshalb das Abformmaterial verdrängt. Aus diesem Grund wird für die Abformung in der Totalprothetik ein hydrophiles Abformmaterial benötigt. Bewährt hat sich Zinkoxid-Eugenol, ein Material, das auch als provisorisches Befestigungsmaterial bekannt ist. Abformmaterialien auf der Basis von Zinkoxid-Eugenol bestehen üblicherweise aus zwei Pasten und werden im Verhältnis 1:1 angemischt. Durch die Reaktion von Zinkoxid (Paste 1) und Eugenol (Paste 2) bildet sich Zinkeugenolat, in dem unreagiertes Zinkoxid eingeschlossen ist. Die Abbindereaktion kann durch Zinkacetat und Magnesiumchlorid beschleunigt werden. Öle dienen als Weichmacher und erleichtern das Vermischen der Pasten.

Die Abbinde-Schrumpfung liegt bei etwa 0,1 %. Das Ausgießen des Löffels mit Gips sollte unmittelbar nach der Abformung geschehen. Nach Abbinden des Gipses kann die Abformmasse durch Erwärmen in 70 °C warmem Wasser erweicht werden, so dass sie sich ohne Schwierigkeiten sauber vom Gipsmodell trennen lässt.

19.1.4.3 Kompositionsmassen

Die Kompositionsmassen dienen zur Abformung von Funktionsrändern in der Teil- und Totalprothetik. Sie werden über einer Flamme erweicht, als Strang auf den Rand des individuellen Löffels aufgetragen und erkalten dann im Mund, während der Patient Funktionsbewegungen ausführt. Durch erneutes Erwärmen wird die Kompositionsmasse wieder plastisch und auf diese Art können Korrekturen einfach ausgeführt werden.

Kompositionsmassen bestehen aus vier Stoffgruppen: plastische und elastische Stoffe, Weichmacher sowie Füll- und Farbstoffe.

Die plastischen Stoffe (synthetische Harze) verleihen dem Material als Hauptbestandteil die thermoplastischen Eigenschaften und dienen gleichzeitig als Bindemittel. Die elastischen Stoffe und Weichmacher reduzieren die Sprödigkeit. Gleichzeitig setzen sie den Erweichungspunkt herab und ermöglichen so eine Abformung bei 45-50 °C. Bei 37 °C geht die Masse in den starren Zustand über.

19.1.4.4 Agar-Agar

Das langkettige Polysaccharid Agar-Agar aus Meerestang ist ein wesentlicher Bestandteil (8 bis 15 Masse-%) dieser Masse. Es geht beim Erwärmen vom Gel- in den Solzustand und beim Abkühlen wieder in den Gelzustand über. Füllstoffe wie Kaolin und Zusatzstoffe wie Glycerin beeinflussen die Steifigkeit und Konsistenz. Agar-Agar besteht zu 75 Masse-% aus Wasser, was zu einer hohen Empfindlichkeit gegen Austrocknung, aber auch gegen Wasseraufnahme führt.

Zur Abformung wird das Material auf 100 °C erhitzt und so in den flüssigen Solzustand überführt. Die Erstarrungstemperatur liegt bei 40 °C. Um kurze Abbindezeiten zu erreichen, werden für die Abformung spezielle doppelwandige Abformlöffel mit Wasserkühlung verwendet.

Durch die starke Temperaturänderung der Masse resultiert eine hohe Schrumpfung. Diese ist proportional zur Materialdicke, d. h. bei größerer Materialstärke resultiert eine höhere Schrumpfung.

Eine Agar-Agar-Abformung muss sofort ausgegossen werden, da bei Lagerung im Wasser zusätzliches Wasser aufgenommen und an der Luft aber Wasser abgegeben wird, sich dadurch das Volumen verändert und damit die Dimensionstreue beeinträchtigt wird. Des Weiteren ist Agar-Agar wasserlöslich. Die Desinfektion ist problematisch, da Agar-Agar bereits bei einer kurzen Einlagerung in einem wässrigen Desinfektionsmedium quillt.

Die kolloidalen Bestandteile wirken als Abbindeverzögerer für Gips. Deshalb muss die Abformung vor dem Ausgießen für 5 min in eine 2%ige K_2SO_4-Lösung gelegt werden. K_2SO_4 wirkt für Gips als Abbindebeschleuniger. Die Detailwiedergabe von Agar-Agar ist besser als 50 µm, d. h. sie ist besser als bei Alginaten, aber nicht so gut wie bei Elastomeren.

19.1.4.5 Alginate

Alginate werden in Pulverform geliefert und mit Wasser angemischt. Die Grundsubstanz der Alginate ist wasserlösliches Na-Salz der Alginsäure. Bei Anwesenheit von Ionen mehrwertiger Metalle (z. B. Ca^{2+} aus $CaSO_4$) kommt es zu einer Vernetzung der Alginsäuren und damit zur Erstarrung der Masse. Da die Reaktion sehr rasch abläuft, müssen Phosphat-Ionen z. B. in Form von Na_3PO_4 als Verzögerer zugesetzt werden, um die Verarbeitungszeit zu verlängern. Das Kalzium-Ion hat eine höhere Affinität zum Phosphat-Ion als zur Alginsäure und so fällt zunächst schwerlösliches Kalziumphosphat aus. Erst nach vollständigem Verbrauch des Phosphates kommt die Abbindereaktion in Gang. Anorganische Füllstoffe verbessern die Viskosität des angemischten Alginates sowie die elastischen Eigenschaften und die Festigkeit des abgebundenen Alginates. Zudem wird die Abbindeschrumpfung reduziert.

Das Anmischwasser (Leitungswasser) sollte Raumtemperatur haben, bei den Anmischverhältnissen sind die Herstellerangaben zu berücksichtigen. Durch unterschiedliche Temperatur des Anmischwassers kann die Abbindegeschwindigkeit beeinflusst werden.

Bei einer abgebundenen Alginatabformung kann es sehr schnell zur Verdunstung des Wassers kommen, was zu einer entsprechenden Kontraktion bzw. Austrocknung der Masse führt. Daher sollte eine Alginatabformung möglichst schnell ausgegossen werden. Auch ein Quellen des abgebundenen Alginats durch Lagerung im Wasser ist zu verhindern, was bei der Desinfektion zu beachten ist.

Die Detailwiedergabe bei Alginat ist von der Korngröße der zugesetzten Füllstoffe und der Art der Makromoleküle abhängig. Je größer diese jeweils sind, desto schlechter ist die Detailwiedergabe. Sie ist weniger gut als bei Agar-Agar oder den Elastomeren. Die Elastizität des Materials ist nicht immer ausreichend. Stark untersichgehende Anteile werden beim Abziehen verzerrt, interdentale Anteile zerrissen. Durch eine Lagerung der Abformung in Wasser verändert sich die Oberfläche des ausgegossenen Modells. Die Gipsoberfläche wird rauer und die Feinprofilwiedergabe schlechter.

Aufgrund der einfachen Verarbeitung werden Alginate häufig eingesetzt. Da es bei Unterschnitten leicht zum Verzug kommt, werden Alginate für Planungs- und Dokumentationsmodelle, Gegenkiefermodelle, für Modelle zur Herstellung von individuellen Löffeln und in der Totalprothetik verwendet. Für Präzisionsabformungen müssen Elastomere verwendet werden.

19.1.4.6 Elastomere

Elastomere zählen zu den irreversibel-elastischen Abformmassen. Nach der chemischen Zusammensetzung unterscheidet man Polyether und Silikone (Tab. 19-2).

Die elastischen Abformmaterialien gehen beim Abbinden vom plastischen in den elastischen Zustand über. Je nach Materialtyp und dessen Konsistenz lassen sie sich bis zu einem gewissen Grad (ohne Bruch) elastisch verformen. Nach Entlastung von einer vorausgegangen Stauchung kommt es zunächst zu einer spontanen Rückfederung, dann zu einer Phase weiterer Rückstellung durch elastische Nachwirkung. Es resultiert eine bleibende Deformation, deren Höhe abhängig von den Materialeigenschaften sowie von der Höhe und Dauer der Belastung ist.

Elastomere haben von allen Abformmaterialien die beste Detailwiedergabe, eine hohe Dimensionsstabilität (Tab. 19-3) und eine gute Lagerfähigkeit. Sie werden für Abformungen verwendet, die eine hohe Präzision erfordern.

Tab. 19-3 Lineare Dimensionsänderung von Abformwerkstoffen in % (*Viohl* 1996).

	irreversibel-elastisch				**reversibel-elastisch**	**reversibel-starr**	**irreversibel-starr**
	Elastomere			**Hydrokolloide**		**Thermoplastische Kompositionsmassen**	**Zinkoxid-Eugenol-Pasten**
	K-Silikone knetbar bzw. leichtfließend	**A-Silikone**	**Polyether**	**Alginat**	**Agar-Agar**		
Abbindeschrumpfung	0,2–0,4	~ 0	0,2	~ 0	0,15–0,5	0,2–1,2	< 0,15
Schrumpfung nach 24 h Lagerung an Luft	0,2–1,2	< 0,1	0,2	> 5	> 5	< 0,1	0,15

Polyether

Ausgangsprodukt der Abformmassen auf Polyetherbasis ist ein Copolymerisat aus Ethylenoxid und Tetrahydrofuran. Die Heterozyklen addieren sich unter Ringöffnung zu linearen Makromolekülen (*Meiners* 1977). Da bei der Vernetzungsreaktion keine flüchtigen Nebenprodukte abgespalten werden, ist die Dimensionsänderung der Masse bei der Lagerung nur sehr gering.

Die Dimensionstreue ist bei Polyethermaterialien aufgrund der geringen Polymerisationsschrumpfung sehr gut. Die hohe Zugfestigkeit und die Starre des Materials erschweren allerdings die Entformung. Das Material besitzt aber ein gutes Rückstellvermögen und damit eine dimensionsgetreue Wiedergabe von Unterschnitten, die Werte für die bleibende Deformation liegen bei etwa 1 %. Die Desinfektion der Abformung ist nur eingeschränkt möglich, da das Material bei feuchter Lagerung, z. B. im Wasserbad quillt.

Die Kontraktion des Polyethers während der Lagerung ist sehr gering und mit derjenigen der additionsvernetzenden Silikone vergleichbar (*Jost* 1986). Polyethermaterialien können deshalb mehrfach ausgegossen werden. Epoxidmodellkunststoffe sind allerdings wegen der hohen Klebwirkung zum Ausgießen dieser Masse nicht geeignet.

Polyethermaterialien können in der Einphasentechnik (Impregum, 3M, D-Seefeld) oder der Doppelmischtechnik (Permadyne, 3M) angewendet werden. Durch die nicht ganz optimale Fließfähigkeit von Polyethern ist eine Abformung mit einem individuellen Löffel empfehlenswert. Der individuelle Löffel ermöglicht einen höheren initialen Abformdruck und gleichmäßige Schichtdicken (*Eames* et al. 1979).

Polyethermaterialien haben eine erhöhte Allergisierungsrate, die zu vermehrten Sensibilisierungen und Kontaktdermatitiden beim Patienten und beim zahnärztlichen Personal führen können (*Hensten-Pettersen* et al. 1990).

Silikone

Hauptbestandteil der Silikone ist ein Polysiloxan, also ein Kettenmolekül mit einem Grundgerüst aus einer Silizium-Sauerstoff-Kette (...-Si-O-Si-O-Si-...). Die freien Valenzen am Silizium sind mit Methylgruppen (-CH_3) abgesättigt. Die Aushärtung der Silikone erfolgt durch eine Vernetzung der einzelnen Polydimethylsiloxanketten zu einem Makromolekül. Je nachdem, ob es sich bei der Vernetzungsreaktion um eine Polykondensation oder um eine Polyaddition handelt, unterscheidet man K-(kondensationsvernetzende) oder A-(additionsvernetzende) Silikone:

- **Kondensationsvernetzende Silikone.** Das Polydimethylsiloxan der K-Silikone weist endständige Hydroxylgruppen auf. Die Härtersubstanz enthält ein Alkoxysilan sowie eine organische Zinnverbindung als Katalysator. Das tetrafunktionelle Härtermolekül reagiert nach dem Anmischen mit den Hydroxylgruppen des Siloxans unter Abspaltung von Alkohol. Durch das Freisetzen und Verdampfen des abgespaltenen Alkohols R-OH ergibt sich eine Volumenveränderung: die Masse schrumpft. Diese Schrumpfung ist umso geringer, je höher der Füllstoffanteil und damit die Viskosität der Abformmasse ist. Sie liegt bei 0,2 % für die Vorabformmasse bzw. 0,8 % für die Feinabformmasse (*Bader* 1989). Da die Dimensionsstabilität nicht gewährleistet ist, können mit K-Silikonen keine Präzisionsabformungen durchgeführt werden. Sie werden im Wesentlichen für die Vorabformung zur Herstellung von direkten Provisorien eingesetzt.
- **Additionsvernetzende Silikone.** Anstatt endständiger Hydroxylgruppen wie bei K-Silikonen finden sich bei A-Silikonen im Grundmolekül endständige Vinylgruppen (-$CH=CH_2$); daher der Name Polyvinylsiloxan. Mit diesen Vinylgruppen werden im Härter enthaltene Polysiloxanmoleküle, die seitliche H-Si-Gruppen tragen, durch Addition vernetzt. Hierzu ist als Katalysator eine organische Platinverbindung nötig. Bei den additionsvernetzenden Silikonen treten keine Nebenprodukte auf, wodurch eine dauerhafte Dimensionsstabilität erreicht wird. Zudem werden die Abstände zwischen den Molekülketten bei der Verknüpfung nur geringfügig geändert, so dass die Abbindekontraktion sehr gering bleibt. Abformungen können deshalb problemlos über Tage gelagert werden. Da Latexpartikel den Katalysator der meisten A-Silikone inhibieren und dies zu einer unzureichenden Aushärtung des Materials führen kann, sollte man beim manuellen Anmischen latexfreie Handschuhe tragen. K- und A-Silikone können ohne wesentliche Beeinträchtigung der Dimensionsstabilität und Oberflächenqualität mit handelsüblichen Desinfektionsmitteln desinfiziert werden.

19.1.5 Abformlöffel

Die Abformungen werden mit Hilfe von Abformlöffeln durchgeführt. Diese werden mit Abformmassen gefüllt und in den Mund gebracht, evtl. nach vorherigem Umspritzen der Pfeilerzähne mit einer dünn- oder mittelfließenden Masse.

Ein Abformlöffel muss bestimmte Anforderungen erfüllen:

- Der Löffel muss alle Zähne bzw. alle abzuformenden Strukturen überdecken. Werden distale und apikal befindliche Partien vom Löffel nicht erfasst, so muss dieser mit Kompositionsmasse oder autopolymerisierendem Kunststoff verlängert werden.
- Der Löffel muss verwindungsstabil sein und darf keine Formveränderung zeigen. Daher dürfen Löffel aus kalthärtendem Kunststoff erst 24 Stunden nach ihrer Herstellung verwendet werden. Bei Verwendung lichtpolymerisierender Kunststoffe kann der Löffel sofort verwendet werden.
- Der Löffel muss der verwendeten Abformmasse genügend Raum für deren elastische Rückstellung bieten. Als Richtwert kann 5 mm Platz in alle Richtungen dienen.
- Der Löffel muss die Abformmasse fest verankern. Zu diesem Zweck muss der Löffel Perforationen oder eine Retentionsleiste (z. B. Rim-Lock-Löffel) aufwei-

sen. Zusätzlich ist bei Gebrauch von irreversibel-elastischen Abformmassen (Elastomere, Alginate) die Verwendung von Haftlacken (Adhäsiven) notwendig, durch die die Masse sicher am Abformlöffel fixiert wird.

Abformlöffel können unterschieden werden in a) konfektionierte, d. h. fabrikmäßig hergestellte und b) individuelle, im Labor hergestellte Abformlöffel.
Konfektionierte Abformlöffel können aus Metall oder Kunststoff sein.
Individuelle Abformlöffel bestehen demgegenüber aus autopolymerisierendem Kunststoff. Sie werden kalthärtend (z. B. Formatray, Kerr, D-Karlsruhe) oder lichthärtend (z. B. Dentona-Tray LC, Dentona, D-Dortmund) hergestellt. Lichthärtende Kunststoffe haben den Vorteil, dass sie vor der Polymerisation gut verarbeitbar sind und unmittelbar nach der Lichthärtung (in einem speziellen Lichtgerät) direkt für die Abformung verwendet werden können. Ferner ist ihre Beschleifbarkeit besser als bei kalthärtendem Polymerisat; außerdem enthalten sie kein Restmonomer. Die durch die Sauerstoffinhibition entstehende Schmierschicht auf dem Löffel kann mit alkoholhaltigen Mitteln entfernt werden.

Nachteilig bei individuellen Abformlöffeln sind die hohen Herstellkosten.

Vor der Herstellung des individuellen Löffels müssen untersichgehende Bereiche am Situationsmodell ausgeblockt werden. Für diesen Zweck wird vornehmlich Wachs verwendet. Anschließend wird eine Wachsplatte der Stärke 2 mm über das gesamte Restgebiss adaptiert. Um eine Abstützung des Löffels zu erreichen, werden distal im Bereich der Tubera maxillae bzw. der Trigona retromolaria zwei Bereiche nicht hohlgelegt. Hier ruht der Kunststoff direkt auf der Schleimhaut. Ein dritter Abstützungspunkt kann im Oberkiefer im Bereich des harten Gaumens oder, wie im Unterkiefer, im anterioren Bereich an den Inzisalkanten der Zähne gewählt werden. Durch diese Stopps wird während der Abformung ein Durchdrücken des Löffels auf die Zähne verhindert und damit ein gleichmäßiger Abstand von den Zähnen erreicht. Die Ausblockung erfolgt bis zum tiefsten Punkt in der Umschlagfalte, um den Löffel auch dort nicht zu eng anliegen zu lassen.

Über die Ausblockung wird eine möglichst gleichmäßige Schicht lichthärtendes Löffelmaterial (z. B. Dentona-Tray LC) adaptiert. Es ist darauf zu achten, dass das Löffelmaterial auch an exponierten Stellen (z. B. Schneidekanten und Kauflächen) nicht zu dünn (> 1,5 mm) gestaltet wird, wodurch sich die Stabilität des Löffels verringern würde.

In zahnlosen Bereichen soll der Löffel in der Umschlagfalte 2 mm koronal des tiefsten Punkts der Umschlagfalte enden; im Bereich der Zahnreihen reicht es, wenn er die klinischen Zahnkronen zervikal 3 mm überragt. Bei der Verarbeitung von lichthärtenden Materialien bleibt genügend Zeit, eine genaue Adaptation und Extension des Löffels durchzuführen. Eine sorgfältige Vorarbeit erspart aufwändiges Ausarbeiten nach dem Aushärten.

Mit den abgeschnittenen Resten des Löffelrands lässt sich ein Löffelgriff formen, der an den Löffelkörper adaptiert wird. Es ist darauf zu achten, dass die Verbindungsfläche zwischen Griff und Löffelkörper ausreichend stabil gestaltet wird.

Die Ausarbeitung des Löffels erfolgt nach den Angaben des Herstellers und dauert je nach lichthärtendem Material und Lichtgerät zwischen fünf und fünfzehn Minuten. Die Lichthärtung erfolgt erst auf dem Modell auf der Oberseite. Anschließend wird der Löffel vom Modell abgenommen und auch von der Innenseite her gehärtet.

Der Löffel wird mit Fräsen und Sandpapier ausgearbeitet. Seine Ränder müssen abgerundet und glatt sein. Die Lippen- und Wangenbändchen werden großzügig ausgespart und die Kanten hier ebenfalls geglättet.

19.1.6 Desinfektion von Abformungen

Bei jeder intraoralen Abformung besteht, bedingt durch die immer stattfindende Übertragung von Keimen aus der Mundhöhle auf das Abformmaterial, die Möglichkeit einer Infektion von Praxispersonal, Patienten und/oder Zahntechniker. Bereits die physiologische Mundflora besitzt ein pathogenes Potential. Darüber hinaus ist aber auch die Übertragung von erworbenen Keimen wie Hepatitis B- und HIV-Viren nicht ausgeschlossen. Zum Zwecke der Keimreduzierung und damit eines höchstmöglichen Schutzes vor Ansteckung ist daher eine Desinfektion intraoraler Abformungen dringend geboten. Es sollten aber nur solche Desinfektionsmittel bzw. -methoden zum Einsatz kommen, deren mikrobiologische Wirksamkeit nachgewiesen ist. Gleichzeitig sollten sie natürlich mit den verwendeten Abformmaterialen kompatibel sein, d. h. Wiedergabegenauigkeit und Dimensionstreue der Abformung dürfen durch das Desinfektionsmittel nicht negativ beeinflusst werden. Ferner sollten die Desinfektionsmaßnahmen einfach zu handhaben sein, so dass sie problemlos in den Praxisalltag integriert und auch vom zahnärztlichen Hilfspersonal schon in der Praxis durchgeführt werden können. Vorteilhaft sind Methoden, die nicht nur für ein spezielles Abformmaterial geeignet, sondern für die gängigen Abformmaterialien gleichermaßen verwendbar sind. Grundsätzlich stehen folgende Arten der Desinfektion intraoraler Abformungen zur Verfügung:

- **Sprühdesinfektion** (oberflächliche Benetzung). Ein Beispiel für ein gängiges Desinfektionssystem mit Sprühdesinfektion ist das Desinfektionsmittel MD 520, das in Kombination mit dem Hygojet-Gerät (Dürr Dental, D-Bietigheim-Bissingen) in einer feuchten Kammer verwendet wird. Die Gesamtzeit der Desinfektion beträgt 10 Minuten.
- **Tauchbaddesinfektion.** Als Beispiel sei Impresept (3M) genannt. Hierbei liegt die Abformung vollständig eingetaucht im Desinfektionsmittel. Für die Desinfektion wird eine Zeitdauer von 10 Minuten benötigt.
- **Eintauchdesinfektion.** Als Beispiel sei Mucalgin (Merz, D-Frankfurt) genannt. Hierbei wird die Abformung vollständig in das Desinfektionsmittel eingetaucht, ca. 5 Sekunden darin geschwenkt und dann aus der Lösung genommen. Die anschließende Einwirkungszeit beträgt 10 Minuten. Danach wird die Abformung vorsichtig unter handwarmem Leitungswasser abgespült. Verglichen mit Tauchbaddesinfektionsverfahren bleibt hier das Desinfektionsbad immer frei und daher für weitere Abformungen verfügbar.

Die wirksamen Bestandteile gängiger Desinfektionsmittel beinhalten Aldehyde, quartäre Ammoniumverbindungen und Alkohole. Tenside verbessern die Benetzbarkeit der Abformmaterialien.

Kern et al. (1993) stellten in einer Versuchsreihe fest, dass individuelle Unterschiede zwischen einzelnen Abformungen desselben Abformmaterials sowie unterschiedlicher Materialien einen größeren Effekt auf Dimensionsunterschiede (im Test: A-Silikone, Polyether, reversible Hydrokolloide, Alginate) haben als Veränderungen, die nach Behandlung mit den getesteten Desinfektionsystemen Hygojet/MD 520 und Impresept auftreten. Aus diesem Grund ist zumindest bezüglich der getesteten Desinfizientien keine klinisch relevante Beeinflussung der Passgenauigkeit von prothetischem Zahnersatz zu erwarten. Zugleich konnte für jede der getesteten möglichen Desinfektions-Abformmaterial-Kombinationen eine deutliche Keimreduktion (um fünf log-Stufen) erzielt werden (*Kleimann* 1992). Für Abformmassen auf Zinkoxid-Eugenolbasis, die insbesondere in der

Totalprothetik zur Anwendung kommen, scheinen sich vor allem Eintauchdesinfektionsverfahren (z. B. Mulcagin) zu eignen, da andere Desinfektionsverfahren (z. B. Tauchbadverfahren) zu einem oberflächlichen Anlösen des Abformmaterials führen können.

19.2 Digitale Abformung

Konventionelle Abformungen mit Löffeln und Abformmaterialien sind aufwändig, zeitraubend und für Patienten und Behandler unangenehm. Die Qualität der Abformungen entspricht im praktischen Alltag oft nicht den klinischen Anforderungen, nur die Hälfte der Abformungen ist klinisch zufrieden stellend, ein Drittel sogar inakzeptabel (*Luthardt* 2004). So ist es nahe liegend, dass parallel zur fortschreitenden Entwicklung der Scanner-Technologie versucht wird, die konventionelle Abformung mittels Digitaltechnik zu umgehen und damit die mit der konventionellen Abformtechnik verbundenen Fehlerquellen zu eliminieren.

Die Hauptvorteile einer digitalen Abformung gegenüber der konventionellen Abformung und Modellherstellung können wie folgt zusammengefasst werden (*Zimmermann* et al. 2016):

- Darstellung in Echtzeit
- schnelle Kommunikation und Verfügbarkeit
- leichte und selektive Wiederholbarkeit
- selektives Erfassen interessierender Bereiche
- kein Ausblocken untersichgehender Bereiche erforderlich
- kein Verschleiß wie bei Arbeitsmodellen
- bessere Archivierbarkeit – platzsparend und leicht auffindbar
- Analyse- und Kontrolloptionen bezüglich der Präparation
- Möglichkeit des Zusammenführens mit anderen 3D-Daten, z. B. 3D-Röntgen oder Gesichtscans
- Echtfarbdarstellung, teilweise mit Möglichkeiten der Zahnfarbmessung
- virtuelle Verlaufskontrollen
- Materialersparnis
- keine Desinfektion der Abformung
- Alternative beim Versagen konventioneller Abformungen, z. B. bei extremem Würgereiz

Die Nachteile der digitalen Abformung sind (*Zimmermann* et al. 2016):

- Kostenintensität
- Lernkurve systemabhängig (Einhaltung systemspezifischer Scanpfade)
- eingeschränkte Präzision bei der Wiedergabe zahnloser Bereiche
- Probleme bei hochreflektiven Bereichen, z. B. Metallrestaurationen
- Softwarequalität beeinflusst die Abformqualität (Black Box)
- oft geschlossene Systeme mit Zusatzkosten
- rasanter Produktzyklus (Risiko von Fehlinvestitionen)

Die Intraoralscanner arbeiten entweder über Einzelbilder oder Videosequenzen und benutzen unterschiedliche Prinzipien (*Zimmermann* et al. 2016, *Reich* und *Wöstmann* 2018):

- **Triangulation:** Der von einem Projektor ausgesendete Lichtstrahl wird von der gescannten Oberfläche reflektiert und von einem Sensor detektiert. Aufgrund des Reflexionswinkels ergibt sich der von der Auswertungssoftware gemessene Abstand eines jeden erfassten Punktes.

- **„Wavefront Sampling":** Zuvor aufgestäubte Puderpartikel auf der Oberfläche („Dusting") werden durch zwei Kameras im Scankopf erfasst und durch Triangulation deren Position berechnet.
- **Konfokale Datenerfassung:** Parallel auf die Oberfläche geworfene Lichtstrahlen werden im gleichen Strahlengang zurückreflektiert und entsprechend der Objekt-Fokus-Distanz auf unterschiedlichen Tiefenschärfenebenen scharf dargestellt, woraus die Oberflächenkontur berechnet wird.

Mit Ausnahme der auf der Wavefront-Sampling-Technik beruhenden Scanner arbeiten die meisten Intraoralscanner heute zwar prinzipiell puderfrei, wobei bei hochreflektiven metallischen Restaurationen immer noch Puder benötigt wird, um gute Ergebnisse zu erzielen. Um dort die Reflexion herabzusetzen, wird der betreffende Bereich mit einer stark lichtbrechenden Puder-Schicht bedeckt. Dazu kann beispielsweise TiO_2-Puder verwendet werden. Die Dicke der Puderschicht kann die Messgenauigkeit beeinflussen.

Wie bei der konventionellen Abformtechnik (vgl. Kap. 28.4.1) muss auch bei der digitalen Abformtechnik eine subgingivale Präparationsgrenze mittels Retraktion (z. B. durch Retraktionsfaden- oder paste) freigelegt werden, so dass sie optisch einwandfrei erfasst werden kann. Die Verwendung der Doppelfadentechnik, bei der der erste, unten liegende Faden im Sulkus verbleibt und den zu erfassenden Bereich offen und trocken hält, ist bei der digitalen Abformung vorteilhaft. Wichtige Bereiche, die im ersten Scan unvollständig oder fehlerhaft erfasst wurden, können virtuell ausgeschnitten und nachgescannt werden. Nachdem Ober- und Unterkieferscans gespeichert und visuell kontrolliert wurden, kann mit beidseitigen Bukkal-Scans der Kiefer in Okklusion oder auf einer verschlüsselten Registrierschablone einander zugeordnet die horizontale und vertikale Kieferrelation digital erfasst werden.

Ohne Anspruch auf Vollständigkeit sind im Folgenden einige aktuell gängige intraorale Scanner und die zugrundeliegende Technik gelistet (*Ender* et al. 2019):

- 3M True Definition Scanner, 3M, D-Seefeld (Wavefront Sampling)
- Trios 3, 3-Shape, DK-Kopenhagen (Konfokale Datenerfassung)
- Carestream CS 3600, Carestream Dental, USA-Atlanta (Triangulation)
- Medit i500, Medit, KOR-Seoul (Konfokale Datenerfassung)
- iTero Element (verschiedene Ausführungen), iTero, NL-Amsterdam (Konfokale Datenerfassung)
- Cerec Omnicam, Dentsply Sirona, D-Benshein (Triangulation)
- Primescan, Dentsply Sirona (Konfokale Datenerfassung)
- Zfx Intrascan, ZFx, D-Dachau (Konfokale Datenerfassung)

Aktuelle Bewertung

In manchen klinischen Situationen, wie zum Beispiel bei Patienten mit ausgeprägtem Würgereiz, Patienten mit Behinderungen oder bei Patienten mit stark parodontal geschädigtem Gebiss und ausgeprägten untersichgehenden Bereichen (*Schlenz* et al. 2019) bieten digitale Abformungen ausgesprochene Vorteile; manchmal ermöglichen in solchen Fällen intraorale Scanner überhaupt erst eine Abformung.

Die Genauigkeit intraoraler Abformungen hat sich in den letzten Jahren deutlich verbessert. Bezüglich der Erfassung von Pfeilerzähnen für Einzelzahnrestaurationen und Teilkieferbereichen sind digitale Abformungen inzwischen hinsichtlich ihrer Präzision vergleichbar mit den Ergebnissen konventioneller Abformungen (*Reich* und *Wöstmann* 2018, *Ender* et al. 2019). Hinsichtlich der Wiedergabe des gesamten Zahnbogens liegen weniger und teilweise widersprüchliche Ergebnisse vor. Häufig sind hier die Ergebnisse mit digitalen Abformungen denen mit konventionellen Präzisionsabformungen noch unterlegen (*Reich* und *Wöstmann* 2018, *Ender* et al. 2019). Ein Grund dafür dürfte darin liegen, dass das Zusammenfügen der gescannten Einzelbilder durch Überlagerung (Matching) immer geringgradige Fehler beinhaltet, die sich natürlich summieren, je mehr Einzelbilder benötigt werden, um einen gesamten Zahnbogen darzustellen. Ähnliches trifft für den Bereich der Registrierung der okklusalen Kontaktsituation zu, wo Quadrantenscans genauer sind als Scans der gesamten Zahnbögen (*Edher* et al. 2019).

Zur Herstellung von Fixationsabformungen bei kombiniertem festsitzend-abnehmbarem Zahnersatz sind digitale Abformungen bisher nicht geeignet und es muss weiterhin auf konventionelle Abformungen zurückgegriffen werden.

Literatur

Bader F.: Wiedergabegenauigkeit derzeit gebräuchlicher zahnärztlicher Abformmaterialien. Med. Diss., Tübingen 1989.

Eames W.B., Wallace S.W., Suway N.B., Rogers L.B.: Accuracy and dimensional stability of elastomeric impression materials. J Prosthet Dent 1979;42:159-162.

Edher F., Hannam A.G., Tobias D.L,. Wyatt C.C.L.: The accuracy of virtual interocclusal registration during intraoral scanning. J Prosthet Dent 2018;120:904-912.

Ender A., Zimmermann M., Mehl A.: Accuracy of complete- and partial-arch impressions of actual intraoral scanning systems in vitro. Int J Comput Dent 2019;22:11-19.

Hensten Petterson A., Nilner K., Moller B.: Guinea pig maximization test with a polyether impression material. Scand J Dent Res 1990;98:356-362.

Jost J.: Die Genauigkeit verschiedener Abformmaterialien auf Polyätherbasis in Abhängigkeit von der Lagerungszeit der Abformung vor der Modellherstellung. Med. Diss., Marburg 1986.

Kern M., Rathmer R.M., Strub J.R.: Three dimensional investigation of the accuracy of impression materials after disinfection. J Prosthet Dent 1993;70:449-456.

Kleimann J.B.: Desinfektion zahnärztlicher Abformmaterialien. Med Diss, Freiburg 1992.

Luthardt R.G.: Die Genauigkeit zahnärztlicher Abformungen für festsitzenden Zahnersatz. Dtsch Zahnärztl Z 2004;59:372-380.

Meiners H.: Abformgenauigkeit mit elastomeren Abformaterialien. Theoretische und Experimentelle Untersuchungen, Hanser, München-Wien 1977.

Reich S., Wöstmann B.: Digitale Abformmethoden. In: Rosentritt M., Ilie N., Lohbauer U. (Hrsg.): Werkstoffkunde in der Zahnmedizin. Stuttgart: Thieme, 2018:409-424.

Schlenz M.A., Schmidt A., Wöstmann B., Ruf S., Klaus K.: In vitro comparison of analog versus digital impressions of the periodontally compromised dentition focused on interdental areas. Int J Comput Dent 2019;22:131-138.

Viohl J.: Abformwerkstoffe. In: Eichner K., Kappert H.-F. (Hrsg.): Zahnärztliche Werkstoffe und ihre Verarbeitung. Band 1. Grundlagen und Verarbeitung. 6. Aufl. Hüthig, Heidelberg 1996:273-302.

Zimmermann M., Mehl A., Mörmann W., Reich S.: Intraoralscanner: eine aktuelle Übersicht. Kieferothop 2016;30:37-53.

20 Kronenpräparationstechnik

20.1 Einleitung

Die Präparationstechnik beeinflusst maßgeblich den langfristigen Erfolg restaurativer Maßnahmen. Große Unterschiede bestehen zwischen minimalinvasiven Zahnpräparationen, die bei gesunden oder nur minimal geschädigten Zähnen ganz oder überwiegend im Zahnschmelz ausgeführt werden (vgl. Kap. 29 und 30), und konventionellen Kronenpräparationen, die sich bei stärker zerstörten Zähnen hauptsächlich oder ausschließlich im Dentin befinden. Während bei minimalinvasiven Präparationen im Zahnschmelz ein dauerhaft hoher Klebeverbund erzielt wird und daher keine makromechanische Retention mehr erforderlich ist, ist bei der adhäsiven Befestigung von Kronen im Dentin langfristig mit einer klinisch relevanten Degeneration des Klebeverbundes zu rechnen, so dass der langfristige Erfolg von Kronen unabhängig von der Art der Befestigung (konventionell oder adhäsiv) immer noch von einer ausreichenden mechanischen Retention der Krone abhängt, die nur durch eine adäquate Präparationsform zu erzielen ist (*Kern* 2011).

Bei einer klassischen Kronenpräparation stehen technische und biologische Anforderungen jedoch oft in direktem Widerspruch zueinander: Einerseits sollen die Zahnstrukturen bei der Kronenpräparation so weit wie möglich erhalten und sowohl die Pulpa als auch das marginale Parodont geschützt werden, andererseits muss genügend Zahnhartsubstanz durch die Präparation entfernt werden, um eine ausreichende Retentions- und Widerstandsform zu erreichen und um werkstoffkundlichen bzw. konstruktionsbedingten sowie ästhetischen Kriterien Rechnung zu tragen. Eine adäquate Präparationstechnik muss versuchen, nicht nur einige dieser Kriterien zu berücksichtigen, sondern möglichst allen Faktoren gerecht zu werden.

Ziel jeder zahnärztlich-prothetischen Präparationsmaßnahme muss es sein, den Pfeilerzahn mit möglichst geringer Traumatisierung von Zahn, Gingiva und Parodont derart zu beschleifen, dass er mit einem ästhetisch und funktionell befriedigenden Zahnersatz versorgt werden kann. Im Folgenden wird auf die bei der Kronenpräparation zu beachtenden Punkte näher eingegangen. Des Weiteren wird das für die Ausführung der Schleifmaßnahmen von den Autoren entwickelte Präparationskonzept dargestellt.

20.2 Erhaltung der Zahnstrukturen und Schutz der Pulpa

Klinische Nachuntersuchungen an überkronten Zähnen, die mit hochtourigen Instrumenten präpariert worden sind, zeigten nach einer Beobachtungszeit von 5 Jahren in 4–5 % der Fälle apikale Aufhellungen; nach 10 Jahren war bei weiteren 10 % keine Vitalität der Pfeilerzähne mehr nachweisbar (*Kerschbaum* und *Voss* 1979; *Kerschbaum* und *Leempoel* 1989). In einer Studie mit Patienten von Studierenden in den klinischen Behandlungskursen wiesen 9 % der ursprünglich vitalen Pfeilerzähne zum Zeitpunkt der Anprobe der fertigen Restaurationen schon keine Vitalität mehr auf (*Kontakiotis* et al. 2015). Bei initial unversehrten Pfeilerzähnen waren 5 % der Zähne betroffen, während es bei vorgeschädigten Zähnen 13 % waren.

Das Beschleifen der Zähne im Zusammenhang mit der Überkronung stellt den Hauptrisikofaktor für eine mögliche Pulpaschädigung dar (*Gente* 2007). Beachtung verdienen hierbei:

- **Das Ausmaß des Hartsubstanzabtrags**

Je mehr Zahnhartsubstanz abgetragen wird, um so eher ist mit einer irreversiblen Schädigung der Pulpa zu rechnen. Restdentinstärken von 1–2 mm lassen ziemlich sicher Schäden an der Pulpa vermeiden, während bei einer Wandstärke von deutlich unter 1 mm die histologisch nachweisbaren Schäden zunehmen (*Walther* et al. 1984). Leider gibt es bis heute keine klinisch brauchbare Möglichkeit, um die Restdentinstärke nach einer Zahnpräparation zu überprüfen. Einen interessanten Ansatz zur Vermeidung eines zu hohen Zahnhartsubstanzabtrages stellt es dar, den verbliebenen Abstand zur Pulpa mittels elektrischer Widerstandsmessung zu bestimmen (*Gente* 1995). Diese Methode eignet sich vor allem bei Zähnen mit normalen Dentinstrukturen und weniger gut für Zähne, die durch kariöse Prozesse stark veränderte Dentinstrukturen aufweisen. Die beiden hierfür entwickelten Geräte Dentometer DTM 800 und Prepometer werden heute leider nicht mehr kommerziell vertrieben.

- **Eine mögliche thermische Schädigung der Pulpa**

Die wichtigste Maßnahme zur Vermeidung irreversibler thermischer Pulpaschädigungen während des Präparationsvorgangs besteht in einer ausreichenden Kühlung des Arbeitsteils des verwendeten Instruments. Die Kühlwassermenge sollte 50 ml/min betragen und die Wassertemperatur nicht wärmer als 30 °C sein. Drei- und Vierdüsendüsen-Spraysysteme sind bezüglich ihres Kühlungseffekts Zwei- oder gar Eindüsensystemen deutlich überlegen. Allerdings ist nicht nur die Wassermenge, die die Austrittsöffnung am Präparierinstrument verlässt, wichtig, sondern vor allem das Wasserangebot an der Kontaktstelle zwischen Instrument und Zahnoberfläche ist entscheidend. Daher sollte nicht nur die Kühlwassermenge, sondern auch die Justierung der Spraystrahlen regelmäßig überprüft werden. Um eine vollständige Instrumentenbenetzung durch die Wasserkühlung zu erzielen, sollte die Maximallänge des Instruments (Schaftlänge plus Arbeitslänge) 19 mm nicht überschreiten. Sehr lange Instrumente neigen neben einer unzureichenden Kühlbarkeit zudem dazu, unrund zu laufen; bei hohen Umdrehungszahlen können sie sogar abknicken. Der Durchmesser von intraoral verwendeten Präparationsinstrumenten mit FG-Schaft (Friction-Grip-Schaft) sollte nicht größer als 1,6 mm sein. Bei zu großem Durchmesser nimmt die Wärmeentwicklung deutlich zu; als Hauptgründe dafür sind die höhere Schnittgeschwindigkeit und die schlechtere Kühlbarkeit zu nennen. Zur Vermeidung erhöhter Reibungswärme ist auf eine hohe Andruckkraft (über 5 N) (sog. Vorschubkraft) sowie auf stumpfe und vibrierende Instrumente zu verzichten. Merklich stumpfer werdende Instrumente sollten daher umgehend ausgetauscht werden. Leider gibt es bislang keine objektiven Kriterien, an denen eindeutig erkennbar ist, wann die kritische Verschleißgrenze eines Präparierdiamanten erreicht ist.

- **Eine mögliche Schädigung durch Austrocknung**

Weitere Schäden für die Pulpa kommen durch Austrocknung der Zähne aufgrund starker Absauggeräte oder durch intensives Trockenblasen während und nach der Präparation zustande (*Matthews* et al. 1993). Daher sollten bei der Präparation mehrerer Zähne bereits beschliffene Stümpfe vor dem Austrocknen geschützt werden. Diese können durch Umwickeln mit Teflonband, durch Bestreichen mit Vaseline oder mit Hilfe eines aufgesetzten Provisoriums vor Austrocknung bewahrt werden. Zusätzlich reduziert die direkte Versorgung der Dentinwunde (vgl. Kap. 20.12) das Risiko einer Pulpaschädigung durch Austrocknung.

- **Die Wahl zwischen Mikromotor oder Turbine**

Unklar ist immer noch, ob das Arbeiten mit der Turbine eine schädlichere Wirkung auf die Pulpa hat als die Präparation mit dem Mikromotor. (Terminologischer Hinweis: Luftgelagerte Turbinen wurden früher auch als Airrotor bezeichnet). Nach Auffassung der Turbinengegner erzeugen die Turbinen Ultraschallfrequenzen, die die Zellkernmembranen der Odontoblasten zerstören (*Harndt* 1982). Andere Untersucher konnten zwischen Turbinen- und Winkelstückpräparation histologisch keine Unterschiede hinsichtlich des Ausmaßes der Pulpaschädigung nachweisen (*Walther* et al. 1984).

- **Schutz benachbarter Zähne**

Iatrogene Nachbarzahnverletzungen bei der Pfeilerzahnpräparation sind leider nicht die Ausnahme, sondern eher die Regel, da in Nachuntersuchungen in zwischen 70 und 100 % der Fälle Präparationsschäden an Nachbarzähnen festgestellt werden konnten (*Moopnar* und *Faulkner* 1991, *Strübig* und *Opitz* 2000). Das versehentliche „Anschleifen" des Nachbarzahnes erhöht die Kariesgefahr erheblich. Daher sollte die Pfeilerzahnseparation unbedingt innerhalb des zu beschleifenden Zahnes (unter Erhalt einer dünnen Schmelzlamelle) durchgeführt und Maßnahmen zum Schutz benachbarter Zähne ergriffen werden.

Benachbarte Zähne können bei der Zahnseparation durch das vorhergehende Verkeilen einer dünnen Metallmatrize geschützt werden. Die Schutzwirkung ist allerdings nur sehr beschränkt, da die hochtourig rotierenden Diamanten die Matrize schnell durchschleifen.

Eine interessante Alternative für die den Nachbarzahn schonende Präparation der Approximalflächen stellen einseitig belegte Diamantinstrumente für den Einsatz in oszillierenden Airscalern dar (z. B. Sonicsys-System, KaVo, D-Biberach), die in unterschiedlichsten Formen vorliegen (*Hugo* 1998). Vor allem bei der Präparation approximaler Kavitäten von Inlays, Onlays und Teilkronen kann durch die Anwendung einseitig belegter Diamanten die Verletzung der Nachbarzähne deutlich verringert werden (*Hugo* et al. 1998, *Hahn* et al. 2000). Nachteilig ist allerdings das vermehrte Auftreten von Schmelzaussprengungen im Randbereich der Präparation.

20.3 Schutz des marginalen Parodonts

Grundvoraussetzung für eine definitive Pfeilerpräparation sind gesunde parodontale Verhältnisse, welche in der Hygiene- und präprothetischen Vorbehandlungsphase erreicht werden sollten.

Das marginale Parodont wird am besten durch eine supragingivale Präparation bzw. eine supragingivale Lage des Restaurationsrandes geschützt (Übersicht bei *Leon* 1977).Wird jedoch (aus ästhetischen Gründen) eine subgingivale Präparation notwendig (in der Regel im Oberkiefer: Frontzahnbereich und erste Prämolaren), ist hierbei ein ausreichender Abstand zwischen Kronen- und Knochenrand zu gewährleisten, der die individuelle Breite der marginalen Parodontalgewebe berücksichtigt, d. h. der Restaurationsrand muss genügend Platz für die Ausbildung eines physiologischen Sulkus und epithelialen und bindegewebigen Attachments lassen (*Maynard* und *Wilson* 1979). Um dieses Ziel zu erreichen und um möglichst atraumatisch zu arbeiten, sind beim klinischen Vorgehen spezielle Vorsichtsmaßnahmen zu ergreifen:

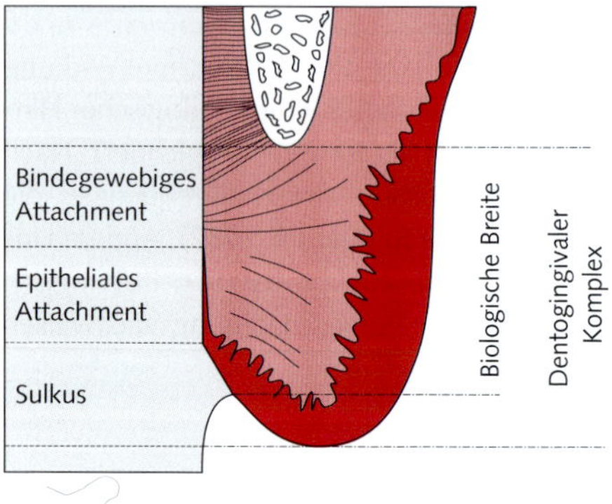

Abb. 20-1 Dentogingivaler Komplex und biologische Breite. Die Lage der subgingivalen Präparationsgrenze sollte immer innerhalb des Sulkus sein und muss daher die individuelle Höhe des dentogingivalen Komplexes berücksichtigen. Die individuelle Höhe des dentogingivalen Komplexes sollte vor der Präparation durch ein Sondieren bis auf den Knochen, sog. „Sounding", gemessen werden.

- Einlegen eines dünnen Gingivaretraktionsfadens vor der Präparation und Verwendung von Adstringentien wie Aluminiumchlorat
- wenn nötig, zusätzlicher Schutz des Gingivalsaumes durch ein Abhalteinstrument (z.B. Heidemannspatel oder Zekrya-Abhalteinstrument, Dentsply Maillefer, CH-Ballaigues)
- Präparation entlang des Verlaufs des Gingivalsaums
- Subgingivale Präparationstiefe 0,5 bis 1,0 mm. Der Abstand der Präparationsgrenze zum Knochenrand muss die sogenannte „biologische Breite" (Abb. 20-1) von etwa 2,5 bis 3 mm berücksichtigen (*Ingber* et al. 1977). Da die Höhe des sog. „dentogingivalen Komplexes" jedoch individuell variiert, sollte die subgingivale Präparation dies berücksichtigen und sie sollte individuell ausgeführt werden (*Kois* 1996; *Alpiste-Illueca* 2004). So ist die Höhe des dentogingivalen Komplexes vestibulär mit etwa 3 mm in der Regel geringer als approximal mit bis zu 5 mm („normal crest"), so dass die subgingivale Präparationsgrenze diesen Verlauf berücksichtigen muss und nicht horizontal angelegt werden darf. Wird die biologische Breite durch einen subgingivalen Restaurationsrand verletzt, kommt es entweder zur Entzündung oder Rezession des marginalen Parodontiums. Ist der dentogingivale Komplex besonders niedrig (kleiner als 3 mm: „high crest"), ist die Gefahr, die biologische Breite zu verletzen, besonders groß. Ist die biologischen Breite verletzt, kann sie nur durch eine kieferorthopädische oder chirurgische Extrusion oder durch eine parodontal-chirurgische Pfeilerzahnverlängerung wiederhergestellt werden (vgl. Kap. 13 und 14).

20.4 Retentions- und Widerstandsform

Durch die Gestaltung der Präparation muss an jedem einzelnen Stumpf eine ausreichende Retentions- und Widerstandsform erzielt werden, so dass eine Verankerung der Restauration gegen abziehende und extraaxiale (kippende) Kräfte gewährleistet ist. Eine ungenügende Retentions- und Widerstandform ist die Hauptursache für den Retentionsverlust von Kronenankern. In einer klinischen Studie wiesen alle Molaren- und 93 % der Prämolarenpfeiler von Restaurationen mit Retentionsverlust keine adäquate Widerstandsform gegen abkippende Kräfte in einer oder mehreren Richtungen auf (*Trier* et al. 1998).

Die Retentions- und Widerstandsform wird von folgenden Faktoren beeinflusst (Abb. 20-2 bis 20-4):

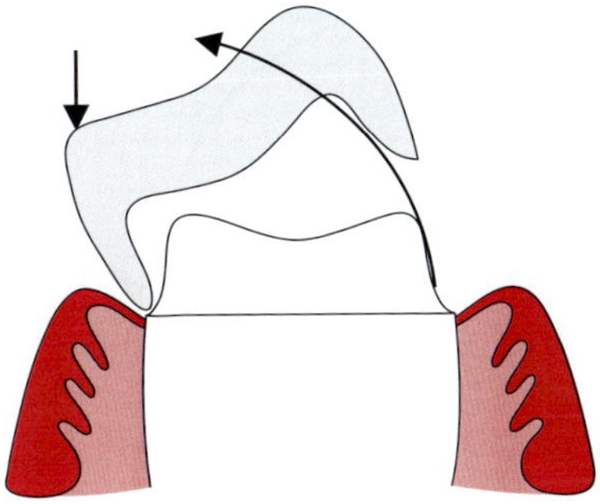

Abb. 20-2 Ist die Stumpfhöhe zu gering, kann die Restauration (Krone) bei exzentrischer Belastung vom Stumpf abkippen. Im dargestellten Beispiel verläuft die Kipp- bzw. Rotationsachse durch den lingualen Kronenrand, und die bukkale Stumpfwand bietet keinen Widerstand gegen diese Kippbewegung. Die Krone kann rotieren. Rotationsachse im marginalen Bereich.

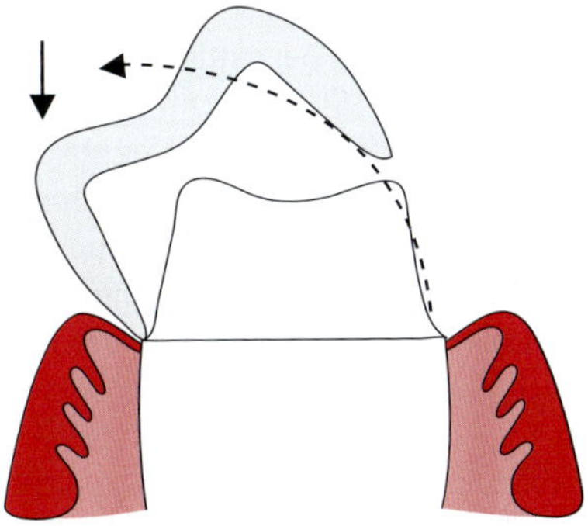

Abb. 20-3 Bei größerer Stumpfhöhe kann die Krone nicht abkippen, da die der möglichen Kippachse gegenüberliegende Stumpfwand dies verhindert. Stumpfdurchmesser 10 mm, Höhe 5 mm, Winkel 12°.

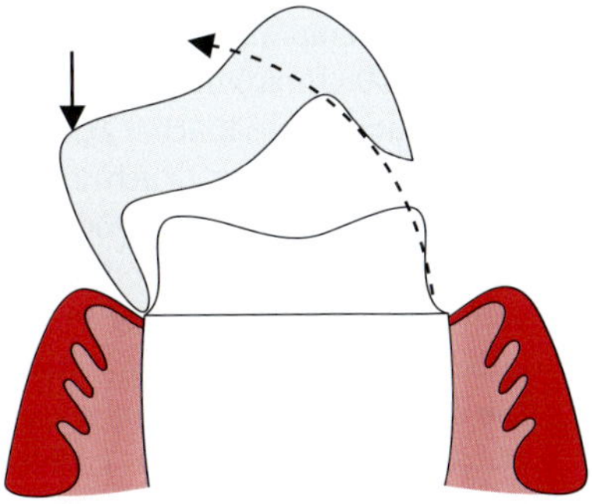

Abb. 20-4 Bei geringer Stumpfhöhe, aber steilem Präparationswinkel kann die Krone nicht rotieren. Rotationsachse im marginalen Bereich. Stumpfdurchmesser 10 mm, Höhe 3 mm, Winkel 6°.

- Der Umfang des Stumpfs (ein Molaren-Stumpf mit größerem Umfang weist häufig keine Widerstandsform auf, während ein Prämolar mit bei gleicher Höhe und Konizität einen adäquaten Widerstand gegen abkippende Kräfte besitzt)
- Die Höhe des Stumpfs (Mindesthöhe der vertikalen Wände nach der Präparation 3 mm)
- Der Präparationswinkel (Konizität der Seitenflächen) (idealer Konvergenzwinkel der Vertikalflächen zur Zahnachse: 3°)

Die Retentions- und Widerstandsform eines einzelnen Pfeilers einer verblockten Restauration (z. B. Brücke) kann weder auf dem Meistermodell noch im Mund überprüft werden, da hier die Pfeiler nicht unabhängig getestet werden können. Daher sollte auf den herausgenommenen Einzelstümpfen des Meistermodells selbst die Retentions- und Widerstandsform eines jeden Pfeilers separat überprüft werden (*Kern* 2011).

Weitere Faktoren sind:

- Die Oberflächenrauigkeit des Stumpfs. Beseitigung von Rautiefen von über 15 µm mit Hilfe von Feinkorndiamanten (rot) der ISO Norm 504 (Korngröße 24 bis 40 µm, eingebettet zwischen zwei Drittel und der Hälfte des Korndurch-

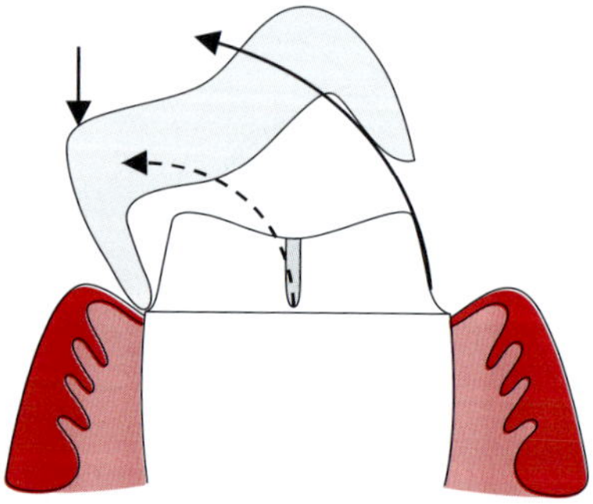

Abb. 20-5 Zusätzliche leicht konische Retentionsrillen verbessern die Retentions- und Widerstandsform von kurzen Stümpfen im Molarenbereich entscheidend.

messers ergibt eine Rautiefe von ca. 15 µm). Um die Gefügeauflockerungen der Zahnhartsubstanzen nach höchsttouriger Präparation im Schmelz zu beseitigen, wird empfohlen, das Finieren mittels Mikromotor bei mittlerer Drehzahl (ca. 20.000 U/min) durchzuführen (*Kimmel* 1986).

- Die Präparation zusätzlicher axialer, zueinander paralleler, aber in sich leicht konischer Retentionsrillen. Durch solche zusätzlichen präparatorischen Maßnahmen wird die Retentions- und Widerstandsform der Präparation entscheidend verbessert (Abb. 20-5). Indiziert sind die Rillen bei kurzen klinischen Kronen oder vorhandenen alten konischen Präparationen im Molarenbereich und werden dort in der Regel bukkal und oral, seltener auch approximal, mit einem konischen Separierdiamanten oder einem konischen Torpedodiamanten angelegt. Bei vorhandenen Aufbaufüllungen kann es sinnvoll sein, in diesen zusätzliche approximale Kästen anzulegen, die keinen weiteren Zahnhartsubstanzverlust erfordern.

20.5 Werkstoffkundliche und konstruktionsbedingte Kriterien

Die Präparation muss werkstoffkundliche bzw. konstruktionsrelevante Aspekte berücksichtigen, die von der Art des vorgesehenen Ersatzmaterials und der Konstruktion abhängen. Dies betrifft:

- **Das Ausmaß der Präparation.** Der Platzbedarf des Ersatzmaterials ist abhängig von den Anforderungen an Ästhetik und Belastbarkeit. Aber auch an ein und demselben Zahn gibt es bezüglich des Platzbedarfs einer Rekonstruktion topographische Unterschiede (z. B. inzisal/okklusal und zervikal).
- **Die Art der Präparation.** Bei einigen vollkeramischen Kronensystemen sowie bei metallkeramischen Kronen mit aufgebrannter Keramikstufe muss eine deutliche Hohlkehle oder Stufe mit abgerundeter Innenkante präpariert werden. Abschrägungen der Präparation sind kontraindiziert.
- **Spezielle konstruktive Belange.** Bei Extensionsbrücken beispielsweise ist eine Präparation entgegen der Belastungsrichtung sinnvoll.

20.6 Ästhetische Kriterien

In ästhetisch wichtigen Bereichen ist der vom parodontalprophylaktischen Standpunkt aus zu bevorzugende supragingivale Präparations- bzw. Kronenrand oft nicht vertretbar. In der Regel ist daher bei Oberkieferfrontzähnen und ersten

Oberkieferprämolaren eine leicht subgingivale (intrasulkuläre) Präparation (0,5 bis 1,0 mm) indiziert (gesundes Parodont ist Voraussetzung). Unter ästhetischen Gesichtspunkten ist dem Verlauf des Gingivalsaumes, dem der Verlauf der Präparation bzw. des Kronenrandes folgt, besondere Aufmerksamkeit zu widmen. Mit Hilfe von kieferorthopädischen oder parodontalchirurgischen Maßnahmen (vgl. Kap. 13 und 14) kann in ästhetisch problematischen Fällen der Verlauf des Margo gingivalis vor der Präparation optimiert werden.

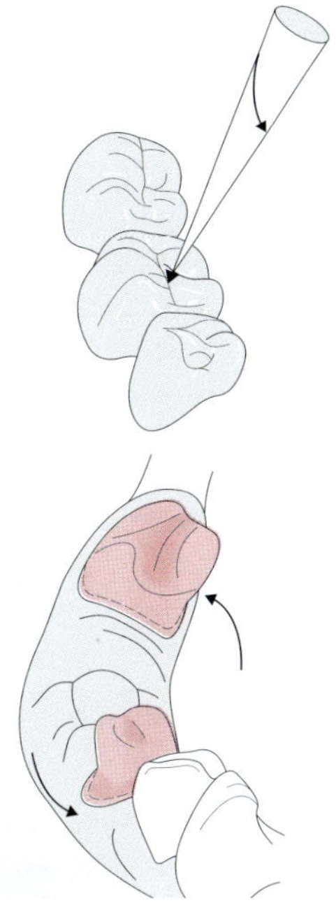

Abb. 20-6 Spiralförmiger Einschub einer Brücke bei divergierenden Pfeilerachsen in vestibulo-oraler Richtung.

20.7 Weitere zu beachtende Faktoren

Bei der Präparation von Brückenpfeilern sollte in der Regel eine gemeinsame (vertikale) Einschubrichtung erzielt werden. Ist dies bei divergierenden Pfeilerzähnen nicht möglich, ohne die Retentions- und Widerstandform des Einzelpfeilers oder die Integrität der Pulpa zu gefährden, sollten folgende Alternativen in Erwägung gezogen werden:

- kieferorthopädische Korrektur der Pfeilerzahnstellungen (vgl. Kap. 13)
- Teilung der Brücke durch ein verschraubtes Geschiebe
- Einfügen einer Innenkrone zur Korrektur der Einschubrichtung in ästhetisch nicht relevanten Bereichen (vgl. Kap. 36)
- Gestaltung eines rotierenden Einschubs bei Pfeilerzahndivergenzen in vestibulo-oraler Richtung

Bei Pfeilerzahndivergenzen in vestibulo-oraler Richtung kann statt der nicht möglichen gemeinsamen vertikalen Einschubrichtung evtl. ein spiralförmiger (rotierender) Einschubweg (sog. Helixbrücke) realisiert werden (*Boer* und *Boer* 2016, *Passia* et al. 2019). Bei geeigneter Pfeilzahnstellung können derartige Brücken mit einer von vestibulär nach oral verlaufenden spriralförmigen (rotierenden) Bewegung eingesetzt werden, was bei linear-vertikalem Einschub aufgrund der divergierenden Pfeilerachsen nicht funktionieren würde (Abb. 20-6). Ist man sich als Behandler unsicher, ob ein spiralförmiger Einschubweg realisiert werden kann, kann man dies einfach über ein intraoral hergestelltes Brückenprovisorium ausprobieren. Vergleichbar ist das Prinzip mit einem Schraubglasverschluss, der ja auch nur durch eine spiralförmige Bewegung in seine Endposition gebracht werden kann.

Für eine optimale Kavitäten- und Kronenpräparation stellen eine gute Absaugtechnik, optimale Sicht- und Beleuchtungsverhältnisse sowie ergonomisch günstige Arbeitspositionen von Zahnarzt und Assistenz mit entsprechender Patientenlagerung nicht unbedeutende Co-Faktoren dar. Der Einsatz einer Lupenbrille mit zwei- bis vierfacher Vergrößerung sowie eine zusätzliche LED-Lichtquelle an der Lupenbrille erleichtern die Ausführung und visuelle Kontrolle von Präparationen erheblich.

20.8 Präparationsformen

Prinzipiell stehen für die Kronenpräparation verschiedene Möglichkeiten offen. Folgende grundsätzliche Präparationsformen lassen sich unterscheiden (*Kimmel* et al. 1986):

- **Tangentialpräparation** (Abb. 20-7). Vorteile dieser Präparationsart sind Schonung von Zahnhartsubstanz und relativ einfache Ausführung der Präparation. Die Hauptnachteile liegen in der häufig nicht erkennbaren Präparationsgrenze

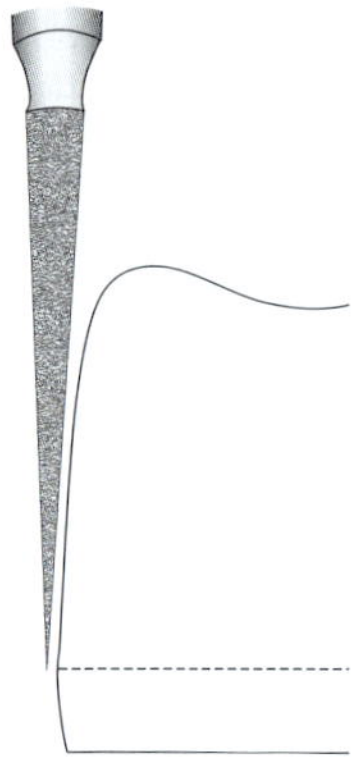

Abb. 20-7 Tangentialpräparation.

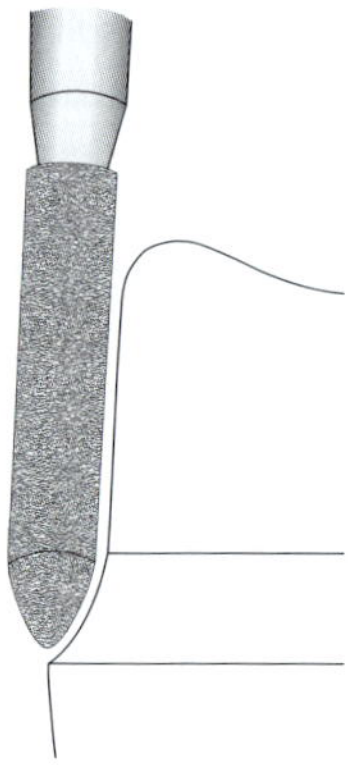

Abb. 20-8 Hohlkehlpräparation.

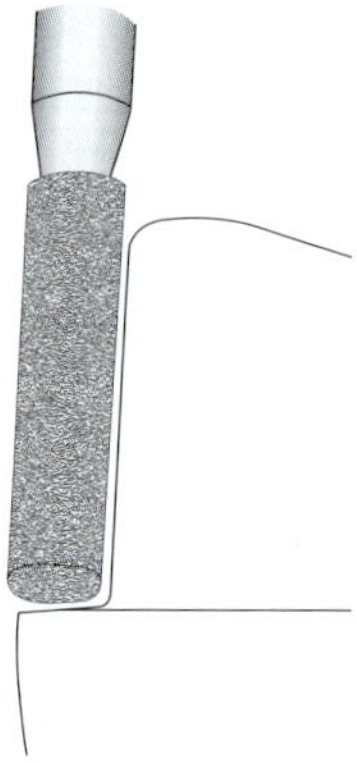

Abb. 20-9 Stufenpräparation (abgerundete Innenkante).

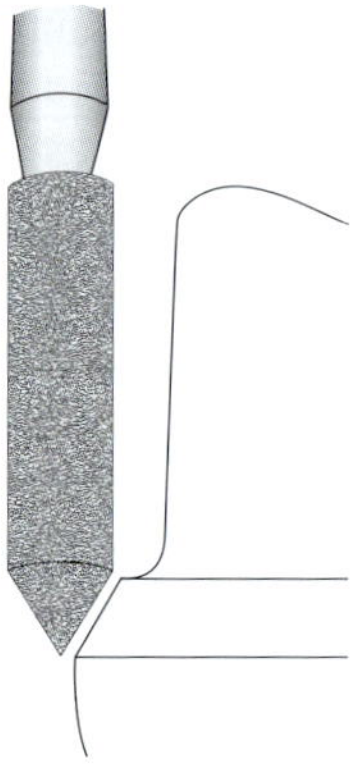

Abb. 20-10 Stufenpräparation mit Abschrägung.

sowie in der notwendigen Überkonturierung der künstlichen Kronen. Für Metallkeramik- und Vollkeramikrestaurationen ist diese Präparationsform wegen des fehlenden Platzangebots für die Verblendung in der Regel nicht geeignet. Eine Ausnahme stellen Präparationen im parodontal stark reduzierten Gebiss dar, bei denen aufgrund der sich nach apikal verjüngenden Wurzeln keine Stufen- oder Hohlkehlpräparation angelegt werden kann. Dies trifft insbesondere auch auf die Präparation der Wurzeln nach Hemisektion furkationsbefallener Molaren zu. Aufgrund des zervikal fehlenden Platzes für das Restaurationsmaterial müssen allerdings breite Metallränder angelegt werden, damit die keramische Verblendung adäquat unterstützt werden kann (vgl. Abb. 20-16).

- **Hohlkehlpräparation** (Abb. 20-8). Diese Präparation ergibt eine deutliche Präparationsgrenze. Für Metallkeramik- und Vollkeramikrestaurationen reicht das durch diese Präparationsform geschaffene Platzangebot aber häufig nicht aus. Aufgrund der Torpedo-Form des Präparierdiamanten darf dieser zervikal nur bis zur Hälfte in den Zahn versenkt werden, da sonst ein Grat an der Präparationsgrenze entstehen würde.
- **Stufenpräparation** (Abb. 20-9). Eine Stufenpräparation führt zu einer deutlich erkennbaren Präparationsgrenze und ist einfach auszuführen, da die Präparationsinstrumente eine eindeutige zervikale Führung haben. Nachteilig zu sehen ist der notwendige hohe Verlust an Zahnhartsubstanz. Andererseits erlaubt diese Präparationsform die Erzielung optimaler ästhetischer Ergebnisse.
- **Stufenpräparation mit Abschrägung** (Abb. 20-10). Die Stufenpräparation mit Abschrägung bietet bezüglich des Platzangebots ähnliche Vorteile wie die Stufenpräparation ohne Abschrägung. Aufgrund des deutlich sichtbaren Metallrands ist diese Präparationsform nur in Bereichen vertretbar, wo die zervikalen Kronenanteile nicht einsehbar sind. Durch die zusätzliche Abschrägung der Stufe wird aber der Randschluss theoretisch optimiert. Praktisch-klinisch zeigte sich jedoch, dass die Randschlussgenauigkeit eingegliederter Restaurationen durch die Abschrägung nicht signifikant verbessert wurde (*Belser* et al. 1985). Da die Präparation einer Abschrägung technisch schwierig ist und zudem häufig mit der angestrebten supragingivalen Präparationsgrenze im Seitenzahnbereich kollidiert, wird heute in der Regel auf eine Abschrägung der Stufe verzichtet.

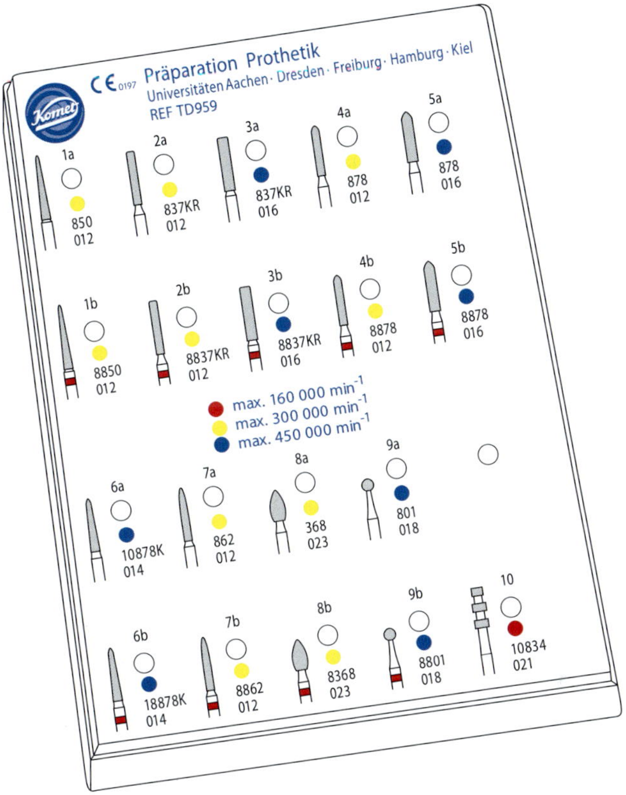

Abb. 20-11 Präparationssatz Prothetik.

20.9 „Präparationssatz Prothetik“

Wichtig für eine gute Präparation ist die Verwendung geeigneter rotierender Instrumente. Standardisierte Präparationssätze, bei denen die für die Präparation benötigten Instrumente auf die notwendige Anzahl beschränkt sind, sind für diesen Zweck eine große Hilfe. Besonders wenn die Schleifinstrumente optimal zusammengestellt und in Form und Abrasivität genau aufeinander abgestimmt sind, kann eine Systematisierung und dadurch eine Erleichterung des Präparationsvorgangs erzielt werden. Mit dem von uns zusammengestellten „Präparationssatz Prothetik“ (vgl. *Türp* et al. 1991), der nun in weiterentwickelter Form als „Präparationssatz Prothetik der Universitäten Aachen • Dresden • Freiburg • Hamburg • Kiel“(Komet, Gebr. Brasseler, D-Lemgo) vorliegt, ist es möglich, alle in der zahnärztlichen Prothetik anfallenden Präparationen – Verblendschalen (Veneers), Kronen- und Brückenprothetik, Adhäsivprothetik, Modellgussprothetik, Hybridprothetik – auszuführen.

Das Set (Abb. 20-11) enthält insgesamt 19 diamantierte Schleifinstrumente mit Friction-Grip-Schaft, die mit den Nummern 1 bis 9 (jeweils a und b) und 10 gekennzeichnet sind. Mit ihnen lässt sich eine Kongruenz zwischen Instrumenten- und Präparationsform erreichen. Die Kanten der Instrumentenarbeitsflächen sind abgerundet. Im Vergleich zu scharfkantigen Instrumentenformen erlaubt diese Formgestaltung eine bessere Kühlung; weitere Vorteile bestehen in einer längeren Lebensdauer, weil praktisch keine Kantenabnutzung stattfindet, und in einer weitgehenden Vermeidung von Mikrorissen im Dentin. Zwei verschiedene Diamantkorngrößen liegen vor; eine mit mittlerer (= ohne Farbmarkierung; 70 bis 80 Mikron) und eine mit feiner Körnung (= rot; 30 bis 40 Mikron, eingebettet zu 2/3 bis 1/2 des Korndurchmessers, was eine Rautiefe von ca. 15 µm ergibt). Da die als klinisch optimal angesehene Rand- bzw. Zementspaltbreite von nur 30 bis 50 Mikron in der Realität kaum erreicht werden kann (vgl. *Kerschbaum* et al. 1990), erübrigt sich unserer Meinung nach die Verwendung von noch feiner gekörnten Diamanten.

Die Diamantschleifkörper ohne Farbkennzeichnung werden für die Grobpräparation und diejenigen mit roter Farbmarkierung für das Finieren der Pfeilerzähne verwendet.

Mit Ausnahme einiger Spezialformen (Separierer, Knospe, Kugel) weisen die Diamanten eine Arbeitsteillänge von rund 8 mm auf. Dadurch wird eine durchgehende Präparationsfläche auch an parodontal vorbehandelten Zähnen, die eine lange klinische Krone aufweisen, sichergestellt. Die Breite des Arbeitsteils der zylindrischen Instrumente beträgt 1,2 mm bzw. 1,6 mm.

Da die Instrumente im hochtourigen Drehzahlbereich zum Einsatz kommen (rotes Mikromotorwinkelstück), ist auf eine ausreichende Wasserspraykühlung (mind. drei Spraydüsen; 50 ml/min) und auf eine dosierte Andruckkraft zu achten.

Bei jeglicher Präparationsmaßnahme sollten die von der Instrumentenkonfiguration abhängigen maximalen Drehzahlbereiche nicht überschritten werden. Aus diesem Grund dürfen bestimmte Schleifkörper (Nr. 1, 2, 4, 7, 8) des Präparationssatzes Prothetik eine maximale Umdrehungszahl von 300.000 Umdrehungen pro Minute nicht übersteigen, was bedeutet, dass sie nicht in luftgelagerten Turbinen eingesetzt werden dürfen; andere Instrumente hingegen (Nr. 3, 5, 9) können im Drehzahlbereich bis 450.000 Umdrehungen pro Minute, also ohne Einschränkung, eingesetzt werden. Die maximale Umdrehungszahl von Instrument 10 (Tiefenmarkierungsdiamant) beträgt 160.000 U/min Es ist daher für Mikromotor-Winkelstücke geeignet, nicht jedoch für Turbinen. Auf dem Instrumentenständer sind diese Angaben durch eine blaue (bis 450.000 U/min, das heißt uneingeschränkt einsetzbar), gelbe (bis 300.000 U/min, das heißt einsetzbar in Mikromotor-Winkelstücken und kugelgelagerten Turbinen, aber nicht in luftgelagerten Turbinen) oder rote Umrandung (160.000 U/min, das heißt nur im Mikromotor, nicht in Turbinen einsetzbar) in der Aussparung für den jeweiligen Schleifkörper kenntlich gemacht. Dabei ist zu beachten, dass es sich um maximale Drehzahlen handelt, die z. B. beim Finieren von Kronenstümpfen aufgrund der Wärmeentwicklung (Pulpanähe!) und der Gefügeauflockerung in den Hartgeweben nicht voll ausgeschöpft werden sollten.

20.10 Hilfsmittel bei der Präparation

Um bei größeren Brückenspannen oder diffizilen Präparationen die Einschubrichtung besser kontrollieren zu können, können Hilfsmittel wie z. B. ein intraorales Parallelometer oder ein intraoral befestigter Anzeiger der Einschubrichtung zum Einsatz kommen. Beide Methoden werden in Kapitel 30 (Adhäsivprothetik) beschrieben.

20.11 Kontrolle der Präparation

Liegt ein diagnostisches Wax-up vor, so kann ein darauf hergestellter Silikonschlüssel mit Provisorienkunststoff gefüllt werden und als sogenanntes Mock-up intraoral auf die zu präparierenden Zähne übertragen werden. Die zur Kontrolle der

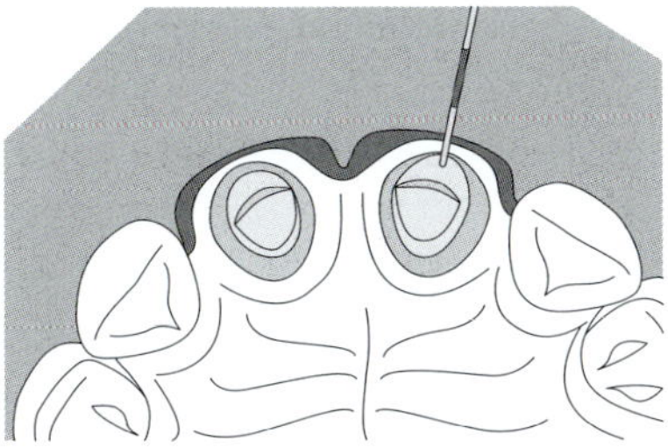

Abb. 20-12 Kontrolle des Ausmaßes der Hartsubstanzreduktion (hier: 1,5 mm) mit Hilfe eines aufgeschnittenen Silikonschlüssels und einer Parodontalsonde.

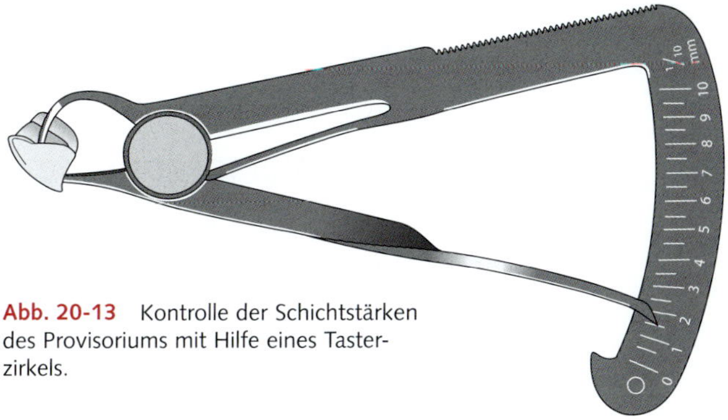

Abb. 20-13 Kontrolle der Schichtstärken des Provisoriums mit Hilfe eines Tasterzirkels.

Präparationstiefe angelegten Orientierungsrillen werden dann durch das Mock-up ausgeführt (vgl. Kap. 28 und 30) und verhindern so, dass unnötig tiefe Orientierungsrillen entstehen, was einen unnötig großen Zahnhartsubstanzabtrag zur Folge hätte. Zusätzlich kann ein aufgeschnittener Silikonschlüssel mit einem Messinstrument (z. B. Parodontalsonde) gut zur Kontrolle des Ausmaßes der Hartsubstanzreduktion herangezogen werden (Abb. 20-12).

Erwärmte Alu-Wachs-Plättchen können intraoral zur Kontrolle der Platzverhältnisse sowohl bei maximaler Interkuspidation als auch bei den exzentrischen Bewegungen zwischen die präparierten Pfeilerzähne eingelegt werden. Nach Abkühlen der Wachsplättchen ist mittels Tasterzirkel (z. B. Tasterzirkel Iwanson, Hu-Friedy, D-Leimen) eine Bestimmung des für das Ersatzmaterial zur Verfügung stehenden Platzes möglich. Zur Kontrolle eines okklusal ausreichenden Substanzabtrages können auch Silikonstreifen (Fleximeter Strips, Bausch, D-Köln) verwendet werden, die in den Stärken 1,0, 1,5 und 2,0 mm verfügbar sind. Bei metallkeramischen Restaurationen sollte sich der zwischen den präparierten Zahn und seinen Antagonisten gelegte 1,5 mm dicke Silikonstreifen sowohl in statischer als auch in dynamischer Okklusion ohne Widerstand herausziehen lassen.

Zum Zwecke nochmaliger Kontrolle einer ausreichenden Präparationstiefe sollte immer die Schichtstärke des eingeschliffenen Provisoriums, vor allem im Bereich seiner Funktionsflächen, gemessen und beurteilt werden (Abb. 20-13). Bei umfangreicheren Pfeilerzahnpräparationen ist es häufig empfehlenswert, eine Alginatkontrollabformung vorzunehmen und mit schnellabbindendem Gips auszugießen, um das Gipsmodell dann in einem Parallelometer auf untersichgehende Bereiche zu überprüfen. Zu korrigierende Bereiche können dann auf dem Modell farblich markiert und die Korrekturen gezielt intraoral vorgenommen werden.

Intraoralscanner (vgl. Kap. 19) erlauben schon heute eine gute visuelle Kontrolle der auf dem Bildschirm stark vergrößert dargestellten Präparationen. Teilweise bietet heutige Scannersoftware schon erweiterte Funktionen zur Präparationskontrolle wie z. B. die Darstellung untersichgehender Bereiche und quantitative Angaben zu okklusalen Platzverhältnissen, Stumpfhöhen und Präparationswinkeln. Hier sind in Zukunft noch deutliche Fortschritte zu erwarten bzw. zu erhoffen. So könnte die Software bei entsprechender Programmierung beispielsweise automatisch errechnen und angeben, ob der gescannte Einzelstumpf eine ausreichende Retentions- und Widerstandsform aufweist und durch welche Präparationsmaßnahmen diese ggf. zu erreichen ist. Bei divergierenden Zahnachsen von Brückenpfeilern in vestibulo-oraler Richtung könnte die Software angeben, ob eine Parallelisierung der Pfeilerzähne in dieser Richtung überhaupt notwendig ist, oder ob nicht ein spiralförmiger Einschubweg realisiert werden kann (Helixbrücke, vgl. Kap. 20.7).

20.12 Versorgung der Dentinwunde

Zwecks Reinigung und Desinfektion des präparierten Zahnstumpfs wird ein Absprayen (Wasserspray) und die anschließende Verwendung von chlorhexidinhaltigen Lösungen empfohlen. Die Versorgung der Dentinwunde sollte mit kalziumhydroxidhaltigen Präparaten erfolgen, die mit dem langsamtourigen Winkelstück mit einem Gumminapf in das nach der Präparation freiliegende Dentin einrotiert werden (*Wolfart* et al. 2004, *Meyer* und *Kern* 2016). Auf der Dentinoberfläche verbleibende Kalziumhydroxidüberschüsse werden anschließend mit Wasserspray entfernt. Noch effektiver scheint die Anwendung von kalziumphosphathaltigen Versiegelungsmitteln (z. B. Teethmate Desensitizer, Kuraray, J-Osaka) zu sein (*Thanatvarakorn* et al 2013, *Shetty* et al. 2017).

Eine weitere mögliche Alternative stellen Dentinadhäsive dar, die zu einem verbesserten Verschluss der durch die Präparation eröffneten Dentinkanälchen führen sollen. Klinisch scheinen beide Methoden ähnlich effektiv zu desensibilisieren (*Wolfart* et al. 2004). Der Einfluss der Dentinadhäsive auf die Retention der verschiedenen Zemente ist jedoch unterschiedlich (*Mausner* et al. 1996; *Wolfart* et al. 2003) und muss vor einer generellen Empfehlung genauer evaluiert werden. Bei Verwendung konventioneller Zemente scheinen ungefüllte oder wenig gefüllte Dentinadhäsive (z. B. Gluma Desensitizer, Kulzer, D-Hanau, oder Hybrid Bond, J. Morita Europe, D-Dietzenbach) besser geeignet zu sein als hochgefüllte, da letztere hohe Schichtstärken bilden und damit Mikroretentionen auf der Dentinoberfläche verschließen.

Auf die Anwendung sogenannter Liner und Lacke für die Stumpftoilette sollte jedoch verzichtet werden, da diese nur zu einem sehr unvollständigen Verschluss der Dentinkanälchen führen und teilweise sogar selbst Pulpaschäden hervorzurufen scheinen (*Tveit* et al. 1985, *Klötzer* und *Langeland* 1994).

20.13 Abformung und Präparation

Bei subgingivalen Präparationen wird empfohlen, die Abformung nicht am Präparationstermin, sondern möglichst erst 2 bis 3 Wochen später vorzunehmen (*Wilson* und *Maynard* 1981). Durch ein solches Vorgehen wird die Abformung erleichtert (keine oder nur geringe Blutung); zudem lässt sich die Reaktion der marginalen Gingiva auf die präparativen Maßnahmen beurteilen und die Präparation kann bei Bedarf durch Tieferlegen angepasst werden.

20.14 Empfohlene Präparationsformen

Die in der Literatur empfohlenen Präparationsformen für die Kronenstumpfpräparation sind vielfältig. Um den sich teilweise widersprechenden Belangen der Präparation hinsichtlich der biologischen, technischen und ästhetischen Kriterien möglichst gerecht zu werden, werden die in Tabelle 20-1 angegebenen Richtwerte empfohlen, wobei die Randgestaltung und die Präparationstiefe im zervikalen

Tab. 20-1 Richtwerte für Kronenpräparationen im Front-, Prämolaren- und Molarenbereich.

Reduktion zirkulär	Vollguss/monolith. Zirkonoxidkeramik: 0,8 mm Metall- und sonstige Vollkeramik: 1,2 mm
Reduktion inzisal	2 mm
Mindestreduktion okklusal	Vollguss/monolith. Zirkonoxidkeramik: 1,0 mm Metall- und sonstige Vollkeramik: 1,5 mm
Mindestretentionshöhe	3 mm
Intrasulkuläre Tiefe bei sichtbarer Lage der Restaurationsränder	0,5–1,0 mm
Abstand der Präparationsgrenze zum Knochen	mind. 2 mm (besser 3 mm)

Randbereich stark von dem vorgesehenen Restaurationsmaterial und der Sichtbarkeit der Ränder abhängen (*Kern* et al. 2018). Die Präparationstiefe im Bereich der Präparationsgrenze ist naturgemäß geringer als die zirkuläre Stumpfreduktion, da die Kronenkontur sich nach zervikal verjüngt und die Stumpfpräparation konisch angelegt wird.

- Für **Vollgusskronen** wird eine Hohlkehltiefe von 0,6 mm empfohlen.
- Für **Metallkeramikkronen ohne aufgebrannte Keramikstufe** wird im sichtbaren (vestibulären) Bereich eine Stufenpräparation von 0,8 bis 1,0 mm Breite und im nicht sichtbaren Bereich von 0,6 mm empfohlen (Regelleistung der gesetzlichen Krankenkassen).
- Für **Metallkeramikkronen mit aufgebrannter Keramikstufe** wird im sichtbaren (vestibulären) Bereich eine Stufenpräparation von 1,2 mm Breite und im nicht sichtbaren Bereich von 0,6 mm (dort keine Keramikstufe) empfohlen.
- Für weniger stabile **Silikatkeramikkronen** (Feldspatkeramik und Glaskeramik; 100-200 MPa) wird eine zirkuläre Stufenpräparation von 1,2 mm Breite empfohlen. Allerdings ist kritisch festzuhalten, dass es nach der Entwicklung der hochästhetischen und deutlich stabileren Lithiumdisilikatkeramiken nach Ansicht der Autoren keine Indikation für Vollkronen aus den gering festen und damit bruchgefährdeten Silikatkeramiken mehr gibt.
- Für Kronen aus festerer **Lithiumdisilikatkeramik** (350–400 MPa) oder **Zirkonoxidkeramik** wird eine zirkuläre Stufenpräparation oder Hohlkehlpräparation von 0,8 mm Breite empfohlen. Falls notwendig, kann bei hochfester Zirkonoxidkeramik (900–1200 MPa) die Tiefe der Hohlkehle auf bis zu 0,5 mm reduziert werden.

Da die für die Stufen- bzw. Hohlkehlpräparation verwendeten Instrumente des vorgestellten Präparationssatzes Prothetik einen Arbeitsteildurchmesser von 1,2 mm bzw. 1,6 mm aufweisen, ist für die Breite der bereits präparierten Stufe bzw. Hohlkehle eine optische Kontrollmöglichkeit gegeben. Die Hohlkehle weist hierbei immer maximal die Hälfte der Breite des Arbeitsteildurchmessers, also 0,6 mm bzw. 0,8 mm auf. Der 1,6 mm breite zylindrische Diamant wird verwendet, wenn ausnahmsweise eine Stufenbreite von mehr als 1,2 mm erforderlich ist, er sollte aber nie vollständig im Zahn versenkt werden.

Zu beachten ist, dass die genannten Richtwerte bezüglich der Breite der Stufe bzw. Hohlkehle für Zähne mit normaler klinischer Kronenlänge (entspricht der anatomischen Kronenlänge) zutreffen. Bei Pfeilerzähnen mit reduziertem Parodont (verlängerte klinische Krone) sind diese abhängig vom Grad der Verjüngung der Zahnwurzel zu reduzieren. Im stark reduzierten Parodont führt dies dazu, dass an-

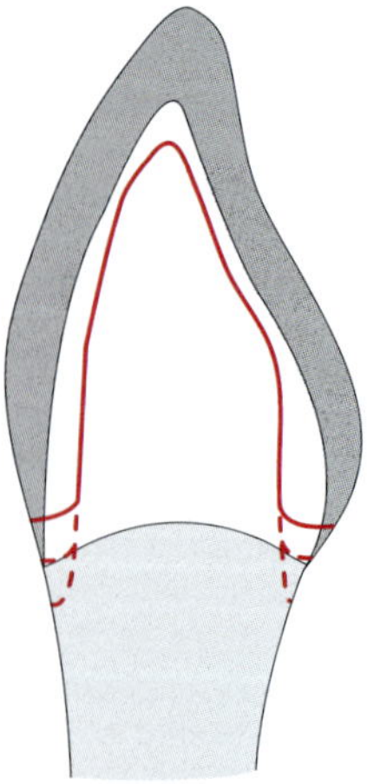

Abb. 20-14 Zusammenhang zwischen der vertikalen Lage der Präparationsgrenze und Breite der zervikalen Stufe oder Hohlkehle.

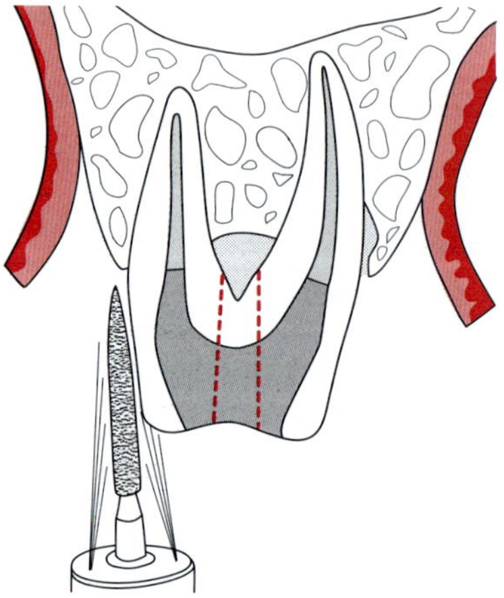

Abb. 20-15 Auslaufende Präparation bei furkationsbefallenen Molaren im Rahmen der resektiven Therapie (Zahn endodontisch und mit adhäsiv verankertem Kompositaufbau vorbehandelt).

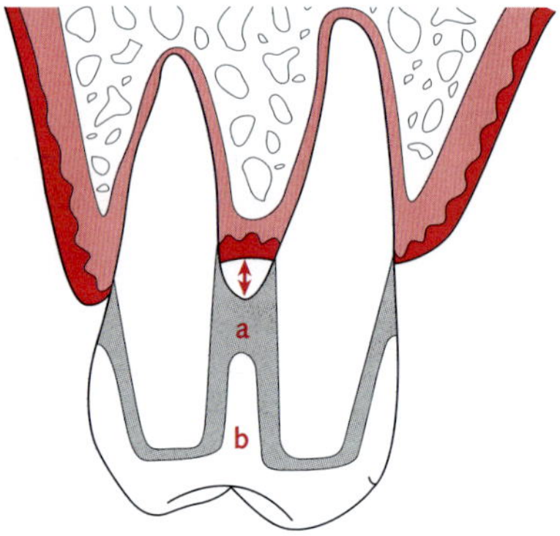

Abb. 20-16 Breite Ränder aus Metall oder Zirkonoxidkeramik sind notwendig, um eine Girlande zur adäquaten Unterstützung der Verblendkeramik zu gestalten. **a** Metallgerüst; **b** Keramikverblendung.

stelle einer Stufe oder ausgeprägten Hohlkehle eine seichte Hohlkehle oder sogar auslaufende Präparation ausgeführt wird, um die Stabilität des Pfeilerstumpfes und gegebenenfalls die Vitalität des Zahnes nicht zu gefährden (Abb. 20-14).

Eine auslaufende zervikale Präparationsform (Tangentialpräparation) sollte auch gewählt werden, wenn bei Molaren mit Furkationsbefall Grad 2 oder 3 eine resektive Therapie mit nach apikal verschobenem Lappen und Wurzelseparation und/oder Wurzelentfernung durchgeführt wird (*Carnevale* et al. 1998). Da die Präparationsgrenze dabei in einem Bereich zu liegen kommt, in dem die Wurzeln sehr schmal sind, würde eine Stufen- oder ausgeprägte Hohlkehlpräparation unnötig gesunde Zahnhartsubstanz opfern und die Stabilität der verbleibenden Wurzelstümpfe gefährden (Abb. 20-15). Für die auslaufende Präparation eignen sich mittelkörnige flammenförmige Diamanten (Instrument Nr. 7a des Präparationssatzes Prothetik: Arbeitsteillänge 8 mm, Durchmesser 1,2 mm).

Um bei einer auslaufenden Präparationsgrenze eine Restauration ohne zu starke Überkonturierung zu erhalten, müssen ästhetische Kompromisse eingegangen werden und es müssen breite Ränder aus Metall oder hochfester Zirkonoxidkeramik gestaltet werden, die im Sinne einer Girlande die Verblendkeramik adäquat stützen (Abb. 20-16). Alternativ können monolithische Multilayer-Zirkonoxidkeramikrestaurationen zur Anwendung kommen.

Sonderformen einer retentiven Präparation werden angewendet bei den heute nur noch selten indizierten metallischen Teilkronen (siehe *Klaiber* 2009) und bei Wurzelkappen in der Hybridprothetik. Gänzlich andere Regeln gelten hingegen in der Adhäsivprothetik, d. h. bei Restaurationen mit adhäsiver Befestigung an größtenteils intaktem Zahnschmelz, da aufgrund des hohen und dauerhaft stabilen Klebeverbunds zu Zahnschmelz (ca. 30 MPa) die zuvor dargestellten Prinzipien einer retentiven Präparationsform verlassen werden können. Dies betrifft Präparationen für keramische Verblendschalen (Veneers), keramische Teilkronen und Kauflächen (sog „Table Tops") und Adhäsivbrücken oder -attachments (*Frankenberger et al.* 2007, *Kern* 2005, *Kern* et al. 2018).

20.15 Perspektiven

Ziel von Verbesserungen sollte die Verminderung der durch die Pfeilerzahnpräparation hervorgerufenen Schäden sein. Alternative Präparationsmethoden, wie z. B. die Verwendung einseitig belegter Diamantinstrumente in oszillierenden Geräten, und adhäsive Befestigungstechnologien, die geringere Materialstärken und damit geringere Präparationstiefen bzw. eine nicht retentive Präparation möglich machen, erlauben immer häufiger ein atraumatischeres Vorgehen. So ist zu hoffen, dass mit der weiteren Verbesserung der Dentinadhäsivsysteme zukünftig die mechanischen Anforderungen an die Zahnpräparation an Bedeutung verlieren werden und sich das Ausmaß der Präparation in erster Linie nach der Größe der Hartsubstanzdefekte richten wird.

Literatur

Alpiste-Illueca F.: Dimensions of the dentogingival unit in maxillary anterior teeth: a new exploration technique (parallel profile radiograph). Int J Periodontics Restorative Dent 2004;24:386-396.

Belser U.C., MacEntee M.I., Richter W.A.: Fit of three porcelain-fused-to-metal marginal designs in vivo. A scanning electron microscope study. J Prosthet Dent 1985;53:24-29.

Boer W., Boer M.: The helix bridge. Posterpräsentation. DGPro-Jahrestagung, Halle 2016. Web-Infos: www.thehelixbridge.com

Carnevale G., Pontoriero R., DiFebo G.: Long-term effects of root-resective therapy in furcation-involved molars. A 10-year longitudinal study. J Clin Periodontol 1998;25: 209-214.

Frankenberger R., Mörig G., Blunck U., Hajtó J., Pröbster L., Ahlers M.O.: Präparationsregeln für Keramikinlays und -teilkronen – unter besonderer Berücksichtigung der CAD/CAM-Technologie. Teamwork 2007;10:86-92.

Gente M.: Begrenzung der Präparationstiefe durch elektrische Widerstandsmessungen. Dtsch Zahnärztl Z 1995;50:658-660.

Gente M.: Empfehlungen zur Verringerung des Risikos des Vitalitätsverlustes bei Überkronung. Gemeinsame Stellungnahme der DGZPW und DGZMK. Dtsch Zahnärztl Z 2007;62:532-533.

Harndt R.: Ist die Turbinenpräparation noch akzeptabel? Dtsch Zahnärztl Z 1982;37:427-432.

Hahn P., Günther F., Hellwig E.: Einfluss verschiedener Präparationstechniken auf die Verletzung von Nachbarzähnen und die Qualität der Schmelzabschrägung. Dtsch Zahnärztl Z 2000;55:118-123.

Hugo B.: Sonoabrasive Präparations- und Restaurationsprinzipien.Teil I + II. Zahnärztl Mitt 1998;88:40-44,128-132.

Hugo B., Stassinakis A., Hofmann N., Hoffmann O., Klaiber B.: Vergleich verschiedener Präparationstechniken und Kavitätengestaltungen zur approximalen Erstversorgung. Dtsch Zahnärztl Z 1998;53:44-447.

Ingber J.S., Rose L.F., Sveriges Tandlak T., Coslet J.G.: The biological width – a concept in periodontics and restorative dentistry. Alpha Omegan 1997;70:62-65.

Kontakiotis E.G., Filippatos C.G., Stefopoulos S., Tzanetakis G.N.: A prospective study of the incidence of asymptomatic pulp necrosis following crown preparation. Int Endod J 2015;48:512-517.

Kerschbaum Th., Voß R.: Zum Risiko der Überkronung. Dtsch Zahnärztl Z 1979;34:740-743.

Kerschbaum Th., Leempoel P.J.B.: Kronen und Brücken – Konsequenzen aus Langzeitergebnissen. In: Voss R., Meiners H. (Hrsg.): Fortschritte der Prothetik und Werkstoffkunde. Band 4. Hanser, München 1989:109-136.

Kerschbaum Th., Mentler-Koeser M., Stender E.: Qualitätskontrolle mit der zahnärztlichen Sonde? Zahnärztl Mitt 1990;80:2200-2210.

Kimmel K., Büchs H., Eibofner E.: Zahnärztliche Präparationstechnik. Hüthig, Heidelberg 1986.

Klaiber B.: Inlays und Teilkronen aus Gold – wann noch und dann wie? Quintessenz 2009;60:1163-1174.

Klötzer W.T., Langeland K.: Pulpaschutz durch Lacke oder Liner. Eine tierexperimentelle Studie. Dtsch Zahnärztl Z 1994;49:307-310.

Kern M.: Einflügelige Adhäsivbrücken und Adhäsivattachments – Innovation mit Bewährung. Zahnärztl Mitt 2005;95:2878-2884.

Kern M.: Misserfolge vermeiden – adäquate Retentions- und Widerstandsform von Brückenpfeilern. Quintessenz 2011;62:1017-1023.

Kern M., Beuer F., Frankenberger R., Kohal R.J., Kunzelmann K.H., Mehl A., Pospiech P., Reiss B.: Vollkeramik auf einen Blick. Überarbeitete 6. Aufl. Arbeitsgemeinschaft für Keramik in der Zahnheilkunde e.V., Ettlingen 2018.

Kois J.C.: The restorative-periodontal interface: Biological parameters. Periodontol 2000 1996;11:29-38.

Leon A.R.: The periodontium and restorative procedures. A critical review. J Oral Rehabil 1977;4:105-117.

Matthews W.G., Showman C.D., Pashley D.H.: Air blast-induced evaporative water loss from human dentine, in vitro. Arch Oral Biol 1993;38:517-523.

Mausner I.K., Goldstein G.R., Georgescu M.: Effect of two dentinal desensitizing agents on retention of complete cast coping using four cements. J Prosthet Dent 1996;75:129-134.

Moopnar M., Faulkner K.D.: Accidental damage to teeth adjacent to crown-prepared abutment teeth. Aust Dent J 1991;36:136-140.

Passia N., Schmidt M., Kern M.: Divergierende Pfeilerzahnachsen bei einer Brücke – Problemlösung durch rotierenden Einschub. Quintessenz 2020;71:636-642.

Shetty R., Bhat A.N., Mehta D., Finger W.J.: Effect of a calcium phosphate desensitizer on pre- and postcementation sensitivity of teeth prepared for full-coverage restorations: A randomized, placebo-controlled clinical study. Int J Prosthodont 2017;30:38-42.

Strübig W., Opitz J.: Präparationsdefekte an Nachbarzähnen bei Inlay- und Kronenversorgungen. Dtsch Zahnärztl Z 2000;55:101-103.

Thanatvarakorn O., Nakashima S., Sadr A., Prasansuttiporn T., Thitthaweerat S., Tagami J.: Effect of a calcium-phosphate based desensitizer on dentin surface characteristics. Dent Mater J 2013;32:615-621.

Trier A.C., Parker M.H., Cameron S.M., Brousseau J.S.: Evaluation of resistance form of dislodged crowns and retainers. J Prosthet Dent 1998;80:405-409.

Türp J.C., Kern M., Hürzeler M.B., Bertalanffy C., Strub J.R.: Der Präparationssatz Prothetik. Teil I und Teil II. Quintessenz 1991;42:1757-1767, 1919-1926.

Tveit A.B., Riordan P.J., Olsen H.C.: Cavity varnish and cavity liner appearence on enamel and dentin. J Prosthet Dent 1985;53:199-203.

Walther W., Klaiber B., Heners M.: Vergleichende histologische Untersuchung nach Präparation mit unterschiedlichen Techniken. Dtsch Zahnärztl Z 1984;39:787-790.

Wilson R.D., Maynard G.: Intrasulculäre restaurative Zahnheilkunde. J Parodontol Restaurat Zahnheilk 1981;1(4):35-49.

Wolfart S., Linnemann J., Kern M.: Crown retention with use of different sealing systems on prepared dentine. J Oral Rehabil 2003;30:1053-1061.

Wolfart S., Wegner S.M., Kern M.: Comparison of using calcium hydroxide or a dentine primer for reducing dentinal pain following crown preparation: A randomized clinical trial with an observation time up to 30 months. J Oral Rehabil 2004;31:344-350.

21 Metallische Werkstoffe

Jens Fischer, Bogna Stawarczyk

21.1 Grundlagen

In der Zahnmedizin werden metallische Werkstoffe für Füllungen (Amalgam), Inlays, Teilkronen, Kronen- und Brückengerüste, für Wurzelstifte, für stabilisierende Gerüste für Teilprothesen, für Implantate und in der Kieferorthopädie in Form von Bändern und Drähten für die Zahnbewegung eingesetzt. Die Vielzahl der Indikationen für den Einsatz von metallischen Werkstoffen bedingt auch eine Vielzahl verschiedener metallischer Materialien für die jeweiligen Zwecke. Die überwiegende Anzahl der chemischen Elemente gehört zu den Metallen. Metalle zeichnen sich aufgrund des Bindungstyps durch einige gemeinsame Eigenschaften aus, die im Folgenden kurz beschrieben werden. In der Zahnmedizin sind alle Metalle mit Körpergewebe in Kontakt und zählen somit zu den Medizinprodukten.

21.1.1 Metallische Bindung

Die metallische Bindung kommt über elektrostatische Wechselwirkungen zustande. Anhand des Bohr-Atommodells lässt sich verstehen, dass die Atome ihre äußeren, negativ geladenen Elektronen nur noch schwach gebunden haben, da diese weit entfernt sind vom positiv geladenen Kern. Im Verband eines metallischen Festkörpers können die Elektronen zwischen den verbleibenden Atomrümpfen wandern und bilden so einen negativ geladenen ‚Kitt' zwischen den positiv geladenen Atomrümpfen, der den Zusammenhalt gewährleistet. Mit diesem Modell lassen sich die wichtigsten Eigenschaften der Metalle erklären:

- **Metallglanz:** Die Elektronen streuen und reflektieren einfallendes Licht, so dass es nicht in das Metall eindringen kann und dieses deshalb undurchsichtig glänzend erscheint.
- **Farbe:** Die Wellenlängen des einfallenden Lichtes können von den Elektronen unterschiedlich absorbiert werden, wodurch dem reflektierten Licht bestimmte Wellenlängen fehlen und es deshalb nicht mehr weiß, sondern farbig erscheint.
- **Elektrische Leitfähigkeit:** Durch ihre freie Beweglichkeit werden die Elektronen zu idealen Transporteinheiten für negative elektrische Ladungen; und durch ein Potentialgefälle können die Elektronen in eine bestimmte Richtung gezwungen werden, wodurch ein Ladungstransport und damit ein Stromfluss entsteht.
- **Wärmeleitfähigkeit:** Die Elektronen können im Kristallgitter relativ leicht Schwingungen ausführen und deshalb die Wärme gut weiterleiten, indem sie benachbarte Regionen zu Schwingungen anregen.
- **Elastizität:** Metalle können unter Krafteinwirkung eine reversible Formänderung erfahren (Federwirkung).
- **Plastische Verformbarkeit:** Metalle lassen sich irreversibel verformen, ohne dass das Material bricht.
- **Legierbarkeit:** In vielen Fällen ist eine Mischung verschiedener Metalle problemlos möglich. Mischungen verschiedener Metalle werden als Legierungen bezeichnet.

21.1.2 Legierungen

Reine Metalle zeigen oft nicht die für die meisten Anwendungen in der Zahnmedizin erforderlichen Eigenschaften und werden deswegen kaum in der Zahnmedizin eingesetzt. Eine Ausnahme bilden jedoch z. B. Zinnfolie (bei Vollprothesen), Platinfolie (als Brennträger) oder Titan (bei Implantaten). Durch Zusammenschmelzen verschiedener Metalle lassen sich die Eigenschaften verändern. Der entstehende Werkstoff wird als Legierung bezeichnet.

Durch das Legieren zweier Metalle können zwei verschiedene Gefügearten entstehen. Ein homogener Mischkristall (einphasige Legierung) liegt vor, wenn im festen Zustand eine vollständige Mischbarkeit der Legierungskomponenten besteht. Beide Atomarten können dann im Kristallgitter nebeneinander vorkommen.

Ein heterogenes Gemenge (zweiphasige Legierung) resultiert, wenn eine teilweise oder vollständige Unmischbarkeit der Legierungskomponenten besteht (Mischungslücke). Beide Atomarten können dann nur eingeschränkt in einem gemeinsamen Kristallgitter kristallisieren. Diese Legierungen erlauben eine Festigkeitssteigerung über die sogenannte Aushärtung.

21.1.3 Mechanische Eigenschaften

Bei den mechanischen Eigenschaften der metallischen Werkstoffe lassen sich grundsätzlich die reversiblen, elastischen und die irreversiblen, plastischen Verformungen einerseits sowie die Härte andererseits unterscheiden. Die Härte ist als derjenige Widerstand definiert, der dem Eindringen eines anderen, härteren Körpers entgegengesetzt wird. Der Härtewert wird in der praktischen Anwendung häufig synonym gebraucht für die Festigkeit eines Werkstoffes, das ist falsch. Denn die Härte gibt lediglich einen Hinweis auf die plastische Verformbarkeit und kann deshalb für die Bewertung des Werkstoffverhaltens nur bedingt herangezogen werden.

Aus klinischer Sicht ist eine differenziertere Betrachtungsweise notwendig. Festsitzender Zahnersatz soll über viele Jahre den mechanischen Belastungen im Mund standhalten. Mechanisches Versagen in Form von Verformungen oder Frakturen der festsitzenden Versorgung bedingt automatisch ein Heraustrennen der bestehenden Arbeit und eine Neuversorgung. Deshalb ist bei der Anfertigung von festsitzendem Zahnersatz neben der Berücksichtigung der intermittierend auftretenden Kaukräfte auch der Möglichkeit einer permanent starken Belastung durch Parafunktionen Rechnung zu tragen. Den mechanischen Daten eines Werkstoffes oder eines Werkstoffverbundes kommt damit entscheidende Bedeutung für den Langzeiterfolg der prothetischen Versorgung zu.

21.2 Metallische Werkstoffe und Verarbeitungstechnologien für festsitzenden Zahnersatz

Bei den metallischen Werkstoffen für die festsitzende Prothetik werden die großen Gruppen der Edelmetall-Legierungen, der edelmetallfreien Legierungen sowie Titan und seine Legierungen unterschieden.

Die Mindestanforderungen an die Eigenschaften der metallischen Werkstoffe sind in der internationalen Norm ISO 22674 definiert, die anzuwendenden Korrosionsprüfungen in der ISO 10271. Die ISO 10271 beinhaltet mehrere Korrosionsprüfungen, da eine einzige Prüfung nicht alle klinischen Situationen und Fragestellungen abdecken kann. Spezifische qualitative und quantitative Anforderungen bezüglich der Biokompatibilität sind in den genannten Normen nicht enthalten. Es wird jedoch jeweils empfohlen, den Technical Report ISO/TR 7405 „Biologische Beurteilung von Dentalwerkstoffen" und die ISO 10993-1 zu berücksichtigen und die Materialien auf mögliche biologische oder toxikologische Gefahren zu prüfen.

Die metallischen Werkstoffe werden in der Norm ISO 22674 entsprechend ihren unterschiedlichen mechanischen Eigenschaften in sechs verschiedene Typen eingeteilt (Tab. 21-1):

- **Typ 0:** für festsitzenden Einzelzahnersatz mit geringer Belastung, z. B. kleine einflächige Inlays, verblendete Kronen
- **Typ 1:** für festsitzenden Einzelzahnersatz mit geringer Belastung, z. B. einflächige Inlays, verblendete Kronen
- **Typ 2:** für festsitzenden Einzelzahnersatz, z. B. Inlays, Kronen, bei denen die Anzahl der Flächen nicht eingeschränkt ist
- **Typ 3:** für festsitzenden mehrgliedrigen Zahnersatz
- **Typ 4:** für Applikationen mit dünnen Querschnitten, die sehr hohen Kräften ausgesetzt sind, z. B. herausnehmbare Teilprothesen, dünne verblendete Einzelkronen, Brücken mit kleinen Querschnitten, Stege, implantatgestützte Suprastrukturen
- **Typ 5:** für Applikationen, bei denen Teile der Vorrichtung eine Kombination aus hoher Steifigkeit und Dehngrenze erfordern, z. B. dünne herausnehmbare Teilprothesen, Teile mit dünnen Querschnitten

Tab. 21-1 Grenzwerte für die Typeneinteilung der Legierungen gemäß ISO 22674.

Typ	Dehngrenze (MPa) min.
0	–
1	80
2	180
3	270
4	360
5	500

Die in den Normen definierten Anforderungen sind aufgrund der langen klinischen Erfahrungen mit den Materialien entstanden. Um diese Anforderungen erfüllen zu können, müssen die entsprechenden technischen Daten durch geeignete Wahl der Legierungszusammensetzung erreicht werden.

21.2.1 Edelmetall-Legierungen

Entsprechend ihrer Indikation können die Edelmetall-Legierungen in die Gruppe der konventionellen, nicht aufbrennfähigen Legierungen und in die Gruppe der aufbrennfähigen, also mit Keramik verblendbaren Legierungen unterteilt werden.

21.2.1.1 Nicht aufbrennfähige Legierungen

Gold (Au) als dasjenige Edelmetall, das aufgrund seiner warmen gelben Farbe besonders geschätzt wird, hat eine zu geringe Festigkeit, um als elementares Metall eingesetzt werden zu können. Durch Zulegieren von Silber (Ag) und Kupfer (Cu) lässt sich aber ohne einen nennenswerten Verlust an Korrosionsfestigkeit und unter Beibehaltung der ansprechenden gelben Farbe eine geeignete Festigkeit erreichen. Die Aushärtung der Legierung erfolgt einerseits aufgrund der Mischungslücke von Ag und Cu im festen Zustand, andererseits durch Ausbildung einer atomaren Ordnungsstruktur von Au und Cu. Durch einen Zusatz von Zink (Zn) kann die Aushärtung der Legierung verbessert werden. Zur Kornfeinung wird Iridium (Ir) verwendet, das in Form einer Vorlegierung mit Platin (Pt) in die Legierung eingebracht werden kann. Damit ergeben sich die klassischen Zusammensetzungen mit Au, Ag, Cu, Zn, Pt und Ir. Diese Legierungen lassen sich für unverblendeten Zahnersatz oder verblendet mit Kunststoff einsetzen.

Durch Erhöhung des Ag- und Cu-Anteils können die Materialkosten unter Beibehaltung der gelben Legierungsfarbe deutlich gesenkt werden. Während der Erstarrung nach dem Guss bildet sich bei diesem Legierungstyp eine Ag-reiche Phase, die aufgrund einer Reaktion mit Sauerstoff und Schwefel dunkel anlaufen kann (*Herø* und *Jörgensen* 1983). Um derartige Legierungen anlaufbeständig zu machen, muss ein wenig Palladium (Pd) hinzugefügt werden (*Fischer* 1995). Eine preiswerte Alternative zu den Au-Ag-Cu-Legierungen besteht im weitgehenden Ersatz von Au durch Ag als Legierungsbasis. In diesem Fall muss der Pd-Anteil deutlich angehoben werden. Diese Legierungen können sich allerdings trotz des hohen Pd-Anteils im Munde des Patienten verfärben.

21.2.1.2 Aufbrennfähige Legierungen

Eine deutliche ästhetische Verbesserung der Kronen- und Brückenprothetik wurde mit der metallkeramischen Verblendtechnik erreicht, die die Entwicklung einer Keramik mit einem hohen, an die Edelmetall-Legierungen angepassten Wärmeausdehnungskoeffizienten und eine Anhebung der Solidustemperatur der Legierung über die Brenntemperatur der Keramik erforderte. Die Basis zu den aufbrennfähigen Legierungen bildete das binäre System Au-Pt, da es eine ausreichend hohe Solidustemperatur aufweist und aufgrund der Mischungslücke zwischen Au und Pt im festen Zustand eine gute Aushärtung ermöglicht. Durch Zulegieren von Indium (In) lassen sich die technischen Daten so einstellen, dass eine ausreichende Festigkeit, ein geeigneter Wärmeausdehnungskoeffizient und ein günstiges Schmelzintervall erzielt werden können (*Fischer* et al. 1994b). Darüber hinaus gewährleistet die Haftoxid-Bildung während des Brennprozesses den chemischen Verbund zur Keramik (*Hautaniemi* 1995). Das Au-Pt-System hat den Nachteil, dass das Schmelzintervall schon bei einem relativ geringen Pt-Anteil relativ breit wird und sich dann durch Seigerung (Entmischung) bei der Abkühlung nach dem Guss ein inhomogenes Legierungsgefüge einstellt. Dadurch ist im normalen zahntechnischen Prozessablauf nur eine eingeschränkte Aushärtung möglich. Durch Zulegieren von Pd lässt sich dieses Problem umgehen (*Fischer* et al. 1994b). Deshalb basieren die ersten aufbrennfähigen Legierungen auf dem System Au-Pt-Pd-In mit Zusätzen von Ag, Cu, Zn sowie Eisen (Fe) und Rhenium (Re) zur weiteren Optimierung. Dieser Legierungstyp ist blassgelb und erfüllt die ästhetischen Anforderungen nur bedingt. Durch eine Reduktion des Pd-Anteils lässt sich die Farbe optimieren, aber die Legierung verliert dadurch an Brennstabilität (*Fischer* et al. 1994a) und kann sich während des Brennprozesses stärker verformen. Eine weitere Möglichkeit besteht darin, Au teilweise und Pt vollständig durch Pd zu ersetzen, da Au und Pd sich ausgezeichnet mischen lassen und in praktisch jedem Mischungsverhältnis durch Zulegieren von In, Gallium (Ga) und anderen Nichtedelmetallen in geeigneten Mengenverhältnissen an die Erfordernisse der metallkeramischen Verblendtechnik angepasst werden können. Der einzige Nachteil ist das relativ hohe Schmelzintervall des Au-Pd-Systems, das eine beträchtliche Menge von In bis zu etwa 10 Gew.-% erfordert. Der nächste Entwicklungsschritt führte zur Entwicklung von Legierungen auf der Basis von Pd unter weitgehendem Verzicht auf Au. Hier ergeben sich Möglichkeiten in den Systemen Pd-Cu und Pd-Ag. Ersterer Legierungstyp benötigt eine größere Menge an In und Ga für die Einstellung der Legierung, im zweiten Fall hat sich Zinn (Sn) als optimaler Legierungsbestandteil erwiesen. Damals war das Pd wesentlich günstiger als Au, so dass man sich eine kostengünstigere Lösung durch den Ersatz von Au mit Pd vorgestellt hat. Heute sind die Pd-Preise teilweise höher als die Au-Preise.

Aufbrennfähige Legierungen erfahren während des Brennens der Keramik eine thermische Behandlung, die zu einer Homogenisierung, d. h. zu einer gleichmäßigeren Verteilung der Legierungsbestandteile im Kristall führt. Dadurch kommt es zu einer besseren Aushärtung, die neben der Härtesteigerung eine Zunahme der Dehngrenze und der Zugfestigkeit bewirkt (*Fischer* et al. 1994a).

21.2.2 Edelmetallfreie Legierungen

Heute lässt sich aufgrund wirtschaftlicher Überlegungen in vielen Ländern ein klarer Trend hin zu edelmetallfreien Legierungen erkennen. Diese Legierungen sind prinzipiell aus der Modellgusstechnik bekannt und wurden für den Einsatz als aufbrennfähige Legierungen modifiziert. Obwohl ausschließlich aus Nichtedelmetallen bestehend, zeichnen sich edelmetallfreie Legierungen bei geeigneter Zusammensetzung durch eine hohe Korrosionsresistenz aus. Die Korrosionsfestigkeit lässt sich mit der ausgeprägten Neigung von Chrom (Cr) und Kobalt (Co) zur Reaktion mit Sauerstoff erklären. Ähnlich wie beim Titan bildet sich eine stabile Oxidschicht, die die metallische Oberfläche als Schutzschicht gegen den Angriff durch wässrige Lösungen abschirmt. Die edelmetallfreien Legierungen für festsitzenden Zahnersatz sind Kobalt-Basis-Legierungen, die als Hauptbestandteil Co enthalten, daneben Chrom (Cr) und Molybdän (Mo) oder Wolfram (W) zur Steigerung der Korrosionsfestigkeit. Der Rest der Legierung besteht aus diversen Nichtedelmetallen. Als Faustregel für eine ausreichende Korrosionsfestigkeit gilt, dass folgende Formel erfüllt sein sollte (*Kappert* 1992):

$$Cr + 3{,}3 \times (Mo + 0{,}5\ W) > 30$$

Das heißt, die Wirkung von Mo betreffend, Korrosionsstabilität kann durch eine doppelte Menge an Wolfram (W) ebenfalls erreicht werden. Insgesamt hat Mo einen um den Faktor 3,3 höheren Effekt bezüglich der Korrosionsstabilität als Cr, und die gesamte Summe an Cr und 3,3 x Mo bzw. 1,65 x W sollte mindestens 30 Gew.-% ergeben.

21.2.3 Titan

Titan zeichnet sich durch eine hohe biologische Verträglichkeit aus und hat sich deshalb als Werkstoff der Wahl für Implantate durchgesetzt. Es gab verschiedene Anläufe, Titan auch als Werkstoff für prothetische Rekonstruktionen zu verwenden. Obwohl das Material aufgrund seiner technischen Daten, die vergleichbar sind mit denjenigen hochgoldhaltiger Legierungen, durchaus für festsitzende Arbeiten indiziert ist, waren die Schwierigkeiten bei der Verarbeitung im Gussverfahren zunächst so groß, dass sich Titan gegen andere metallische Werkstoffe nicht durchsetzen konnte.

Eine Ursache für die Verarbeitungsschwierigkeiten ist die Reaktionsfreudigkeit des Titans, insbesondere bei hohen Temperaturen bzw. in der Schmelze. Der atmosphärische Sauerstoff kann zwar während des Schmelzens und Gießens durch die Verwendung von reinem Argon als Schutzgas ferngehalten werden, eine Reaktion mit den Bestandteilen der Einbettmasse ist aber aufgrund der Reaktivität des Titans nur schwer zu verhindern. Durch die Reaktion mit Fremdstoffen aus der Einbettmasse bildet sich an der Oberfläche des Gussobjekts eine Zone, die je nach Zusammensetzung der Einbettmasse mit Sauerstoff, Aluminium, Phosphor, Silizium oder Kohlenstoff angereichert sein kann, die sogenannte α-case.

Einen Aufschwung erlebte die Titantechnologie im Rahmen der Einführung der subtraktiven CAD/CAM-Technologie, da zu diesem Zeitpunkt die Bearbeitung von Titan deutlich einfacher war als die Bearbeitung hochfester Keramiken. Jedoch werden seit der Verwendung von Zirkonoxid als Gerüstmaterialien die metallischen Werkstoffe aus ästhetischen Gründen generell zurückgedrängt, so dass Titan heute in der Kronen- und Brückenprothetik nur noch eine untergeordnete Rolle spielt.

21.2.4 Verarbeitungstechnologien

Die Legierungen müssen durch einen Verarbeitungsprozess in die erforderliche Form gebracht werden. Das traditionelle Formgebungsverfahren ist das Gießen. Daneben etablieren sich nun im Rahmen der Entwicklung von computergesteuerten Methoden auch Fräs- und Sinterprozesse.

21.2.4.1 Gießen

Beim Gießprozess wird eine metallische Schmelze in eine zuvor aus einer feuerfesten Masse hergestellte Hohlform gegossen. Nach dem Erstarren wird das Gussobjekt durch Entfernen der Einbettmasse freigelegt. Das Volumen der Legierung nimmt beim Übergang vom flüssigen zum festen Zustand aufgrund der geordneten Struktur des Kristalls deutlich ab. Deshalb ist beim zahntechnischen Guss dafür zu sorgen, dass das Gussobjekt als erstes erstarrt und noch flüssiges Material aus dem Gusskanal nachfließen kann. Das Gussobjekt muss daher außerhalb des thermischen Zentrums, dem heißesten Bereich der Gussmuffel liegen, da dieser Bereich zuletzt erstarrt. Wird dies nicht beachtet, so kommt es zu Schrumpfungshohlräumen, sogenannten Lunkern, im Gussobjekt.

Die thermische Schrumpfung des Gussobjekts während des Abkühlpozesses nach dem Guss wird durch das thermische Verhalten der Einbettmasse kompensiert. Die thermische Dehnung der Einbettmasse während des Vorwärmprozesses vor dem Guss hat zur Folge, dass eine etwas überdimensionierte Hohlform entsteht. In diese vergrößerte Hohlform wird die Legierung hineingegossen, so dass das Gussobjekt bei hoher Temperatur ebenfalls überdimensioniert ist. Während des Abkühlens schrumpft die Legierung, dadurch verkleinert sich das Gussobjekt zusehends und hat bei korrekt eingestellter Einbettmasse bei Raumtemperatur dann die richtige Größe.

21.2.4.2 CAD/CAM-Verfahren

Die rasant wachsende Kapazität der modernen Computer macht die Datenverarbeitung einfacher und schneller. Damit ist auch die individuelle Herstellung von Werkstücken möglich geworden. Freiformflächen, wie wir sie für die Herstellung von Kronen und Brücken benötigen, können innerhalb kürzester Zeit trotz der großen Datenmenge bearbeitet werden. Deshalb hat sich in den letzten Jahren die maschinelle Herstellung von Zahnersatz durchgesetzt.

Der grundsätzliche Aufbau einer CAD/CAM-Anlage (CAD steht für Computer Aided Design, CAM für Computer Aided Manufacturing) besteht aus einem Scanner, der die dreidimensionale Form eines präparierten Stumpfes entweder intraoral oder ab Modell erfasst, einer Software, die die Konstruktion des gewünschten Zahnersatzes auf dem Stumpf ermöglicht und der Fräs- oder Schleifmaschine, die die Form aus einem Rohling herausarbeitet.

Die Vorteile der maschinellen Fertigung liegen auf der Hand: Der Rohling wird unter kontrollierten Bedingungen hergestellt und das Gefüge weist deshalb eine konstante und reproduzierbare Struktur auf. Die maschinelle Fertigung kann im 24-Stunden-Betrieb unter gleichbleibenden Bedingungen durchgeführt werden. Die Herstellungs-Parameter werden gespeichert, womit die Vorgaben des Medizinproduktgesetzes, Dokumentation und Rückverfolgbarkeit, zumindest für die Herstellung des Gerüstes leicht einzuhalten sind.

Legierungen können in einem bereits erstarrten harten Zustand oder in einem vorgesinterten weichen Zustand bearbeitet werden. Die Bearbeitung in einem harten Zustand kann auf Grund der Geräuschkulisse und den längeren Fräszeiten an Fräszentren ausgelagert oder selbst im Labor durchgeführt werden. Bei edelmetallfreien Legierungen ist das eine sehr gute und kostengünstige Alternative zum Gießen im eigenen Labor. Ein einziger Hersteller (C. Hafner, D-Pforzheim) bietet das Fräsen von Edelmetall-Legierungen an. Eine Absaugung an der Fräsmaschine ermöglicht, die teuren Edelmetallspäne aufzufangen und sie später zu recyceln. Eine weitere schnellere Möglichkeit besteht darin, edelmetallfreie Legierungen aus einem Pressling zu fräsen. Hier wird Pulver mit Bindemittel versehen und in Rohlinge gepresst. Nach dem Fräsen erfolgt das Dichtsintern der Restauration in einem speziellen Ofen, meistens unter Schutzgasatmosphäre, damit die Oxidationsschicht möglichst geringgehalten wird (*Stawarczyk* et al. 2012). Anschließend können die Gerüste konventionell mit Verblendkeramiken für edelmetallfreie Legierungen verblendet werden (*Stawarczyk* et al. 2014).

21.2.4.3 Laser-Sintern

Die Verarbeitung aufbrennfähiger CoCr-Legierungen erfolgt traditionell in der Gießtechnologie, ist aber heute auch auf CAD/CAM-Systemen möglich. Die spanabhebende Fertigung aus einem Rohling hat allerdings auch Nachteile: Der größte Anteil des Rohlings landet im Abfall, nur ein Bruchteil des Materials wird effektiv für die Herstellung des Gerüstes verwendet. Alternativ und Rohmaterial sparend lassen sich mit dem sogenannten Lasersintern Gerüste herstellen. Feines Pulver aus der gewünschten Legierung (Abb. 21-1) wird mittels eines Lasers je nach Menge der eingebrachten Energie lokal geschmolzen bzw. gesintert. Die

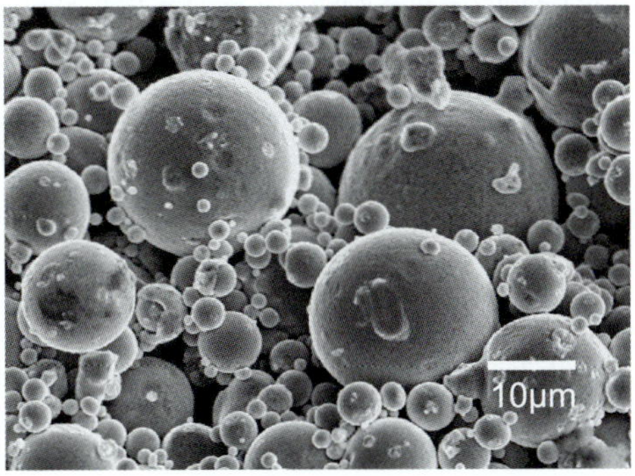

Abb. 21-1 Rasterelektronenmikroskopische Aufnahme des Metallpulvers für das Lasersinterverfahren.

Geometrie der herzustellenden Restauration wird zunächst rechnerisch in Belichtungsbahnen für den Laser zerlegt. Der Laser ist so programmiert, dass er nur dort aktiviert wird, wo das Gerüst entstehen soll. Die Legierungspartikel werden durch die Laserenergie geschmolzen bzw. versintert. Das Werkstück wird Schicht um Schicht aufgebaut, indem die Arbeitsplatte nach jedem Durchgang abgesenkt und eine neue Pulverschicht in der gleichen Dimension aufgetragen wird. So entsteht in einem aufbauenden Verfahren Schicht um Schicht die Restauration. Es handelt sich also vom Prozess her um ein Rapid Prototyping, auch als Selective Laser Melting (SLM)-Verfahren bezeichnet. Da die einzelnen Schichten eine Dicke von etwa 20 µm haben, müssen die Metall-Partikel im Durchmesser deutlich kleiner als 20 µm sein. Wirtschaftliche Betrachtungen zeigen, dass mit dem Lasersinter-Verfahren je nach Auslastung bis zu 10x günstiger produziert werden kann als bei der spanabhebenden Fertigung mit Fräsmaschinen.

Die Bruchlast lasergesinterter und keramisch verblendeter Kronengerüste ist vergleichbar mit gegossenen und verblendeten Gerüsten gleicher Dimensionierung (*Rudolph* und *Setz* 2007). Die klinische Bewährung von lasergesinterten und keramisch verblendeten Kronen ist mit konventioneller Metallkeramik vergleichbar (*Chaar* et al. 2019).

21.2.5 Fügetechnik

Bei der Anfertigung von Zahnersatz ist es zum Teil nötig, zwei separat hergestellte Werkstücke miteinander dauerhaft zu verbinden. Metallische Werkstücke lassen sich angießen, löten, schweißen oder kleben, während ein Verbund zwischen einem metallischen und einem nichtmetallischen Werkstück nur über eine Klebung, einen chemischen Verbund oder eine mechanische Retention erzielt werden kann. Bei der Herstellung von festsitzendem Zahnersatz sind vor allem das Angießen, das Löten und das Schweißen von Bedeutung, die Klebung wird eher bei der Herstellung von herausnehmbarem Zahnersatz eingesetzt.

21.2.5.1 Angießen

Um angießen zu können, muss das anzugießende Teil mit in die Wachsmodellation einbezogen und auch mit eingebettet werden. Während des Vorwärmprozesses wird das anzugießende Teil mit erhitzt. Um eine Oxidation und damit eine Isolationsschicht an der Oberfläche des anzugießenden Teiles zu vermeiden, bestehen angussfähige Legierungen nur aus Edelmetallen und haben eine Solidustemperatur, die über der Gießtemperatur der Gusslegierung liegt. Üblicherweise werden Pt und Pd mit Au und Ir legiert. Um Pd-freie Legierungen anbieten zu können, haben die Hersteller Legierungen auf der Basis Pt-Au entwickelt, die sich aber schwieriger verarbeiten lassen als Pd-haltige Legierungen. Der Verbund zwischen dem anzugießenden Teil und der Gusslegierung erfolgt durch eine gegenseitige Diffusion und einen Austausch von Atomen in der obersten Schicht beider Materialien.

21.2.5.2 Löten

Die Grundwerkstoffe werden an der Lötstelle mit dem geschmolzenen Lot benetzt und es kommt lokal zu einer neuen Legierungsbildung durch Diffusion von Lotbestandteilen in die Grundwerkstoffe und umgekehrt. Die Arbeitstemperatur eines Lotes liegt unter der Solidustemperatur der Grundlegierungen. Idealerweise hat das Lot eine ähnliche Zusammensetzung wie die Grundlegierungen, um die Bildung eines galvanischen Elements zu unterbinden. Den Loten sind aber mehr Nichtedelmetalle zulegiert, damit das Schmelzintervall gegenüber der Mutterlegierung erniedrigt werden kann. Darüber hinaus enthalten die Lote Bestandteile, die das Fließverhalten verbessern, damit das Lot während des Lötvorganges in den Lötspalt fließen kann. Der Lötspalt sollte eine Breite von 0,05-0,2 mm haben und parallelwandig sein, damit das geschmolzene Lot durch Kapillarwirkung in den Lötspalt gezogen wird. Die Lötflächen sollten angeraut sein, da sie dann vom Lot besser benetzt werden.

Die Zusammensetzung der Lote lehnt sich im Wesentlichen an die Zusammensetzung der zu verlötenden Legierungen an. Da aber die Arbeitstemperatur des Lotes unterhalb der Solidustemperatur der Legierung, bzw. beim Zweitlot unter derjenigen des Erstlotes liegen muss, sind zum Teil deutlich höhere Anteile an Nichtedelmetallen im Lot notwendig.

21.2.5.3 Schweißen

Im Gegensatz zum Löten wird beim Schweißen kein artfremdes Zulegemetall benötigt, da der Grundwerkstoff selbst aufgeschmolzen wird.

Schweißen kann entsprechend der jeweils angewandten Technologie eingeteilt werden in:

- Flammenschweißen
- Widerstandsschweißen
- Plasmaschweißen
- Laserschweißen

Das Laserschweißen ist in der Zahnmedizin sehr verbreitet und ersetzt das Löten zunehmend. Die Verbindung ist beim Laserschweißen durch die artgleichen Werkstoffe korrosionsstabil. Beim Lasern von NEM-Legierungen und Titan wird mit Schutzgas (Argon) gearbeitet, um die Oxidation während des Schweißvorganges zu unterbinden. Pd-Basislegierungen lassen sich nicht mit edelmetallfreien Legierungen verschweißen. Beim Laserstrahl wird der Materialoberfläche mehr Energie an der Auftreffstelle zugefügt als durch Wärmeleitung im Material abgeführt werden kann. Dadurch entsteht ein Wärmestau im Material und das Material schmilzt örtlich begrenzt auf. Der Wärmestau ist abhängig von der Dichte der Leistung im Laserstrahl und den Werkstoffeigenschaften der zu schweißenden Restauration. Es ist umso größer, je mehr Energie (Wärmemenge) pro Zeiteinheit (Pulsleistung) während der Einwirkdauer des Laserstrahls in das Material abgegeben wird und je kleiner die Einwirkfläche (Schweißdurchmesser) des Laserstrahls ist.

Folgende Parameter müssen am Laser für eine reproduzierbare Schweißnaht eingestellt werden:

- Wellenlänge
- Leistungsdichte
- Emissionscharakteristik (Strahlung kontinuierlich, getaktet, gepulst)
- Impulslänge
- Impulsfrequenz
- Fokus des Laserstrahls

21.3 Metallkeramik

Die Technik der Metallkeramik wurde 1962 eingeführt und hat sich aufgrund ihrer Zuverlässigkeit zur Standardversorgung im Kronen- und Brückenbereich (=Goldstandard) entwickelt. Durch die Kombination des elastischen Werkstoffs Metall, der die mechanische Stabilität gewährleistet, und des spröden Werkstoffs Keramik, der die ästhetischen Anforderungen erfüllt, war eine universell einsetzbare Technik entwickelt worden, die auch die Eingliederung von Brücken mit längerer Spannweite erlaubte.

Der Vorteil des metallkeramischen Verbundes gegenüber vollkeramischen Kronen liegt in der Kombination der positiven Eigenschaften der Legierung (hohe Elastizität, hohe Zugfestigkeit, gute Passgenauigkeit) und der Keramik (Ästhetik, hohe Druckfestigkeit, hohe Mundbeständigkeit).

21.3.1 Verblendkeramik

Die Verblendmassen für die Metallkeramik sind Feldspatkeramiken. Die Anpassung des Wärmeausdehnungskoeffizienten der Keramik an den relativ hohen Dehnungskoeffizienten der Edelmetall-Legierungen (s. u.) erfolgt über die Kristallisation des Alumosilikates Leuzit ($K[AlSi_2O_6]$), das beim inkongruenten Schmelzen des Feldspates entsteht. Leuzit zeigt eine hohe thermische Dehnung und hebt damit die thermische Dehnung der gesamten Keramik an.

Das keramische Material liegt im Ausgangszustand als feinkörniges Pulver vor, das mit einer Flüssigkeit zum sogenannten Schlicker angemischt und dann auf das Metallgerüst aufgetragen wird. Durch die Temperaturbehandlung während des Brennprozesses kommt es zur Verdichtung des keramischen Materials. Dieser Vorgang wird als Sintern bezeichnet. Dabei darf gemäß Definition des Sinterprozesses außer einem Volumenschwund keine Formänderung eintreten. Das Verschmelzen der einzelnen Partikel des Pulvers bewirkt eine Reduktion der Oberfläche und damit der Oberflächenenergie, worin sich das Streben des Systems nach geringster freier Enthalpie zeigt. Die steigende Anzahl chemischer Bindungen führt zu einer Verfestigung des Materials.

Das Sintern der Keramik erfolgt je nach Keramik-Typ bei etwa 650–950 °C, wobei mehrere verschiedene Schichten aufgetragen werden, um den histologischen Aufbau des natürlichen Zahnes zu imitieren. Dieser Temperaturbehandlung müssen die aufbrennfähigen Legierungen standhalten (siehe Kap. 22). Deshalb enthalten sie einen höheren Anteil an den hoch schmelzenden Metallen Pt und Pd.

21.3.2 Verbund Metall-Keramik

Die Qualität des Verbundes zwischen Metallgerüst und Verblendkeramik wird durch den Verbundmechanismus zwischen den beiden Werkstoffen und die sich während des Abkühlprozesses nach dem Keramikbrand aufbauenden Spannungen bestimmt.

21.3.2.1 Verbundmechanismus

Durch Anrauen (z. B. mittels Korundstrahlen) der Legierungsoberfläche entstehen Unterschnitte, in die die Verblendkeramik während des Sinterprozesses hineinfließt. Nach der Erstarrung sind dann Legierung und Keramik ineinander verkeilt, so dass eine **mechanische** Retention an der Grenzfläche entsteht. Eine **chemische** Bindung zwischen Legierung und Keramik erfolgt über sogenannte Sauerstoff-Brücken. Nichtedelmetall-Bestandteile der Legierung wie zum Beispiel Indium, Zink oder Zinn oxidieren an der Oberfläche des metallischen Gerüstes, und diese Oxide können nun mit der oxidischen Keramik chemische Bindungen eingehen.

21.3.2.2 Thermische Kompatibilität zwischen Legierung und Keramik

Während des Brennprozesses werden Endtemperaturen im Bereich von etwa 750–950 °C erreicht. Die Keramik reagiert bei diesen hohen Temperaturen plastisch. In der Abkühlphase nach dem Brand steigt die Viskosität der Keramik an. Unterhalb etwa 500 °C geht die Keramik in den festen Zustand über.

Beim Erwärmen während des Brennprozesses dehnen sich die Werkstoffe aus. Analog schrumpfen sie während der Abkühlphase. Verschiedene Materialien können eine sehr unterschiedliche Wärmedehnung besitzen. Sind diese Materialien fest miteinander verbunden, so bauen sich bei unterschiedlichem Wärmedehnungsverhalten an der Verbundzone Spannungen auf, die bei Temperaturänderungen zur Verformung des Werkstoffverbundes führen.

Eine Kennzahl für die Wärmedehnung ist der Wärmeausdehnungskoeffizient (WAK), der angibt, um welchen Betrag sich ein Material relativ zur Ausgangslänge bei einer Temperaturerhöhung um 1 K (1 °C) ausdehnt. Die physikalische Einheit lautet µm/m·K.

Bei metallkeramischen Arbeiten ist die Kenntnis der WAK-Werte beider Materialien deshalb von Bedeutung, weil bei zu starker Abweichung der Werte voneinander Spannungen im Verbund aufgebaut werden, die bei dickeren Metallgerüsten zu Abplatzungen und bei dünneren Metallgerüsten zu Verformungen führen können. Ist der WAK-Wert der Verblendkeramik unter dem WAK-Wert des Gerüstmaterials, werden gezielt Druckspannungen in der Verblendkeramik erzeugt. Wäre das Verhältnis andersrum eingestellt, so wurden Zugspannungen in der Verblendkeramiken erzeugt, welche zu einer vorzeitigen Fraktur führen könnten, da Keramiken gegen Zug nicht resistent sind. Technische Misserfolge lassen sich teilweise auf diesen Effekt zurückführen.

21.4 Metallische Werkstoffe für die abnehmbare Prothetik

Mechanisch stärker belastete Anteile von Teil- und Hybridprothesen werden im Wesentlichen aus metallischen Materialien konstruiert. In der Regel werden für das Gerüst einschließlich der Klammern Nichtedelmetall-Legierungen verwendet. Edelmetall-Legierungen eignen sich aufgrund des niedrigen Elastizitätsmoduls, d. h. der geringen Steifigkeit nur bedingt für Modellgussgerüste. Nichtedelmetall-Legierungen haben einen doppelt so hohen Elastizitätsmodul, weshalb die Teilprothesen-Gerüste graziler modelliert werden können. Als Alternative, insbesondere bei Materialunverträglichkeiten, können auch Titan oder besser Titanlegierungen eingesetzt werden. Weiterhin werden Legierungen für Retentionselemente verwendet.

21.4.1 NiCr-Legierungen

Typischerweise enthalten NiCr-Legierungen etwa 60–70 % Ni, 15–25 % Cr und 3–10 % Mo. Weitere Bestandteile sind Wolfram, Silizium, Gallium, Mangan, Niobium, Beryllium, Eisen, Cobalt und Titan in Mengen von jeweils unter 1 bis 5 %. Da Ni häufig mit Allergien in Verbindung gebracht wird, werden Ni-haltige Legierungen in Deutschland nur noch sehr selten verwendet.

21.4.2 CoCr-Legierungen

CoCr-Legierungen enthalten eine große Anzahl verschiedener Metalle. Hauptelemente sind Co (33–75 %), Cr (20–32 %) und Mo (0,3–7 %). Weitere Bestandteile können sein: Wolfram, Titan, Silizium, Kohlenstoff, Mangan, Eisen, Nickel sowie Phosphor, Schwefel, Stickstoff, Vanadium, Tantal, Platin, Magnesium, Cerium, Lanthan, Aluminium, Kupfer und Ruthenium.

21.4.3 Edelmetall-Legierungen für Retentionselemente

Konfektionierte Verankerungselemente für herausnehmbaren Zahnersatz werden mittels verschiedener Fügeverfahren am festsitzenden Zahnersatz befestigt. Die Teile können verlötet, angegossen, verschweißt oder geklebt werden. Während für das Kleben die Legierungszusammensetzung ohne Einfluss ist, hat sie auf den Erfolg der thermischen Fügeverfahren Angießen, Schweißen und Löten einen großen Einfluss. Spezielle Legierungen für die Schweißtechnik stehen noch nicht zur Verfügung. Prinzipiell lassen sich die meisten Dentallegierungen schweißen. Für das Verbinden zweier Werkstücke aus der gleichen Legierung kann das Schweißen als die ideale Fügetechnik angesehen werden. In der Regel müssen aber verschiedene Legierungen, z. B. beim Verschweißen eines Retentionselementes auf einem Wurzelkäppchen, miteinander verbunden werden. Dadurch entsteht an der Kontaktstelle zwischen beiden Werkstoffen eine neue Legierung mit nicht genau definierter Zusammensetzung.

21.4.3.1 Angießbare Legierungen

Ein stoffschlüssiger Verbund beispielsweise zwischen einem Konstruktionselement und einer Gusskrone kann mittels Anguss erzielt werden. Der Vorteil ist, dass keine Lötung durchgeführt werden muss. Es handelt sich hier um reine Edelmetall-Legierungen aus Au-Pt-Pd-Ir.

21.4.3.2 Anlötbare Legierungen

Für die Lötung ist ein relativ breites Spektrum an Legierungen geeignet. Diese Legierungen dürfen auch Nichtedelmetalle enthalten, da beim Löten ein Flussmittel zugelegt wird, das die Oxidation im Bereich der zu verlötenden Flächen verhindert. Da von der Fügetechnik her keine wesentlichen Anforderungen an die Legierung gestellt werden, können eher die mechanischen Eigenschaften der Legierung optimiert werden. Typische Legierungen basieren auf dem klassischen System Au-Ag-Cu mit Zusätzen von Pt, um das Schmelzintervall anzuheben, oder auf dem System Ag-Pd-Au.

21.5 Biologische Reaktionen

Grundsätzlich lassen sich bei den Unverträglichkeitsreaktionen die toxischen und die allergischen Reaktionen voneinander unterscheiden (*Schmalz* und *Arenholt-Bindslev* 2009). Die toxischen Reaktionen erfolgen dosisabhängig und bei allen Individuen in der gleichen Ausprägung. Deshalb sind sie kalkulierbar und vorhersagbar. Allergische Reaktionen dagegen sind individuell und weitgehend dosisunabhängig. Eine Vorhersage kann nicht getroffen werden (*Rosentritt* et al. 2018).

21.5.1 Toxizität

Legierungen können nur dann eine toxische Reaktion auslösen, wenn sie in einem biologischen Milieu korrodieren und solche Korrosionsprodukte bilden, die resorbierbar sind und im Organismus eine gewisse Konzentrationsschwelle überschreiten. Es ist bekannt, dass essentielle Spurenelemente in einer zu niedrigen oder zu hohen Dosierung auch pathologische Reaktionen bewirken können. Ein gutes Beispiel ist das Kupfer, bei dessen Mangel Anämie, Leukopenie und Neutropenie auftreten, während es bei einer Überdosierung infolge rezessiv vererbtem Mangel des Cu-bindenden Proteins Coeruloplasmin aufgrund von Cu-Ablagerungen in Leber und Zentralnervensystem und daraus resultierenden Parenchymschäden zur Ausprägung der Wilson-Krankheit mit Leberzirrhose und Degeneration der Basalganglien kommt. Im Allgemeinen liegen die Mengen der durch Korrosion freigesetzten Metallionen deutlich unter derjenigen Menge, die durch die tägliche Nahrung dem Organismus zugeführt wird. Beispielsweise beträgt die tägliche Aufnahme von Cu 2–6 mg, von Zn 10–15 mg. Korrosionsmessungen zeigen, dass nur wenige µg pro cm^2 in sieben Tagen aus dentalen Edelmetall-Legierungen im Korrosionsversuch nach ISO 10271 herausgelöst werden. Schwankungen in der Nahrung haben einen größeren Einfluss auf die Metallionen-Konzentration im Speichel und im Urin als die Eingliederung einer neuen Rekonstruktion (*Sachs* et al. 1995).

Lokaltoxische Reaktionen stehen bei den Unverträglichkeitsreaktionen auf metallische Werkstoffe im Vordergrund. Die Ursache liegt in der lokal vergleichsweise hohen Konzentration der Korrosionsprodukte, insbesondere auch durch eine Akkumulation der Elemente. Klinische Misserfolge werden in diesem Sinne interpretiert, ohne dass allerdings eine regelrechte Beweisführung möglich ist. Es ist jedoch offenbar, dass häufig eine Belastung der Gingiva mit den Legierungselementen in der Umgebung der metallischen Rekonstruktionen gefunden wird (*Rechmann* 1993, *Wirz* 1993).

21.5.2 Allergenität

Allergische Reaktionen auf dentale Legierungen spielen eine untergeordnete, aber zunehmende Rolle (*Tschernitschek* et al. 1995). Allergische Reaktionen auf Metallionen sind praktisch immer vom verzögerten Typ (Typ IV-Reaktion) (*Strietzel* 2016). Die Sensibilisierung erfolgt im Allgemeinen nicht über die Mundschleimhaut, sondern über einen Erstkontakt mit der Haut. Langerhans-Zellen in der Epidermis, die das vorzugsweise an ein Protein gebundene Metallion als Antigen erkennen und an ihrer Zellwand binden, wandern zu den regionalen Lymphknoten und präsentieren den Lymphozyten das Antigen. Gleichzeitig senden sie Zytokine, insbesondere Interleukin 1 aus, um weitere Lymphozyten anzulocken. Die Lymphozyten bilden Klone aus, die bei einem erneuten Kontakt mit dem Allergen als Effektorzellen eine entzündliche Reaktion hervorrufen (*Bahmer* 1996). Verantwortlich für die geringe Sensibilisierungsrate über die Mukosa ist einmal die ständige Spülung der Mundhöhle und damit die Verdünnung der Allergene, zum anderen zeigt die Mukosa eine viel größere Durchlässigkeit gegenüber Molekülen als die Haut, so dass die Kontaktzeit der Langerhans-Zellen mit dem Allergen kürzer ist. Orale Symptome einer allergischen Reaktion sind Rötungen der Haut, Papulovesikeln, Erosionen, ödematöse Schwellungen, periorales Ekzem und subjektive Beschwerden des Patienten wie z. B. Brennen, Druckgefühl, Geschmacksstörungen, pelziges Gefühl und Fremdkörpergefühl. Aufgrund der notwendigen höheren Allergenkonzentration bei einer Kontaktstomatitis im Gegensatz zu einer Kontaktdermatitis reagiert nicht jeder kutan sensibilisierte Patient bei Allergenkontakt in der Mundschleimhaut mit einer Kontaktstomatitis. Entscheidend für die Ausprägung einer allergischen Reaktion ist nämlich nicht die Legierungszusammensetzung, sondern die Art und Menge der freigesetzten Metallionen. So kann beispielsweise ein Nickel (Ni)-Allergiker durchaus einen Ni-haltigen Zahnersatz tolerieren (*Richter* 1994, *Röhrborn* et al. 1988). Weitere starke Allergene sind Cr und Mo. Au-Allergien treten nur sehr selten auf (*Fregert* et al. 1979, *Laeijendecker* und *van Joost* 1994, *Marcusson* 1996, *Wiesenfeld* et al. 1984). Von Palladium sind allergische Reaktionen bekannt (*Downey* 1989, *Koch* und *Baum* 1996, *van Ketel* et al. 1981). Über das allergene Potential der anderen, in den Edelmetall-Legierungen verwendeten Metalle liegen keine gesicherten Daten vor. Wegen der Seltenheit allergischer Reaktionen ist von einem routinemäßigen Epikutantest vor jeder prothetischen Versorgung abzuraten (*Röhrborn* und *Bork* 1988).

21.6 Biologische Prüfung dentaler Legierungen

Umfassende Vorschläge zur biologischen Prüfung dentaler Werkstoffe finden sich im ISO/TR 7405 oder, für alle Medizinprodukte gültig, in den ISO 10993-Serien, wobei sich für die Prüfung dentaler Werkstoffe insbesondere der als „direct cell contact assay" bekannte Zytotoxizitätstest mit Zellkulturen und der Sensibilisierungstest in Form des offenen Epikutantests als geeignet herauskristallisiert haben. Für die biologische Bewertung einer Legierung muss die Zusammensetzung bekannt sein (*Strietzel* 2016). Die Vorgaben für die Korrosionsbeständigkeit der Legierungen sind in der ISO 10271 oder ISO 22674 beschrieben. Außerdem wird die Durchführung einer Zytotoxizitätsprüfung gemäß ISO 10993-5 gefordert (*Strietzel* 2016). Zur Bestimmung der biologischen Eigenschaften sind weiterhin Tierversuche notwendig, allerdings wurden diese aus ethischer Sicht in den letzten Jahren auf ein Mindestmaß reduziert. Oftmals lassen sich die zahlreichen Tierversuche für die Bewertung der Genotoxizität/Mutagenität (ISO 10933-3), des Sensibilisierungs- und Irritationspotentials (ISO 10993-10) und der subchronischen Toxizität (ISO 10993-11) durch ausführliche Literaturrecherchen und Analogieschlüsse reduzieren (*Strietzel* 2016).

21.6.1 Zytotoxizitätstest

Die Zellkulturprüfung hat sich als eine rationelle und einfach zu handhabende Prüfmethode für die Untersuchung des toxischen Potentials einer Legierung erwiesen. Dieser Test liefert wichtige Basisinformationen, die klinisch allerdings durch zahlreiche und komplexe Einflüsse modifiziert werden können. Die Resultate der Zellkulturprüfungen sind stark abhängig von der gewählten Zelllinie. Zwar ist die Rangfolge der Zytotoxizität verschiedener Metallionen in verschiedenen Zellkulturen gleich, aber es zeigen sich in Abhängigkeit von der Sensibilität der verwendeten Zellen deutliche Unterschiede im Ausmaß der Zellreaktion (*Wataha* et al. 1994). Als geeignet gilt die Fibroblastenkultur. Für die Prüfung der Legierungen hat sich insbesondere die Zelllinie L-929, die vom Bindegewebe einer Maus stammt, aufgrund ihrer gleichbleibenden, hohen Sensibilität bewährt. Zur Durchführung der Prüfung werden Zellen in ein Kulturmedium ausgesät und 24 Stunden inkubiert. Nach dieser Zeit wird die zu prüfende Testsubstanz in direktem Kontakt zu den Zellen in die Kultur gelegt. Nach weiteren 24 Stunden werden Morphologie und Proliferation der Zellen begutachtet. Ist keine Beeinträchtigung des Zellstoffwechsels zu beobachten, so wird das Risiko einer Toxizität als vertretbar eingeschätzt.

21.6.2 Sensibilisierungstest

Der offene Epikutantest wird am Meerschweinchen durchgeführt. Dazu werden Prüfkörper auf die rasierte Rückenhaut des Meerschweinchens gelegt. Der Kontakt erfolgt über 4 Wochen fünfmal pro Woche für je 12 Stunden. Während dieser 28 Tage kann eine Sensibilisierung der Meerschweinchen erfolgen. Eine Woche später findet der Provokationstest statt. Dazu werden die Prüfkörper auf ein anderes, bisher nicht mit dem Werkstoff in Kontakt gekommenes Hautareal aufgelegt. Falls eine Sensibilisierung erfolgt ist, müssen jetzt allergische Reaktionen beobachtet werden können.

Eine definitive Beurteilung der Biokompatibilität muss sich aus der Summe aller Teilkenntnisse aus den einzelnen Prüfungen und möglicherweise bereits vorhandenen klinischen Beobachtungen ergeben.

21.7 Orale Manifestation von Materialunverträglichkeiten

Es scheint, dass das Sensibilisierungs- und Allergisierungspotential und die Unverträglichkeit von bestimmten Stoffen und Materialien in der Bevölkerung ständig zunehmen. Davon ist auch die Mundhöhle betroffen. Verschiedene Veränderungen der oralen Mukosa sind klinisch klar zu erkennen, z. B. als Schwellungen, Rötung und Blasenbildung, als erosive oder verruköse Bereiche der Schleimhautoberfläche und als weißliche Beläge. Solche Befunde können als selbständiges Krankheitsbild auftreten oder Ausdruck einer systemischen Erkrankung sein. Auch Nebenwirkungen von Medikamenten oder sonstigen therapeutischen Maßnahmen können sich in der Mundschleimhaut manifestieren. Nicht immer werden Veränderungen von den Patienten wahrgenommen oder sind von Schmerzen begleitet. Anderseits bleiben von Patienten beklagte Beschwerden wie Brennen, Spannungsgefühl und metallischer Geschmack – unter dem Begriff 'burning mouth syndrom' subsumiert (*van der Waal* 1992) – oft ohne klinisch erkennbare Zeichen. Deshalb wird bei verschiedenen Symptomen auch eine psychische Komponente nicht ausgeschlossen. Veränderungen der Mukosa oder Schmerzen können die betroffenen Patienten oft sehr beunruhigen und führen zu einer Beeinträchtigung der Lebensqualität. Der Patient seinerseits ist geneigt, die Ursache seiner Probleme in den verwendeten prothetischen Werkstoffen zu sehen. Der Zahnarzt wird meistens bemüht sein, kausale Zusammenhänge zu diagnostizieren, mechanische Irritationen auszuschließen, vermutete Noxen auszuschalten und Parafunktionen wie Pressen auf die Zähne oder die Prothesen sowie Zungen- und Wangenpressen therapeutisch anzugehen. Ein Karenzversuch führt allerdings nicht immer zum Verschwinden der zuvor beschriebenen klinischen Manifestationen und Symptome.

Der Zahnarzt sieht sich von jeher mit der Problematik der Unverträglichkeit von zahnärztlichen und besonders auch zahnärztlich-prothetischen Werkstoffen konfrontiert. Zwar ist die Ätiologie verschiedener Beschwerden und Veränderungen der oralen Mukosa unklar, und deshalb spricht man wie z. B. bei der Prothesenstomatitis gerne von multifaktorieller Ätiologie. Die lokale toxische Wirkung von Metallen und ihren Korrosionsprodukten oder der Galvanismus werden heute jedoch ernst genommen und sind Gegenstand von zahlreichen wissenschaftlichen Untersuchungen. Ungünstige Aspekte bei der Verwendung von Metallen in der Mundhöhle sind korrosionsanfällige Legierungen und Kontakte verschiedener Metalle in der Mundhöhle, z. B. Lötstellen.

Vielleicht hat auch die Diskussion um die Toxizität des Amalgams die Patienten für diese Thematik besonders sensibilisiert und einem gewissen Argwohn in Bezug auf die Verwendung von Metallen in der Mundhöhle Vorschub geleistet. So wird oft der Wunsch laut, prothetische und zahnärztliche Rekonstruktionen nur aus biologisch gut verträglichen Materialien herzustellen und auf die gleichzeitige Verwendung verschiedener Metalle in der Mundhöhle soweit wie möglich zu verzichten. Die Stomatologie fokussiert heute stark auf mögliche Zusammenhänge zwischen Veränderungen der oralen Mukosa und Metallen in der Mundhöhle, insbesondere auch im Zusammenhang mit dem oralen Lichen planus. Die Literatur weist mehrere Falldokumentationen und Untersuchungen über die Zusammenhänge lichenoider Veränderungen mit Amalgamfüllungen oder anderen Metallen in der Mundhöhle auf.

Der Lichen planus der Mundschleimhaut mit weitgehend unklarer Ätiologie (*Eversole* 1994) zeigt einen chronischen Verlauf oder kann auch mit akuten Schüben auftreten. Er ist eine relativ häufige mukokutane Krankheit und eine der häufigsten Mundschleimhauterkrankungen überhaupt (*Jungell* 1996). In etwa 25 % der Fälle kommt der Lichen isoliert in der Mundhöhle vor. Es wurde angenommen, dass der Lichen keine Präkanzerose im eigentlichen Sinn sei und deshalb den gutartigen Läsionen der oralen Mucosa zugerechnet werden könne. Eine maligne Transformation scheint aber nicht ganz ausgeschlossen (*Holmstrup* et al. 2001), obwohl nur wenige klinische Longitudinalstudien diese Annahme stützen. Über 50 % aller weißen Manifestationen der oralen Mukosa sind lichenoide Veränderungen, für die es keine kausale Therapie gibt (*Pindborg* 1998). *Straßburg* und *Knolle* (1991) geben eine Prävalenz von 0,2 bis 1,9 % an, je nach geographischer Lage und Bevölkerungsgruppe. Heute wird z. B. von zahnärztlicher Seite empfohlen, bei lichenoiden Veränderungen die betroffene Mukosa auf direkten Kontakt mit Metallen in der Mundhöhle zu untersuchen und das gleichzeitige Vorhandensein verschiedenartiger Metalle zu prüfen, also etwa Amalgamfüllungen neben metallkeramischen Kronen und Kombinationen mit Prothesengerüsten aus Nichtedelmetall-Legierungen. Entsprechend sollen alte Rekonstruktionen unter Verwendung von wenigen, gut verträglichen Metallen oder nichtmetallischen Materialien ersetzt werden. Wegen der spezifischen Materialeigenschaften prothetischer Werkstoffe, die je nach Indikationen gefordert sind, ist es heute noch kaum möglich oder sinnvoll, alle metallischen Komponenten zahnärztlich-prothetischer Arbeiten mit identischen Materialien herzustellen.

Veränderungen der oralen Mukosa und unklare Beschwerden der Mundhöhle haben also systemische, lokale und bisher noch unbekannte Ursachen und beruhen zum Teil auch auf einer psychogenen Komponente. Metalle in der Mundhöhle werden als *ein* ätiologischer Faktor diskutiert. Gestörtes Wohlbefinden oder sichtbare Veränderungen können die Patienten wegen ihres Leidens veranlassen, verschiedene Zahnärzte und Ärzte aufzusuchen, da oft keine kausale Therapie erfolgen kann. Die Bedürfnisse der Patienten müssen jedoch berücksichtigt und Anliegen ernst genommen werden, denn Ängste vor der Giftigkeit der Metalle und vor Krebs-erregenden Substanzen sind unter den Patienten recht verbreitet. Es ist aus subjektiven und objektiven Gründen sehr erwünscht, dass prothetische Rekonstruktionen aller Art aus biologisch gut verträglichen, vielseitig verwendbaren Metallen oder Legierungen gefertigt werden. Titan ist hinsichtlich seiner biologischen Eigenschaften ein bevorzugter Werkstoff in der Medizin und Zahnmedizin, seine technischen Eigenschaften machen ihn aber nicht für alle zahnärztlich-prothetischen Indikationen zum idealen Material. Die Verarbeitung im zahntechnischen Labor ist aufwändig und kompliziert, und darüber hinaus kann Titan die ästhetischen Anforderungen nur schwer erfüllen.

Die rasche Verbreitung der Implantate als zuverlässige Option im prothetisch-therapeutischen Spektrum hat die Diskussion um Metalle im Mund noch weiter gefördert. Enossale dentale Implantate sind praktisch ausschließlich aus Titan gefertigt. Damit tritt ein neuer metallischer Werkstoff in der Mundhöhle auf, der nicht nur im oberflächlichen Kontakt, sondern im Verbund mit den oralen Geweben steht, aber auch Kontakt zu metallischen Komponenten der prothetischen Rekonstruktion hat. Im Zusammenhang mit implantatgetragenen Rekonstruktionen wurde der Wunsch von zahnärztlicher Seite und seitens der Patienten besonders stark, möglichst wenige oder keine verschiedenen Metalle zu verwenden und die biologische Verträglichkeit als erste Priorität in den Vordergrund zu rücken. Allerdings ist bis heute nicht bekannt, ob Interaktionen von verschiedenen Metallen sich je negativ auf die Erhaltung von Implantaten ausgewirkt oder gar zu Implantatverlusten geführt haben. Zur Problematik liegen einzelne Fallberichte vor (etwa *Wirz* et al. 1991).

21.8 Ansätze zur Risikominimierung

Der verordnende Zahnarzt muss größte Sorgfalt auf die Auswahl der Werkstoffe legen und dabei die individuellen Gegebenheiten des Patienten berücksichtigen. Um das Risiko bei der Verwendung von zahnärztlichen Werkstoffen für den Anwender und den Patienten zusätzlich zu minimieren und Fehler bei der Herstellung und Verarbeitung der Werkstoffe weitgehend auszuschalten, ist vom Gesetzgeber eine Qualitätssicherung für die Herstellung und die Verarbeitung dentaler Werkstoffe vorgesehen.

21.8.1 Geeignete Auswahl der Materialien

Kein Biomaterial kann das fehlende Gewebe in seiner gesamten Funktion ersetzen, weshalb in der klinischen Praxis stets Kompromisse zu akzeptieren sind. Die Auswahl eines geeigneten Werkstoffs muss sich unter Berücksichtigung der möglichen Nebenwirkungen an der Hauptfunktion des zu ersetzenden Gewebes orientieren (*Williams* 1994). Im Sinne der Risikominimierung müssen die Werkstoffe aber vor dem klinischen Einsatz möglichst breit getestet werden. Deshalb sollte bei der Neuentwicklung zum größtmöglichen Schutz des Patienten insbesondere dann eine biologische Prüfung durchgeführt werden, wenn neue, klinisch nicht erprobte Werkstoffe oder Werkstoffbestandteile verwendet werden oder sich z. B. bei Legierungen im Korrosionstest eine im Vergleich zu bekannten Legierungen hohe

Freisetzung eines oder mehrerer Elemente zeigt. Gleiches gilt für neue Kunststoffe, wobei hier insbesondere zu prüfen ist, ob neue, unbekannte Substanzen in Lösung gehen. Natürlich kann das jeweilige Testergebnis nicht unmittelbar auf den Menschen übertragen werden. Dennoch können wenigstens die stärker risikobehafteten Materialien aussortiert und von einem klinischen Einsatz ausgeschlossen werden, wobei berücksichtigt werden muss, dass jeder Patient individuell reagiert und deshalb die Verträglichkeit eines erfolgreich getesteten Materials nicht bei jedem Patienten garantiert ist. Deshalb sind auch vom Zahnarzt in eigener Verantwortung Maßnahmen zur Risikominimierung zu treffen. Dazu ist primär eine sorgfältige Anamnese notwendig.

Besteht bei einer geplanten metallischen Rekonstruktion Verdacht auf eine Unverträglichkeit, so sollten Abklärungen getroffen werden, welche Metalle der Patient nicht verträgt. Beispielsweise ist es ratsam, bei einer bestehenden Ni-Allergie auf eine Pd-freie Legierung auszuweichen, da Kreuzallergien zwischen Ni und Pd beobachtet wurden (*van Joost* et al. 1990, *van Loon* et al. 1984). Bei der Auswahl der Werkstoffe ist auf die Legierungen bereits bestehender Versorgungen zu achten. Die für die neue Versorgung vorgesehene Legierung sollte wenigstens ähnlich zur bestehenden Legierung sein, da sonst galvanische Elemente aufgebaut werden, die insbesondere bei direktem Kontakt der beiden verschiedenen Legierungen zur verstärkten Korrosion der weniger edlen Legierung führen können.

Bei Erstversorgungen sollte der Patient darüber aufgeklärt werden, dass es im hochgoldhaltigen Sektor Alternativen zu den Pd-Basis-Legierungen gibt und die Preisdifferenz nur einen Bruchteil der Gesamtkosten der Versorgung ausmacht. So ist gewährleistet, dass der Patient selbst mitbestimmen kann, welches die für ihn geeigneten Materialien sind, und Überraschungen nach der Eingliederung des Zahnersatzes bleiben aus.

Bei Nichtedelmetall-Legierungen sollten Ni-haltige Legierungen, insbesondere wenn sie Be enthalten, vermieden werden.

Der Zahnarzt ist für die Auswahl der Legierung verantwortlich. Es ist aber nicht unbedingt ratsam, dem Zahntechniker eine Legierung vorzuschreiben, wenn er nicht an die Verarbeitung dieser Legierung gewöhnt ist, da dann ein höheres Risiko einer Fehlmanipulation besteht. Verarbeitet der Zahntechniker eine ähnlich zusammengesetzte Legierung eines anderen Herstellers, so kann dies durchaus akzeptiert werden. Wichtiger erscheint die sorgfältige Ausführung der zahntechnischen Arbeit. Eine perfekt polierte Legierung zeigt eine deutlich geringere Korrosionsrate als eine unzureichend polierte oder möglicherweise noch mit Oxiden behaftete Legierungsoberfläche. Die Vermeidung unnötiger Lötungen sollte eine Selbstverständlichkeit sein, da Lote häufig eine gegenüber dem Basiswerkstoff minderwertigere Legierung darstellen, die zu einer galvanischen Korrosion Anlass geben kann. Der Zahnarzt sollte diese Punkte vor Eingliederung der Arbeit überprüfen und vom Zahntechniker die Angabe der verwendeten Materialien einschließlich der Lote verlangen, da er verpflichtet ist, diese Angaben in der Patientendatei zu dokumentieren.

21.8.2 Qualitätssicherung

Mit der Medizinprodukteverordnung 2017/745 (Medical Device Regulation, MDR), die die früher gültige EU-Direktive 93/42/EWG ersetzt und im Gegensatz zu dieser auch ohne Umsetzung in nationale Gesetze für alle Mitgliedsstaaten bindend ist, sind die Hersteller von Medizinprodukten, die Zahntechniker und die Zahnärzte gezwungen, eine Qualitätssicherung zu unterhalten, die die Erfüllung der genannten Vorschriften garantiert und im Falle einer von diesem Produkt ausgehenden Gefahr den Rückruf des betroffenen Produktes gewährleistet. Hierfür ist eine umfangreiche Dokumentation von Seiten des Herstellers für die Fertigung der Produkte und eine eindeutige Identifikationsnummer (Lotnummer, Chargenbezeichnung) für jedes Produkt bereitzustellen. Der Zahntechniker muss die Lotnummern der verwendeten Produkte an den Zahnarzt weitergeben, der sie dann in der Patientendatei vermerkt. Im Falle eines Versagens des Produktes wird der Patient zuerst den Zahnarzt aufsuchen, dieser kann dann anhand der Lotnummer den Zahntechniker informieren und dieser wird sich an den Hersteller wenden. Mit der Beweislastumkehr im Haftpflichtfall müssen der Zahnarzt und mit ihm Zahntechniker und Hersteller anhand ihrer jeweiligen Dokumentation nachweisen, dass das Produkt ordnungsgemäß hergestellt und verarbeitet und entsprechend seiner Indikation eingesetzt wurde. Wird hierbei ein Fehler entdeckt, zum Beispiel von Seiten des Herstellers durch eine Verunreinigung im Material oder seitens des Technikers durch eine von den Angaben des Herstellers abweichende Verarbeitung oder schließlich seitens des Zahnarztes durch die Missachtung der vom Hersteller gegebenen Indikationseinschränkung, so wird derjenige, der sich schuldhaft verhalten hat, für den Schaden des Patienten verantwortlich gemacht. Um eine gewisse Sicherheit einzubauen, hat der Europäische Rat beschlossen, dass alle Medizinprodukte ein Konformitätsbewertungsverfahren durchlaufen und bestehen müssen. Dies kann entweder über eine Baumusterprüfung, das heißt eine Prüfung des Produkttyps oder sogar des Produktes selbst bei einer sogenannten Benannten Stelle (offizielle Übersetzung des englischen Begriffes 'notified body') erfolgen, oder der Hersteller unterhält ein Qualitätssicherungssystem, das ständig überwacht und von einer Benannten Stelle zertifiziert wird. Die Medizinprodukte dürfen dann die CE-Kennzeichnung (Abb. 21-2) tragen, die aussagt, dass das Produkt das Konformitätsbewertungsverfahren bestanden hat, den grundlegenden Anforderungen der MDR entspricht und deshalb in der Europäischen Gemeinschaft verkauft werden darf. Medizinprodukte ohne CE-Kennzeichnung dürfen im EU-Raum nicht in Verkehr gebracht werden.

CE

Abb. 21-2 CE-Kennzeichnung.

Literatur

Bahmer F.A.: Zahnärztliche Werkstoffe aus allergologischer Sicht. Quintessenz Zahntech 1996;22:639-655.

Baltag I., Watanabe K., Kusakari H., Miyakawa O.: Internal porosity of cast titanium removable partial dentures. Influence of sprue design on porosity in circumferential clasps of a clinical framework design. J Prosthet Dent 2002;88:151-158.

Baltag I., Watanabe K., Miyakawa O.: Internal porosity of cast titanium removable partial dentures: influence of sprue direction and diameter on porosity in simplified circumferential clasps. Dent Mater 2005;21:530-537.

Chaar, M.S, Passia, N., Kern, M.: Long-term clinical outcome of posterior metal-ceramic crowns fabricated with direct metal laser-sintering technology. J Prosthodont Res 2020;64:354-357.

Downey D.: Contact mucositis due to palladium. Contact Dermatitis 1989;21:54-61.

Fischer J.: Die Bedeutung von Palladium für die technischen Eigenschaften dentaler Edelmetall-Gußlegierungen. Quintessenz Zahntech 1995;21:91-101.

Fischer J., Fleetwood P.W., Baltzer N.: Eine Methode zur relativen Bestimmung der Hochtemperatur-Kriechfestigkeit metallkeramischer Legierungen. Dtsch Zahnärztl Z 1994;49:687-690.

Fischer J., Guo-Huang K., Salk M.: Die Bedeutung des ternären Systems Au-Pt-In für die Entwicklung aufbrennfähiger Edelmetall-Legierungen. Dtsch Zahnärztl Z 1994;49: 636-642.

Fregert S., Kollander M., Paulsen J.: Allergic contact dermatitis from gold dentures. Contact Dermatitis 1979;5:63-64.

Hautaniemi J.A.: The effect of indium on porcelain bonding between porcelain and Au-Pd-In alloy. J Mat Sci Mat Med 1995;6:46-50.

Herø H., Jørgensen R.B.: Tarnishing of a low-gold dental alloy in different structural states. J Dent Res 1983;62:371-376.

Jang K.S., Yuon S.J., Kim Y.S.: Comparison of castability and surface roughness of commercially pure titanium and cobalt-chromium denture frameworks. J Prosthet Dent 2001;86:93-98.

Kappert H.F.: Metalllegierungen in der Zahnheilkunde. Zahnarztl Mitt 1992;82:46-54.

Koch P., Baum H.-P.: Contact stomatitis due to palladium and platinum in dental alloys. Contact Dermatitis 1996;34:253-257.

Laeijendecker R., van Joost T.: Oral manifestations of gold allergy. J Am Acad Dermatol 1994;30:205-209.

Mahmoud A., Wakabayashi N., Takahashi H., Ohyama T.: Deflection fatigue of Ti-6Al-7Nb, Co-Cr, and gold alloy cast clasps. J Prosthet Dent 2005;93:183-188.

Marcusson J.A.: Contact allergies to nickel sulfate, gold sodium thiosulfate and palladium chloride in patients claiming side-effects from dental alloy components. Contact Dermatitis 1996;34:320-323.

Mori T., Togaya T., Jean-Louis M., Yabugami M.: Titanium for removable dentures. I. Laboratory procedures. J Oral Rehab 1997;24:338-341.

Rechmann P.: Nachweis metallischer Restaurationsmaterialien in klinisch unauffälliger Gingiva. Dtsch Zahnärztl Z 1993;48:270-275.

Richter G.: Zur Problematik allergologischer Testungen bei vermuteter Dentalwerkstoff-Unverträglichkeit. Zahnärztl Mitt 1994;84:2265-2267.

Röhrborn W., Bork K.: Allergien auf Zahnersatzmaterialien. Zahnärztl Mitt 1988;78:350-356.

Rosentritt M., Ilie N., Lohbauer U. (Hrsg.): Werkstoffkunde in der Zahnmedizin. Moderne Materialien und Technologien. Thieme, Stuttgart 2018.

Rudolph M., Setz J.: Ein CAD/CAM-System mit aufbauender Lasertechnologie. Quintessenz Zahntech 2007;33:582-587.

Sachs J., Siebert G.K.: Zur Elementbelastung des Menschen durch Korrosion dentaler Gußlegierungen. Dtsch Zahnärztl Z 1995;50:287-290.

Schmalz G., Arenholt-Bindslev D. (Hrsg.): Biocompatibility of Dental Materials. Springer, Berlin Heidelberg 2009.

Srimaneepong V., Yoneyama T., Wakabayashi N., Kobayashi E., Hanawa T., Doi H.: Deformation properties of Ti-6Al-7Nb alloy castings for removable partial denture frameworks. Dent Mater J 2004;23:497-503.

Strietzel R. (Hrsg.): Werkstoffe der zahntechnischen Materialien 1. Neuer Merkur, Planegg 2016.

Stawarczyk B., Eichberger M., Hoffmann R., Noack F., Schweiger J., Edelhoff D., Beuer F.: A novel CAD/CAM base metal compared to conventionally CoCrMo alloys: An in-vitro study of the long-term metal-ceramic bond strength. Oral Health Dent Manag 2014;13:446-452.

Stawarczyk B., Eichberger M., Schweiger J., Beuer F., Noack F., Hoffmann R.: Schnell gefräst, sicher verblendet. Neue Technik, um Chrom-Kobalt-Molybdän trocken im Labor zu fräsen. Dental dialogue 2012;13(9):78-83.

Tschernitschek H., Scheller H., Freistedt M.: Allergien auf Dentallegierungen – Entwicklungen seit 1982. Dtsch Zahnärztl Z 1995;50:733-735.

Valko M., Morris H., Cronin M.T.: Metals, toxicity and oxidative stress. Curr Med Chem 2005;12:1161-1208.

van der Waal I.: Mundschleimhautbrennen. Deutscher Ärzte-Verlag, Köln 1992.

van Joost T., Roesyanto-Mahadi I.D.: Combined sensitization to palladium and nickel. Contact Dermatitis 1990;22:227-228.

van Ketel W.G., Niebbor C.: Allergy to palladium in dental alloys. Contact Dermatitis 1981;7:331.

van Loon L.A.J., van Elsas P.W., van Joost T., Davidson C.L.: Contact stomatitis and dermatitis to nickel and palladium. Contact Dermatitis 1984;16:294-297.

Wang T.J., Kobayashi E., Doi H., Yoneyama T.: Castability of Ti-6Al-7Nb alloy for dental casting. J Med Dent Sci 1999;46:13-19.

Wataha J.C., Hanks C.T., Sun Z.: Effect of cell line on in vitro metal ion cytotoxicity. Dent Mater 1994;10:156-161.

Wiesenfeld D., Ferguson M.M., Forsyth A., MacDonald D.G.: Allergy to dental gold. Oral Surg 1984;57:158-160.

Williams D.F.: The biomaterial horizon. J Mat Sci Mat Med 1994;5:303-307.

Wirz J.: Schädigung des Parodontes durch zahnärztliche Werkstoffe. Klinische Erscheinungsformen und Ursachen von Metallunverträglichkeiten. Zahnärztl Welt 1993;102:146-162.

22 Keramische Werkstoffe

Bogna Stawarczyk, Jens Fischer

22.1 Einleitung

Keramiken sind anorganische, nichtmetallische Werkstoffe, die in Wasser fast unlöslich und zum Teil kristallin sind. Die dentalen Keramiken werden oft in **Silikatkeramiken** und **Oxidkeramiken** eingeteilt. Diese Keramiken unterscheiden sich deutlich in der Zusammensetzung, ihren Eigenschaften und ihren Indikationsbereichen. Silikatkeramiken haben einen Silikatanteil von mindestens 15 Vol.-%, während die Oxidkeramiken zu mindestens 85 Vol.-% aus nichtsilikatischen Oxiden bestehen. Die Biokompatibilität der Keramik ist im Vergleich zu Legierungen oder Kunststoffen sehr gut. Silikatkeramiken sind zwar von den ästhetischen Eigenschaften her sehr gut, weisen aber eine geringere mechanische Festigkeit als Oxidkeramiken auf. Aus diesem Grund wird die traditionelle Silikatkeramik bei festsitzendem Zahnersatz vorwiegend für Einzelzahnrestaurationen und zur Verblendung von Gerüsten verwendet, die die notwendige Stabilität für funktionelle Belastungen gewährleisten.

Durch die zunehmenden Sorgen um die ausreichende Biokompatibilität von Dentallegierungen und das wachsende Interesse am ästhetischen zahnfarbenen Zahnersatz wird der Fokus immer mehr auf dentale Vollkeramiksysteme gelenkt. Als **Vollkeramik** bezeichnet man zahnfarbenen, mineralischen/anorganischen Zahnersatz ohne Metallunterstützung, der entweder

- durch Sinterung von pulverförmigen keramischen Massen (Schichten),
- durch plastische Umformung von vorgefertigten glasigen bzw. keramischen Blöcken (Pressen) im schmelzflüssigen oder teigigzähen Zustand oder
- durch abtragende (subtraktive) oder aufbauende (additive) Formgebung (CAD/CAM-Technik) mit und ohne nachträgliche Sinterung hergestellt wird.

Vollkeramische Restaurationen können mehrschichtig aus unterschiedlichen Werkstoffen bestehen (keramisches Gerüst und keramische Verblendung) oder monolithisch sein. **Monolithisch** kommt aus dem Griechischen und bedeutet „aus einer Einheit" und meint in diesem Fall: aus einem einzigen Werkstoff gefertigt. Für monolithische vollkeramische Restaurationen werden – vor allem im Seitenzahnbereich – Werkstoffe mit ausreichenden Festigkeiten benötigt. Bei vollkeramischen Einzelzahnrestaurationen setzen sich neben der traditionellen Silikatkeramik auf Feldspat-Basis insbesondere für Kronen zunehmend die hochfesten Lithiumsilikatkeramiken durch. Für vollkeramische Kronen- und Brückenrestaurationen werden festere Materialien benötigt. Hier haben sich seit mehr als 20 Jahren verblendete Zirkonoxid-Gerüste bewährt. Zirkonoxid weist die höchsten Festigkeiten innerhalb der dentalen Keramiken auf. Aktuell gewinnt monolithisches Zirkonoxid immer mehr an Bedeutung. Die für die dentalen Keramiken geltenden Anforderungen sind in der Norm ISO 6872 zusammengefasst.

22.2 Silikatkeramik

Die Atome in keramischen Werkstoffen sind durch kovalente Bindungen oder durch Ionenbindungen verknüpft. Kovalente Bindungen, die durch Überbeanspruchung einmal getrennt wurden, können sich nur bei sehr hohen Temperaturen (z. B. beim Keramikbrand) wieder neu ausbilden. Die Keramik reagiert deshalb spröde und sensibel auf Zugbelastung. Ein Riss an der Oberfläche oder auch im Inneren der Restauration kann sich bei den in der Mundhöhle vorliegenden Temperaturen nicht mehr schließen. Bei jeder Belastung, die einen kritischen Wert übersteigt, wird er sich durch Aufreißen weiterer atomarer Bindungen langsam, aber stetig vergrößern und sich so in der Restauration ausbreiten bis schließlich eine Fraktur resultiert.

Im Interesse einer zahnschonenden Präparation und einer guten Langzeitstabilität wird eine möglichst hohe Stabilität der vollkeramischen Restauration gefordert. Diese drückt sich vor allem in den zwei Materialeigenschaften Biegefestigkeit und Bruchzähigkeit aus (siehe Kap. 22.4). Bei Keramiken wird eine Korrelation zwischen diesen beiden Eigenschaften beobachtet, d. h. steigt die Festigkeit, so steigt auch die Bruchzähigkeit mit an.

Bei Keramiken, die ohne Gerüstunterstützung verwendet werden sollen, ist wichtig, dass

- an der Oberfläche und im Innern des Werkstoffs möglichst wenige Mikrorisse vorliegen,
- Mechanismen in den Werkstoff eingebaut werden, durch welche die Rissausbreitung behindert oder erschwert wird (so wie z. B. kleine Astverzweigungen das Spalten von Holzscheiten erschweren).

Eine typische Methode, solche Hindernisse in einer Silikatkeramik einzubauen, besteht darin, dass kleine kristalline Partikel in der Glasmatrix mit einem festen Verbund zum Glas eingelagert werden. Risse, die sich durch die Glasanteile der Keramik relativ leicht fortbewegen können, werden an solchen Kristallen gestoppt oder umgeleitet, wodurch das Fortschreiten von Rissen verlangsamt und damit das Material zäher wird. Je größer darum die *Bruchzähigkeit* eines keramischen Werkstoffs ist, umso mehr wird das Bruchversagen verzögert, d. h. die Langzeitstabilität der Restauration steigt.

22.2.1 Traditionelle Silikatkeramiken

Die traditionellen Silikatkeramiken wurden auf der Basis des Feldspates entwickelt. Ausgangsprodukt ist der natürliche Feldspat mit einer Mischung aus *Kalifeldspat* (60–80 %) mit der Zusammensetzung $KAlSi_3O_8$ und *Natronfeldspat* (20–40 %) mit der Zusammensetzung $NaAlSi_3O_8$. Durch Schmelzen und thermische Behandlung (Fritten) sowie ein mehrfaches Mahlen entsteht eine glasartige Grundmasse. Diese wird mit keramischen Farbpigmenten (farbigen Metalloxiden) in Zahnfarben eingefärbt. Durch die gezielte Kristallisation von Leuzit ($KAlSi_2O_6$) entsteht eine Silikatkeramik (Abb. 22-1).

Ein erhöhter Leuzitgehalt kann eine Festigkeitssteigerung bewirken, wenn

- die eingelagerten Kristalle möglichst klein sind,
- die Menge bzw. die Dichte möglichst groß,
- ihre Verteilung möglichst homogen und
- der Verbund zwischen Glasphase und Kristallen sehr fest ist.

Das Zusammenspiel von Glasmatrix, Mikrokristallen und Pigmenten wird unter den Aspekten Festigkeit, Transluzenz und Farbe optimiert. Alle Bedingungen

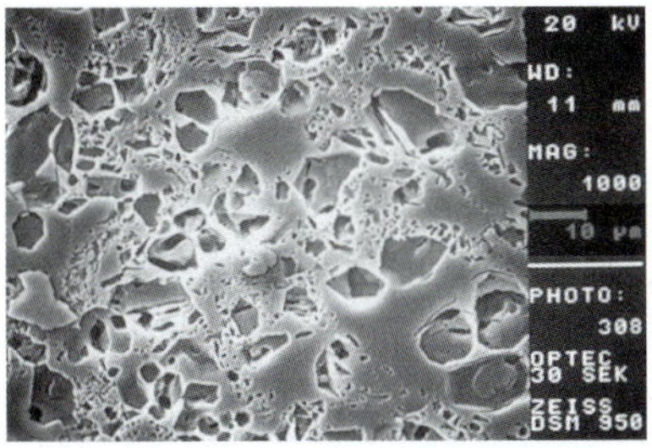

Abb. 22-1 Gefüge einer traditionellen Silikatkeramik (rasterelektronenmikroskopisches Bild einer geätzten Schlifffläche der Keramik Optec [Jeneric Pentron]).

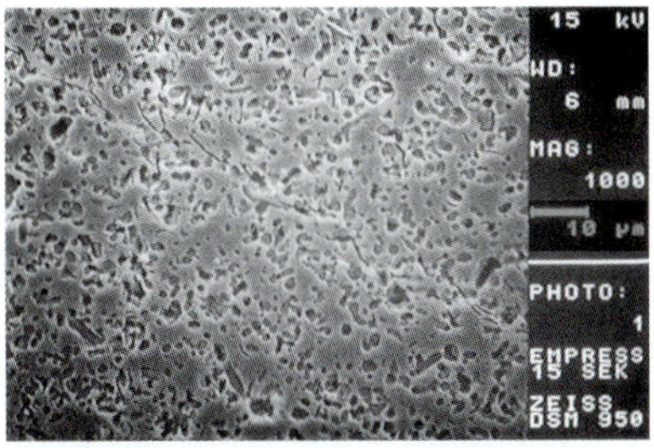

Abb. 22-2 Gefüge einer Leuzitkeramik/Presskeramik (rasterelektronenmikroskopisches Bild einer geätzten Schlifffläche der Keramik Empress [Ivoclar Vivadent]).

können durch eine geeignete Brandführung beim Fritten von Feldspatkeramiken herbeigeführt werden. Die Größe und Dichte der eingelagerten Kristalle unterliegt dabei der Nebenbedingung, dass durch Lichtstreuung und -absorption eine möglichst zahnähnliche Farbe und Transluzenz erzeugt wird. So würde z. B. durch eine zu große Kristalldichte die Keramik weißlich opak und darum unästhetisch wirken. Um eine höhere Stabilität zu erreichen, wurden Leuzitkristalle mit einer mittleren Größe von etwa 3 µm im Feldspatglas angereichert und sehr gleichmäßig verteilt (Abb. 22-2). Durch ihre im Vergleich zum Glas stärkere Schwindung beim Abkühlen nach dem Brenn- oder Pressvorgang wird die Glasphase unter innere Druckspannung gesetzt, was äußeren Zugspannungen, die bei Keramiken immer leicht zum Bruch führen können, entgegenwirkt. Hierdurch wird die Festigkeit um ca. 50 % gegenüber den konventionellen Silikatkeramiken gesteigert. Leuzitverstärkte Keramiken eignen sich wegen ihrer geringen Festigkeit (ca. 120 MPa) aber nur zur Herstellung von Veneers, Inlays, Onlays und Einzelkronen, die adhäsiv befestigt werden müssen. Der klassische Vertreter leuzitverstärkter Silikatkeramiken ist die Presskeramik IPS Empress Esthetic (Ivoclar Vivadent, FL-Schaan). Heute sind zahlreiche weitere Presskeramiksysteme auf dem Markt.

Die Festigkeit traditioneller Silikatkeramiken ist zu gering, um daraus stärker belastbare Restaurationen, insbesondere mehrgliedrige Brücken im Seitenzahnbereich, herstellen zu können. Für diese Zwecke ist eine Unterkonstruktion (Gerüst) aus einem metallischen Werkstoff oder einer hochfesten Oxidkeramik erforderlich, die aus ästhetischen Gründen mit einer Keramik verblendet werden.

22.2.1.1 Verblendkeramik

Verblendmassen sind transluzente mineralische Werkstoffe, die vorwiegend aus natürlichem oder synthetischem Feldspat durch Wärmebehandlungen (Schmelzen und Fritten) und verschiedene Mahl- und Siebprozesse zu einem feinen Pulver aufbereitet werden. Im Zuge des Herstellungsprozesses werden bei Bedarf durch gezielte thermische Behandlung Leuzitkristalle erzeugt. Der Zahntechniker schichtet einen aus dem Pulver hergestellten Schlicker (keramische Suspension) auf das Gerüst und sintert es in einem Brennprozess (siehe Kap. 22.2.3). Verschieden eingefärbte Massen erlauben eine naturnahe optische Wirkung des Zahnersatzes.

Da bei verblendeten Restaurationen die physiologischen Belastungen im Wesentlichen durch das Gerüst aufgefangen werden, hängt die Festigkeit der Rekonstruktion hauptsächlich von der Qualität des Verbundes der beiden Werkstoffe ab. Die meisten quantitativen Messergebnisse liegen für einen Biegetest

(*Lenz* et al. 1995) keramisch verblendeter Metallplättchen vor. Als Mindestanforderung wird in dieser Prüfanordnung eine Biegescherfestigkeit von 25 MPa gefordert. Diese Anforderung orientiert sich an klinisch bewährten metallkeramischen Systemen, für die zum Teil aber auch Festigkeitswerte von mehr als 40 MPa ermittelt wurden.

Solange Dentalkeramik nur zur Verblendung von Metall- bzw. Oxidkeramikgerüsten verwendet wird, spielt das Festigkeitsproblem bei geeigneten Schichtstärken von 1,0 bis 1,5 mm eine untergeordnete Rolle, weil die Stabilität bei richtiger Verarbeitung durch das Gerüstmaterial gewährleistet ist. Bei Verblendkeramiken ist einerseits notwendig, dass das Aufbrennen und Sintern bei Temperaturen erfolgt, die mindestens 150 °C unter dem Soliduspunkt/Schmelzpunkt des Gerüstwerkstoffes liegen, damit das Gerüstmaterial noch eine ausreichende Stabilität aufweist. Andererseits sollte die Wärmedehnung bzw. Kontraktion in der Abkühlphase nach dem Keramikbrand unterhalb der Glastemperatur (je nach Keramik bei 450–650 °C) etwa 5–10 % kleiner sein als die feste Schwindung des Gerüstmaterials, damit die Keramik auf keinen Fall unter Zugspannung gerät. Schließlich muss ein ausreichender Verbund zwischen Gerüst und Verblendkeramik gewährleistet sein. Die für den metall-keramischen und keramisch-keramischen Verbund geltenden Anforderungen sind in den Normen ISO 9693-1 und 9693-2 zusammengefasst.

Auch die thermischen Wechselbelastungen in der Mundhöhle durch warme und kalte Speisen oder Getränke können auf Dauer nur dann von einem Gerüst-Verblendkeramik-Verbundsystem toleriert werden, wenn die Wärmedehnung beider Werkstoffe aufeinander abgestimmt ist. Die Kombination Glas und kristalliner Leuzit ist zur Lösung dieses Problems besonders geeignet, weil der Wärmeausdehnungskoeffizient (WAK) des Glases mit etwa 7–8 µm/m·K weit unter dem der herkömmlichen aufbrennfähigen Gerüstwerkstoffe (Legierungen: 14–15 µm/m·K, Zirkonoxid: 10–10,5 µm/m·K) liegt, der des Leuzits mit 21 µm/m·K dagegen weit darüber. Je nach Verwendungszweck wird diese Zusammensetzung aus Glasphase und Leuzitkristallen an die thermische Ausdehnung des Gerüstwerkstoffes angepasst, z. B. bei leuzitverstärkten Keramiken durch hohe Gehalte an Leuzit oder zur Anpassung an den WAK von reinem Aluminiumoxid durch geringe oder gar keine Leuzitanteile.

Durch eine geeignete Mischung von etwa 20–30 % dispers verteilter Leuzitkristalle im Glas kann beim Fritten ein passender WAK der Metallkeramik in der Größenordnung von ca. 13 µm/m·K eingestellt werden. Mit dem gleichen Mechanismus wird die Wärmedehnung von metallkeramischen Massen für die Verblendung von Titan auf einen WAK von ca. 8 µm/m·K bzw. Zirkonoxid auf einen WAK von 9,5 µm/m·K reduziert, indem die Silikatkeramik nur äußerst wenig oder auch gar keinen Leuzit enthält. Die entgegengesetzte Problematik liegt bei niedrigschmelzenden Keramikmassen vor, die zum Verblenden von gelben, palladium- und platinarmen Goldlegierungen mit hohem WAK entwickelt wurden (Tab. 22-1).

Der Opaker (Legierungen) oder Liner (Zirkonoxid) dient dem optischen Abdecken des Gerüstes. Aus diesem Grund enthält er Substanzen mit einer hohen Lichtbrechung wie SnO_2, TiO_2, ZrO_2 oder CeO_2 und einen höheren Anteil an Pigmenten (farbigen Metalloxiden).

Tab. 22-1 Einteilung der Dentalkeramiken nach dem WAK.

Keramiktyp	WAK in µm/m·K
Zirkonoxid	10
Zirkonoxid-Verblendkeramik	8–9
Titan-Verblendkeramik	7–8
klassische leuzithaltige Metallkeramiken, hochschmelzend (> 900 °C) und niedrigschmelzend (< 900 °C)	11,6–13,4
leuzitverstärkte Feldspat-Verblendkeramiken	15–17
Lithiumsilikat	9–11
Presskeramiksysteme	14,7 ± 0,1

Niedrigschmelzende metallkeramische Massen für den hohen WAK-Bereich

Niedrigschmelzende Verblendkeramiken wurden entwickelt, um die Klasse der herkömmlichen goldfarbenen Kronen- und Brückenlegierungen mit leichten Abwandlungen keramisch verblenden zu können.

Zwei Probleme mussten gelöst werden:

- Wegen der niedrigen Solidustemperatur dieses Legierungstyps zwischen 900–950 °C durfte die Brenntemperatur nicht höher als 800 °C liegen.
- Der WAK musste um ca. 20 % gegenüber den konventionellen Aufbrennlegierungen auf den Wert von 14–15 µm/m·K zwischen 25 und 500 °C angehoben werden, damit er zu den korrosionsfesten und biokompatiblen Goldlegierungen mit einem WAK von 16–17 µm/m·K passt.

Niedrigschmelzende metallkeramische Massen für den konventionellen WAK-Bereich

Die Tatsache, dass die erste Generation niedrigschmelzender Keramikmassen nur für eine kleine Auswahl der gesamten Legierungsvielfalt verwendet werden konnte, war im Prinzip unbefriedigend. Darüber hinaus zeigte die zahntechnische Erfahrung, dass zumindest bei der Herstellung von Brücken mit mehr als drei Gliedern die geringe Warmfestigkeit der goldfarbenen Legierungen Probleme bereiten kann. Es kommt während des Keramikbrandes zu Verformungen des Metallgerüsts. Die Gründe hierfür liegen in dem relativ kleinen (d. h. < 150 °C) Temperaturunterschied zwischen Solidustemperatur der Legierung (z. B. 890 °C) und der Brenntemperatur für die Keramik (z. B. 800 °C) und auch in der relativ geringen Festigkeit im weichen, nicht vergüteten Zustand, der während der Aufbrennphase in der Regel vorliegt.

Die Entwicklung intensiv goldfarbener Legierungen mit etwas höheren Solidustemperaturen (1.050 °C), aber mit konventionellem WAK von 14–15 µm/m·K zwischen 25–500 °C machte darum eine parallele Entwicklung von neuen metallkeramischen Massen mit einer Brenntemperatur von 900 °C und konventionellem WAK von 12–13,5 µm/m·K sinnvoll. Die Zusammensetzung entspricht qualitativ der konventionellen metallkeramischen Masse.

Verblendmassen zur Verblendung von Titangerüsten

Der WAK von Titan liegt bei 9 µm/m·K im Temperaturintervall von 25–500 °C, so dass keramische Massen mit einem WAK von ca. 8 µm/m·K für die Verblendung notwendig sind. Die niedrige Brenntemperatur von 800 °C wird allerdings auch hier gefordert, weil Titan sehr stark zur Oxidation neigt und bei 882 °C eine Umwandlung der Kristallstruktur verbunden mit einer Volumenänderung auftritt.

Der niedrige WAK wird dadurch erreicht, dass keine bzw. nur sehr wenig Leuzitkristalle gebildet werden. Mit Ausnahme dieser Abweichung ist die chemische Zusammensetzung qualitativ identisch mit der von konventionellen Metallkeramiken.

Verblendmassen zur Verblendung von keramischen Gerüsten

Durch entsprechende Anpassung der thermischen Ausdehnung einer Metallkeramik können leicht auch Verblendkeramiken für keramische Gerüstwerkstoffe aus Zirkonoxid oder Lithiumsilikatkeramiken hergestellt werden. Thermische Ausdehnung und Verarbeitungstemperaturen dieser Verblendkeramiken müssen dazu jeweils an den Gerüstwerkstoff angepasst werden. Verblendkeramiken für Zirkonoxid (WAK ca. 9,5 µm/m·K) mit einer Verarbeitungstemperatur < 800 °C können gleichzeitig auch für Gerüste aus Lithiumsilikatkeramik mit einem WAK von 10 µm/m·K eingesetzt werden. Eine Ausnahme bildet hier die Lithiumaluminosilikatkeramik, für die noch keine Verblendkeramik entwickelt wurde.

22.2.2 Verstärkte Silikatkeramiken

Silikatkeramiken mit den Festigkeitswerten zwischen ca. 250 und 420 MPa sind Lithiumsilikatkeramiken (*Rosentritt* et al. 2018, *Stawarczyk* et al. 2019). Hierzu zählen Lithiumdisilikat-, Lithiummetasilikat- und Lithiumaluminosilikatkeramik (Abb. 22-3). Bei Lithiumdisilikat- und Lithiummetasilikatkeramik werden durch Kristallisation Lithiumsilikatkristalle in der Glasphase erzeugt. Das molare Verhältnis zwischen Li_2O und SiO_2 in der Glasphase bestimmt die Entstehung von Lithiummetasilikat($Li_2[SiO_3]$)- oder Lithiumdisilikat($Li_2[Si_2O_5]$)-Kristallen. Lithiumdisilikat-Keramik (klassischerweise IPS e.max Press [ehemals Empress 2], Ivoclar Vivadent, FL-Schaan) zählte zu den ersten Lithiumsilikatkeramiken. Hier wurden zu ca. 70 % nadelförmige Lithiumdisilikate in der Größe zwischen 3 und 6 µm in der Glasphase kristallisiert (Abb. 22-4). Die Zirkonoxid-verstärkten Lithiummetasilikatkeramiken (VITA Suprinity PC, VITA Zahnfabrik, D-Bad Säckingen, und Celtra Duo, Denstply Sirona, D-Hanau) weisen als Hauptkristallphase Lithiummetasilikat (Li_2SiO_3) auf, daneben kristallisieren Lithiumorthophosphat (Li_3PO_4) und Lithiumdisilikat ($Li_2Si_2O_5$). Die Glasphase enthält gelöstes, also nichtkristallines Zirkonoxid in der Größenordnung von 10 Gew.-%. Als Keimbildner werden Ceroxid (CeO_2) und Phosphorpentoxid (P_2O_5) verwendet (*Rosentritt* et al. 2018). Lithiumdisilikat-Keramiken können verpresst sowie in einem nicht voll auskristallisierten Zustand geschliffen werden. Die Lithiummetasilikat-Keramiken können ebenso in einem nicht voll auskristallisierten Zustand beschliffen werden (Suprinity PC) und müssen dann einem Kristallisationsbrand unterzogen werden, oder aber sie werden im voll kristallisierten Zustand beschliffen (Celtra Duo) und können dann bereits direkt nach dem Schleifen eingesetzt werden. Durch einen zusätzlichen Kristallisationsbrand steigt jedoch die Festigkeit der letztgenannten Keramik (von ca. 210 auf ca. 350 MPa). Die von den Herstellern angegebenen Indikationsbereiche dieser Keramiken sind Kronen, Abutmentkronen, dreigliedrige Brücken bis zum ersten bzw. zweiten Prämolaren (bitte Herstellerangaben beachten), Inlays, Onlays und Veneers.

Pressbare Lithiummetasilikatkeramiken sind nicht verfügbar. Hier muss auf die Lithiumdisilikatkeramiken zurückgegriffen werden (Amber Press, HASS Cor-

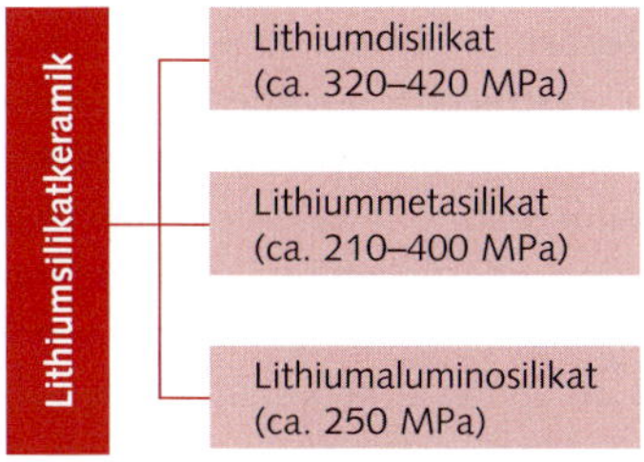

Abb. 22-3 Gegenüberstellung der Lithiumsilikatkeramiken.

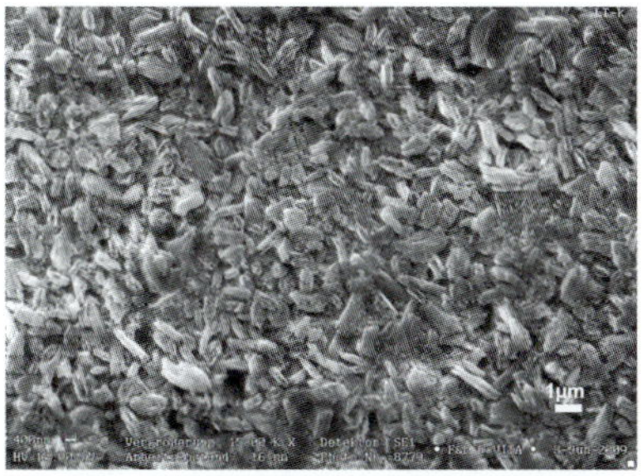

Abb. 22-4 Gefüge einer Lithiumdisilikatkeramik (rasterelektronenmikroskopisches Bild einer geätzten Schlifffläche der Keramik IPS e.max Press [Ivoclar Vivadent]).

porations; Celtra Press, Dentsply Sirona; CeraMotion LiSi, Dentaurum; Initial LiSi Press, GC; IPS e.max Press, Ivoclar Vivadent; Livento Press, Cendres+Métaux; VITA Ambria, VITA Zahnfabrik).

Mit pressbaren Lithiumsilikatkeramiken können nicht nur Einzelkronen, sondern auch kleinere dreigliedrige Brücken bis zum Ersatz von ersten oder zweiten Prämolaren (je nach Herstellerangaben) hergestellt werden, da die Dreipunktbiegefestigkeit bei über 400 MPa, nach zusätzlicher Wärmebehandlung sogar bei etwa 550 MPa liegt. Das glaskeramische Gerüst kann im Sinterverfahren mit einer Verblendkeramik überschichtet werden. Studien zur klinischen Langzeitbewährung (10 und mehr Jahre) liegen bisher nur für Lithiumdisilikatkeramik vor (siehe Kap. 24.6).

Bei Lithiumaluminosilikatkeramiken (N!ce, Straumann, CH-Basel) findet eine Co-Kristallisation zwischen Lithiumdisilikat und Lithiumaluminosilikat statt. Diese Keramik wird direkt nach dem Schleifen ohne zusätzlichen Kristallisationsbrand eingesetzt. Die Festigkeiten dieser Keramik liegt bei ca. 250 MPa. Die Lithiumaluminosilikatkeramik ist vom Hersteller für Kronen, Abutmentkronen, Teilkronen, Inlays, Onlays und Veneers freigegeben.

22.2.3 Verarbeiten von Silikatkeramiken

Silikatkeramiken können in der Schicht-, Press- oder CAD/CAM-Technik verarbeitet werden (Abb. 22-5).

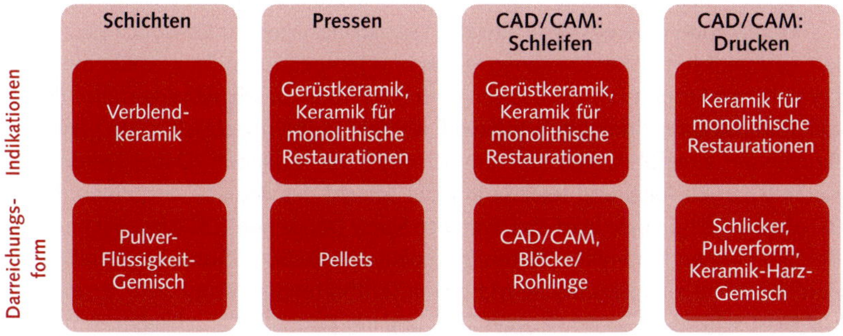

Abb. 22-5 Verarbeitung von Silikatkeramik. Für das Drucken liegen bisher keine Erfahrungswerte vor.

Für die **Schichttechnik** werden Gemische aus Pulver und Flüssigkeit (Schlicker) angefertigt und vorsichtig in verschiedenen Farben mit einem Pinsel überdimensioniert geschichtet. Das Keramikpulver ist in verschiedenen Farben und Massen (z. B. Dentin, Schneide, Hals) erhältlich. Durch einen nachfolgenden Keramikbrand findet eine ca. 30%ige Schrumpfung der Keramik statt. Erst nach dem Sintern bekommt die Keramik die zahnähnliche Farbe, die Endfestigkeit und die Enddimension. Beim Brennen einer Restauration sind mehrere Keramikbrände notwendig, jedoch sollte die Restauration nicht häufiger als zehnmal gebrannt werden. Mit jedem Korrekturbrand bildet sich weiterer Leuzit in der Verblendkeramik aus. Ein zu hoher Leuzitgehalt führt zu Sprüngen in der Verblendkeramik und verändert gleichzeitig die Ästhetik negativ.

Presskeramiken werden konventionell als einfarbige, industriell gefertigte Rohlinge/Pellets in verschiedenen Größen geliefert. Neben vielen Vorteilen bezüglich Passgenauigkeit und marginaler Randqualität ergibt sich hieraus allerdings auch der Nachteil, dass die perfekte Ästhetik mit farblich abgestufter Schichtung nicht mehr möglich ist. Eine Individualisierung der Restauration kann nur mittels Malfarben oder Cut-Back-Techniken erzielt werden. Daher wurden *polychromatische Rohlinge* entwickelt (IPS e.max Press Multi, Ivoclar Vivadent). Hier muss die Positionierung der zu verpressenden Restauration in der Muffel berücksichtigt werden.

Restaurationen können auch mittels **CAD/CAM-Verfahren** aus Blöcken geschliffen werden. Das Schleifen erfolgt mit diamantierten Werkzeugen unter Wasserkühlung, um die Keramiken nicht zu beschädigen. Traditionelle Silikatkeramiken, Lithiumaluminosilikatkeramik (N!ce) sowie Lithiummetasilikatkeramik (Celtra Duo) werden im auskristallisierten Zustand geschliffen und benötigen keine weiteren Brände. Dementsprechend müssen diese Keramiken gut poliert werden, um die Oberflächendefekte zu entfernen. Lithiumdisilikatkeramiken sowie die Lithiummetasilikatkeramik VITA Suprinity werden in einem noch nicht voll auskristallisierten Zustand geschliffen und zusätzlich in einem Keramikofen kristallisiert, um die Endfestigkeit und die finalen Farbeigenschaften zu erreichen. Dabei werden während der finalen Kristallisation Lithiummetasilikatkristalle teilweise zu Litiumdisilikatkristallen umgewandelt. Bei diesen CAD/CAM-Keramiken kann eine individuelle Farbgebung nur durch anschließende Bemalung erfolgen. Da hier aber vorrangig die Chairside-Fertigung im Fokus steht, möchten viele Zahnärzte gern auf einen zusätzlichen Brand der Malfarbe verzichten. Interessant ist daher der Trend zu geschichtet eingefärbten Blöcken (VITABLOCS Triluxe, VITA Zahnfabrik) bzw. zu Blöcken mit parabolisch geformtem Dentinkern und aufgelegter Schneidemasse, die es erlauben, die Schmelz-Dentingrenze individuell in die Restauration zu legen (VITABLOCS RealLife, VITA Zahnfabrik). Allerdings sind diese ästhetisch optimierten CAD/CAM-Silikatkeramik-Blöcke zurzeit nur aus feldspatbasierten Silikatkeramiken mit Dreipunktbiegefestigkeitswerten von ca. 120 MPa erhältlich.

Es gibt zudem bereits erste Ansätze, Silikatkeramiken im 3D-Druck herzustellen, einerseits mit einem trockenen Pulver und Temperaturerhöhung oder mit einer keramischen Suspension, dem sogenannten Schlicker. Das Schlickerverfahren kann mit Tintenstrahltechnologie kombiniert werden, wobei zusätzlich tröpfchenweise Bindemittel zugeführt wird, um die Schichten zu verbinden. Dabei werden die Keramikpartikel lokal und selektiv in jeder Schicht des Bauteils verbunden. Diese 3D-Druck-Technologie wird als Layerwise Slurry Deposition (LSD) bezeichnet. Außerdem können Keramiken mittels Stereolithograhie(SLA-)Druck hergestellt werden. Hier wird eine keramische Masse mit lichthärtendem Kunststoff versetzt, im UV-Licht Schicht für Schicht ausgehärtet und der Kunststoff anschließend im Ofen ausgebrannt, so dass reine keramische Bauteile als Endprodukte vorliegen. Zum jetzigen Zeitpunkt sind die Festigkeiten dieser gedruckten Bauteile noch nicht zufriedenstellend. Außerdem liegen aktuell keine wissenschaftlichen oder klinischen Daten zu den gedruckten Keramikrestaurationen vor.

22.3 Oxidkeramiken

Oxidkeramiken sind einphasige keramische Materialien, die mindestens 85 Vol.-% Oxide beinhalten. Die Hauptvertreter dieser Werkstoffgruppe sind Al_2O_3-, MgO-, ZrO_2-, $MgAl_2O_4$(Spinell)- und TiO_2-Keramiken. Die Aufzählung zeigt bereits die grundlegende Gemeinsamkeit dieser Werkstoffe: Die Metalle, aus denen die Oxide gebildet werden, gehören zu den am wenigsten edlen Metallen. Ihre Oxidationspotentiale sind daher sehr hoch und ihre Oxide sehr stabil. Das bedeutet, dass diese Materialien in den höchsten Oxidationsstufen (Oberfläche ist vollkommen mit Sauerstoffatomen passiviert) vorliegen, nicht weiter oxidieren und damit sehr biokompatibel sind. Diese Oxide werden je nach gewünschter Einflussnahme auch in unterschiedlichen Mengen in andere keramische Massen (z. B. silikathaltige Keramiken) eingebracht, vorwiegend, um mechanische und optische Eigenschaften zu optimieren. Hier handelt es sich um mehrphasige Keramikmassen, die unter dem häufig angestrebten Ziel der Festigkeitssteigerung dann auch den Namen oxidverstärkte Keramik tragen.

Da die traditionellen oxidischen Gerüstkeramiken keine Glasanteile besitzen und deshalb sehr opak wirken, müssen sie aus ästhetischen Gründen mit Verblendmassen überschichtet werden. Damit beim Abkühlen nach dem Brand der Verblendmasse keine unerwünschten Spannungen auftreten, muss der WAK der Verblendmasse auf denjenigen des Gerüstes abgestimmt sein. Die WAKs oxidischer Gerüstmaterialien sind nicht alle gleich. Deshalb ist die Bereitstellung unterschiedlicher Verblendmassen erforderlich.

22.3.2 Aluminiumoxid

Aluminiumoxid (Al_2O_3) ist unter dem Namen **Korund** bekannt. Korund ist ein wichtiges Industriemineral, das vorwiegend als Schleifmittel und Feuerfestmaterial verwendet wird. In der Zahntechnik wird es als Strahlmittel verschiedenster Körnung eingesetzt (häufig ungenau als „Sandstrahlen" bezeichnet). Aluminiumoxidtiegel werden zum Aufschmelzen von kohlenstoffempfindlichen Legierungen verwendet. Industriekorund wird heutzutage vorwiegend aus Bauxit gewonnen, das in elektrischen Öfen geschmolzen wird. Selbst edler Korund (Rubin, Saphir) sowohl für den Schmuckbereich als auch für technische Anwendungen wird heute ohne große Probleme synthetisch hergestellt. Neben diesen Anwendungsmöglichkeiten des reinen Korunds ist Aluminiumoxid nach dem Quarz (SiO_2) das zweithäufigste Oxid in verschiedensten Tonmineralien und Keramiken, die in Form von Blumenvasen, Kaffeetassen und vielem anderen mehr, unter anderem auch als keramischer Zahnersatz, unser tägliches Leben begleiten. Der WAK von Aluminiumoxid liegt bei 7,6 µm/m·K, deshalb kann hier eine Verblendmasse im WAK-Bereich von 7 µm/m·K verwendet werden. Reines Aluminiumoxid hat sich aufgrund der hohen Härte während der Bearbeitung und der niedrigeren Festigkeit gegenüber Zirkonoxid auf dem dentalen Markt als Restaurationsmaterial nicht dauerhaft durchgesetzt. Aluminiumoxid wird jedoch in geringen Mengen in der Pulverform dem Zirkonoxid zudotiert, um die Langzeitstabilität von Zirkonoxidrestaurationen zu gewähren.

22.3.2 Zirkonoxid

Das Element Zirkonium wird aus verschiedensten Gesteinen gewonnen. Es liegt entweder als **Baddeleyit** (ZrO_2) oder in Verbindung mit Siliziumdioxid als **Zirkon** (Zr [SiO_4]) vor. Zirkon ist in klaren und gleichmäßig gefärbten Stücken als Schmuckstein (Halbedelstein) bekannt. Zirkonium (Zr) als Rohmaterial ist ein relativ weiches, biegsames, silbrig glänzendes Metall. Das in der Zahnmedizin eingesetzte Oxid dieses Metalls, Zirkoniumdioxid (ZrO_2, kurz als Zirkonoxid bezeichnet), wird in der Regel in einem umfangreichen und teuren Prozess gewonnen. Dabei wird der Rohstoff (Baddeleyit oder Zirkon) im ersten Schritt gereinigt, anschließend in einem Kalzierungsofen chemisch umgesetzt und die dabei entstandenen Agglomerate zu einem feinkörnigen Pulver gemahlen.

Die wichtigsten Anwendungsgebiete von Zirkonoxid sind die Produktion von Feuerfestmaterialien (z. B. Schmelztiegel in der Pyrotechnik, Einbettmassen für den Titanguss) oder in Verbindung mit Aluminiumoxid die Herstellung von Schleifscheiben. Zirkonoxid bewährt sich bei Schneidwerkzeugen aller Art, vom Küchenmesser bis zu Hochgeschwindigkeitsschneiden in der industriellen Anwendung. Durch die hohe Festigkeit und Abrasionsbeständigkeit konnte Zirkonoxid auch erfolgreich für die Herstellung von Hüftgelenkprothesen eingesetzt werden (*Drouin* et al. 1997). ZrO_2 wird weiterhin als Trübungsmittel in Emaille und in der Zahntechnik in Opakermassen eingesetzt und dient zur Erhöhung der Lichtbrechung und Festigkeit von Gläsern.

Für medizinische und speziell für zahnmedizinische Anwendungen wird in der Regel auf die Verwendung des natürlichen Zirkons bzw. Baddeleyits verzichtet, weil aufgrund von Verunreinigungen mit verschiedenen metallischen Spurenelementen (Hf, Y, Ce und andere seltene Erden, P, Nb, Ta, Th, Al, U, Fe und Ca) unerwünschte Verfärbungen das Material für diese Anwendungsbereiche unbrauchbar machen. Durch die Beimengung mit Hafnium und Uran kann ungereinigtes Zirkonoxid auch eine geringfügige, jedoch für medizinische Zwecke unzulässige Radioaktivität aufweisen. (Natürlicher Baddeleyit kann bis zu 2 % HfO_2 enthalten.) In der Zahnmedizin wird darum mit aufwändigen Methoden gereinigtes und neu synthetisiertes Zirkonoxid verwendet.

Zirkonoxid tritt in monokliner, tetragonaler und kubischer Kristallmodifikation auf. Es besitzt bei sehr hohen Temperaturen unterhalb des Schmelzpunktes von 2690 °C eine kubische Kristallstruktur, die sich beim weiteren Abkühlen unterhalb 2370 °C in eine tetragonale Phase und unter 1173 °C zum monoklinen Zirkonoxid umwandelt. Diese letzte Phasenumwandlung – auch als martensitische Umwandlung bezeichnet – ist mit einem ca. 4%igen Volumenzuwachs verbunden. Hierdurch wird in reinem Zirkonoxid eine solch große innere Spannung erzeugt, dass nach der Sinterung von Bauteilen aus Baddeleyit eine spontane Rissbildung in der Abkühlphase auftritt. Durch Zugabe von stabilisierenden Oxiden wie MgO, CaO oder Y_2O_3 kann diese schädliche Volumenausdehnung umgangen werden. Das Gefüge wird dadurch auch bei Raumtemperatur im gewünschten tetragonalen bzw. kubisch-tetragonalen Zustand eingefroren. In der Zahnmedizin hat sich Y_2O_3 als Stabilisierungsoxid durchgesetzt. Hier spricht man von Y-TZP-Keramiken

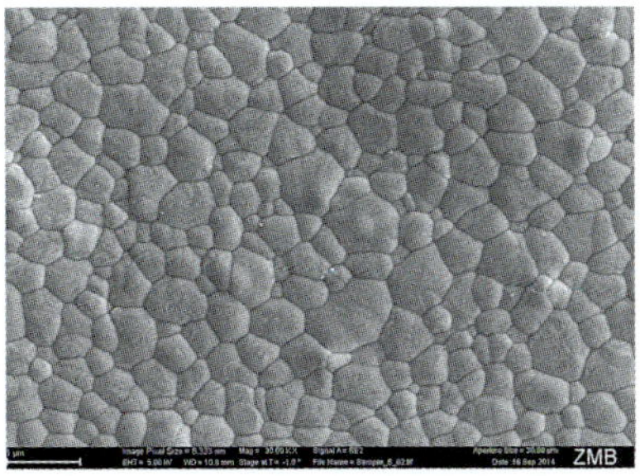

Abb. 22-6 Polykristallines Gefüge von 3Y-TZP.

(Y: Yttriumoxid, T: tetragonal, Z: Zirkonoxid und P: polykristallines Gefüge oder auf engl. yttrium stabilised tetragonal zirconia polycrystals). Zirkonoxid weist ein polykristallines Gefüge auf (Abb. 22-6). Die Mol-Prozente von Yttriumoxid werden mit einer vorangestellten Zahl dargestellt, wie z. B. 3Y-TZP, 4Y-TZP oder 5Y-TZP. Durch die Stabilisierung kann der oben beschriebene schädliche Volumenzuwachs positiv genutzt werden (*Christel* et al. 1989). Werden Kristalle in einem 3Y-TZP-Gefüge mit einer bestimmten kritischen Größe fein in der Zirkonoxidmatrix verteilt eingelagert, so können diese Teilchen unter dem Druck der Matrix auch bei Abkühlung unterhalb der Transformationstemperatur in der metastabilen tetragonalen Form verharren.

Erst beim Auftreten von Rissen in der Keramik durch Belastung wandeln sich diese Kristalle in die monokline Form um, so dass unter dem damit verbundenen Volumenzuwachs das Spannungsfeld der Rissspitze abgeschwächt wird. Das Fortschreiten der Risse wird hierdurch behindert bzw. gestoppt, so dass der katastrophale Bruch weitgehend vermieden werden kann. Die Keramik ist dadurch widerstandsfähiger gegen Verformungen im elastischen Grenzbereich geworden, was sich in der Zunahme der Bruchzähigkeit äußert. Hierdurch kann eine Steigerung der Dauerfestigkeit der Keramik erzielt werden (= spannungsinduzierte Umwandlungs- oder Transformationsverstärkung). 3Y-TZP-Keramik wird als teilstabilisierte Zirkonoxidkeramik bezeichnet. In den neuen Generationen von Zirkonoxid wurde der Anteil von Yttriumoxid erhöht. Das führt nicht nur zur Erhöhung des tetragonalen Anteils, sondern teilweise sogar zur Stabilisierung der kubischen Phase. Dieses Mischgefüge wird als vollstabilisiertes Zirkonoxid bezeichnet und stellt die 3. (5Y-TZP) und 4. Zirkonoxid-Generation (4Y-TZP) dar, bei denen im Gegensatz zum teilstabilisierten Zirkonoxid der 1. und 2. Generation (beide Zirkonoxid-Typen mit 3 Mol-% Y_2O_3, jedoch unterschiedlichen Anteilen an Al_2O_3) keine Transformationen der Gefügephasen bei induzierten Spannungen stattfinden. Die Festigkeiten im Vergleich zum 3Y-TZP-Material (1. Generation) von über 1200 MPa haben abgenommen auf 600 (5Y-TZP = 3. Generation) und 800 MPa (4Y-TZP = 4. Generation) und liegen immer noch über den Festigkeitswerten aller Silikatkeramiken.

Die Entwicklung beim Zirkonoxid in Bezug auf die optischen Eigenschaften schreitet ständig voran (*Rosentritt* et al. 2017). Die traditionelle 3Y-TZP-Keramik (1. Generation) hat einen weißlichen opaken Charakter. Durch die Reduzierung der Aluminiumoxidanteile und Umpositionierung dieser auf die Korngrenzen von Zirkonoxid wurde die 2. Generation (ebenfalls 3Y-TZP) von Zirkonoxid transluzenter als die 1. Generation. Weitere Höherdotierung des Yttriumgehaltes (5Y-TZP und 4Y-TZP) macht die Keramik noch transluzenter (Abb. 22-7). Dabei wurde neben der tetragonalen eine kubische Phase gebildet. Kubische Kristalle weisen

Abb. 22-7 Eigenschaften und Modifikationen von Zirkonoxid.

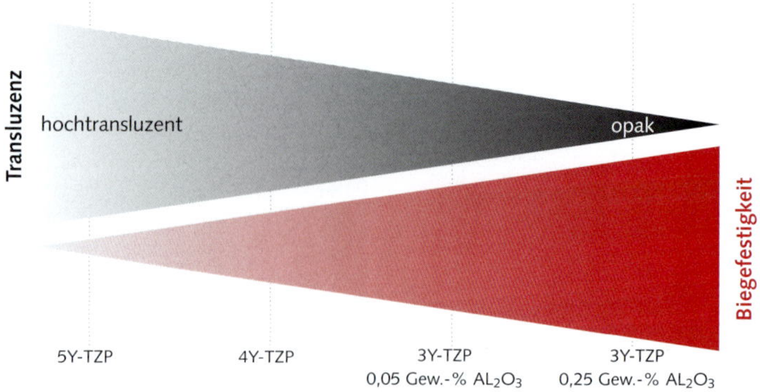

Tab. 22-2 Übersicht der Zirkonoxidkeramiken.

Generation	Anteil Yttriumoxid	Anteil Aluminiumoxid	Kurzbezeichnung
1.	3 mol-%	0,25 Gew.-%	3Y-TZP
2.	3 mol-%	0,05 Gew.-%	3Y-TZP
3.	5 mol-%	0,05 Gew.-%	5Y-TZP
4.	4 mol-%	0,05 Gew.-%	4Y-TZP
5.	Hybridzirkonoxidkeramik (Schichtrohlinge aus unterschiedlichen Generationen)		

ein größeres Volumen auf und zeigen aufgrund reduzierter Restporosität eine höhere Lichtstreuung an den Korngrenzen. Das kubische Kristallgitter weist geringere Festigkeiten als ein tetragonales auf (*Stawarczyk* et al. 2016, *Güth* et al. 2019). Des Weiteren sind die kubischen Kristallstrukturen im Gegensatz zu den tetragonalen isotrop, wodurch das einfallende Licht in alle Raumrichtungen gleichmäßig gebrochen wird und das Material transluzenter erscheint (*Stawarczyk* et al. 2017a, 2017b). Somit könnte das kubisch-tetragonale Zirkonoxid für monolithische Restaurationen besonders für den Frontzahnbereich geeignet sein.

Zusammenfassend gibt es Zirkonoxidkeramiken, die sich im Yttriumoxid- und Aluminiumoxidgehalt unterscheiden und zeitlich gesehen in fünf Generationen eingeteilt werden können (Tab. 22-2).

22.3.2.1 Verarbeiten von Zirkonoxid

Zirkonoxidrohlinge sind uneingefärbt und eingefärbt als monochrome sowie Multilayer-Rohlinge in mehreren Farbschichten und -gradienten erhältlich. Je dunkler die Farbe im Rohling ist, desto höher ist der Opazitätsgrad, d.h. desto geringer ist die Transluzenz (*Ilie* und *Stawarczyk* 2014). Rohlinge werden zur Schneide hin immer heller und somit transluzenter. Aktuell ist eine Kombination aus mehreren Generationen von Zirkonoxidkeramiken innerhalb eines Rohlings in Verwendung. In der Schneideschicht werden transluzentere Materialien als im bukkalen Bereich eingesetzt. Zurzeit gibt es die Kombinationen von 4Y-TZP mit 5Y-TZP (Beispiel: IPS e.max ZirCAD MT Multi) und 3Y-TZP mit 5Y-TZP (IPS e.max ZirCAD Prime). Der Zahntechniker kann mithilfe der CAD-Software durch die Positionierung der konstruierten Restauration im Rohling die Farbverläufe/-intensitäten der Restauration mitbestimmen. Allerdings liegt aktuell noch keine ausreichende wissenschaftliche Datenlage über diese Schichtmaterialien vor.

Heute wird Zirkonoxid ausschließlich aus einem vorgesinterten Rohling („Weißzustand") in einer vergrößerten, mathematisch berechneten Form gefräst. Zum Fräsen werden rotierende spanabtragende Werkzeuge (Fräser) eingesetzt. Anschließend findet ein mehrstündiger Sinterbrand bei ca. 1500 °C statt, um die notwendige Festigkeit zu erzielen und die Restauration auf das endgültige Maß zu schrumpfen. Die konventionellen Sinterzeiten liegen bei ca. 6–8 Stunden. Mit speziellen Öfen kann das Material in 1,5–2 Stunden gesintert werden, hierbei spricht man von Speedsintern. Kleinere Restauration bis zu dreigliedrigen Brücken können bereits in ca. 20 Minuten gesintert werden (High-Speedsintern). Die dafür entwickelten Öfen sind z. B. SpeedFire (Dentsply Sirona, D-Hanau) und Ceramill Therm RS (Amann Girrbach, AT-Koblach). High-Speedsintern ist nur für spezielle, dafür freigegebene Zirkonoxide anwendbar (*Jansen* et al. 2019a). Das Schleifen vom Zirkonoxid im gehipten, bereits durchgesintertem Zustand hat sich auf Grund der Unwirtschaftlichkeit – hoher Zeit- und Werkzeugaufwand – nicht durchgesetzt.

Der Begriff „Grünling" ist für die dentalen Zirkonoxidronden (Bindemittel schon ausgebrannt) unpassend, da ein „Grünling" definitionsgemäß noch Bindemittel enthält. Ein „Weißling" hingegen wurde bei hohen Temperaturen (ca. 1150 °C) vorgesintert; dabei wurden die Bindemittel (Wachse, Kunststoffe) ausgebrannt und das Material wurde durch diese Wärmevorbehandlung minimal verfestigt. Heute werden überwiegend Weißlinge zum Fräsen von Zirkonoxidrestaurationen verwendet, die anschließend dichtgesintert werden.

Die Bearbeitung der Materialien findet durch computergesteuerte Frässysteme, bestehend aus Konstruktions- und Fräseinheit (Computer Aided Design/Computer Aided Manufacturing, CAD/CAM), statt. Hier werden zur subtraktiven Bearbeitung bis zu Fünfachsfräsmaschinen eingesetzt. Die Restaurationen werden in der Regel digital konstruiert.

Zirkonoxid kann ebenfalls additiv mittels LCM (Lithography-based Additive Manufacturing) im 3D-Druck verarbeitet werden. Hier wird der Schlicker, bestehend aus Harz und Zirkonoxidpartikeln, selektiv belichtet und das Harz dadurch gehärtet. Der gedruckte Körper liegt folglich als Grünling vor und muss dichtgesintert werden. Die gesinterte Restauration kann konventionell mit Verblendkeramiken verblendet werden. In-vitro- bzw. klinische Studien zu additiv hergestellten Restaurationen aus Zirkonoxidkeramik wurden bisher noch nicht publiziert.

22.4 Festigkeits- und Bruchzähigkeitsprüfung

Keramik ist sehr empfindlich auf Biegebeanspruchung, so dass größere Restaurationen in der Mundhöhle bruchgefährdet sind. **Biegefestigkeit** (auch Biegebruchfestigkeit oder Biegezugfestigkeit) ist ein Maß für die spontane Belastbarkeit bei einmaliger, steigender Krafteinleitung bis zum Bruch.

Die Festigkeit wird in verschiedenen Prüfmethoden (siehe ISO 6872) ermittelt (Tab. 22-3, Abb. 22-8):

- Dreipunktbiegeversuch
- Vierpunktbiegeversuch
- biaxialer Biegeversuch

Die Prüfmethode beeinflusst die Werte: Die höchsten Biegefestigkeiten werden im biaxialen Versuch und die niedrigsten im Vierpunktbiegeversuch gemessen. Bei dem biaxialen Biegeversuch spielt im Vergleich zu dem Drei- bzw. Vierpunktbie-

Tab. 22-3 Unterschiede in den Festigkeitsprüfmethoden.

	Dreipunktbiegefestigkeit	Vierpunktbiegefestigkeit	Biaxiale Festigkeit
Prüfkörpergeometrie	stäbchenförmige Prüfkörper	stäbchenförmige Prüfkörper	plättchenförmige Prüfkörper
Prüfkörperpräparation	schwierig, da eine Politur und saubere Kanten ausschlaggebend sind	schwierig, da eine Politur und saubere Kanten ausschlaggebend sind	Einfach, da Ausrisse an den Rändern/Kanten eine untergeordnete Rolle spielen
Krafteinleitung	Druckversuch	Druckversuch	Druckversuch
Positionierung und Belastung des Prüfkörpers	Prüfkörper auf zwei Auflagen positioniert und mittig durch eine dritte Auflage im Druckversuch belastet	Prüfkörper auf zwei Auflagen positioniert und mittig durch zwei weitere Auflagen im Druckversuch belastet	Prüfkörper auf drei im Kreis angeordneten Stahlkugeln positioniert und mittig durch einen Stempel im Druckversuch belastet
Belastungsfläche/ Auflagefläche	klein (geringe Wahrscheinlichkeit einen Fehler im Gefüge zu finden)	am größten (höhere Wahrscheinlichkeit einen Fehler im Gefüge zu finden)	klein (geringe Wahrscheinlichkeit einen Fehler im Gefüge zu finden)
Höhe der Biegefestigkeitswerte	mittel, da zwar kleine Belastungsfläche, aber die Kantenqualität sehr entscheidend	am niedrigsten, da die größte Belastungsfläche und die Kantenqualität sehr entscheidend	am höchsten, da kleine Belastungsfläche und kein Einfluss der Kantenqualität

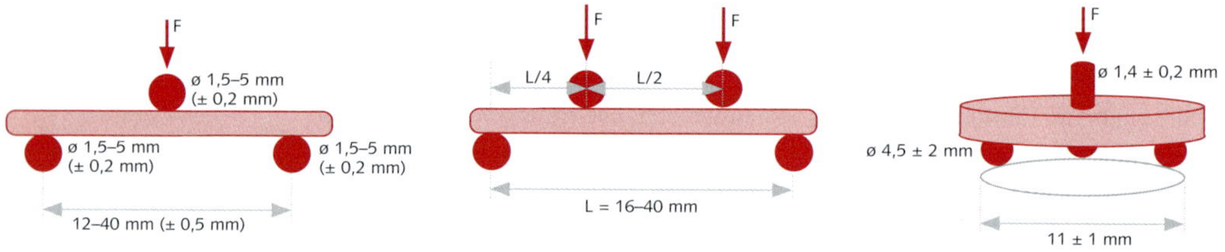

Abb. 22-8 Graphische Darstellung der Biegefestigkeitsprüfmethoden: Dreipunktbiegeversuch, Vierpunktbiegeversuch und biaxialer Versuch.

geversuch die Ausrichtung bereits vorhandener Mikrorisse eine untergeordnete Rolle, da hier die Spannung auf eine Fläche und nicht wie bei den uniaxialen Biegeversuchen nur in eine Richtung appliziert wird. Bei all diesen Prüfmethoden liegt die Hauptbelastung während der Durchbiegung des keramischen Prüfkörpers auf der konvexen Seite (in der Zugzone), weshalb die Oberflächenqualität dieser Fläche, d.h. gute Politur und möglichst wenig Mikrorisse, für das Messergebnis entscheidend sein kann (*Dorsch* und *Pfeiffer* 1996). (Ein anschauliches Beispiel für diesen Zusammenhang ist die mit dem Glasschneider geritzte Glasplatte, die entlang des Risses besonders leicht bricht.) Der Dreipunktbiegeversuch ist aufgrund des geringen Prüfvolumens für spröde Werkstoffe wie Keramiken nicht optimal.

Es ist wichtig, beim Vergleich der Produkte Messwerte zu verwenden, die mit derselben Prüfmethode ermittelt wurden. Gibt der Hersteller die Prüfmethode nicht an, ist der Festigkeitswert nicht aussagekräftig. Abbildung 22-9 präsentiert den Einfluss der Prüfmethode beim Zirkonoxid. Hier wurden die Vierpunktbiegefestigkeit und die biaxiale Biegefestigkeit von Zirkonoxiden verschiedener Hersteller geprüft, die Daten gepoolt und unter Berücksichtigung der Prüfmethode und der Zirkonoxidqualität dargestellt.

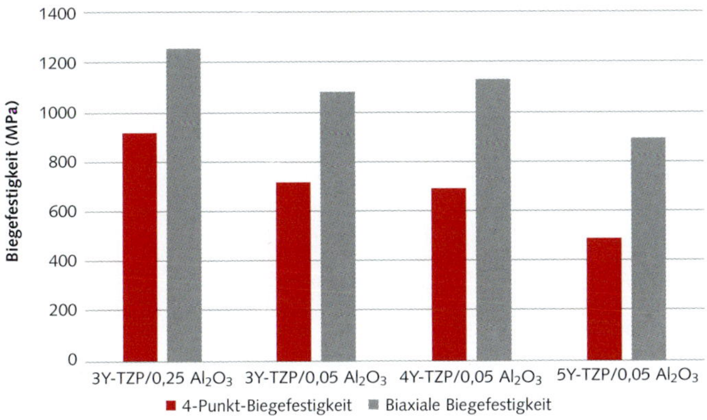

Abb. 22-9 Festigkeiten von Zirkonoxid geprüft in der Vierpunktbiegefestigkeit und biaxialen Biegefestigkeit unter Berücksichtigung der unterschiedlichen Zusammensetzungen.

Typischerweise erhält man bei der Prüfung der Biegefestigkeit keramischer Werkstoffe eine im Vergleich zu metallischen Werkstoffen und Polymeren große Streuung der Einzelwerte um den Mittelwert. Ein Maß für die Abschätzung der Zuverlässigkeit der Festigkeitswerte ist der sogenannte Weibull-Modul. Ein hoher Weibull-Modul steht für geringe Streuung der Einzelwerte und ist stets Ziel bei einer Werkstoffentwicklung.

Die **Bruchzähigkeit** (*Geis-Gerstorfer* et al. 1993, *Marx* 1993) beschreibt den Widerstand, den ein Werkstoff an einer Rissspitze aufbringen kann, um ein weiteres Fortschreiten des Risses zu verhindern. Die Eigenschaft spröder Werkstoffe, bei unterkritischer Belastung dem Riss einen mehr oder weniger großen Widerstand entgegenzusetzen, wird darum als Bruchzähigkeit bezeichnet. Die Bruchzähigkeit ist eine natürliche Eigenschaft der Keramik und wird dazu verwendet, um die Stabilität der Keramik vorherzusagen (siehe ISO 6872). Der Messwert für die Bruchzähigkeit wird in $MPa\sqrt{m}$ angegeben. Es gibt mehrere Prüfmethoden zur Bestimmung der Bruchzähigkeit. Üblich ist die Single edge V-Notch Beam (kurz SEVNB)-Methode. Hierzu werden Biegeprüfkörper meistens mit einer Rasierklinge eingekerbt und anschließend in einer Vierpunktbiegefestigkeitsprüfung bis zur Fraktur belastet. Diese Messmethode wird bei Silikatkeramiken verwendet. Bei Zirkonoxid liegt die Korngröße unter 1 µm, was dazu führt, dass die Präparation der Kerbe mit einem scharfen Kerbspitzenradius fast unmöglich ist, wodurch die Bruchzähigkeitswerte künstlich erhöht werden (Abb. 22-10).

Die Bruchzähigkeit von Zirkonoxid kann mit folgenden Prüfmethoden geprüft werden (ISO/TC 206):

- einseitig gekerbte Biegeprüfkörper (SEPN-Verfahren, ISO 15732)
- Biegeprüfkörper mit Oberflächenriss (SCF-Verfahren, ISO 18756)
- Biegeprüfkörper mit Chevron-Kerbe (CNB-Verfahren, ISO 24370)

Auch hier gilt, die Prüfmethode beeinflusst die Werte und man sollte nur Werte verschiedener Produkte miteinander vergleichen, wenn sie mit der gleichen Prüfmethode ermittelt wurden. Fälschlicherweise wird für die Bruchzähigkeit noch oft der Begriff Risszähigkeit verwendet. Der Begriff Risszähigkeit kommt von den älteren Prüfmethoden, die sich auf die Risslängen an den Ecken eines Vickers-Eindruckes stützen, z. B. wenn die Zähigkeit des Werkstoffes aus den Risslängen ausgehend von den Ecken des Vickers-Eindruckes berechnet wird. Diese Prüfmethoden sind veraltet und werden in den Normen nicht mehr empfohlen. Heute

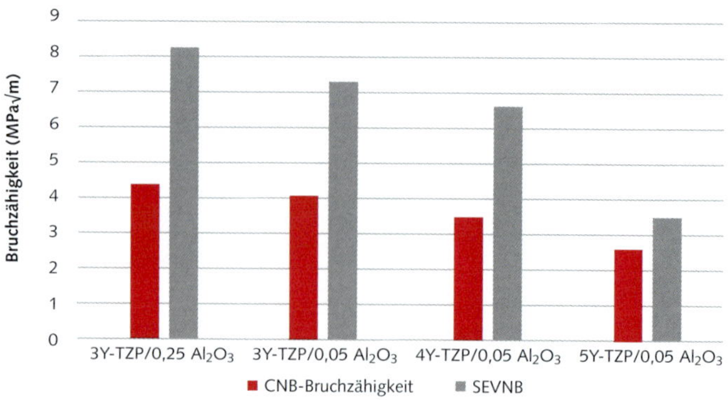

Abb. 22-10 Bruchzähigkeit von Zirkonoxid geprüft in der SEVNB- und CNB-Prüfmethode unter Berücksichtigung der unterschiedlichen Zusammensetzungen.

werden alle Bruchzähigkeitswerte im Druck-/Bruchversuch geprüft, deswegen spricht man von Bruchzähigkeit.

22.4.1 Festigkeiten und Bruchzähigkeiten von Keramiken

Aktuelle Dentalkeramiken besitzen Biegefestigkeiten zwischen 50 MPa (leuzithaltige Keramiken mit hohem Glasanteil) und ca. 1200 MPa für Zirkonoxid (1./2. Generation: 3Y-TZP) ohne Glasanteil (*Stawarczyk* et al. 2012).

Vollstabilisierte Zirkonoxide (4Y-TZP: 800 MPa und 5Y-TZP: 600 MPa) zeigen geringere Festigkeitswerte als die teilstabilisierten (1. und 2. Generation: 3Y-TZP: 1000-1200 MPa) (Abb. 22-9, *Stawarczyk* et al. 2016, *Nassary Zadeh* et al. 2018). Einfache Vollkeramiksysteme wie VITA Mark II erreichen Festigkeitswerte von etwa 120 MPa, während z. B. die Lithiumsilikatkeramiken Werte bis zu ca. 450 MPa erreichen können (*Nassary Zadeh* et al. 2018, *Stawarczyk* et al. 2019).

Die Bruchzähigkeit ist besonders hoch bei Metallen, wo Messwerte im Bereich zwischen 60 und 100 MPa√m ermittelt werden können. In dieser Hinsicht sind Keramiken den Metallen grundsätzlich unterlegen. Einfaches Glas (amorph ohne kristalline Anteile) setzt natürlich auch schon dem Rissfortschritt einen Widerstand entgegen. Typische Werte für die Bruchzähigkeit von Gläsern liegen zwischen 0,6 bis 1 MPa√m. Merkwürdigerweise erreichen auch die leuzithaltigen Keramiken für die metallkeramische Versorgung keine höheren Werte (*Bieniek* und *Marx* 1994). Gefügeuntersuchungen zeigen, dass hier die Leuzitkristalle in Haufwerken zusammenlagern und große Bereiche von kristallfreier Glasmatrix vorliegen (*Schmid* et al. 1992). Risse finden darum leicht ohne größere Behinderung einen Weg durch diese Keramiken, die nur mittels einer Metallunterstützung zu einem ausreichend festen Zahnersatz verarbeitet werden können.

In Keramiken für die metallfreie Versorgung müssen die Kristalle klein sein (einige µm), möglichst isoliert liegen und homogen dispergiert sein (darum auch der Name Dispersionsverstärkung). Solche Vollkeramiksysteme erreichen Bruchzähigkeitswerte zwischen 1,5 MPa√m, wenn der Glasanteil groß ist, ca. 2,8 MPa√m bei Lithiumsilikatkeramiken (*Stawarczyk* et al. 2019) und 5 MPa√m bei reinen Zirkonoxid-Keramiken ohne Glasanteil (*Jansen* et al. 2019b). Der Widerstand gegen die Rissausbreitung kommt im Wesentlichen dann zur Geltung, wenn Fehler in Form von Poren und Einlagerungen oder Risse z. B. durch unsachgemäßes Beschleifen vorliegen. Vom größten Fehler oder Anriss, der im µm-Bereich liegen kann, geht dann die Gefahr der Rissausbreitung aus, die letztlich zu einem frühzeitigen Versagen der keramischen Restauration führen kann. Je höher der Widerstand gegen eine solche Rissausbreitung ist, je höher also der Messwert für die Bruchzähigkeit liegt, desto sicherer ist bei gleicher Fehlerverteilung im Werkstoff das Langzeitverhalten. Hierin liegt die besondere Attraktivität der Zirkonoxidkeramik (3Y-TZP) mit dem höchsten verfügbaren Bruchzähigkeitswert im dentalkeramischen Bereich (Abb. 22-10), der insbesondere in Verbindung mit möglichst fehlerfreien industriegefertigten Rohlingen hinsichtlich Dauerfestigkeit die größte Sicherheit bietet.

22.4.2 Korrelation zur klinischen Beanspruchung

Ob für bestimmte klinische Indikationen, wie z.B. Kronen für den Seitenzahnbereich oder mehrgliedrige Brücken, eine ausreichend hohe Festigkeit vorliegt, kann – obwohl gewisse Mindestwerte in der Norm vorgeschrieben sind – aus In-vitro-Messwerten aus verschiedenen Gründen nicht 100%ig abgeleitet werden.

Es fehlen immer noch

- die Korrelation zu den mechanischen Anforderungen in der Mundhöhle,
- die Einflüsse des Mundmilieus auf die Rissbildung und das Risswachstum,
- eine Aussage über die Dauerfestigkeit.

Die Menschen sind sehr individuell, können unterschiedlich hohe Kaukräfte entwickeln und zeigen unterschiedliche Essgewohnheiten. Die Biegeprüfung dient nur dazu, Vergleichswerte für die Anfangsfestigkeit verschiedener Vollkeramiksysteme zu ermitteln. Eine weitergehende Aussage kann damit nicht gegeben werden. Von verschiedenen Autoren (*Schwickerath* und *Coca* 1987, *Schwickerath* 1988, *Kappert* et al. 1990, *Hölsch* und *Kappert* 1992) wurden darum über die Biegeprüfung hinaus zusätzliche Festigkeitsprüfungen an Einzelkronen bzw. kleineren Brücken durchgeführt, deren Grenzbelastungen dann mit maximalen Kaukräften korreliert werden können. Hier ist jedoch zu beachten, dass die Geometrie der Restauration einen entscheidenden Einfluss auf die Bruchlast zeigt. Zum anderen wurden Keramiken einem Dauertest (*Schwickerath* 1986) unterworfen, woraus sich eine voraussichtliche Lebensdauer des Zahnersatzes abschätzen lässt. Bei mechanischer Dauerbelastung ist bereits nach 1.000 Lastzyklen die Festigkeit um ca. 40 % gemindert. Bei Lagerung in Wasser oder Korrosionslösung wird eine weitere Festigkeitsminderung um ca. 10 % beobachtet.

Aus In-vitro-Untersuchungen dieser Art wurden in der Vergangenheit Anforderungen an die mechanische Stabilität von Zahnersatz formuliert, die besagen, dass für den Frontzahnbereich eine Anfangsbruchlast von 400 N und für den Seitenzahnbereich von 600 N erreicht werden muss (*Schwickerath* 1986, 1988; *Schwickerath* und *Coca* 1987). Diese Forderung enthält die Prämissen, dass bei vollkeramischen Restaurationen die Dauerlast nur etwa 60 % der Anfangsbruchlast beträgt und dass im Frontzahnbereich mittlere maximale Kaubelastungen von ca. 200 N und im Seitenzahnbereich von 300 N auftreten (*Körber* und *Ludwig* 1983). Die Konsequenz aus dieser Forderung ist, dass bei täglich einmalig auftretender Kraftspitze von ca. 200 N im Maximalbereich der Zahnersatz unter dem Gesichtspunkt der Dauerlast wenigstens 3 bis 4 Jahre (=1000 Belastungszyklen) halten soll. Es liegt hiermit also nur eine sehr bescheidene Minimalforderung vor, die bisher zudem nicht durch klinische Studien gestützt wird. Einzelzahnersatz aus traditionellen Vollkeramiksystemen erreicht mit 440 bis 640 N mehr oder weniger diese geforderte Minimalbruchlast (*Hölsch* und *Kappert* 1992).

Es existieren allerdings mehrere Vollkeramiksysteme, vor allem Lithiumsilikat- und Zirkonoxidrestaurationen, mit denen beachtliche Bruchlasten von über 1000 N erreicht werden können.

22.5 Klinische Bewertung

Metallkeramische Restaurationen werden seit mehr als 60 Jahren erfolgreich klinisch angewendet. Klinische Studien mit einer mittleren Tragezeit von 20 Jahren zeigen gute Langzeitstabilitäten (*Kerschbaum* et al. 1991, *Kerschbaum* und *Leempoel* 1989, *Kerschbaum* 2004).

Vollkeramische Restauration finden seit über 20 Jahren Anwendung. Bisherige Meta-Analysen präsentieren mittelfristige Beobachtungszeiträume von 3 bis 5 Jahren (*Pjetursson* et al. 2015, *Sailer* et al. 2015). Eine Meta-Analyse fasst die Ergebnisse mehrerer klinischer Studien zusammen, berechnet daraus quantitativ und statistisch die mittleren Überlebensraten und hat somit mehr Aussagekraft als eine einzelne Studie. Eine Meta-Analyse über Einzelkronen aus traditionellen Silikatkeramiken zeigte innerhalb von 5 Jahren durchschnittlich 6,7 % Gerüstfrakturen, bei Lithiumdisilikatkeramiken 2,3 % und bei Zirkonoxid 0,4 % (*Sailer* et al. 2015). Bei Brücken hingegen errechnete eine Meta-Analyse 5-Jahres-Überlebensraten für vollkeramische Restaurationen zwischen 85,9 und 90,1 % (*Pjetursson* et al. 2015). Im Vergleich dazu lagen die Überlebensraten für metallkeramische Brücken bei 94,4 % (*Pjetursson* et al. 2015). Dabei zeigten Brücken aus Lithiumdisilikat durchschnittlich 10,1 % Gerüstfrakturen auf, während Zirkonoxidgerüste nur in 2,1 % der Fälle frakturierten (*Pjetursson* et al. 2015).

Zu monolithischen Zirkonoxidrestaurationen, vor allem aus 4Y-TZP oder 5Y-TZP, liegen bisher noch keine klinischen Daten vor (*Gierthmühlen* et al. 2021). Die genaue Darstellung der klinischen Studien zu vollkeramischen Kronen und Brücken ist in Kapitel 24 zu finden.

Literatur

Bieniek K., Marx R.: Die mechanische Belastbarkeit neuer vollkeramischer Kronen- und Brückenmaterialien. Schweiz Monatsschr Zahnmed 1994;104:284-289.

Christel P., Meunier A., Heller M., Torre J.P., Peille C.N.: Mechanical properties and short-term in-vivo evaluation of yttrium-oxide partially stabilized zirconia. J Biomed Mat Res 1989;23:45-61.

Coornaert J., Adriaens P., Boever de J.: Mit VMK auf dem richtigen Weg. Einzige Kontraindikation: Bruxismus. dent lab 1986;34:1741-1743.

Dorsch P., Pfeiffer T.: Wirkung verschiedener Einflussgrößen auf die biaxiale Festigkeit von Dentalkeramiken. Quintess Zahntech 1996;22:905-914.

Drouin J.M., Cales B., Chevalier J., Fantozzi G.: Fatigue behavior of zirconia hip-joint heads: experimental results and finite element analysis. J Biomed Mat Res 1997;34:149-155.

Geis-Gerstorfer J., Kanjara P., Pröbster L., Weber H.: Untersuchung der Bruchzähigkeit und des Rißwachstums zweier vollkeramischer Kronen- und Brückensysteme. Dtsch Zahnärztl Z 1993;48:685-691.

Gierthmühlen P., Jerg A., Spitznagel F.: S3-Leitlinie Vollkeramische Kronen und Brücken (Registernummer 083-012). AWMF (Arbeitsgemeinschaft der Wissenschaftlichen Medizinischen Fachgesellschaften) 2021.

Online abrufbar unter: http://www.awmf.org/leitlinien/detail/ll/083-012.html

Güth J.F., Stawarczyk B., Edelhoff D., Liebermann A.: Zirconia and its novel compositions: What do clinicians need to know? Quintessence Int 2019;50:512-520.

Hölsch W., Kappert H.F.: Festigkeitsprüfung von vollkeramischem Einzelzahnersatz für den Front- und Seitenzahnbereich. Dtsch Zahnärztl Z 1992;47:621-623.

Hüls A.: Zum Stand der klinischen Bewährung infiltrationskeramischer Verblendkronen.Dtsch Zahnärztl Z 1995;50:674-676.

Ilie N., Stawarczyk B.: Quantification of the amount of light passing through zirconia: The effect of material shade, thickness and curing conditions. J Dent 2014;42:684-690.

Jansen J.U., Lümkemann N., Letz I., Pfefferle R., Sener B., Stawarczyk B.: Impact of high-speed sintering on translucency, phase content, grain size, and flexural strength of 3Y-TZP and 4Y-TZP zirconia materials. J Prosthet Dent 2019a;122:396-403.

Jansen J.U., Lümkemann N., Sener B., Stawarczyk B.: Comparison of fracture toughness measurements for zirconia materials using two test methods. Dent Mater J 2019b;38:806-812.

Kappert H.F., Knode H.: In-Ceram auf dem Prüfstand. Quintessenz Zahntech 1990;16: 980-1002.

Kerschbaum Th., Leempoel P.: Kronen und Brücken. In: Voß R., Meiners H. (Hrg.): Fortschritte der zahnärztlichen Protehtik und Werkstoffkunde. Band IV. Hanser, München 1989:109-136.

Kerschbaum Th., Paszyna Ch., Klapp S., Meyer G.: Verweilzeit- und Risikofaktorenanalyse von Kronen und Brücken. Dtsch Zahnärztl Z 1991;46:20-24.

Kerschbaum Th.: Langzeitüberlebensdauer von Zahnersatz. Eine Übersicht. Quintessenz 2004;55:1113-1126.

Körber K.H., Ludwig K.: Maximale Kaukraft als Berechnungsfaktor zahntechnischer Konstruktionen. dent lab 1983;31:55-60.

Lenz J., Schwarz S., Schwickerath H., Sperner F., Schäfer A.: Bond strength of metal-ceramic systems in three-point flexure bond test. J Appl Biomat 1995;6:55-64.

Marx R.: Moderne keramische Werkstoffe für ästhetische Restaurationen – Verstärkung und Bruchzähigkeit. Dtsch Zahnärztl Z 1993;48:229-236.

Nassary Zadeh P., Lümkemann N., Sener B., Eichberger M., Stawarczyk B.: Flexural strength, fracture toughness and translucency of new cubic/tetragonal zirconia materials. J Prosthet Dent 2018;120:948-954.

Pjetursson B.E., Sailer I., Makarov N.A., Zwahlen M., Thoma D.S.: All-ceramic or metal-ceramic tooth-supported fixed dental prostheses (FDPs)? A systematic review of the survival and complication rates. Part II: Multiple-unit FDPs. Dent Mater 2015;31:624-639. [corrigendum: 2017;33:e48-e51.]

Rosentritt M, Kieschnick A, Hahnel S, Stawarczyk B. Werkstoffkunde-Kompendium Zirkonoxid. Annett Kieschnick Dentale Fachkommunikation 2017 (IBOOKS).

Rosentritt M, Kieschnick A, Hahnel S, Stawarczyk B. Werkstoffkunde-Kompendium Dentale Keramiken. Annett Kieschnick Dentale Fachkommunikation 2018 (IBOOKS).

Sailer I., Makorov N.A., Thoma D.S., Zwahlen M., Pjetursson B.E.: All-ceramic or metal-ceramic tooth-supported fixed dental prostheses (FDPs)? A systematic review of the survival and complication rates. Part I: Single crowns (SCs). Dent Mater 2015;31:603-623. [corrigendum: 2016;32:e389-e390.]

Schmid M., Fischer J., Salk M., Strub J.R.: Mikrogefüge Leucit-verstärkter Glaskeramiken. Schweiz Monatsschr Zahnmed 1992;102:1046-1053.

Schwickerath H.: Dauerfestigkeit von Keramik. Dtsch Zahnärztl Z 1986;41:264-266.

Schwickerath H., Coca I.: Einzelkronen aus Glaskeramik. Phillip J 1987;4:336-338.

Schwickerath H.: Vollkeramische Brücken-Gerüste aus Kern- oder Hartkernmassen. dent lab 1988;36:1081-1083.

Stawarczyk B., Frevert K., Ender A., Roos M., Sener B., Wimmer T.: Comparison of four monolithic zirconia materials with conventional ones: contrast ratio, grain size, four-point flexural strength and two-body wear. J Mech Behav Biomed Mater 2016;59(6):128-138.

Stawarczyk B., Keul C., Eichberger M., Figge D., Edelhoff D., Lümkemann N.: Material science update: Three generations of zirconia – from veneered to monolithic - Part II. Quintessence Int 2017a;48:441-450.

Stawarczyk B., Keul C., Eichberger M., Figge D., Edelhoff D., Lümkemann N.: Material science update: Three generations of zirconia – from veneered to monolithic - Part I. Quintessence Int 2017b;48:369-380.

Stawarczyk B., Liebermann A., Rosentritt M., Povel H., Eichberger M., Lümkemann N.: Flexural strength and fracture toughness of two different lithium disilicate ceramics. Dent Mater J 2020 Mar 31;39:302-308.

Stawarczyk B., Özcan M., Trottmann A., Hämmerle C.H.F., Roos M.: Evaluation of flexural strength of hipped and presintered zirconia using different estimation methods of Weibull statistics. J Mech Behav Biomed Mater 2012;10(6):227-234.

23 Hochleistungskunststoffe/ Thermoplaste

Bogna Stawarczyk

23.1 Einleitung

Seit wenigen Jahren finden Hochleistungskunststoffe immer mehr Anwendung in der Zahnheilkunde. Aus diesen Werkstoffen können nach Herstellerangaben herausnehmbare und festsitzende Restaurationen sowohl zahn- als auch implantatgestützt hergestellt werden. Hochleistungskunststoffe sind Werkstoffe, die hauptsächlich aus organischen Makromolekülen bestehen und teilweise mit anorganischen Füllstoffen dotiert werden. Diese Werkstoffe weisen bessere mechanische Eigenschaften (Festigkeitswerte über 100 MPa) auf und zeigen eine höhere Biokompatibilität (weniger bis kein Restmonomergehalt) als herkömmliche Kunststoffe, wie z. B. Komposite und Prothesenkunststoffe.

Seit einiger Zeit werden die Werkstoffe der Familie **Polyaryletherketone** (PAEK), die in anderen Industriezweigen schon längst etabliert und erprobt sind, auch auf dem Dentalmarkt angeboten. PAEKs zählen zu den dentalen Hochleistungskunststoffen (*Kurtz* und *Devine* 2007, *Tetelmann* und *Babush* 2008). Sie weisen je nach Modifikation Festigkeiten ab 170 MPa auf (*Schwittalla* et al. 2015). PAEK-Werkstoffe sind im Vergleich zu dentalen herkömmlichen Kunststoffen monomerfrei und bieten in Bezug auf die Biokompatibilität und die eventuelle Entstehung von allergischen Reaktionen hervorragende Eigenschaften (*Hahnel* et al. 2015, *Pemberton* und *Lohmann* 2014). Allerdings werden für eine Co-Polymerisation mit weiteren Kunststoffen freie Kohlenstoff-Kohlenstoff-Bindungen benötigt. Das führt dazu, dass die Haftung zwischen den PAEK-Werkstoffen und weiteren Kunststoffen nur unter Einhaltung definierter Vorbehandlungsschritte möglich ist. In der Zahnmedizin werden **Polyetheretherketone** (PEEK), **Polyetherketonketone** (PEKK) und **Aryletherketone** (AKP) verwendet (Abb. 23-1). Alle drei Werkstoffgruppen zählen zur Familie der PAEKs. Sie unterscheiden sich geringfügig in den Eigenschaften und können somit teilweise für unterschiedliche Indikationsbereiche eingesetzt werden.

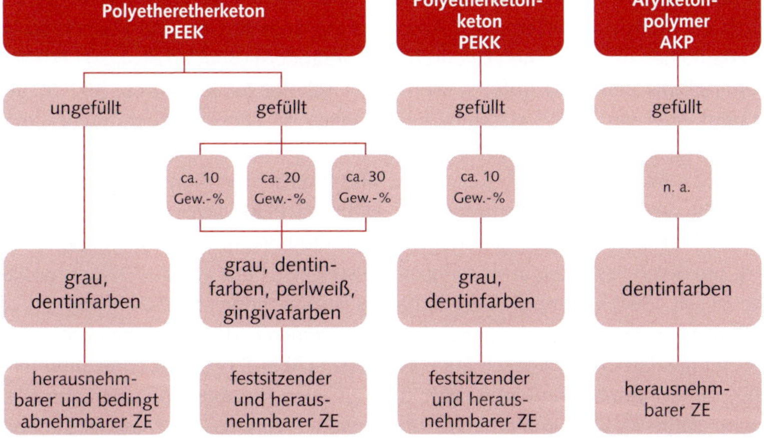

Abb. 23-1 Einteilung der dentalen Werkstoffe aus der Familie der Polyaryletherketone (n. a.: nicht angegeben, ZE: Zahnersatz).

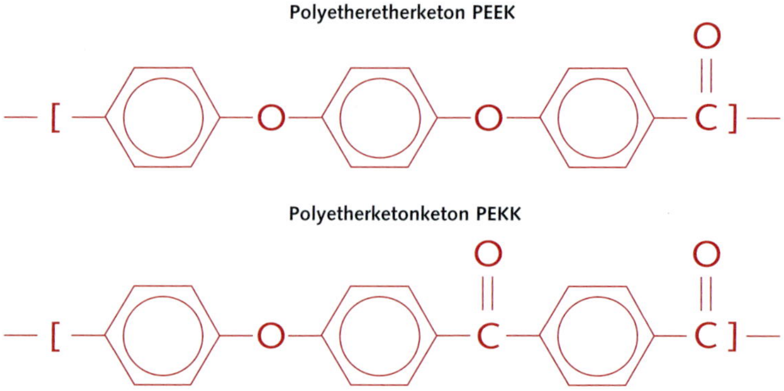

Abb. 23-2 Strukturformel von Polyetheretherketon (PEEK) und Polyetherketonketon (PEKK).

Da diese Werkstoffe immer noch relativ neu sind, fehlen zum jetzigen Zeitpunkt klinische Langzeitstudien. Diese sind jedoch zwingend notwendig, um die Werkstoffe besser einschätzen zu können. Zurzeit liegen nur wenige Fallberichte vor, die von guten ästhetischen und funktionellen Ergebnissen mit PAEK-Restaurationen berichten (*Dawson* et al. 2018). Allerdings empfehlen die meisten Autoren diesen Werkstoff aufgrund der mangelnden klinischen Erfahrung momentan nur für provisorische Restaurationen (*Dawson* et al. 2018, *Klur* et al. 2019). Zahlreiche Laboruntersuchungen zu diesen Werkstoffen liegen jedoch bereits vor.

23.2 Grundlagen

PAEKs bestehen aus 1,4-Phenylen-Einheiten in Kombination mit Ether- und Ketongruppen. Die Eigenschaften der einzelnen PAEK-Modifikationen sind zwar sehr ähnlich, variieren aber in Abhängigkeit der Ether- und Keton-Anteile. Je mehr Ketongruppen in der Grundmodifikation enthalten sind, desto steifer ist das Polymer und desto höher ist auch die Glasübergangs- und Schmelztemperatur (*Domininghaus* 2005). (Die Glasübergangstemperatur ist die Temperatur, bei der ein Glas/Polymer die größte Änderung der Verformungsfähigkeit aufweist, d. h. er geht vom festen in einem gummiartigen/zähflüssigen Zustand über.) PAEKs sind generell röntgentransluzent (*Kurtz* und *Devine* 2007). PAEKs sind teilkristalline Werkstoffe, die gleichzeitig amorph und kristallin sind. Die jeweiligen Anteile lassen sich durch die Temperatur (Tempern, Abschrecken) beeinflussen und können so die mechanischen und optischen Eigenschaften verändern (*Bodden* et al. 2017). Diese thermoplastischen Werkstoffe weisen einen Schmelzpunkt von ca. 360 °C auf, ab dem eine plastische Verformbarkeit möglich ist. Diese Temperatur bestimmt gleichzeitig die Verarbeitungstemperatur beim Spritzguß, Verpressen oder beim 3D-Druck. Im Mundmilieu bei ca. 37 °C sind PAEKs dimensionsstabil.

PEEK weist eine Ketongruppe auf, während **PEKK** zwei Ketongruppen hat (Abb. 23-2). Zum jetzigen Zeitpunkt werden diese Werkstoffe mit Titanoxid dotiert, um deren Festigkeit und Steifigkeit zu steigern. PEEK wurde 1978 entwickelt und ist seit 1998 kommerziell verfügbar. Es liegt in mehreren Modifikationen vor und wird von diversen Dentalfirmen in verschiedenen Farben (grau bis opak, zahn- bzw. gingivafarben) bereits seit 2006 vertrieben (Abb. 23-1). Das reine, ungefüllte PEEK ist für herausnehmbaren, aber bedingt auch für abnehmbaren Zahnersatz sowohl zahn- als auch implantatgestützt geeignet. Das gefüllte Material ist neben

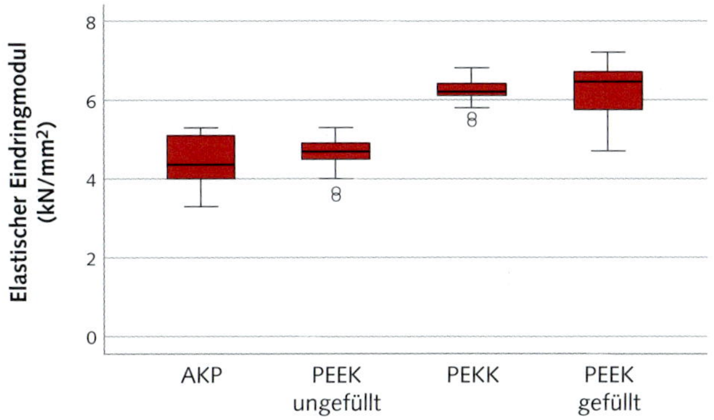

Abb. 23-3 Elastischer Eindringmodul verschiedener PAEK-Modifikationen.

der herausnehmbaren auch für die festsitzende Prothetik freigegeben. Je nach Hersteller liegen die Dotierungsanteile zwischen 10 und 30 Gew.-%. Je höher der Füllstoffanteil ist, desto höher ist die Steifigkeit und Festigkeit des Werkstoffes (Abb. 23-3). PEKK wird seit 2012 nur von der Firma Cendres+Metaux (CH-Biel) unter dem Namen Pekkton angeboten und ist für den herausnehmbaren und festsitzenden Zahnersatz zugelassen. PEKK ähnelt von den chemischen, optischen und mechanischen Eigenschaften sehr dem PEEK, ist allerdings durch die zusätzliche Ketongruppe minimal steifer (Abb. 23-3). Zusätzlich wurden bei PEKK die mechanischen Eigenschaften durch die Dotierung von 10 Gew.-% Titanoxid optimiert (*Pham* 2014).

AKP kommt von der Firma Solvay Dental 360 (USA-Alpharetta), wird seit 2017 unter dem Namen Ultaire AKP vertrieben und ist nur für die Teilprothetik (Klammerprothesen) freigegeben. Bezüglich der chemischen Zusammensetzung und möglichen Füllstoffen liegen seitens des Herstellers keine weiteren Informationen vor.

23.2.1 Mechanische Eigenschaften

Die mechanischen Eigenschaften von PAEK-Werkstoffen sind besser als die der lang bewährten Kunststoffe, wie Prothesenkunststoffe auf PMMA-Basis oder Komposite (Verblendkunststoffe). Jedoch variieren die Eigenschaften je nach Füllstoffgehalt und Zusammensetzung (*Schwittalla* et al. 2015). Aus PAEK gepresste Restaurationen weisen geringere Festigkeiten und Steifigkeiten auf als die gefrästen (*Stawarczyk* et al. 2015a). Je höher der Füllstoffgehalt des Thermoplasts ist, desto höher sind seine Härte, Elastizitätsmodul und Festigkeit.

UV-Strahlen können die Materialqualität, wie die Härte und den elastischen Eindringmodul (der elastische Eindringmodul ist ein elastischer Kennwert, der in einer Härteprüfung gewonnen wird und dem Elastizitätsmodul gleich gesetzt wird), von unverblendeten PAEK negativ beeinflussen (*Lümkemann* et al. 2017a). Deswegen ist es entscheidend, nur die vom PAEK-Hersteller freigegeben Polymerisationslampen zum Aushärten des Verblend- bzw. Befestigungskomposits zu verwenden (*Lümkemann* et al. 2017b).

23.2.2 Chemische Eigenschaften

PAEK-Werkstoffe sind widerstandsfähig gegen fast alle organischen und anorganischen Chemikalien. Sie sind gegen fast alle Säuren inert. Ausnahmen sind hochprozentige Schwefel-, Piranha- und Venylsulfonsäure (*Schmidlin* et al. 2010, *Sakihara* et al. 2019). Im Vergleich zu PMMA-basierten Kunststoffen und Kompositen zeigen PAEK-Werkstoffe eine geringere Löslichkeit und eine geringere Wasseraufnahme (*Liebermann* et al. 2016).

23.2.3 Optische Eigenschaften

PAEK-Werkstoffe sind opake Werkstoffe, die keine Transluzenz aufweisen, weil sie teilkristallin sind. In monolithischer, vollanatomischer Form für den hochästhetischen Frontzahnbereich sind sie somit ungeeignet. Die ästhetischen Eigenschaften können jedoch durch eine Verblendung mittels Verblendkomposit, vorgefertigter Verblendschale oder digitaler Verblendung aus einem Komposit oder PMMA-basierten Werkstoff erzielt werden. Das Verwenden von Opaker verbessert nicht nur die Ästhetik, sondern hat nebenbei den positiven Effekt, den Verbund zum Verblend- bzw. Prothesenkunststoff zu verbessern (*Stawarczyk* et al. 2017). Aus ästhetischer Sicht sind die PAEK-Gerüste nach dem Verblenden mit verblendeten Zirkonoxid- oder CoCr-Gerüsten vergleichbar (*Stawarczyk* et al. 2016).

In der Klammerprothetik zeigen PAEK-Werkstoffe im Vergleich zu CoCrMo-Legierung eine ästhetische Verbesserung. In den sichtbaren Bereichen lassen sich die Klammern mit Kompositmalfarben farblich individualisieren. In Patientenumfragen wird PAEK in der herausnehmbaren Prothetik als angenehm und ästhetisch bewertet (*Ali* et al. 2015).

23.2.4 Politur und biologische Aspekte

Eine glatte, gut polierte Oberfläche ist entscheidend, um die Anhaftung von mikrobiologischen Belägen zu verhindern. PAEK-Werkstoffe lassen sich im Vergleich zu anderen dentalen Kunststoffen sehr schnell, einfach und gut polieren (*Heimer* et al. 2017a, *Heimer* et al. 2016), jedoch können scharfe Instrumente, wie ein Scaler, die PAEK-Oberfläche beschädigen. Es wird eine Politur durch Ziegenhaarbürstchen und Polierpaste mit einer feinen Körnung empfohlen (*Heimer* et al. 2017a). Silikonpolierer können nur als Zwischenschritt empfohlen werden, da PAEK-Werkstoffe sehr empfindlich sind und schnell Kratzer entstehen können. Wie bei anderen Restaurationen aus Kunststoff sollte auch bei PAEK bei der jährlichen Zahnreinigung die Restauration wieder nachpoliert werden.

PAEKs weisen eine sehr geringe Oberflächenenergie auf und lassen sich im Vergleich zu den anderen dentalen Kunststoffen schlecht benetzen. Deswegen wird hier mit einer geringeren Affinität zu Plaqueanlagerungen gerechnet (*Heimer* et al. 2016). So zeigen Restaurationen aus PAEK nur oberflächliche und geringere Verfärbungen als Komposite oder PMMA-basierte Kunststoffe (*Heimer* et al. 2017b). Entstehen sie trotzdem, so können sie durch eine schonende Politur schnell entfernt werden. Ebenso ist eine gezielte Reinigung von PAEK-Restaurationen wichtig. Der Patient sollte aufgeklärt werden, dass eine weiche Zahnbürste und eine wenig abrasive Zahnpasta für den PAEK-Werkstoff zu empfehlen ist. Manche

Hersteller bieten den Patienten kleine Vibrationsbecher zur Reining der Prothese an. Diese basieren auf der Ultraschalltechnik und sind dem Werkstoff gegenüber sehr schonend (*Heimer* et al. 2016, *Heimer* et al. 2017a). Bei einer professionellen Zahnreinigung sollten auf PAEK-Oberflächen keine scharfkantigen Instrumente verwendet werden. Die Reinigung mittels Erythritol-Pulver in 14 µm Korngröße (Air-Flow Plus, EMS Electro Med ical Systems, CH-Nyon) ist hierbei zu empfehlen. Auf Reinigung mittels Natrium-Bicarbonat in 40 µm Korngröße (Air-Flow Comfort, EMS) sollte verzichtet werden, da die Oberfläche schnell aufgeraut wird. Bei einer laborseitigen Reinigung sind Ultraschallgeräte sowie Nadelreinigungsbäder zu empfehlen.

Bei Implantatabutments aus PAEK in Kombination mit provisorisch vorgefertigten Kronen wurden positive Weichgewebereaktionen beobachtet (*Gobert* 2014).

23.3 PAEK in der festsitzenden Prothetik

PAEK-Werkstoffe sind als festsitzende Materialien in der Kronen- und Brückentechnik für provisorische oder definitive Restaurationen von den Herstellern freigegeben. In der Implantologie werden aus PAEK-Werkstoffen Abutments und Heilungskappen hergestellt.

Bei der Herstellung von festsitzenden Restaurationen aus PAEK spielen die zu versorgenden Regionen im Mund und die damit einhergehende Gerüstgestaltung eine entscheidende Rolle. Zudem ist die chemische Zusammensetzung des Materials von Bedeutung, da die Bruchlastwerte abhängig vom verwendeten Material und Füllstoffgehalt sowie der Gestaltung des Gerüstes sind (*Kolbeck* et al. 2013). Vollanatomisch gestaltete PAEK-Gerüste erzielen deutlich höhere Bruchlastwerte als verblendete. Auch zeigten sich je nach Herstellungsverfahren signifikante Unterschiede: höhere Bruchlastwerte für CAD/CAM-gefertigte PAEK-Brücken, gefolgt von gepressten (*Stawarczyk* et al. 2015a).

Für monolithische PAEK-Restaurationen wird eine Mindestschichtstärke von 1,5 mm empfohlen; für Gerüste mindestens 1 mm Schichtstärke. Die Verblendkompositschicht sollte 1,5 mm nicht überschreiten. Für Brücken gilt, dass die Verbinder etwas dicker gestaltet werden sollten als bei Restaurationen mit einem Metallgerüst (*Rosentritt* et al. 2016).

Die Abrasionsbeständigkeit von PAEK ist zufriedenstellend (*Wimmer* et al. 2016). Unverblendete, vollanatomische PAEK-Restaurationen weisen zwar die höchsten Bruchlastwerte auf (*Kolbeck* et al. 2012), sind aufgrund des opaken weißlichen Erscheinungsbildes aber nur in nicht sichtbaren Mundregionen zu empfehlen. In sichtbaren Bereichen sollten die PAEK-Restaurationen verblendet werden. Sie können mit Verblendkomposit unterschiedlicher Viskosität, mit vorgefertigten Verblendschalen oder mit digital hergestellter Verblendung (CAD/CAM) verblendet werden. CAD/CAM-gefräste Verblendungen zeigen höhere mechanische Stabilitäten (*Taufall* et al. 2016), da manuelle Verarbeitungsfehler durch den Zahntechniker minimiert werden und die Polymerisation des CAD/CAM-Rohlings standardisiert unter industriellen Bedingungen mit hohem Druck und hoher Temperatur stattfindet.

Bei der manuellen Verblendung von PAEK-Gerüsten sollten folgende Aspekte beachtet werden (*Rosentritt* et al. 2016):

- Der Verblendkunststoff sollte in bukkal-basaler Richtung nicht auf die basale Seite von Pontics hinausragen.

- Die Verblendung sollte nicht scharfkantig sein.
- Die Zwischengliedverblendungen sollten weder zu weit gestaltet noch zu scharfkantig separiert werden.
- Auf eine basale Verblendung des Zwischenglieds sollte verzichtet werden, um höhere Stabilitäten und eine möglichst biokompatible Auflagefläche zu erzielen.

Klinische Langzeitstudien zu festsitzenden PAEK-Restaurationen sind zum jetzigen Zeitpunkt noch unbekannt. Eine klinische Studie mit 22 Patienten und einem Beobachtungszeitraum zwischen 3 und 5 Monaten verglich provisorisch zementierte Kronen und 3-gliedrige Brücken aus PEKK mit CoCr-Restaurationen in Bezug auf Biokompatibilität, Stabilität und Tragekomfort (*Klur* et al. 2019). Alle Patienten zeigten nach Einsetzen der provisorischen PEKK-Restaurationen eine Verbesserung der Mundhygiene und Sondierungstiefen. Alle PEKK-Restaurationen waren nach 5 Monaten klinisch intakt; es wurden weder Frakturen im Gerüst noch Abplatzungen von Verblendkomposit beobachtet. In Bezug auf die Biokompatibilität und die Stabilität gab es keine Unterschiede zwischen PEKK- und CoCr-Restaurationen. Allerdings zeigte der Werkstoff PEKK einen großen ästhetischen Vorteil gegenüber dem Metall CoCr.

23.4 PAEK in der herausnehmbaren Prothetik

In der herausnehmbaren Prothetik werden die PAEK-Werkstoffe in der Abhängigkeit der Herstellerfreigabe für Klammer-, Teleskopprothetik, Stegarbeiten, Tertiärkonstruktionen oder Geschiebearbeiten eingesetzt (*Ichikawa* et al. 2019).

PAEK-Klammern sollten aufgrund der Stabilität und des geringeren Elastizitätsmoduls etwas massiver als bei CoCr-Klammern gestaltet werden (*Tannous* et al. 2012). PAEK-Klammern zeigten in Laborstudien sehr gute und zuverlässige Retentionskräfte. Für das AKP-Material sind seitens des Herstellers spezielle Geometrien mit verkürzten Längen und stabileren Klammerarmen ausgearbeitet worden (*Marie* et al. 2019). Eine klinische Pilot-Studie zu Klammerprothesen aus PEEK und CoCr mit 11 Patienten und der Tragedauer von 4 Wochen zeigte vielversprechende Resultate für den Werkstoff PEEK. PEEK-Prothesen waren nicht nur plaqueresistenter, sondern wurden auch bei der Patientenbefragung als angenehm und ästhetisch bewertet (*Ali* et al. 2015).

Laborstudien berichten auch von guten Retentionskräften bei Teleskoptechnik (*Merk* et al. 2016, *Stock* et al. 2016, *Elkabbany* et al. 2020) und zuverlässigen Langzeitresultaten (*Lümkemann* et al. 2020a, *Schubert* et al. 2019). Konuskronen aus PAEK-Werkstoffen hingegen scheinen auf Grund der schlechten Retentionskräfte für den klinischen Einsatz kontraindiziert (*Merk* et al. 2016, *Stock* et al. 2016).

In der herausnehmbaren Prothetik werden oft Retentionseinsätze aus verschiedenen Kunststoffen verwendet, die nach einer gewissen Zeit wieder ausgetauscht werden müssen. Eine klinische Studie vergleicht die Retentionskräfte von Retentionseinsätzen aus PEEK und Polyoxymethylen (POM) bei Rundstegen und beobachtet nach 6 Monaten Tragezeit keine Retentionsverluste bei diesen Werkstoffen (*Beyer* et al. 2012).

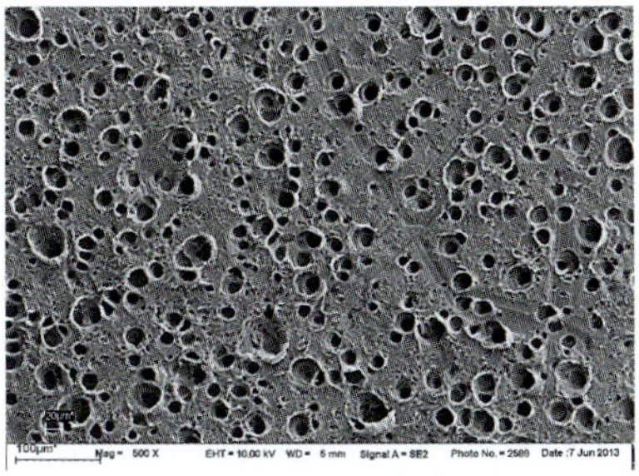

Abb. 23-4 Ätzmuster an der PEEK-Oberfläche nach der Vorbehandlung mit Piranhasäure.

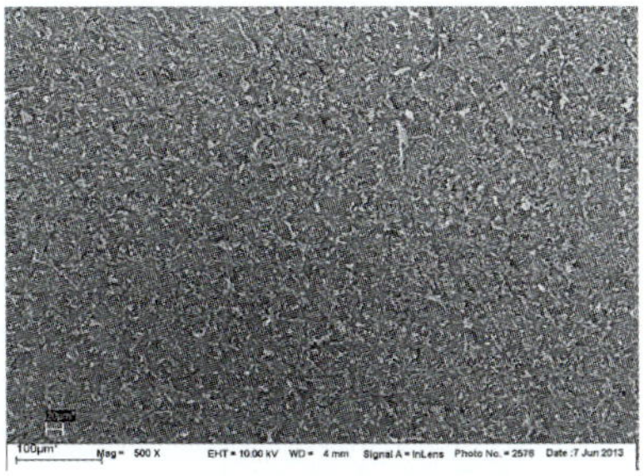

Abb. 23-5 Korundgestrahlte PEEK-Oberfläche mit Aluminiumoxid 40 µm.

23.5 Verbund zu weiteren Kunststoffen

Werden innerhalb einer Restauration PAEK-Materialien mit weiteren Kunststoffen kombiniert, ist eine gute Haftung zwischen den Materialien für die klinische Langzeitstabilität bei festsitzendem und herausnehmbarem Zahnersatz entscheidend. Mit Schwefel-, Piranha- oder Vinylsulfonsäure kann die PAEK-Oberfläche angeätzt werden und es entsteht ein tiefes retentives Ätzmuster (*Schmidlin* et al. 2010, *Sakihara* et al. 2019). In der Abbildung 23-4 ist das Ätzmuster nach der Vorbehandlung mit Piranhasäure dargestellt. Im Vergleich dazu zeigt Abbildung 23-5 eine korundgestrahlte PEEK-Oberfläche. Auch wenn die Verbundfestigkeiten zu weiteren Kunststoffen nach dem Ätzen mit diesen Säuren höher ist (*Sproesser* et al 2014b, *Zhou* et al. 2014, *Sakihara* et al. 2019), hat sich das Ätzen als Oberflächenvorbehandlung nicht durchgesetzt, weil die hochprozentigen Säuren für eine Labor- oder Praxisanwendung zu gefährlich sind. Plasmavorbehandlung kann die Benetzbarkeit der PAEK-Oberfläche verbessern, ist aber allein für einen dauerhaften Verbund mit weiteren Kunststoffen nicht ausreichend (*Stawarczyk* et al. 2014a). Kombinationen aus Plasmavorbehandlung und Korundstrahlen können die Verbundfestigkeiten zu weiteren Kunststoffen wiederum verbessern (*Schwittalla* et al. 2017, *Bötel* et al. 2018). Zu beachten ist, dass die Oberfläche nach einer Plasmavorbehandlung nur wenige Sekunden aktiv ist. Da Plasmageräte weder im Labor noch in der Praxis verbreitet sind, findet diese Vorbehandlung kaum Anwendung.

Um einen dauerhaften und zuverlässigen Verbund zwischen PAEK-Werkstoffen und weiteren dentalen Kunststoffen zu erzielen, spielt das Zeitmanagement eine entscheidende Rolle. Es muss zügig gearbeitet werden. Nach der Aufrauung der PAEK-Oberfläche sollte unmittelbar das Adhäsivsystem appliziert werden. Die durch Korundstrahlen aufgeraute Oberfläche kann bei einem Thermoplast wie PAEK bereits nach wenigen Stunden an Rauheit und Benetzbarkeit verlieren.

23.5.1 Verblend- und Befestigungskomposite

Verblend- und Befestigungskunststoffe sind chemisch gesehen sehr ähnlich aufgebaut. Deswegen ähneln sich auch die Vorbehandlungsschritte beim Verblenden und beim Befestigen. Generell ist drauf zu achten, dass die Vorbehandlungs- und Konditionierungsmethoden für die Anwendung im Labor bzw. für die Vorbehandlung im Patientenmund zugelassen sind.

Unabhängig von der gewählten Verblendtechnik (Verblendkomposit, vorgefertigte Verblendschale oder individuell gefräste Verblendung) ist eine Vorbehandlung der PAEK-Oberfläche notwendig, um einen zuverlässigen Verbund zur Verblendung zu erzielen (*Stawarczyk* et al. 2014b, *Fokas* et al. 2019). Empfohlen wird innerhalb jeder Verblendtechnik das Korundstrahlen mittels Aluminiumoxid (50 µm) bei 2 bis 4 bar mit einer anschließenden Reinigung im Ultraschallbad mit destilliertem Wasser. Im weiteren zügigen Workflow ist die aufgeraute, trockene PAEK-Oberfläche mit Methylmethacrylat(MMA)-haltigem Adhäsiv zu konditionieren (*Stawarczyk* et al. 2013a, *Lümkemann* et al. 2020b). Das Adhäsiv visio.link (bredent, D-Senden) zeigt in den meisten wissenschaftlichen Untersuchungen die höchsten Verbundfestigkeiten (*Keul* et al. 2014, *Stawarczyk* et al. 2013a, *Lümkemann* et al. 2020b). Alternativ können beispielsweise auch Universaladhäsive verwendet werden (*Stawarczyk* et al. 2017). Diese sollten jedoch für die Laboranwendung freigegeben sein und MMA-Monomere enthalten. Die Verwendung von Opaker steigert zusätzlich die Verbundfestigkeit zu Verblendkompositen (*Rosentritt* et al. 2015, *Stawarczyk* et al. 2017). Die Wahl des Polymerisationsgerätes muss unbedingt auf das Verblendkomposit, aber auch auf den PAEK-Werkstoff abgestimmt sein.

Aufgrund des reaktionsträgen Oberflächencharakters ist auch für die Befestigung eine Vorbehandlung der Oberfläche in Form einer mechanischen Aufrauung mit anschließender chemischer Konditionierung durchzuführen (*Lee* et al. 2017). Zur mechanischen Aufrauung wird das Korundstrahlen mit Aluminiumoxid (50 µm) bei 2 bis 4 bar (*Lümkemann* et al. 2018) sowie eine anschließende Reinigung in destilliertem Wasser empfohlen. Für die mit Komposit oder PMMA-Kunststoff verblendeten PAEK-Gerüste sollte zur Reinigung kein Alkohol verwendet werden. (Wenn der Verblendkunststoff mit Alkohol in Berührung kommt, kann er angegriffen werden, er wird dadurch rauer und ggf. opaker.) Die luftgetrocknete Oberfläche sollte dann möglichst zeitnah (*Stawarczyk* et al. 2018) mit einem MMA-haltigen Adhäsiv konditioniert (*Kern* und *Lehmann* 2012, *Fuhrmann* et al. 2014) und entsprechend den Herstellerangaben auspolymerisiert werden. Nach der Polymerisation der Adhäsive kann die Befestigung mit dualhärtendem Befestigungskomposit erfolgen. Hier kann, vor allem bei der Konditionierung mit Universaladhäsiv, die Verwendung eines zusätzlichen „dual-cure"-Aktivators notwendig sein, wenn nicht innerhalb einer Produktlinie gearbeitet wird.

23.5.2 Prothesenkunststoffe

Prothesenkunststoffe sind in der Regel PMMA-basiert. Zur Oberflächenvergrößerung und besseren Benetzbarkeit der PAEK-Oberfläche wird das Korundstrahlen mittels Aluminiumoxid (50 µm) bei 2 bis 4 bar empfohlen. Im Anschluss sollte eine entsprechende Reinigung der Restauration im Ultraschallbad mit destilliertem Wasser erfolgen, um die verbliebenen losen Korundpartikel auf der PAEK-Oberfläche zu entfernen und den Verbund nicht negativ zu beeinflussen. Anschließend sollte zügig ein MMA-haltiges Adhäsiv aufgetragen werden (*Stawarczyk* et al. 2017). Das Verwenden eines zusätzlichen Opakers hat einen positiven Einfluss auf die Verbundfestigkeit zum Prothesenkunststoff (*Stawarczyk* et al. 2017).

23.6 Verarbeitungstechnologien

PAEK-Werkstoffe werden je nach Hersteller in verschiedenen Darreichungsformen angeboten. Sie sind als Granulat, Ronden oder Filamente erhältlich. Die Darreichungsform bestimmt unmittelbar die Verarbeitungstechnologie. Beim Pressen wird der PAEK-Werkstoff länger auf Temperatur gehalten als beim Fräsen. Das beeinflusst die amorphen und kristallinen Anteile des Werkstoffes stark, sodass die gepressten Restaurationen stets geringere Festigkeiten und Steifigkeiten aufweisen als die gefrästen (*Stawarczyk* et al. 2015a).

23.6.1 Pressen

PEEK und PEKK werden in der Zahnmedizin häufig im Pressverfahren verarbeitet. Hierzu kann die Restauration entweder auf dem konventionellen Weg mit Wachs modelliert oder direkt am Bildschirm konstruiert und im Wachs gefräst werden. Anschließend wird die Restauration eingebettet, das Wachs ausgebrannt und die Hohlform mit PAEK-Granulat oder -Pellets verpresst. Dabei ist es entscheidend, in dem vom Hersteller empfohlenen System zu bleiben und die dazugehörige Einbettmasse und die entsprechenden Pressparameter zu verwenden. Um lunkerfrei zu verpressen, sollte der PAEK-Werkstoff stets trocken gelagert werden, da er schnell Feuchtigkeit aufnimmt und sich dann nicht mehr fehlerfrei verpressen lässt.

23.6.2 Subtraktive Verarbeitung

PAEK-Werkstoffe werden zum größten Teil subtraktiv aus einer Ronde herausgefräst. Alle PAEK-Anbieter bieten CAD/CAM-Ronden an. Die Ronden werden meist aus Granulat extrudiert. Die Bearbeitung findet mit abtragenden Instrumenten (Fräser) statt.

23.6.3 Additive Verarbeitung

Thermoplaste können ebenfalls im 3D-Druck verarbeitet werden. Hierzu bietet sich die Fused-Filament-Fabrication(FFF)-3D-Druck-Technologie an. Dabei werden PAEK-Filamente verwendet, die beim Drucken bei höheren Temperaturen bei ca. 400 °C gezielt aufgeschmolzen und an den gewünschten Stellen aufgetragen werden. Zurzeit sind nur ungefüllte PAEK-Filamente erhältlich. Die Druckqualität und die mechanischen Eigenschaften der gedruckten Halbzeuge sind stark von den Druckparametern, aber auch von der Feuchtigkeit der Filamente abhängig (*Prechtel* et al 2020a). Die mechanischen Eigenschaften der gedruckten Teile sind mit den Eigenschaften der gefrästen vergleichbar. Gedruckte PAEK-Restaurationen werden in der Zahnmedizin momentan noch nicht eingesetzt, weil durch die Oberflächeneigenschaften die Passung dieser Restaurationen für die klinische Anwendung noch nicht ausreichend ist (*Prechtel* et al. 2020b).

23.7 Weitere thermoplastische Hochleistungskunststoffe

Zu thermoplastischen Hochleistungskunststoffen zählen auch die Polycarbonate (PC), die häufig als Schienenmaterial eingesetzt werden. Sie sind amorph und somit sehr transluzent. Durch zusätzliches Einfärben mit Eisenoxid können sie eine sehr zahnähnliche ästhetische Farbe bekommen. Polycarbonate werden als Ronden für die CAD/CAM-Bearbeitung angeboten.

Polycarbonate sind Polyester der Kohlensäure. Sie entstehen durch Polykondensation von Phosgen und Diolen. Verarbeitungsbedingt enthalten sie Bisphenol A, was bei manchen Patienten zu Unverträglichkeiten führen kann.

Ein weiterer Thermoplast, der langsam in die Zahnmedizin Einzug hält, ist Polysulfon (PPSU). PPSU weist gute mechanische Eigenschaften auf und zeigt eine gewisse Transluzenz, was für ästhetische Restaurationen sehr wichtig ist. Es ist amorph und seine Glasübergangstemperatur liegt bei ca. 220 °C. Da die Glasübergangstemperatur unter der Temperatur von PEEK und PEKK liegt, ist es denkbar, dass dieser Werkstoff in der Zahnmedizin im 3D-Druck Anwendung findet.

Literatur

Ali Z., Baker S., Martin N.: Traditional CoCr versus milled PEEK framework removable partial dentures - Pilot Randomised Crossover Controlled Trial; interim findings. ConsEuro 2015 London.

Bayer S., Komor N., Kramer A., Albrecht D., Meriske-Stern R., Enkling N.: Retention force of plastic clips on implant bars: a randomized trial. Clin Oral Implants Res 2012;23:1377-1384.

Bötel F., Zimmermann T., Sütel M., Müller W.D., Schwitalla A.D.: Influence of different low-pressure plasma process parameters on shear bond strength between veneering composites and PEEK materials. Dent Mater 2018;34:e246-e54.

Bodden L., Lümkemann N., Köhler V., Eichberger M., Stawarczyk B.: Impact of the heating and quenching process on the mechanical, optical and thermodynamic properties of polyetheretherketone (PEEK) films. Dent Mater 2017;33;1439-1444.

Dawson J.H., Hyde B., Hurst M., Harris B.T., Lin W.S.: Polyetherketoneketone (PEKK), a framework material for complete fixed and removable dental prostheses: A clinical report. J Prosthet Dent 2018;119:867-72.

Domininghaus H.; Resin material and its properties. 6. Aufl. Springer, Berlin Heidelberg 2005.

Elkabbany A., Kern M., Elkhadem A.H., Wille S., Amer A., Chaar M.S.: Retention of metallic and non-metallic double-crown-retained mandibular overdentures on implants: An in-vitro study. J Prosthodont Res 2020;64:384-390.

Fokas G., Guo C.Y., Tsoi J.K.H.: The effects of surface treatments on tensile bond strength of polyether-ketone-ketone (PEKK) to veneering resin. J Mech Behav Biomed Mater 2019;93:1-8.

Fuhrmann G., Steiner M., Freitag-Wolf S., Kern M.: Resin bonding to three types of polyaryletherketones (PAEKs) – Durability and influence of surface conditioning. Dent Mater 2014;30:357-363.

Gobert B.: Faux moignon anatomique en Pekkton®. Technologie Dentaire 2014;166:12-16.

Hahnel S., Wieser A., Lang R., Rosentritt M.: Biofilm formation on the surface of modern implant abutment materials. Clin Oral Implants Res 2015;26:1297-1301.

Heimer S., Schmidlin P.R., Roos M. Stawarczyk B.: Surface properties of polyetheretherketone after different laboratory and chairside polishing protocols. J Prosthet Dent 2017a;117:419-425.

Heimer S., Schmidlin P.R., Stawarczyk B.: Discoloration of PMMA, composite, and PEEK. Clin Oral Investig 2017b;21:1191-1200.

Heimer S., Schmidlin P.R., Stawarczyk B.: Effect of different cleaning methods of polyetheretherketone on surface roughness and surface free energy properties. J Appl Biomater Funct Mater 2016;14:e248-e255.

Ichikawa T., Kurahashi K., Liu L., Matsuda T., Ishida Y.: Use of a Polyetheretherketone Clasp Retainer for Removable Partial Denture: A Case Report. Dent J 2019;7:1-6.

Kern M., Lehmann M.: Influence of surface conditioning on bonding to polyetheretherketon (PEEK). Dent Mater 2012;28:1280-1283.

Keul C., Liebermann A., Schmidlin P.R., Roos M., Sener B., Stawarczyk B.: Influence of PEEK surface modification on surface properties and bond strength to veneering resin composites. J Adhes Dent 2014;16:383-392.

Klur T., Hasan I., Ottersbach K., Stark H., Fichte M., Dirk C., Bourauel C.: PEKK-made indirect temporary crowns and bridges: a clinical pilot study. Clin Oral Investig 2019;23:771-777.

Kolbeck C., Sereno N., Rosentritt M., Handel G.: In-vitro-examination of polyetheretherketone fixed partial dentures with different core designs. IADR 2013; #291.

Kolbeck C., Sereno N., Wood D., Johnson A., Rosentritt M., Handel G.: In-vitro-examination of molar crowns with substructures made of different polyetheretherketones. IADR/CED 2012; #664.

Kurtz S.M., Devine J.N.: PEEK biomaterials in trauma, orthopedic, and spinal implants. Biomaterials 2007;28:4845-4869.

Lee K.S., Shin M.S., Lee J.Y., Ryu J.J., Shin S.W.: Shear bond strength of composite resin to high performance polymer PEEK according to surface treatments and bonding materials. J Adv Prosthodont 2017;9:350-357.

Liebermann A., Wimmer T., Schmidlin P.R., Scherer H., Löffler P., Roos M., Stawarczyk B.: Physicomechanical characterization of polyetheretherketone and current esthetic dental CAD/CAM polymers after aging in different storage media. J Prosthet Dent 2016;115:321-328.

Lümkemann N., Eichberger M., Riquier R., Murphy R.J., Stawarczyk B.: Fracture load of veneered telescopic secondary crowns made of high-performance polymer on zirconia primary crowns: Impact of veneering technique. Int J Prosthodont 2020a;33:307-314.

Lümkemann N., Eichberger M., Stawarczyk B.: Bonding to Different PEEK Compositions: The impact of Dental Light Curing Units. Materials 2017a;10:1-10.

Lümkemann N., Eichberger M., Stawarczyk B.: Bond strength between a new high-performance thermoplastic and a veneering resin. J Prosthet Dent 2020b;124:790-797.

Lümkemann N., Eichberger M., Stawarczyk B.: Different PEEK qualities irradiated with light of different wavelength: Impact on Martens hardness. Dent Mater 2017b;33:968-975.

Lümkemann N., Strickstrock M., Eichberger M., Zylla I.M. Stawarczyk B.: Impact of air-abrasion pressure and adhesive systems on bonding parameters for polyetheretherketone dental restorations Int J Adhes Adhes 2018;80:30-38.

Marie A., Keeling A., Hyde T.P., Nattress B.R., Pavitt S., Murphy R.J., Shary T.J., Dillon S., Osnes C., Wood D.J.: Deformation and retentive force following in vitro cyclic fatiqueof cobalt-chrome and acryl ketone polymer (AKP) clasps. Dent Mater 2019;35:e113-e121.

Merk S., Wagner C., Stock V., Eichberger M., Schmidlin P.R., Roos M., Stawarczyk B.: Suitability of secondary PEEK telescopic crowns on zirconia primary crowns: Influence of fabrication method and taper. Materials 2016;9:908.

Pemberton M.A., Lohmann B.S.: Risk Assessment of residual monomer migrating from acrylic polymers and causing Allergic Contact Dermatitis during normal handling and use. Regul Toxicol Pharmacol 2014;69:467-475.

Pham V.T.: Pekkton - A new high-performance polymer. Dental Technologies, US Edition, 2014;109:28-32.

Prechtel A., Reymus M., Edelhoff D., Hickel R., Stawarczyk B.: Comparison of various 3D printed and milled PAEK materials: Effect of artificial aging on Martens parameters. Dent Mater 2020a;36:197-209.

Prechtel A., Stawarczyk B., Hickel R., Edelhoff D., Reymus M.: Fracture load of 3D printed PEEK inlays compared with milled ones, direct resin composite fillings, and sound teeth. Clin Oral Investig 2020b;24:3457-3466.

Rosentritt M., Lohbauer U., Ilie N.: PEEK – zahnmedizinische Grundlagen. ZWR 2016;125: 438-442.

Rosentritt M., Preis V., Behr M. Sereno N., Kolbeck C.: Shear bond strength between veneering composite and PEEK after different surface modifications. Clin Oral Investig 2015;19:739–744.

Sakihara M., Taira Y., Sawase T.: Effects of sulfuric and vinyl sulfonic acid etchants on bond strength of resin composite to polyetherketoneketone. Odontology 2019;107: 158-164.

Schmidlin P.R., Stawarczyk B., Wieland M., Attin T., Hämmerle C.H.F., Fischer J.: Effect of different surface pre-treatments and luting materials on shear bond strength to PEEK. Dent Mater 2010;26:553-559.

Schubert O., Reitmaier J., Schweiger J., Erdelt K., Güth J.F.: Retentive force of PEEK secondary crowns on zirconia primary crowns over time. Clin Oral Investig 2019;23:2331-2338.

Schwittalla A., Bötel F., Zimmermann T., Sütel M., Müller W.D.: The impact of argon/oxygen low-pressure plasma on shear bond strength between a veneering composite and different PEEK materials. Dent Mater 2017;33:990-994.

Schwittalla A., Spintig T., Kallage I., Müller W.D.: Flexural behavoiur for dental application. Dent Mater 2015;31:1377-1384.

Sproesser O., Schmidlin P.R., Uhrenbacher J., Roos M., Gernet W., Stawarczyk B.: Effect of sulfuric acid etching of polyetheretherketone on shear bond strength to resin cements. J Adhes Dent 2014b;16:465-472.

Stawarczyk B., Bähr N., Beuer F., Wimmer T., Eichberger M., Gernet W., Jahn D., Schmidlin P.R.: Influence of plasma pretreatment on shear bond strength of self adhesive resin cements to polyetheretherketone. Clin Oral Investig 2014a;18:163-170.

Stawarczyk B., Beuer F., Wimmer T., Jahn D., Sener B., Roos M., Schmidlin P.R.: Polyetheretherketone- a suitable material for fixed dental prostheses? J Biomed Mater Res B Appl Biomater 2013a;101:1209-1216.

Stawarczyk B., Eichberger M., Uhrenbacher J., Wimmer T., Edelhoff D., Schmidlin PR.: Three-unit reinforced polyetheretherketone composite FDPs: Influence of fabrication method on load-bearing capacity and failure types. Dent Mater J 2015a;34:7-12.

Stawarczyk B., Jordan P., Schmidlin P.R., Roos M., Eichberger M., Gernet W., Keul C.: PEEK surface treatment effect on tensile bond strength to veneering resin. J Prosthet Dent 2014b;112:1278-1288.

Stawarczyk B., Keul C., Beuer F., Roos M., Schmidlin P.R.: Tensile bond strength of veneering resins to PEEK: impact of different adhesives. Dent Mater J 2013b;32:441-448.

Stawarczyk B., Schmid P., Roos M., Eichberger M., Schmidlin P.R.: Spectrophotometric evaluation of PEEK as core material and comparison with gold standard core materials. Materials 2016;9:491

Stawarczyk B., Silla M., Roos M., Eichberger M., Lümkemann N.: Bonding Behaviour of Polyetheretherketone to Methylmethacrylate- and Dimethacrylate-based Polymers. J Adhes Dent 2017;19:331-338.

Stawarczyk B., Taufall S., Roos M., Schmidlin P.R., Lümkemann N.: Bonding of composite resins to PEEK: the influence of adhesive systems and air-abrasion parameters. Clin Oral Invest 2018;22:763-771.

Stawarczyk B., Thrun H., Eichberger M. Roos M., Edelhoff D., Schweiger J., Schmidlin P.R.: Effect of different surface pretreatments and adhesives on the load-bearing capacity of veneered 3-unit PEEK FDPs. J Prosthet Dent 2015b;114;666-673.

Stock V., Wagner C., Merk S., Roos M., Schmidlin P.R., Eichberger M., Stawarczyk B.: Retention force of differently fabricated telescopic PEEK crowns with different tapers. Dent Mater J 2016;35:594-600.

Tannous F., Steiner M., Shahin R., Kern M.: Retentive forces and fatique resistance of thermoplastic resin clasps. Dent Mater 2012;28:273-278.

Taufall S., Eichberger M., Schmidlin P.R., Stawarczyk B.: Fracture load and failure types of different veneered polyetheretherketone fixed dental prostheses. Clin Oral Invest 2016;20:2493-2500.

Tetelman E.D., Babbush C.A.: A new transitional abutment for immediate aesthetic and fuction. Implant Dent 2008;17:51-58.

Wimmer T., Huffmann A.M., Eichberger M., Schmidlin P.R., Stawarczyk B.: Two-body wear rate of PEEK, CAD/CAM resin composite and PMMA: Effect of geometries, antagonist materials and test set-up configuration. Dent Mater 2016;32:e126-e136.

Zhou L., Qian Y., Zhu Y., Liu H., Gan K., Guo J.: The effect of different surface treatments on the bond strength of PEEK composite materials. Dent Mater 2014;30:e209-e215.

24 Einführung in die Kronen-Brücken-Prothetik

24.1 Definition von Kronen und Brücken

Bei künstlichen **Kronen** handelt es sich um festsitzenden Zahnersatz, der dazu dient, natürliche Zähne (bzw. durch präparative Maßnahmen entsprechend vorbereitete Zahnstümpfe) zu überdecken (überkronen). Unter **Brücken** versteht man einen in der Regel festsitzenden Zahnersatz, durch den verloren gegangene oder nicht angelegte Zähne ersetzt werden. Brücken werden an natürlichen Zähnen, den sog. Brückenpfeilern, fixiert, welche durch präparative Maßnahmen für die Aufnahme der Brücke(n) entsprechend vorbereitet worden sind. Künstliche Kronen und Brücken können auch auf dentalen Implantaten befestigt werden und werden heute aus Metall, Keramik, Kunststoff oder Verbundwerkstoffen gefertigt.

24.2 Historische Entwicklung des Kronen- und Brückenersatzes

Kurt Werner Alt

Als die frühesten Kronen kann man die Stiftzähne *Fauchards* (1728) und die Goldkappen Moutons (1746) aus der ersten Hälfte des 18. Jahrhunderts bezeichnen (vgl. Kap. 1). Während sich die Goldkappen nicht sofort durchsetzen konnten, war die Herstellung von Stiftzähnen unter Verwendung natürlicher Zähne von Leichen bis in die zweite Hälfte des 19. Jahrhunderts die bevorzugte Methode zum Ersatz für einzelne Zähne oder zur Überbrückung von Lücken.

Das Hauptproblem der Stiftkronen blieb bis zur Einführung der Zahnzemente ihre Verankerung in der Wurzel. Die aus Gold, Platin oder Holz gefertigten Stifte waren meist an natürliche Zähne angekittet oder geleimt. Im Laufe der Jahre kamen die verschiedensten organischen Materialien (Hanf, Flachs, Baumwolle, Seide, Kork, Rinde u. ä.) zur Anwendung, mit denen die Stifte umwickelt und im Wurzelkanal verklemmt wurden. Alternativen zu dieser Methode entstanden mit dem von *Bourdet* vorgestellten Schraubstift und dem Schnappschlossstift von *Maggiolo* (1809), der zur Anfertigung erstmals eine Abformung vom Wurzelstumpf nahm, ein Gipsmodell herstellte und darauf den natürlichen Ersatzzahn anpasste. Der Erste, der die Zahnwurzel zum Zwecke der Frakturprophylaxe mit Goldplättchen überzog, war im Jahre 1834 *C. J. Linderer*. Da es zu jener Zeit noch keine endodontischen Behandlungsmethoden gab, führten chronische Entzündungen der Zahnwurzeln vielfach zu Abszessen. Aus diesem Grunde wurden Stifte entwickelt, die zur Sekretdrainage hohlgelegt waren.

Schon in der ersten Hälfte des 19. Jahrhunderts mehrten sich die ablehnenden Stimmen gegen die auf nicht vorbehandelten Wurzeln sitzenden Stiftzähne. Vor allem der Londoner Zahnarzt *L. Koecker* verbreitete ab 1826 vehement die Theorie der odontogenen Herdinfektion, was dazu führte, dass man ab 1850 die Wurzelkanäle ausraspelte und reinigte. In der Folgezeit wurden die Stifte dann auf eine hygienischere Art befestigt, nämlich mit Goldfolie oder Guttapercha. Kurze Zeit später kamen die ersten Zahnzemente auf den Markt; der heute noch verwendete

Phosphatzement bereits 1858. Hinsichtlich der Befestigung von Stiftzahnkronen wurden, wie in der gesamten Kronen-Brücken-Prothetik, in der zweiten Hälfte des 19. Jahrhunderts neue Wege eingeschlagen. 1880 ließ sich der Amerikaner *C. M. Richmond* eine nach ihm benannte Stiftkrone patentieren, deren Besonderheit eine mit einem Stift verlötete Wurzelkappe war, auf der ein Goldaufbau mit Porzellanfacette saß. Mit der Umfassung des Wurzelstumpfs wurde ein erheblich verbesserter Schutz der Wurzel erreicht. Sein Landsmann *M. L. Logan* meldete 1884 eine Vollporzellankrone mit eingebranntem Platin-Iridium-Stift zum Patent an, bei der ein Schutz der Wurzel durch Umfassung jedoch unterblieb. Bei der Verwendung von Vollkronen verlief die Entwicklung langsamer.

Die bereits 1746 von *Mouton* angegebene Goldkappe wurde erst 1873 von *B. B. Beers* neu entdeckt; andere Quellen nennen *W. N. Morrison* als den Entdecker der Ring-Deckel-Krone (1870). Die erste Teilkrone wurde 1888 von *N. G. Benett* erwähnt, der sie als Brückenanker einsetzte. Sie wurde um 1900 von *J. P. Carmichal* verbessert und variiert. *G. Preiswerk* gab 1906 die ersten Ring-Deckel-Kronen mit gegossenen Kauflächen an, denen 1907 die ersten Vollgusskronen folgten. Diese konnten sich jedoch erst in den fünfziger Jahren des 20. Jahrhunderts durchsetzen.

Eng an die Entwicklung der Kronen lehnte sich die Herstellung von Brückenzahnersatz an. Sie begann mit den von *Fauchard* beschriebenen Stiftzahnbrücken. Eine sehr modern anmutende Erfindung war die 1869 von dem Franzosen *B. J. Bing* vorgestellte Inlaybrücke, der eine Vielzahl neuer in Amerika entwickelter Brückenkonstruktionen folgte. Zunächst waren dies die abnehmbaren Brücken von *J. E. Dexter* (1883) und *R. W. Starr* (1886), letztere als Teleskopkronenbrücken konzipiert. Nach Patentierung der Richmond-Krone (1880) benutzte *J. L. Williams* (1884) die Methode für seine Richmond-Kronenbrücke, und 1889 stellte *C. W. Stainton* seine aus hygienischen Gründen unterspülbare Brücke („open posterior bridge") vor.

Durch die zu Beginn des 20. Jahrhunderts vor allem von *A. Ollendorf* (1904) und *W. H. Taggert* (1907) eingeführte Metallgusstechnik wurde die Anfertigung von Kronen und Brücken entscheidend verbessert, da zuvor nur die Kaltverformung von Blechen und deren Verlötung möglich war. Der Höhepunkt in der Frühzeit der Kronentechnik war 1903 mit der Erfindung der individuell gebrannten Porzellan-Mantelkrone durch *C. H. Land* erreicht. Diese als Jacketkrone bekannte Vollkrone gelangte erst in den 1920er Jahren zu größerer Bedeutung. Mit ihr konnten Zähne erstmals mit einer kosmetisch befriedigenden Krone versorgt werden. Die Frakturanfälligkeit dieser Jacketkronen führte jedoch dazu, nach bruchstabileren Lösungsmöglichkeiten zu suchen.

Anfang des 20. Jahrhunderts erfolgte die Entwicklung keramisch verblendeter Metallkronen. Die damaligen Bemühungen scheiterten zunächst an der thermischen Inkompatibilität von Metall und Keramik: Es kam häufig zum Abplatzen des Porzellans von der Metalloberfläche. Fortschritte brachten später vor allem das 1949 von *Gatzka* eingeführte Vakuum-Brennverfahren und, im Jahre 1962, die Einführung der Aufbrennlegierungen durch die Firmen Vita-Zahnfabrik (D-Bad Säckingen) und DeguDent, D-Hanau (VMK-Technik = Vita-Metallkeramik-Technik). 1966 folgte die „Biodent-Herador-Gold-Keramik".

Die metallkeramische Verblendung ist heute als Standard für zahnfarbenen Zahnersatz anzusehen. In neuerer Zeit wird jedoch aus Gründen der Ästhetik, der Biokompatibilität und nicht zuletzt der Kostendämpfung im Gesundheitswesen nach neuen Wegen in der Herstellung von Keramikkronen gesucht. Dem ästhetischen Problem der bläulichen Verfärbung am marginalen Rand und dem Durchscheinen des Metallkerns versuchte man auf unterschiedliche Weise zu begegnen.

So wurden zum Beispiel spezielle Schultermassen entwickelt, die den Metallkern im Bereich des labialen marginalen Randes ersetzen sollen. Andere Hersteller reduzierten den Metallkern auf eine hauchdünne Platinfolie. Des Weiteren gibt es Bestrebungen zur galvanischen Formung des Metallgerüsts mit dem Ziel, dieses möglichst dünn zu halten. Diese Methode wurde unter dem Namen „Platamic-Verfahren" (*Klett* und *Hornig* 1987) eingeführt. Eine weitere Alternative, den Metallanteil zu reduzieren, liegt in der Verwendung gitterartiger Metallkonstruktionen. Die Firma Renfert (Singen) entwickelte das „Probond-System", mit dem auch Brückengerüste hergestellt werden können (*Wirz* et al. 1987a,b). Eine völlig metallfreie Rekonstruktion bieten moderne vollkeramische Systeme (siehe Kap. 25). Dadurch werden dem Zahnarzt Möglichkeiten an die Hand gegeben, den Patienten mit Hilfe von Schalen, Inlays, Onlays und vollkeramischen Kronen und Brücken mit metallfreien, ästhetisch hochwertigen Restaurationen zu versorgen. In den letzten Jahrzehnten haben Adhäsivbrücken und implantatgetragene Kronen und Brücken großenteils konventionelle Brücken, die ein Beschleifen gesunder Pfeilerzähne erfordern, verdrängt (siehe Kap. 29 und 42).

24.3 Einteilung, Indikationen und Kontraindikationen von Kronenzahnersatz

24.3.1 Einteilung von Kronenzahnersatz

Kronen lassen sich auf verschiedene Weise einteilen. Die sinnvollsten Klassifikationen sind jene, die nach der Funktion sowie nach dem Ausmaß der Bedeckung der Zahnflächen unterscheiden.

24.3.1.1 Einteilung nach der Funktion

- **Ersatzkronen**: Ersatz von (umfangreich) verloren gegangener, kariöser, verfärbter oder minderwertiger Zahnsubstanz.
- **Schutzkronen**: Schutz des freiliegenden Dentinmantels vor Reizen aus der Mundhöhle.
- **Stütz- und Verankerungskronen**: Befestigung von festsitzendem Zahnersatz (Brücken) (die Kronen werden in diesem Fall auch als Brückenanker bezeichnet) und kombiniert festsitzend-herausnehmbarem Zahnersatz (z. B. an Kronen verankerte Modell-, Konus- oder Teleskop-Prothesen).

Die Differenzierung zwischen Ersatz- und Schutzkronen hat eher didaktischen Wert, um die Hauptfunktion der Krone in einem bestimmten Fall zu betonen. Letztlich erfüllt jede Art von Kronenversorgung gleichzeitig eine Ersatz- (oder: primäre) Funktion und eine Schutzfunktion.

24.3.1.2 Einteilung nach dem Ausmaß der Bedeckung äußerer und innerer Zahnflächen bzw. des Ersatzes von Zahnsubstanz

- **Hülsenkronen**: Vollständige Umfassung der klinischen Zahnkrone. Bei Hülsenkronen sind weitere Differenzierungen möglich und nötig (Tab. 24-1). Zunächst lassen sich Metall- von Nichtmetallhülsenkronen unterscheiden. Letztere wer-

Tab. 24-1 Einteilung von Hülsenkronen.

Hülsenkronen	
Metallhülsenkronen	**Nichtmetallhülsenkronen (= Mantelkronen)**
Vollmetallkronen: Ringbandkrone (veraltet), Vollgusskrone, Sinterkrone, CAD/CAM	**Kunststoffmantelkronen**
Verblendkronen mit oder ohne Metallrand: Kunststoffverblendung, Keramikverblendung	**Vollkeramische Kronen** (= Keramikmantelkronen): gesintert, gegossen, gepresst, CAD/CAM
Gerüste: Gussgerüst, Galvanogerüst, Sintergerüst, CAD/CAM	**Aufbau:** Keramikgerüste mit Keramikverblendung, monolithisch aus einem Material, mehrschichtige Keramikblöcke (= Multilayer)
Doppelkronen: Teleskopkrone, Konuskrone, Galvano-Teleskopkrone, Doppelkronen mit zusätzlichen Retentionselementen	

den auch als Mantelkronen bezeichnet, und je nach Material kann man Kunststoffmantelkronen (Kap. 18) von Vollkeramikkronen (Kap. 25) abgrenzen. Metallhülsenkronen bestehen entweder ganz aus Metall (Vollkronen) oder, in Form von Verblendkronen, aus einem Metall-Kunststoff- oder einem Metall-Keramik-Verbund, wobei abhängig von Präparationsart und zahntechnischer Lösung ein sichtbarer Metallrand vorhanden sein kann oder auch nicht. Daneben existieren die sog. Doppelkronen (Konuskronen, Teleskopkronen), die nicht für Einzelzahnersatz, sondern im Rahmen von kombiniertem Zahnersatz (Innenanteil der Doppelkrone auf präpariertem Zahnstumpf zementiert, Außenteil im herausnehmbaren Ersatz befindlich) indiziert sind (Kap. 36 und 37).

- **Stiftkronen**: Ersatz der verloren gegangenen klinischen Zahnkrone bei gleichzeitiger Verankerung mit Hilfe eines Stifts im Wurzelkanal der Zahnwurzel. Stiftkronen gelten heute als veraltet, da sich Lösungen, bei denen zunächst ein Stiftkernaufbau und in einem zweiten Schritt die definitive Krone hergestellt wird, besser bewährt haben. In Form von provisorischen Stiftkronen im Zuge der Herstellung eines Stiftkernaufbaus haben Stiftkronen allerdings noch eine Indikation.
- **Endokronen**: Bei den in neuerer Zeit beschriebenen sogenannten Endokronen werden bei tiefzerstörten, endodontisch behandelten Seitenzähnen die Krone und der benötigte Stumpfaufbau aus einem Stück (monolithisch) gefertigt und innerhalb der koronalen Pulpakavität ggf. mit einer geringen Ausdehnung im Kanaleingang adhäsiv verankert (*Biacchi* et al. 2013). Als Materialien für Endokronen werden in der Regel mittelfeste Glaskeramiken oder Kompositkunststoffe verwendet.
- **Teilkronen**: Nur teilweise Umfassung der klinischen Zahnkrone. Teilkronen sind traditionell ein Teilgebiet der Zahnerhaltungskunde. Für eine genaue Beschreibung sei daher auf Lehrbücher bzw. Fachbeiträge dieses zahnmedizinischen Fachgebiets verwiesen (*Klaiber* 2009, *Hellwig* et al. 2018).

24.3.2 Indikationen von Kronenzahnersatz

Kronen werden zum einen im Sinne von Ersatzkronen zum Ersatz von Defekten, die durch ein Trauma, Karies, Attrition, Abrasion oder Erosion entstanden sind, angefertigt. Weitere Indikationen sind multiple Füllungen, verfärbte (avitale) natürliche Zahnkronen und genetisch bedingte minderwertige Zahnhartsubstanz (z. B. bei Amelogenesis imperfecta). Ferner können Kronen hergestellt werden, um verloren gegangene oder fehlende Stützzonen aufzubauen und eine neue Unterkieferposition (Bisslageveränderung) festzulegen. Im Erwachsenengebiss können die Form- und, in beschränktem Umfang, die Stellungskorrektur eine Indikation sein. Früher wurde häufig auch eine Überkronung intakter Zähne für die Verwendung als Brückenpfeiler oder zur Befestigung von kombiniertem Zahnersatz (Geschiebeprothetik, Doppelkronen) vorgenommen. Heute bieten in diesen Fällen oft sowohl die adhäsive Befestigung (Adhäsivbrücken, Adhäsivattachments) als auch implantatprothetische Lösungen (Implantatkronen und -brücken, teilprothetische Verankerungen) alternative Möglichkeiten, die ein starkes Beschleifen intakter Zähne für Kronen unnötig machen.

24.3.3 Kontraindikationen von Kronenzahnersatz

Periapikale Entzündungen und bestehende Parodontopathien müssen vor der Versorgung mit Kronen und Brücken beseitigt, insuffiziente Wurzelkanalfüllungen revidiert sein. Avitale Zähne sind vorgängig mit einer lege artis ausgeführten Wurzelkanalfüllung und einem adhäsiv befestigten plastischen Aufbau zu versehen. Wurzelstifte kommen nur zum Einsatz, wenn keine ausreichende Retention für die Verankerung des Aufbaumaterials vorhanden ist (weniger als zwei Dentinwände vorhanden). Ist keine ausreichende Menge an Zahnsubstanz für eine genügende Retention der späteren Restauration vorhanden, so sind im Rahmen der Vorbehandlung entsprechende Maßnahmen zu treffen (z. B. apikaler Verschiebelappen, kieferorthopädische Extrusion des Zahnes zur Verlängerung der klinischen Krone oder Durchführung eines Stiftkernaufbaus).

Bei Kindern und Jugendlichen ist aufgrund des in der Regel noch großen Pulpakavums definitiver festsitzender Zahnersatz mit Kronen nicht indiziert. Alle hier aufgeführten Kontraindikationen gelten, neben weiteren, auch für die Anfertigung von über Kronen verankerten Brückenzahnersatz. Einflügelige Adhäsivbrücken hingegen können auch schon bei Kindern und Jugendlichen eingesetzt werden (Kap. 29).

24.4 Aufbau, Einteilung, Aufgaben, Indikationen und Kontraindikationen von Brückenzahnersatz

24.4.1 Aufbau von Brückenzahnersatz

Brücken bestehen aus den Pfeilerzähnen (Brückenpfeilern) aufsitzenden Brückenankern sowie dem Brückenzwischenglied (bzw. den Brückenzwischengliedern) (Brückenkörper) (Abb. 24-1), durch welches nicht (mehr) vorhandene Zähne ersetzt werden. Brücken sind das klassische Beispiel für parodontal getragenen Zahnersatz, da sie allein auf dem Restgebiss abgestützt sind. Kraftübertragung findet ausschließlich auf die Restzähne bzw. deren Zahnhalteapparat statt („physiologische Abstützung").

Die Stabilität einer Brücke hängt von ihrer Dimensionierung und den Materialkonstanten der Brückenmaterialien ab. Für die Durchbiegung (s) einer Brücke bestehen folgende Zusammenhänge zwischen Länge der Brücke (l), Breite des Verbinders (b), Höhe des Verbinders (h), E-Modul der verwendeten Legierung (E) und einwirkender Kraft (F):

$$s = \frac{1}{4} \cdot \frac{F}{E} \cdot \frac{l^3}{bh^3}$$

Aus dieser Formel wird ersichtlich, dass die Höhe des Verbinders die Stabilität einer Brücke mit ihrer dritten Potenz beeinflusst. Halbiert man also z. B. die Höhe eines Verbinders, so hätte eine Brücke nur noch ein Achtel ihrer Stabilität. Das Gleiche gilt für die Länge einer Brücke. Eine doppelt so lange Brücke würde sich bei identischer Dimensionierung 8x stärker durchbiegen, so dass hier vor allem die Höhe der Verbinder entsprechend vergrößert werden muss.

24.4.2 Einteilung von Brückenzahnersatz

Nach der Lokalisation differenziert man Seitenzahn- von Frontzahnbrücken. Abhängig von der Anzahl und der Anordnung der Pfeilerzähne lassen sich ein- von mehrspannigen Brücken unterscheiden. Einspannige Brücken bestehen aus einem Brückenzwischenglied, zweispannige aus zwei usw. (Abb. 24-1 und 24-2).

In der Regel bilden die Brückenanker die distale und mesiale Begrenzung der Brücke (sog. **Endpfeilerbrücke**), d. h., es liegt eine zahnbegrenzte Lücke vor, die durch die Brückenkonstruktion ersetzt wird. Ragt die Brücke hingegen in Form einer Verlängerung nach mesial oder distal heraus, so spricht man von einer **Extensionsbrücke** (Freiendbrücke) (Abb. 24-3).

Das Hauptindikationsgebiet für Extensionsbrücken liegt in der Versorgung von uni- oder bilateral verkürzten Zahnreihen. Bei Schaltlücken von einer Prämolarenbreite kann bei kariesfreien oder bereits rekonstruierten Nachbarzähnen ebenfalls eine (in mesialer oder distaler Richtung freischwebende) Extensionsbrücke indiziert sein. Extensionsbrücken sollten in der Regel von zwei miteinander verblockten Pfeilerzähnen getragen werden, da aufgrund der exzentrischen Hebelkräfte hohe Frakturgefahr eines einzelnen Pfeilers bestehen würde (durch Kronenpräparation deutlich geschwächt). Ausnahmen können massive Molaren darstellen, die nicht stark präpariert wurden, sowie einflügelige Adhäsivbrücken im Frontzahn- und Prämolarenbereich (*Kern* 2018), bei denen nur eine leichte Schmelzpräparation durchgeführt wurde, die den Pfeilerzahn nicht in klinisch relevanter Weise schwächt.

Nach Art der definitiven Befestigung kann man mit Zementen oder speziellen Kompositen eingesetzte Brücken von adhäsiv befestigtem Ersatz (Adhäsivbrücken; siehe Kap. 28 und 29) unterscheiden.

Neben der Einzementierung von Brücken besteht die Möglichkeit, Brücken oder Brückensegmente über eine zweiteilige Konstruktion abnehmbar oder bedingt abnehmbar zu gestalten.

Im Falle einer (vom Patienten) abnehmbaren Konstruktion (unbedingt abnehmbar) hält das abnehmbare Sekundärteil durch frikative oder retentive Kräfte auf dem festzementierten Primärteil. Bei einer nur durch den Zahnarzt abnehmbaren Konstruktion (bedingt abnehmbar) erfolgt die Befestigung des abnehmbaren Teils durch eine starre Verschraubung.

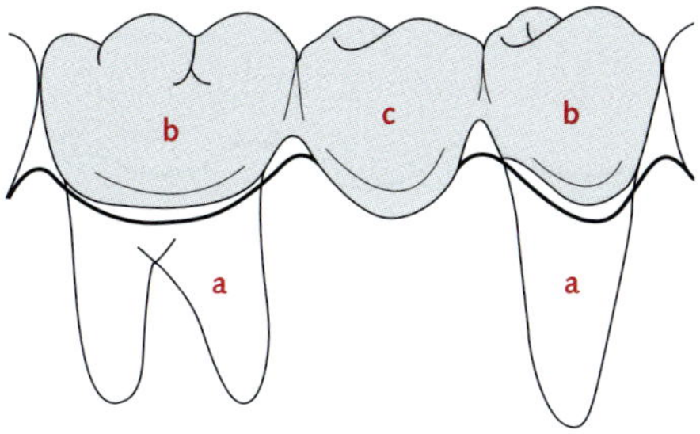

Abb. 24-1 Einspannige (dreigliedrige) Brücke im Unterkiefer. **a** Pfeilerzahn (Brückenpfeiler); **b** Brückenanker; **c** Brückenzwischenglied.

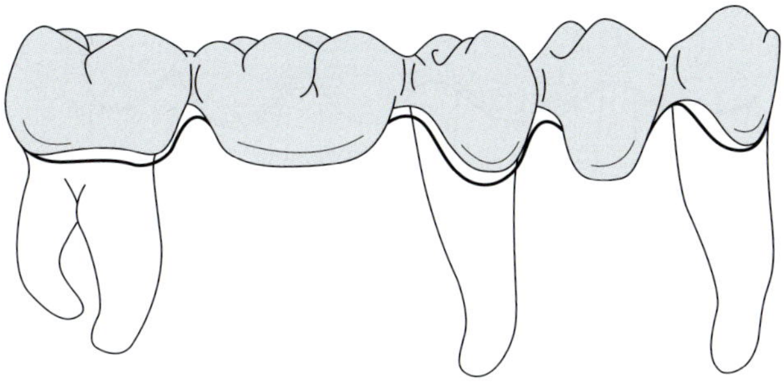

Abb. 24-2 Zweispannige (fünfgliedrige) Brücke im Unterkiefer.

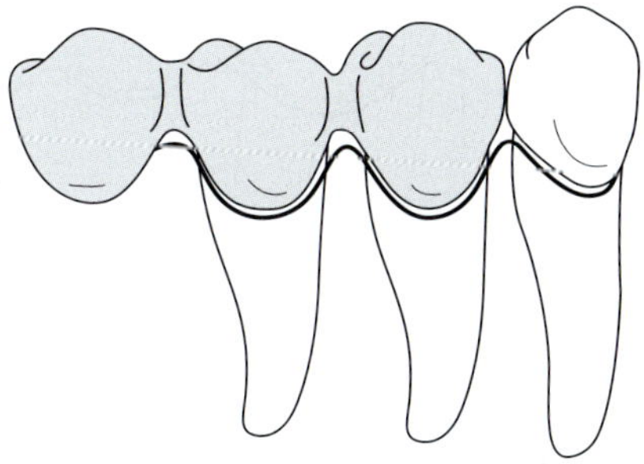

Abb. 24-3 Einspannige (dreigliedrige) Extensionsbrücke mit einem Distalanhänger.

Nach dem Material lassen sich Brücken einteilen in:

- reine Metallbrücken (mit Gusstechnik, Sintertechnik oder CAD/CAM hergestellt)
- kunststoffverblendete Metallbrücken
- metallkeramische Brücken
- vollkeramische Brücken
- Kunststoff- und Kompositkunststoffbrücken

Nach Art der Zwischengliedgestaltung (Pontic-Design) kann man unterteilen:

- Schwebebrücke (Abb. 24-4)
- Tangentialbrücke (Abb. 24-5)
- Spaltbrücke (Abb. 24-6)
- Sattelbrücke (Abb. 24-7)
- Ovate Pontic (Abb. 24-8)

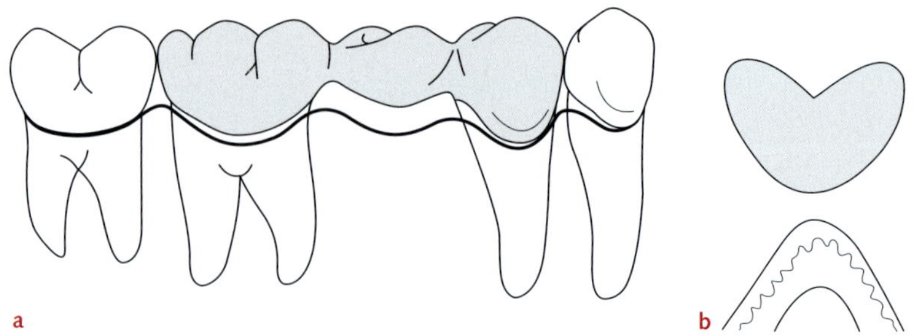

Abb. 24-4 Schwebebrücke. **a** Seitenansicht; **b** Gestaltung des Brückenzwischenglieds im Querschnitt.

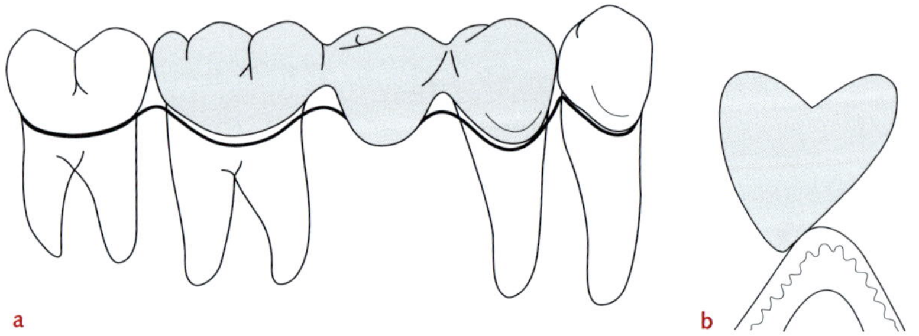

Abb. 24-5 Tangentialbrücke (einspannig). **a** Seitenansicht; **b** Gestaltung des Brückenzwischenglieds im Querschnitt.

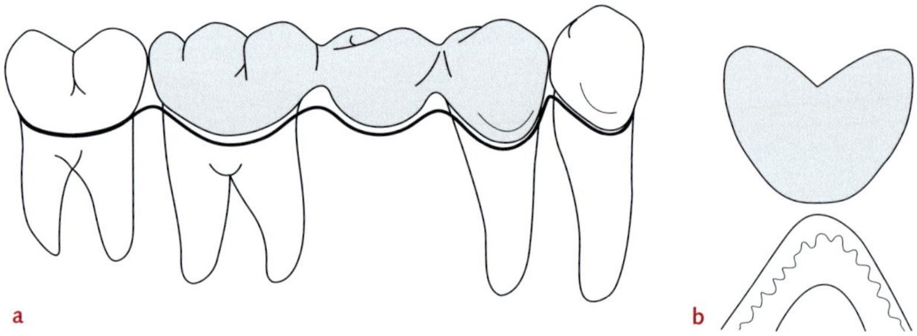

Abb. 24-6 Spaltbrücke. **a** Seitenansicht; **b** Gestaltung des Brückenzwischenglieds im Querschnitt.

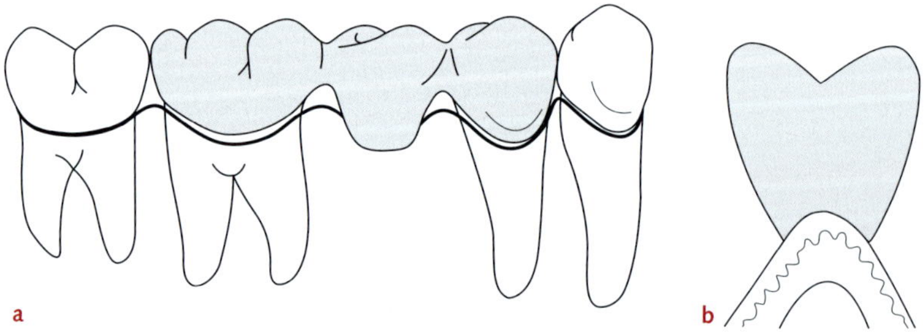

Abb. 24-7 Sattelbrücke. **a** Seitenansicht; **b** Gestaltung des Brückenzwischenglieds im Querschnitt.

Das Indikationsgebiet von **Schwebebrücken** (Abb. 24-4) war früher der Unterkiefer-Seitenzahnbereich. Aus parodontalhygienischen Gründen soll das Zwischenglied einen Mindestabstand von 3 mm von der Schleimhaut aufweisen; konkave Flächen müssen vermieden werden. Im Querschnitt soll das Zwischenglied ein herzförmiges Aussehen haben. Inzwischen haben Studien gezeigt, dass die Reinigung von Tangentialbrücken gleich gut oder sogar besser möglich ist. Daher gelten **Tangentialbrücken** (Abb. 24-5) heute generell bei Schaltlücken indiziert. Das Zwischenglied von Tangentialbrücken berührt die Schleimhaut im Querschnitt in der Regel flächig, wobei die Basalfläche des Brückengliedes gerade bis konvex zu gestalten ist, so dass sie mit Zahnseide einfach gereinigt werden kann. Die Auflagefläche sollte auf die befestigte Kammschleimhaut begrenzt sein, wobei die Größe der Auflagefläche dann keine Rolle mehr spielt. Nach innen gewölbte, d. h. konkave Flächen an der Basalfläche des Zwischenglieds sind zu vermeiden. Um das Zwischenglied basal konvex gestalten zu können, muss der häufig konvexe Kammbereich der geplanten Auflagefläche mittels Elektrotom oder grobem kugelförmigem Diamanten chirurgisch konditioniert, d. h. in eine leicht konkave Form umgewandelt werden. Ansonsten soll das Zwischenglied bezüglich der Breite der zu ersetzenden Kaufläche und seinem Verlauf im Zahnbogen die zu ersetzenden Zähne imitieren. Approximal sollen Brückenzwischenglieder so gestaltet sein, dass sie Führungsflächen für Interdentalbürstchen bieten, die das Bürstchen an den approximalen Restaurationsrand des Kronenpfeilers leiten. Bei **Spaltbrücken** (Abb. 24-6) ist das Zwischenglied durch einen Spalt von der Schleimhaut getrennt. Da sich hier vermehrt Speisereste festsetzen können und zudem keine leichte Reinigung möglich ist, gelten Spaltbrücken heute als kontraindiziert.

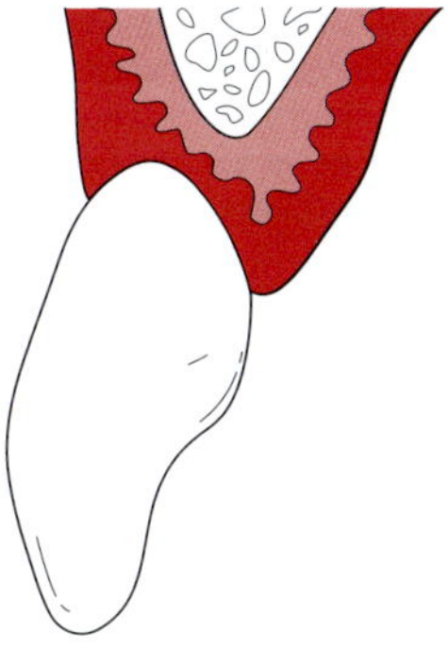

Abb. 24-8 Ovate Pontic. Die eiförmige Gestaltung des Brückenzwischenglieds ergibt hervorragende ästhetische Ergebnisse, erfordert aber eine ausreichende Weichgewebsdicke und ein chirurgisches Konditionieren der Gingivaauflage.

Sattelbrücken (Abb. 24-7) kommen als festsitzende Brücken heutzutage ebenfalls nicht mehr zur Anwendung. Sattelbrücken sind Brücken, deren Zwischenglied zwecks Wiederherstellung größerer Alveolarkammdefekte relativ breitbasig aufliegt und dadurch eine konkave Basalfläche aufweist. Bei festsitzenden Brücken ist die konkave Unterseite nicht mit Zahnseide reinigbar, so dass hier sattelförmige Zwischengliedauflagen kontraindiziert sind. Lediglich bei herausnehmbaren Brücken dürfen die Basalflächen von Brückenzwischengliedern aus ästhetischen, phonetischen und/ oder funktionellen Gründen im Sinne einer Sattelbrücke konkav gestaltet werden.

Das sog. „**Ovate Pontic**", ein an der Basalfläche eiförmiges Zwischenglied (Abb. 24-8), wird für den ästhetisch wichtigen Frontzahnbereich empfohlen, wenn hier der Kieferkamm breit genug ist oder zuvor mittels chirurgischem Kieferkammaufbau (vgl. Kap. 14.4.8) aufgebaut wurde. Dieses Brückenzwischenglied erweckt den Eindruck, es würde aus dem Kieferkamm „wachsen", um den sich eine Art künstlicher Sulkus bildet. Allerdings muss das Weichgewebe eine ausreichende Dicke aufweisen, um mittels Elektrotom oder grobem kugelförmigem Diamanten ein muldenförmiges Auflagebett für das Zwischenglied einpräparieren zu können (2 mm Restgewebedicke muss über dem Knochen verbleiben). Trotz seiner leicht stummelförmigen Ausdehnung in den Kieferkamm kann ein solches Zwischenglied aufgrund seiner eiförmigen, rundum konvexen Basalfläche mit Zahnseide gereinigt werden. Da nicht die Restaurationsmaterialien selbst, sondern die dentale Plaque als Ursache für Entzündungen unter Zwischengliedern anzusehen ist (*Stein* 1966, *Silness* et al. 1982), ist auch unter großflächigeren, aber sauberen Zwischengliedauflagen keine Entzündung zu erwarten. Eine neuere klinische Studie zeigte, dass gut adaptierte eifömige Brückengliedauflagen sowohl in mit Bindegebewebe augmentierten Bereichen als auch in denen ohne Bindegewebsaufbau über 5 und 10 Jahre Beobachtungszeit gleichermaßen volumetrisch stabil waren (*Sanz-Martin* et al. 2016, *Bienz* et al. 2017). Die teilweise vertretene Auffassung, das Gewebe unter Brückenzwischengliedern würde in der Regel einer klinisch relevanten Resorption (Inaktivitätsatrophie) unterliegen, wird durch die genannte Studie widerlegt. Bei adäquater Brückengliedauflage scheint diese durch ihren Kontakt einen funktionellen Reiz auf das Gewebe im zahnlosen Kammbereich auszuüben, der einer Inaktivitätsatrophie entgegenwirkt.

Je nach Brückenkonstruktion lassen sich beim Einzementieren Einstückbrücken von geteilten Brücken unterscheiden. Brücken werden in der Regel in einem Stück eingesetzt. In besonderen Fällen jedoch können geteilte Brücken (Geschiebebrücken) indiziert sein. Dies betrifft vor allem nichtparallel zueinanderstehende vitale

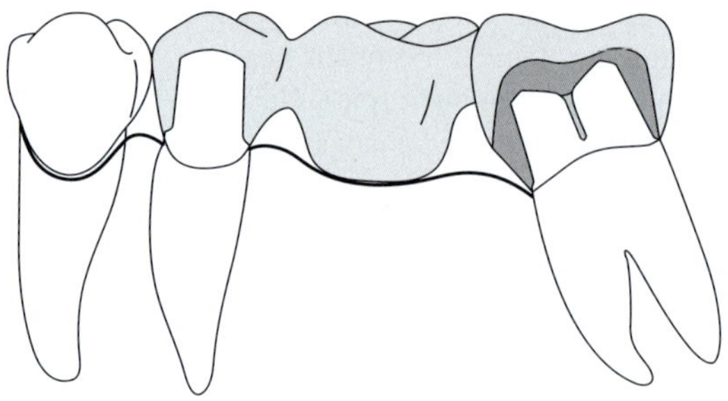

Abb. 24-9 Festsitzende Brücke zementiert auf einer Innenkrone zur Erzielung einer gemeinsamen Einschubrichtung.

Pfeilerzähne. Da die Möglichkeit besteht, dass Brückensegmente in apikaler Richtung absinken, sollten solche Geschiebebrücken durch eine horizontale Verschraubung gesichert sein. Ist hingegen wenigstens einer der Pfeilerzähne avital, so lässt sich die Disparallelität in der Regel durch einen Stiftkernaufbau ausgleichen. Geschiebebrücken kommen ebenfalls bei der Kombination von konventionellen Brückenankern mit Adhäsiv- oder Implantatankern zum Einsatz.

Vor allem im ästhetisch weniger wichtigen Seitenzahnbereich des Unterkiefers können auch ein oder mehrere Doppelkronen verwendet werden, um die Disparallelität von Pfeilerzähnen in mesio-distaler Richtung über die Innenkrone(n) auszugleichen, wodurch dann auch nichtparallel zueinanderstehende vitale Pfeilerzähne mit einer festsitzenden, nicht geteilten Brücke versorgt werden können. Die nicht geteilte Brücke wird dann auf die zuvor zementierte(n) Innenkrone(n) aufzementiert (Abb. 24-9). Bei Achsabweichungen der Pfeilerzähne in vestibulooraler Richtung kann ggf. auch auf eine Parallelisierung der Pfeilerzahnstümpfe verzichtet werden und ein seitlicher spiralförmiger (rotierender) Einschub gewählt werden (*Passia* et al. 2019b) (vgl. Kap. 20.7).

24.4.3 Aufgaben von Brückenzahnersatz

Durch Brücken sollen vorhandene Zahnlücken geschlossen und damit die Kaufunktion und Okklusion erhalten oder wiederhergestellt und, vor allem im Frontzahnbereich, Ästhetik und Phonetik gewährleistet werden. Brücken kommt daneben eine prophylaktische Funktion zu, nämlich Änderungen von Zahnstellungen wie Wanderungen, Kippungen und Drehungen von Nachbarzähnen sowie Elongationen von Antagonisten zu verhindern.

24.4.4 Indikationen von Brückenzahnersatz

Brücken sind indiziert, wenn es aufgrund von Verlust oder Nichtanlage von Zähnen zu Störungen der Kaufunktion, der Phonetik und/oder Ästhetik gekommen ist oder solche Störungen zu einem späteren Zeitpunkt zu erwarten sind. Beim Verlust von Seitenzähnen ist nicht immer ein Lückenschluss erforderlich, da nachgewiesen wurde, dass Seitenzahnlücken bei günstigen Okklusionsverhältnissen häufig über viele Jahre ohne Störungen bestehen können (*Love* und *Adams* 1971, *Marxkors* und *Mohr* 1985, *Gragg* et al. 2001). Praktisch-klinisch bedeutet dies, dass der Zahnarzt in unklaren Fällen vorerst auf die Anfertigung von Zahnersatz verzichten sollte und die Lückensituation in regelmäßigen Abständen im Rahmen des routinemäßigen Recalls beurteilen sollte. Zur Dokumentation der Verhältnisse sollten Situationsmodelle von Ober- und Unterkiefer hergestellt werden. Treten erste Anzeichen von Störungen auf, kann ein Zahnersatz immer noch geplant und angefertigt werden. Alternativ kann die Anfertigung einer Okklusionsschiene mit adjustierter Oberfläche im betroffenen Kiefer erwogen werden, die der Patient als nächtliche Schutzschiene trägt. Eine solche Schiene verhindert dauerhaft Zahnwanderungen. Auch bei Verlust der endständigen Molaren ist häufig kein Zahnersatz angezeigt (*Witter* 1993), da eine Prämolarenokklusion für viele Patienten einen ausreichenden Kaukomfort darstellt („Konzept der verkürzten Zahnreihe").

24.4.5 Kontraindikationen von Brückenzahnersatz

Neben den Punkten, die bereits für Kronenzahnersatz angeführt wurden (Abschnitt 24.3.3), gibt es für Brückenzahnersatz noch spezielle Kontraindikationen, nämlich zu große Spannweiten der vorhandenen Lücken und ein zu geringer Restzahnbestand. Im Zweifelsfall ist eine Austestung der Brückenversorgung mittels Langzeitprovisorien anzuraten.

Extensionsbrücken dürfen wegen der Frakturgefahr des das Brückenglied tragenden Pfeilerzahns maximal eine Prämolarenbreite aufweisen. Weitspannigere Extensionsglieder sind nur bei implantatgetragenem Zahnersatz indiziert. Keine Verwendung finden sollten Extensionsbrücken bei zu kurzen Pfeilerzähnen (Retentionshöhe < 4 mm) sowie bei Bruxismus-Patienten (unvorteilhafte extraaxiale Belastung der Brücke).

Nach frischen Extraktionen sollte man aufgrund des bevorstehenden Ab- und Umbaus des Alveolarfortsatzes von der Anfertigung definitiver Brücken Abstand nehmen. Stattdessen ist die Lückenversorgung mit einem festsitzenden Brückenprovisorium zur Stützung und Ausformung der Weichgewebe („Ovate Pontic") während einer Wartezeit von wenigstens 3 bis 6 Monaten anzuraten (Immediate-Pontic-Technik, vgl. Kap. 14).

24.5 Verblockungsarten

Festsitzende Brücken sind Elemente der primären Verblockung. Von solch einer **direkten Verblockung** (Primärverblockung) lässt sich eine **indirekte Verblockung** (Sekundärverblockung) unterscheiden. Bei einer Primärverblockung handelt es sich um festsitzenden Zahnersatz oder festsitzende Schienungen, wobei mindestens zwei Zähne unlösbar miteinander verbunden sind. Zu primären Verblockungen zählen Verbindungen von Zähnen durch festsitzende Brücken, Adhäsivschienen, Stege oder Kronenblöcke (miteinander verbundene Einzelkronen). Im Gegensatz dazu ist bei einer sekundären Verblockung die schienende Konstruktion abnehmbar (=lösbar). Dies trifft für kombinierte prothetische Arbeiten zu, die ihre Retention über Doppelkronen (partielle Prothesen, abnehmbare Brücken) und Geschiebe (partielle Prothesen) erhalten, sowie für abnehmbare Schienen.

Vorteile von Kronen und Brücken als Primärverblockungen:

- großer Verblockungseffekt
- Pfeilerzähne müssen weniger stark beschliffen werden als im Falle einer sekundären Verblockung von Doppelkronen

Nachteile von Kronen und Brücken als Primärverblockungen:

- Bei Verlust eines Pfeilerzahns muss u. U. die gesamte Arbeit neu angefertigt werden
- Unphysiologisch, da weitestgehende Aufhebung der Zahnbeweglichkeit

24.6 Langzeitergebnisse mit Kronen und Brücken

Nur mit Hilfe von Langzeitstudien kann man verlässliche Aussagen über die Verweildauer eines bestimmten Typs von Zahnersatz treffen. Allerdings ist zu berücksichtigen, dass die Aussagekraft der in klinischen Langzeit-Nachuntersuchungen erhobenen Daten eingeschränkt ist, da Faktoren wie eine oft erhebliche und kaum beeinflussbare Ausfallrate von Patienten (z. B. durch unbekannten Verbleib, Krankheit oder Tod) und Differenzen in der Beobachtungsgleichheit sowie Bearbeitungsfehler entweder nicht oder nur teilweise zu eliminieren sind (*Kerschbaum* 1983, *Erpenstein* et al. 1992).

Von allen Möglichkeiten des festsitzenden Zahnersatzes sind konventionelle Kronen und Brücken (Vollguss und Metallkeramik) auf ihre Langzeitprognose am besten dokumentiert. Die auf einer Analyse des Schrifttums beruhende und von *Kerschbaum* et al. (1991), *Kerschbaum* und *Leempoel* (1989) bzw. *Kerschbaum* (2004) angegebene mittlere Tragezeit („Halbwertzeit") von 20 Jahren ist als erfreulich hoch anzusehen. Sie liegt deutlich über der durchschnittlichen Funktionszeit von herausnehmbarem Zahnersatz, die mit 8 bis 10 Jahren angegeben wird (*Kerschbaum* 1996).

Bezüglich der Verweildauer von metallbasierten Einzelkronen kommt deren Lokalisation eine Bedeutung zu. Verglichen mit Schneidezahnkronen (denen zu Vergleichszwecken der Risikofaktor 1 zugeteilt wurde) ist das Verlustrisiko im Molarenbereich am geringsten (Risikofaktor 0,84). Für Prämolarenkronen beträgt es 0,89. Bei Eckzahnkronen ist die Wahrscheinlichkeit des Verlustes am größten (1,37) (*Kerschbaum* et al. 1991). Auch Kronen auf Molaren, die aufgrund ihres Furkationsbefalls parodontalchirurgisch in Kombination mit Wurzelseparation und ggf. Wurzelentfernung behandelt wurden, bewähren sich bei adäquatem klinischem und labortechnischem Vorgehen gut (10-Jahres-Überlebensrate 93 %) (*Carnevale* et al. 1998).

Die bisher für Kronen und festsitzende Brücken (ohne Vollkeramik) vorliegenden Meta-Analysen (*Creugers* et al. 1994, *Scurria* et al. 1998, *Pjetursson* et al. 2015, *Sailer* et al. 2015) bestätigen die in den oben aufgeführten Übersichtsarbeiten gewonnenen Erkenntnisse weitgehend (für Kronen s. auch Tab. 24-3).

Creugers et al. (1994) analysierten 42 klinische Studien mit Überlebensdaten von metallbasierten Brückenrestaurationen. Auf der Basis von 4.118 Restaurationen errechneten sie nach der Kaplan-Meier-Methode eine Überlebensrate der Brücken von 74 % nach 15 Jahren Tragedauer. *Scurria* et al. (1998) errechneten bei einer etwas erweiterten Analyse von Langzeitstudien mit festsitzenden Brücken eine Überlebensrate von 87 % nach 10 Jahren und von 69 % nach 15 Jahren. Die Überlebensrate der Pfeilerzähne der Brücken nach 10 Jahren betrug 96 %. In einer Meta-Analyse von *Pjetursson* et al. (2007), in der nur Studien berücksichtigt wurden, die mindestens eine Beobachtungszeit von 5 Jahren aufwiesen, wurde zwischen Endpfeilerbrücken und Extensionsbrücken unterschieden. Nach 10 Jahren wiesen Extensionsbrücken eine etwa 9 % geringere Überlebensrate auf als Endpfeilerbrücken (Tab. 24-2).

Tab. 24-2 Überlebensraten von festsitzenden metallbasierten Brücken in % (95%-Konfidenzintervall) (*Pjetursson* et al. 2007).

	5 Jahre	10 Jahre
Endpfeilerbrücken	93,8 % (87,9–96,9 %)	89,2 % (76,1–95,3 %)
Extensionsbrücken	91,4 % (86,9–94,4 %)	80,3 % (75,2–84,4 %)

Extensionsbrücken mit einer größeren Spanne als Prämolarenbreite wiesen schon innerhalb von 7 Jahren eine hohe Misserfolgsrate von 34 % auf (*Randow* et al. 1986). Daher ist von weitspannigen Extensionen abzuraten.

Extensionsbrücken auf devitalen Pfeilerzähnen weisen ein deutlich höheres Misserfolgsrisiko auf als solche auf vitalen Pfeilern (*Landolt* und *Lang* 1988, *Karlsson* 1989, *Decock* et al. 1996). In einer Nachuntersuchung an 61 Patienten mit gesundem, nicht reduziertem Parodont, denen 3 ½ bis 8 Jahre zuvor 80 Extensionsbrücken (befestigt an insgesamt 154 Brückenankern) eingegliedert worden waren, stellten *Landolt* und *Lang* schon 1988 fest, dass die technischen Misserfolge gegenüber biologischen Misserfolgen deutlich überwogen. Retentionsverluste standen an erster Stelle; sie waren bei 12 der 80 Brücken (15 %) bzw. 20 der 154 Pfeilerzähne (13 %) festzustellen. Dabei waren 18 der 20 frakturierten Pfeiler devital und wurzelbehandelt. Bei den biologischen Misserfolgen kamen Sekundärkaries (an 9 Brücken [11,3 %] bzw. 10 Pfeilern [6,5 %]) am häufigsten vor.

In einer weiteren Studie, bei der 14 Jahre nach Eingliederung festsitzender Zahnersatz nachkontrolliert wurde, konnte *Karlsson* (1989) feststellen, dass bei Extensionsbrücken häufiger mit Misserfolgen zu rechnen ist als bei Schaltbrücken mit endständigen Pfeilern. Von 24 (17 %) Gesamt-Misserfolgen bei insgesamt 140 festsitzenden Restaurationen mit (n = 36) und ohne Extension (n = 104) waren allein 12 aus der Gruppe der Extensionsbrücken. Dies entspricht einer Verlustrate von 33,3 % bei der Extensionsbrücken-Gruppe gegenüber 11,5 % bei der Gruppe der Restaurationen ohne Extension. Insbesondere bei wurzelgefülltem distalen Pfeilerzahn war die Langzeitbewährung ungünstig: Für 67 % der in dieser Studie verloren gegangenen Extensionsbrücken traf dies zu.

Auch in einer 18-Jahresstudie mit insgesamt 137 Extensionsbrücken (*Decock* et al. 1996) versagten mit 37 % der devitalen Pfeilerzähne deutlich mehr als bei den vitalen Pfeilerzähnen (12 % Versagen).

Extensionsbrücken mit Prämolarenbreite des Extensionsglieds stellen also eine therapeutische Option dar, deren Bewährung etwas schlechter als bei Endpfeilerbrücken, aber deutlich besser als bei Teilprothesen ist (*Kerschbaum* 2004)

Bezüglich der Verweildauer von Brückenzahnersatz sind mehrere weitere Faktoren zu berücksichtigen (*Kerschbaum* et al. 1991). Gegenüber der Frontzahnbrücke (Risikofaktor 1) weist die Seitenzahnbrücke (0,46) ein deutlich geringeres Verlustrisiko auf. Eine Brücke mit zwei Pfeilern (1) hat eine bessere Prognose als eine solche mit mehr als zwei (1,57) oder mit nur einem Pfeilerzahn (2,24). Je älter der Patient bei der Eingliederung ist, um so höher liegt das Verlustrisiko: Verglichen mit der Altersgruppe bis 29 Jahre (Risikofaktor 1) lauten die Werte für die Gruppe 30 bis 49 Jahre: 1,89; für 50 bis 69 Jahre: 2,2; für 70 Jahre und älter: 5,0. Die Prognosen sind in beiden Kiefern unterschiedlich: Gegenüber dem Unterkiefer (1) beträgt der Risikofaktor im Oberkiefer 1,36. Mehrspannige Brücken sind gegenüber einspannigen risikoreicher (1,54 zu 1), allerdings gilt das Dogma des Ante-Gesetzes (*Ante* 1926) heute nicht mehr. Es besagte, dass die summierte Attachmentoberfläche der Brückenpfeiler diejenige des oder der zu ersetzenden

Zähne übertreffen oder zumindest erreichen sollte. Denn auch bei weitspannigeren festsitzenden Brücken ist deren im Vergleich zu kurzspanningen Brücken etwas herabgesetzte Bewährung immer noch deutlich besser als die Bewährung abnehmbarer Teilprothesen (*Leempoel* 1987, *Kerschbaum* 2004, *Lulic* et al. 2007).

Ursachen für eine eingeschränkte Verweildauer von Kronen und Brücken sind technischen und biophysikalischen sowie biologischen Misserfolgen zuzuschreiben (*Strub* et al. 1988):

- Zu den technischen und biophysikalischen Misserfolgen zählen Frakturen im Metall und in der Keramik, durch Zahnersatz bedingte Frakturen der Pfeilerzähne und Retentionsverlust.
- Ein Großteil der biologischen Misserfolge (Karies im Bereich des Restaurationsrandes, Parodontitis) ist mangelnder Mundhygiene und/oder zahnärztlichen bzw. zahntechnischen Unzulänglichkeiten (z. B. stark subgingivaler Kronenrand, ungünstig gestaltete Brückenzwischenglieder, schlechter Randschluss) zuzuschreiben. Allerdings ist zu beachten, dass bislang durch keine prospektive Studie bewiesen worden ist, dass – auch wenn dies plausibel erscheint – ein mangelhafter Randschluss zu Sekundärkaries führt. Zu biologischen Misserfolgen zählen auch nach der Eingliederung der Kronen und Brücken notwendig gewordene endodontische Behandlungen (Vitalitätsverlust des Zahnes; Klopfempfindlichkeit; periapikale Aufhellungen), apikale Wurzelresektionen und Zahnextraktionen.

Für vollkeramische Kronen und Brücken, hergestellt mit aktuellen Vollkeramiksystemen (vgl. Kap. 22), liegen nur in wenigen Fällen langfristige Beobachtungszeiträume von 10 und mehr Jahren vor. Aktuelle Meta-Analysen beschränken sich daher in der Regel immer noch auf die Analyse mittelfristiger Beobachtungszeiträume von 3–5 Jahren (*Pjetursson* et al. 2015, *Sailer* et al. 2015). Bei Einzelkronen (*Sailer* et al. 2015) unterscheiden sich die Misserfolgsraten schon nach 5 Jahren zum Teil deutlich zwischen den vollkeramischen Materialgruppen (Tab. 24-3). Bei Kronen aus schwachen Silikatkeramiken traten innerhalb von 5 Jahren schon durchschnittlich 6,7 % Gerüstfrakturen auf, während dies bei den verstärkten Glaskeramiken nur in 2,3 % und bei verblendeter Zirkonoxidkeramik (3Y-TZP) in 0,4 % der Kronen auftrat (*Sailer* et al. 2015).

Unterscheidet man zusätzlich zwischen Kronen auf Prämolaren und Molaren (*Kern* 2009), wird deutlich, dass einfache Silikatkeramiken im Molarenbereich trotz adhäsiver Befestigung häufig deutlich erhöhte Frakturraten (über 2 % Versagensrate pro Jahr) aufweisen, während Kronen aus Lithiumdisilikatkeramik, Aluminiumoxidkeramik und Zirkonoxidkeramik auch bei Befestigung mit konventionellen Zementen deutlich besser abschneiden (etwa 1 % Versagensrate pro Jahr). Die wenigen Langzeitstudien zu vollkeramischen Einzelkronen, die 10 und mehr Jahre Beobachtungszeitraum umfassen, zeigen nur zu Lithiumdisilikatkeramik (IPS e.max Press, Ivoclar Vivadent) sehr gute klinische Langzeitergebnisse mit Überlebensraten von 95-99,6 % nach 10 Jahren und 82 % nach 15 Jahren (*Valenti* und *Valenti* 2009, *van den Breemer* et al. 2017, *Malament* et al. 2019) Für verblendete und auch monolithische Einzelkronen aus Zirkonoxidkeramik, insbesondere auch für die neuen Multilayer-Zirkonoxidkeramiken mit erhöhtem Gehalt an Yttriumoxid, liegen bisher noch keine Daten über vergleichbar lange Zeiträume vor.

Für vollkeramische Brücken ergab eine Meta-Analyse von zwischen 2006 und 2013 publizierten Studien errechnete 5-Jahres-Überlebensraten zwischen 85,9 % und 90,1 % (Tab. 24-4), was deutlich geringer war als bei metallkeramischen Brü-

Tab. 24-3 5-Jahres-Überlebensraten von metall- und vollkeramischen Kronen in % (95%-Konfidenzintervall) (*Sailer* et al. 2015).

	5 Jahre
Metallkeramik	95,7 % (94,1–96,9 %)
Silikatkeramiken	90,7 % (87,5–93,1 %)
„verstärkte" Glaskeramik*	96,6 % (94,9–97,7 %)
glasinfiltrierte Aluminiumoxidkeramik#	94,6 % (92,7–96,0 %)
dichtgesinterte Aluminiumoxidkeramik#	96,0 % (93,8–97,5 %)
Zirkonoxidkeramik (verblendet)	93,8 % (90,3–96,1 %)

*Leuzit-verstärkte Glaskeramik und Lithiumdisilikatkeramik
Trotz vergleichbarer klinischer Ergebnisse wurden die letzten Aluminiumoxidkeramiken Ende 2015 vom deutschen Markt genommen.

Tab. 24-4 5-Jahres-Überlebensraten von metall- und vollkeramischen Brücken in % (95%-Konfidenzintervall) (*Pjetursson* et al. 2015).

	5 Jahre
Metallkeramik	94,4 % (91,2–96,5 %)
Lithiumdisilikatkeramik	85,9 % (74,1–92,6 %)
glasinfiltrierte Aluminiumoxidkeramik#	86,2 % (69,3–94,2 %)
Zirkonoxidkeramik (verblendet)	90,1 % (83,6–94,2 %)

Glasinfiltrierte Aluminiumoxidkeramiken wurden Ende 2015 vom deutschen Markt genommen.

cken mit 94,4 % (*Pjetursson* et al. 2015). Bei Brücken aus verstärkten Glaskeramiken traten innerhalb von 5 Jahren schon durchschnittlich 10,1 % Gerüstfrakturen auf, während dies bei Zirkonoxidkeramik in 2,1 % der Brücken auftrat (*Pjetursson* et al. 2015).

Der Ansatz der zitierten Meta-Analysen, sich auf die Errechnung von 5-Jahresdaten bezüglich Überlebensraten und Komplikationen zu beschränken, muss allerdings kritisch hinterfragt werden. Diverse Studien haben inzwischen gezeigt, dass die Misserfolgsraten in den ersten 5 Jahren deutlich geringer sind als in den nächsten 5 Jahren und dass sie dann nach 10 Jahren nochmals deutlich ansteigen (*Kern* et al. 2012, *Becker* et al. 2019, *Garling* et al. 2019), d. h. die in Meta-Analysen errechneten linear verlaufenden jährlichen Fehlerraten entsprechen nicht der klinischen Realität. So lag in einer 10-Jahresstudie (*Kern* et al. 2012) die Überlebensrate von dreigliedrigen Brücken aus monolithischer Lithiumdisilikatkeramik nach 5 Jahren bei 100 % und nach 10 Jahren bei 87,9 %, d. h. alle Misserfolge traten zwischen dem 5. und 10. Jahr auf. Die zitierte Meta-Analyse errechnet daraus aber eine geschätzte 5-Jahresüberlebensrate von nur 94,6 %, weil sie die Misserfolge kalkulatorisch auf die 10 Jahre Beobachtungszeit gleichmäßig verteilt.

Auch bei Brücken unterscheiden sich die Misserfolgsraten nicht nur zwischen den vollkeramischen Materialgruppen, sondern auch nach der Brückenlokalisation (*Kern* 2009). Generell treten mehr Misserfolge im Molarenbereich als im Prämolaren und Frontzahnbereich auf. Für dreigliedrige Brücken aus monolithischer Lithiumdisilikatkeramik (e.max Press, Ivoclar-Vivadent, FL-Schaan), zirkonoxidverstärkter glasinfiltrierter Aluminiumoxidkeramik (In-Ceram Zirconia, Vita, D-Bad Säckingen) und verblendeter Zirkonoxidkeramik liegen bisher widersprüchliche und ernüchternde klinische Langzeitdaten über 10 und mehr Jahre Beobachtungszeit vor. Für Lithiumdisilikatkeramik, die vom Hersteller für dreigliedrige Brücken bis zum Ersatz des ersten Prämolaren freigegeben ist, werden deutlich bessere Ergebnisse erzielt, wenn diese in monolithischer Form angewendet wird (*Kern* et al. 2012). Die 10-Jahresüberlebensrate war mit denen metallkeramischer Brücken vergleichbar. Kritisch zu bewerten ist aber, dass nach 15 Jahren Beobachtungzeit die Überlebensrate von Lithiumdisilikatkeramikbrücken nur noch 48,6 % betrug (*Garling* et al. 2019) und damit deutlich geringer als bei metallkeramischen Brücken mit 70 % war (*Creugers* et al. 1994, *Scurria* et al. 1998).

Obwohl dreigliedrige Seitenzahnbrücken aus zirkonoxidverstärkter Aluminiumoxidkeramik (In-Ceram Ziconia, Vita, D-Bad Säckingen) mit einer 10-Jahresüberlebensrate von 93,6 % die bisher besten Ergebnisse unter vollkeramischen Brücken aufwies (*Chaar* et al. 2015), wurde dieses Keramikmaterial aufgrund seiner limitierten Ästhetik und mangelnder Nachfrage Ende 2015 vom Markt genommen.

Die 10-Jahres-Misserfolgsraten von 3- bis 4-gliedrigen Brücken aus verblendeter Zirkonoxidkeramik schwankten stark: *Sax* et al. (2011): 33 %, *Ioannidis* et al. (2016): 15 %, *Rinke* et al. (2018): 25 %, *Sailer* et al. (2018): 8,7 %, *Passia* et al. (2019a): 33,8 %. Damit waren nur in einer der fünf Studien mit metallkeramischen Brücken vergleichbare Langzeitergebnisse erzielt worden, wobei aber gerade in dieser Studie eine hohe Drop-out-Rate von 24,1 % vorhanden war, was eine große Unsicherheit bezüglich dieser positiven 10-Jahresdaten beinhaltet (eine Worst-Case-Berechnung=Annahme, dass alle nicht nachuntersuchten Brücken versagt haben, würde in einer Misserfolgsrate von über 30 % resultieren). In der einzigen Studie mit noch längerer Beobachtungszeit nahm die Misserfolsgrate nach dem 10. Jahr nochmals deutlich zu, so dass die Überlebensrate nach 13 Jahren nur noch 47 % betrug (*Passia* et al. 2019a). In fast allen Studien mit Brücken aus verblendeter Zirkonoxidkeramik wurde eine erhöhte Abplatzungsrate der Verblendkeramik festgestellt. Die Ursachen hierfür sind multifaktoriell, haben aber dazu geführt, dass verblendete Zirkonoxidkeramiken überwiegend nur noch in dem ästhetisch wichtigen anterioren Bereichen angewendet werden. Eine klinische Studie zu weitspannigen Brücken aus verblendeter Zirkonoxidkeramik (4-7 Einheiten) zeigte nach 5 Jahren erhöhte Misserfolgraten von 18 % (*Schmitter* et al. 2012).

Weder zu den monolithischen Zirkonoxidkeramiken noch zu den in den letzten Jahren entwickelten Zirkonoxidkeramiken mit erhöhtem Yttriumoxidgehalt, kubisch-tetragonalem Mischgefüge und erhöhter Transluzenz gibt es langfristige Ergebnisse klinischer Studien. Eine Laborumfrage zu Gewährleistungsfällen einer großen Anzahl von eingesetzten monolithischen Zirkonoxidkermik-Restaurationen aufgrund von Keramikfrakturen innerhalb der ersten 5 Jahre ergab für Kronen Frakturraten von 0,7-1 % und für Brücken von 2,4-3,3 % (*Sulaiman* et al. 2016). Berücksichtigt man, dass alle Keramiken durch Wachstum von Mikrorissen altern und die oben dargestellten längerfristigen klinischen Studien mit vollkeramischen Restaurationen häufig einen deutlich Anstieg der Versagensraten nach 5 und mehr Jahren Beobachtungszeit nachwiesen, müssen für die neueren monolithischen Zirkonoxidkeramiken langfristige klinische Ergebnisse abgewartet werden, bevor sie möglicherweise als Ersatzmaterial des Goldstandards Metallkeramik angesehen werden können; dies gilt insbesondere für weitspannige Brücken und in der Anwendung vollkeramischer Kronen und Brücken bei Patienten mit Bruxismus. 2021 wurde eine neue Leitlinie zu zahngetragenen vollkeramischen Kronen und Brücken auf natürlichen Zähnen publiziert, die bestätigt, dass für einen Großteil der neueren vollkeramischen Restaurationsmaterialien noch keine wissenschaftlich abgesicherten Empfehlungen ausgesprochen werden können (*Gierthmühlen* et al. 2021).

Technische und biologische Misserfolge können zwar durch genaue Planung, eine sorgfältig ausgeführte präprothetische und prothetische Behandlung sowie ein gezieltes Nachsorgeprogramm (siehe Kap. 46) stark vermindert werden; vollkommen vermeiden lassen sie sich allerdings nie. Eine adäquate Materialauswahl (ist das ausgewählte Material wirklich für die jeweilige Anwendung vom Hersteller freigegeben?) und die konsequente Überprüfung der Einhaltung der erforderlichen Schicht- und Verbinderstärken der prothetischen Restaurationen (**„Miss, was Du messen kannst!“**) hilft dabei, einen großen Teil der technischen Misserfolge zu vermeiden.

Unter allgemeinen zahnärztlichen Praxisbedingungen scheint die Erfolgsrate einer Behandlungsmethode auch erheblich davon beeinflusst zu werden, wie gut oder schlecht ein Behandler die Methode beherrscht, und hier scheinen die Unterschiede um so größer zu werden, je anspruchvoller eine Behandlungsmethode ist. So konnte *Leempoel* schon 1987 zeigen, dass in allgemein-zahnärztlichen Praxen metallkeramische Einzelkronen nach 12 Jahren durchschnittliche Überlebensraten von etwa 92 % aufwiesen, wobei die beste Praxis bei 98 % und die schlechteste bei 82 % lag. Für die damals anspruchvolleren vollkeramischen Jacket-Kronen ergab sich eine deutlich schlechtere durchschnittliche Überlebensrate von 67 %, wobei hier die beste Praxis immer noch bei 93 % lag, aber die schlechteste nur noch eine Erfolgsrate von 41 % aufwies. Ähnliche Ergebnisse fanden auch *Frankenberger* et al. (2009) beim Vergleich der klinischen Ergebnisse mit adhäsiv befestigten keramischen Inlays nach 4 Jahren unter Praxisbedingungen. Bei Verwendung identischer Materialien und Einsetzprotokolle lag bei einem Behandler die Überlebensrate der Inlays bei 97,4 %, während sie beim anderen Behandler lediglich 75,4 % betrug. Diese Unterschiede sollten berücksichtigt werden, wenn die oftmals stark differierenden Ergebnisse von Langzeitstudien für techniksensitive Behandlungsmethoden, wie z. B. vollkeramische Veneers oder Adhäsivbrücken, interpretiert werden.

Literatur

Ante I.H.: The fundamental principles of abutments. Michigan Dent Soc Bull 1926;8:14-23.

Carnevale G., Pontoriero R., DiFebo G.: Long-term effects of root-resective therapy in furcation-involved molars. A 10-year longitudinal study. J Clin Periodontol 1998;25,209-214.

Becker, M., Chaar, M.S., Garling, A., Kern, M.: Fifteen-year outcome of posterior all-ceramic inlay-retained fixed dental prostheses. J Dent 2019;89:103174.

Biacchi G.R., Mello B., Basting R.T.: The endocrown: an alternative approach for restoring extensively damaged molars. J Esthet Restor Dent 2013;25:383-390.

Bienz S.P., Sailer I., Sanz-Martin I., Jung R.E., Hämmerle C.H., Thoma D.S.: Volumetric changes at pontic sites with or without soft tissue grafting. A controlled clinical study with a 10-year follow-up. J Clin Periodontol 2017;44:178-184.

Creugers N.H.J., Käyser A.F., Van't Hof M.A.: A meta-analysis of durability data on conventional fixed bridges. Commun Dent Oral Epidemiol 1994;22:448-452.

Decock V., De Nayer K., De Boever J.A.: 18-year longitudinal study of cantilevered fixed restorations. Int J Prosthodont 1996;9:331-340.

Erpenstein H., Kerschbaum Th., Fischbach H.: Verweildauer und klinische Befunde bei Kronen und Brücken – eine Langzeitstudie. Dtsch Zahnärztl Z 1992;47:315-319.

Fauchard P.: Le chirurgien dentiste ou traité des dents. 2 Bände. Paris 1728.

Frankenberger R., Reinelt C., Petschelt A., Krämer N.: Operator vs. material influence on clinical outcome of bonded ceramic inlays. Dent Mater 2009;25:960-968.

Garling A., Becker M.E.E., Sasse M., Kern M.: Fifteen-year outcome of three-unit fixed dental prostheses made from monolithic lithium disilicate ceramic. J Dent 2019;89: 103178.

Gierthmühlen P, Jerg A, Spitznagel F.: S3-Leitlinie Vollkeramische Kronen und Brücken (AWMF-Register-Nr. 083-012). AWMF (Arbeitsgemeinschaft der Wissenschaftlichen Medizinischen Fachgesellschaften) 2021. Online abrufbar unter: http://www.awmf.org/leitlinien/detail/ll/083-012.html

Gragg K.L., Shugars D.A., Bader J.D., Elter J.R., White B.A.: Movement of teeth adjacent to posterior bounded edentulous spaces. J Dent Res 2001;80:2021-2024.

Hellwig E., Schäfer E., Klimek J., Attin T.: Einführung in die Zahnerhaltung: Prüfungswissen Kariologie und Parodontologie. 7. Aufl. Deutscher Ärzteverlag, Köln 2018.

Karlsson S.: Failures and length of service in fixed prosthodontics after long-term function. A longitudinal clinical study. Swed Dent J 1989;13:185-192.

Kern M.: Clinical Outcome of All-ceramic Restorations. In: Roulet J.-F., Kappert H.F. (Hrsg): Statements. Diagnostics and Therapy in Dental Medicine Today and in the Future. Quintessence, London 2009:195-208.

Kern M.: Adhäsivbrücken. Minimalinvasiv – ästhetisch – bewährt. 2 Aufl. Quintessenz, Berlin 2018.

Kern M., Sasse M., Wolfart S.: Ten-year outcome of three-unit fixed dental prostheses made from monolithic lithium disilicate ceramic. J Am Dent Assoc 2012;143:234-240.

Kerschbaum Th.: Zur Bedeutung von Nachuntersuchungen in der zahnärztlichen Prothetik. Dtsch Zahnärztl Z 1983;38:990-997.

Kerschbaum Th., Leempoel P.: Kronen und Brücken. In: Voß R., Meiners H. (Hrsg.): Fortschritte der zahnärztlichen Prothetik und Werkstoffkunde. Band IV. Hanser, München 1989:109-136.

Kerschbaum Th., Paszyna Ch., Klapp S., Meyer G.: Verweilzeit- und Risikofaktorenanalyse von Kronen und Brücken. Dtsch Zahnärztl Z 1991;46:20-24.

Kerschbaum Th.: Langzeitergebnisse und Konsequenzen. In: Koeck B. (Hrg.): Praxis der Zahnheilkunde. Band 6, Teilprothesen, 3. Aufl. Urban & Schwarzenberg, München 1996:273-296.

Kerschbaum Th.: Langzeitüberlebensdauer von Zahnersatz. Eine Übersicht. Quintessenz 2004;55:1113-1126.

Klaiber B.: Inlays und Teilkronen aus Gold – wann noch und dann wie? Quintessenz 2009;60:1163-1174.

Landolt A., Lang N.P.: Erfolg und Mißerfolg bei Extensionsbrücken. Schweiz Monatsschr Zahnmed 1988; 98: 239-244.

Klett R., Hornig W.: Die galvanisierte Kronenhülse. Dtsch Zahnärztl Z 1987; 42: 614-617.

Leempoel P.J.B.: Levensduur en nabehandlingen van kronen en conventionele bruggen in de algemene praktijk. Med. Habil., Nijmegen, 1987.

Love W.D., Adams R.L.: Tooth movement into edentulous area. J Prosthet Dent 1971;25: 271-278.

Lulic M., Brägger U., Lang N.P., Zwahlen M., Salvi G.E.: Ante's (1926) law revisited: a systematic review on survival rates and complications of fixed dental prostheses (FDPs) on severely reduced periodontal tissue support. Clin Oral Implants Res 2007;18 Suppl 3:63-72.

Malament K.A., Natto Z.S., Thompson V., Rekow D., Eckert S., Weber H.P.: Ten-year survival of pressed, acid-etched e.max lithium disilicate monolithic and bilayered complete-coverage restorations: Performance and outcomes as a function of tooth position and age. J Prosthet Dent 2019;121:782-790.

Marxkors R., Mohr P.: Folgen nach Entfernung von 6-Jahr-Molaren bei Kindern und Jugendlichen. Zahnärztl Welt 1985;94:776-781.

Mouton C.: Essay d'odontotechnique ou dissertation sur les dents artificielles. Paris 1746.

Scurria M.S., Bader J.D., Shugars D.A.: Meta-analysis of fixed partial denture survival: Prostheses and abutments. J Prosthet Dent 1998;79:459-464.

Passia N., Chaar S.M., Kern M.: Outcome of posterior fixed dental prostheses made from veneered zirconia over an observation period of up to 13 years. J Dent 2019a;86:126-129.

Passia, N., Schmidt, M., Kern, M.: Rotational path of insertion in fixed prosthodontics when abutment axes do not match: a case history report. Int J Prosthodont 2019b;32:444-447.

Pjetursson B.E., Brägger U., Lang N.P., Zwahlen M.: Comparison of survival and complication rates of tooth-supported fixed dental prostheses (FDPs) and implant-supported FDPs and single crowns (SCs). Clin Oral Implants Res 2007;18 Suppl 3:97-113.

Pjetursson B.E., Sailer I., Makarov N.A., Zwahlen M., Thoma D.S.: All-ceramic or metal-ceramic tooth-supported fixed dental prostheses (FDPs)? A systematic review of the survival and complication rates. Part II: Multiple-unit FDPs. Dent Mater 2015;31:624-639. [corrigendum: 2017;33:e48-e51]

Randow K., Glantz P.O., Zöger B.: Technical failures and some related clinical complications in extensive fixed prosthodontics. An epidemiological study of long-term clinical quality. Acta Odontol Scand 1986;44:241-255.

Sailer I., Pjetursson B.E., Zwahlen M., Hämmerle Ch.: A systematic review of the survival and complication rates of all-ceramic and metal-ceramic reconstructions after an observation period of at least 3 years. Part II: Fixed dental prostheses. Clin Oral Impl Res 2007;18:86-96.

Sailer I., Makarov N.A., Thoma D.S., Zwahlen M., Pjetursson B.E.: All-ceramic or metal-ceramic tooth-supported fixed dental prostheses (FDPs)? A systematic review of the survival and complication rates. Part I: Single crowns (SCs). Dent Mater 2015;31:603-623. [corrigendum: 2016;32: e389-e390]

Sanz-Martin I., Sailer I., Hämmerle C.H., Thoma D.S.: Soft tissue stability and volumetric changes after 5 years in pontic sites with or without soft tissue grafting: a retrospective cohort study. Clin Oral Implants Res 2016;27:969-974.

Schmitter M., Mussotter K., Rammelsberg P., Gabbert O., Ohlmann B.: Clinical performance of long-span zirconia frameworks for fixed dental prostheses: 5-year results. J Oral Rehabil 2012;39:552-557.

Silness J., Gustavsen F., Mangersne K.: The relationship between pontic hygiene and mucosal inflammation in fixed bridge recipients. J Periodont Res 1982;17:434-439.

Stein, R. S.: Pontic-residual ridge relationship: A research report. J Prosthet Dent 1966;16: 251-285.

Strub J.R., Stiffler S., Schärer P.: Ursachen von Mißerfolgen bei der oralen Rehabilitation: Biologische und technische Faktoren. Quintessenz 1988;1511-1522.

Sulaiman T.A., Abdulmajeed A.A., Donovan T.E., Cooper L.F., Walter R.: Fracture rate of monolithic zirconia restorations up to 5 years: A dental laboratory survey. J Prosthet Dent 2016;116:436-439.

Wirz J., Görg E., Jäger K.: Das Probondsystem: Metalleinsparung für die Aufbrennkeramik. Dent Labor 1987a;35:1143-1149.

Wirz J., Jäger K., Görg E.: Probond: Ein edelmetallsparendes Rekonstruktionsverfahren für die Metallkeramik. Schweiz Monatsschr Zahnmed 1987b;97:1008-1018.

Witter D.J.: A 6-year follow-up study of the oral function in shortened dental arches. Med Habil, Nijmegen 1993.

Valenti M., Valenti A.: Retrospective survival analysis of 261 lithium disilicate crowns in a private general practice. Quintessence Int 2009;40:573-579.

van den Breemer C.R., Vinkenborg C., van Pelt H., Edelhoff D., Cune M.S.: Clinical performance of monolithic lithium disilicate posterior restorations after 5, 10, and 15 years: a retrospective case series. Int J Prosthodont 2017;30:62-65.

Weiterführende Literatur

Hoffmann-Axthelm W.: Die Geschichte der Zahnheilkunde. Quintessenz, Berlin 1985.

Kern M., Beuer F., Frankenberger R., Kohal R.J., Kunzelmann K.H., Mehl A., Pospiech P., Reiss B.: Vollkeramik auf einen Blick. Überarbeitete 6. Aufl. Arbeitsgemeinschaft für Keramik in der Zahnheilkunde e.V., Ettlingen 2018.

Lässig H.E., Müller R.A.: Die Zahnheilkunde in Kunst- und Kulturgeschichte. DuMont, Köln 1983.

25 Metall- und Vollkeramiksysteme in der Kronen-Brücken-Prothetik

25.1 Einleitung

Für die Herstellung eines ästhetisch hochwertigen Zahnersatzes ist Keramik der Werkstoff der Wahl. In den letzten Jahren wurden verschiedene Techniken und Verfahren entwickelt, um keramischen Kronen-Brücken-Ersatz weiter zu verbessern. Neben den „klassischen" metallkeramischen Kronensystemen finden heute vermehrt vollkeramische Systeme Anwendung. Die optischen Eigenschaften der vollkeramischen Systeme bieten Vorteile gegenüber einer Restauration mit Metallgerüst (Abb. 25-1). Das Licht wird in der Vollkeramik aufgrund der Lichtstreuung in der Krone auch in den Dentinkern geleitet, während das Metallgerüst bei einer metallkeramischen Restauration als Barriere wirkt und damit die erforderliche Tiefenwirkung der Lichtstreuung erschwert ist.

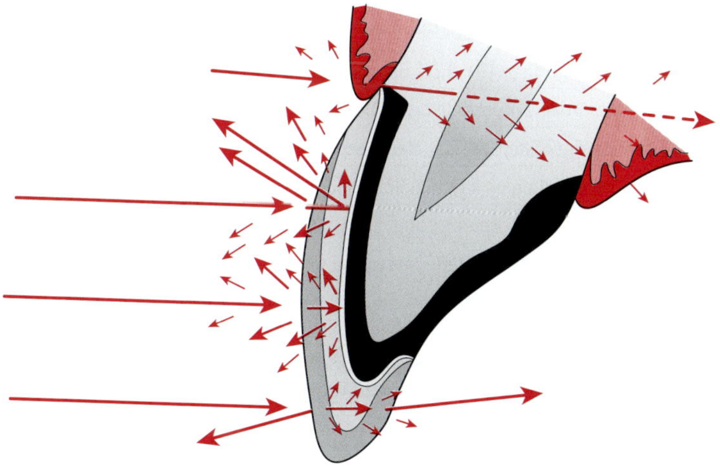
a

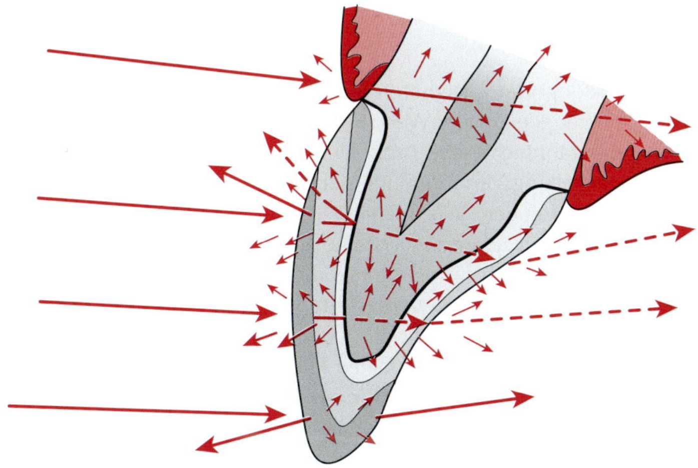
b

Abb. 25-1 Schematische Darstellung einer metallkeramischen Krone (a) und einer vollkeramischen Krone (b) sowie deren optischer Eigenschaften. Der negativen Lichtreflexion des metallischen Gerüsts der Metallkeramik steht die positive Lichtstreuung eines transluzenten Keramikgerüsts in der Vollkeramik gegenüber.

Tab. 25-1 Meilensteine in der Entwicklung von Kronen- und Brücken-Systemen von der Metallkeramik bis zur Gegenwart (jeweils mit dem ersten Produktnamen der Markteinführung).

1962–Gegenwart	Metallkeramik, VMK (VITA Metall Keramik)
1976–1986	Jacketkrone mit verzinnter Folienverstärkung, VITA-Pt
1980–1992	Jacketkrone mit Hartkern, VITAdur/VITAdur-N
1977–Gegenwart	aufgebrannte Keramikstufe
1979–Gegenwart	Galvano-Feingoldkappe, Auro Galvano Crown
1982–1989	gegossene Glaskeramik, Dicor
1981–1986	Aluminiumoxid gepresstes Gerüst, Cerestore
1983–Gegenwart	Folienkrone mit Mehrschichten, Renaissance, Sunrise
1986–1992	Aluminiumoxid geschichtete Kappe, Hi-Ceram
1988–Gegenwart	leuzitverstärkte Presskeramik, Empress
1989–2015	Infiltrationskeramiken mit Schlickertechnik, In-Ceram Alumina
1991–Gegenwart	dichtgesinterte Aluminiumoxid-Kappen, Procera All-Ceram
1987–Gegenwart	Titan-Verblendkeramiken, zahlreiche Produkte
1993–Gegenwart	hydrothermale Verblendkeramiken, Golden-Gate
1994–2007	dichtgesinterte Zirkonoxidgerüste (3Y-TZP, Bearbeitung dichtgesintert), DCS system
1999–Gegenwart	Lithiumdisilikat-Presskeramik, Empress 2 bis 2005, dann e.max. Press
2000–Gegenwart	dichtgesinterte Zirkonoxidgerüste (3Y-TZP, Bearbeitung im teilgesinterten Zustand), Cercon
2002–Gegenwart	Laser-Melting/Sintering von Legierungspulver zu Gerüsten und Kronen, Medifacturing
2005–Gegenwart	Lithiumdisilikatkeramik für CAM-Bearbeitung, e.max CAD
2013–Gegenwart	Implantatkronen auf verschraubten Klebepfosten, e.max CAD auf Tibase
2015–Gegenwart	monolitische Kronen, 3-gliedrige Brücken aus transluzenter Zirkonoxidkeramik 5Y-TZP, Farbgradierung (4. Generation), Katana STML
2018–Gegenwart	monolitische Kronen und Brücken aus transluzenter Zirkonoxidkeramik 4Y- und 5Y-TZP, Farbe und Festigkeit mit Gradierung (5. Generation), Aidite

Die Entwicklung von geeigneten Systemen beinhaltet immer eine Kombination aus einem geeigneten Werkstoff und einem Formgebungsverfahren, welches für das zahntechnische Labor durchführbar ist. Deswegen lassen sich oftmals das Herstellungsverfahren und der Werkstoff in der Betrachtungsweise nicht voneinander trennen. Wie Tabelle 25-1 verdeutlicht, sind in den vergangenen vier Jahrzehnten zahlreiche Systeme eingeführt worden. Für kürzere oder längere Zeit standen diese für eine Innovation auf ihrem Gebiet, sei es als ein verbessertes Material oder eine verbesserte Herstellungstechnik. Je nach klinischer Bewährung oder nach Entwicklung besserer Alternativen halten sich diese Kronen- und Brückensysteme über einen kürzeren oder längeren Zeitraum am Markt. Die Einführung sog. Hochleistungsoxidkeramiken für den dentalen Einsatz beschleunigte Anfang der 2000er Jahre die Einführung von industriellen computergestützten Maschinen auf diesem Gebiet. Seither ist der Trend ungebrochen, zahntechnische Verfahren von rein manuellen Prozessen mehr auf Maschinen zu verlagern. Während für einige Jahre in der digitalen Fertigungskette nur Einzelzahnrestaurationen (Cerec System, Dentsply Sirona, D-Bensheim, und Procera, Nobel Biocare, D-Köln) möglich waren, kamen Anfang der 1990er Jahre Scanner in Gebrauch, mit denen Zahnstümpfe von Gipsmodellen und intraoral für Brückenkonstruktionen digital erfasst werden konnten. Mit dieser Entwicklung konnten gleichzeitig Oxidkeramiken eingeführt werden, bei denen es erforderlich ist, die Sinterschrumpfung mittels Vergrößerung im Softwaredesign und im Herstellungsprozess zu kompensieren. Dies war der Durchbruch für die Vollkeramik für Brückenkonstruktionen auch im Seitenzahnbereich. Der bevorzugte Keramiktyp in diesem Bereich wurde Zirkonoxid, das kontinuierlich in verschiedenen Generationen weiterentwickelt wurde (Tab. 25-1). So entstanden eine Vielzahl an Lösungs- und Indikationsmöglichkeiten mit dieser Oxidkeramik. Sie hat heute großenteils kostspielige hochgoldhaltige Legierungen aus der Prothetik verdrängt. Ein ausführlicher historischer Abriss einzelner Systeme und deren Entwicklung findet sich in der 4. Auflage (*Witkowski* 2011) dieses Buches. Im Zuge der Entwicklungen von Scannern (Modell- und Intraoral-Scanner), Softwareprogrammen und Maschinen wurde auch die Bearbeitung von NEM-Legierungen (Nichtedelmetall) und Reintitan vorangetrieben und im Laborbereich perfektioniert. Dadurch wurde die konventionelle Gusstechnik als Herstellungsverfahren auch für diese Werkstoffgruppen weitgehend durch digitalgestützte Verfahren ersetzt. Mit digitalgestützten Verfahren wird heute ein Großteil aller zahntechnischen Arbeiten hergestellt. Kleine Restaurationen wie Teilkronen und Einzelkronen lassen sich zudem über den sog. Chairside-Herstellungsprozess in einer Behandlungssitzung in der Praxis realisieren.

25.2 Verarbeitungsverfahren für die Formgebung

Kronen und Brückenrestaurationen können auf unterschiedliche Art und Weise angefertigt werden. Zahlreiche Fertigungsverfahren haben sich hierfür in der Zahntechnik etabliert (*Hohmann* und *Hielscher* 2012a). Dies ist bedingt durch die unterschiedlichen verwendeten Werkstoffe. Da es nicht einen idealen Werkstoff für alle Indikationen gibt, ist historisch bedingt eine Vielfalt an Verfahren entstanden, die unterschiedlichen Werkstoffe zu formen. Die Kombination eines bestimmten Werkstoffs mit einem möglichst vorteilhaften Verarbeitungsverfahren wird dann als ein System bezeichnet. Teilweise werden diese Kombinationen von einem Industrieanbieter entwickelt und vertrieben, teilweise werden die einzelnen Systemkomponenten von unterschiedlichen Anbietern vertrieben. Zur Einteilung der formgebenden Verfahren kann man zwischen traditionellen zahntechnischen Verfahren und moderneren digital- bzw. maschinengestützten Verfahren unterscheiden. Einige Werkstoffe lassen sich auch mittels unterschiedlicher Verfahren formen. Jede Technik hat ihre spezifischen Vor- und Nachteile, die auch Einfluss auf die Endfestigkeit der entstandenen Restauration nehmen können. Tabelle 25-2 zeigt die unterschiedlichen Gruppen dentaler Werkstoffe und die jeweils möglichen Verarbeitungsverfahren für die Formgebung.

Hier folgt eine kurze Übersicht der wichtigsten Verfahren zur Formgebung in der Kronen- und Brückentechnik, die im weiteren Verlauf des Kapitels noch ausführlich beschrieben werden.

Tab. 25-2 Übersicht der Formgebungsverfahren für die jeweiligen Werkstoffe.

Dentale Werkstoffe	Klassische Verfahren	Computergestützte Verfahren
Acrylate	verlorene Form mit Gieß-/ Presstechniken manuelles Aufschichten	Stereolithographie Drucken
Komposite	manuelles Schichten	Drucken
PEEK/PEAK	thermoplastische Presstechnik	Fräsen aus Block
Silikatkeramiken	manuelles Aufschichten Presstechniken	Schleifen aus Block
Infiltrationsoxidkeramiken (In-Ceram, Vita)	Schlickern	Schleifen aus Block Elektrophorese
(Aluminium-, Zirkon-) Oxidkeramiken	nicht möglich	Fräsen/Schleifen aus Block
Edelmetall- und Nichtedelmetall-Legierungen	verlorene Form mit Gusstechnik	Fräsen aus Block Selektives Laser-Sintern
Titan	verlorene Form mit Gusstechnik	Fräsen aus Block Selektives Laser-Sintern
Wachs und Wachs-Kunststoff-Gemische	manuelles Aufbauen	Wachsdrucken

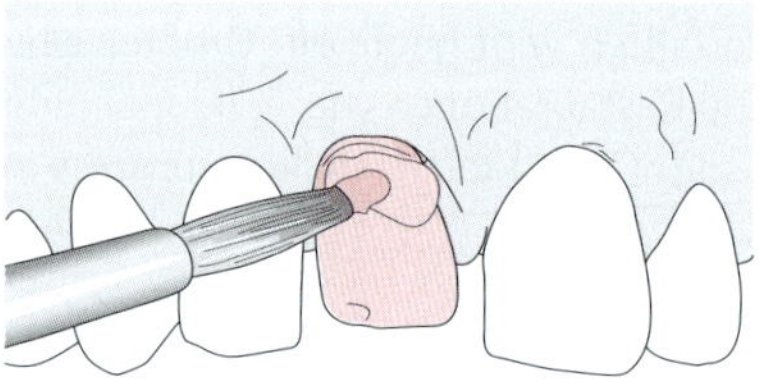

Abb. 25-2 Keramikaufbau der Verblendkeramik für eine Verblendkrone.

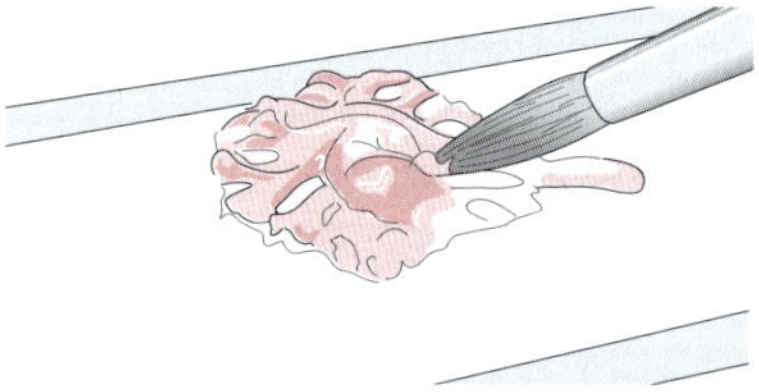

Abb. 25-3 Die feuchte Schichtkeramik wird mittels Pinseltechnik individuell in kleinen Portionen aufgetragen.

Aufschichten/Sintern

Aus plastischen Werkstoffmassen (in diesem Zusammenhang Keramiken) werden Formteile manuell mit einem Pinsel aufgebaut (geschichtet). Hauptanwendungsgebiet ist auch heute noch das Aufschichten von Silikatkeramiken (Verblendkeramiken) auf Gerüststrukturen zur Verblendung (Abb. 25-2 und 25-3).

Keramische Pulver werden mit Flüssigkeit zu einer plastischen und modellierfähigen Paste angemischt und in Pinseltechnik auf das Gerüst geschichtet. Diese Keramikschichtungen werden anschließend auf das Gerüst aufgesintert (im Keramikofen aufgebrannt), was aufgrund der Verdichtung der Massen mit einer Schrumpfung verbunden ist. Dieser Verblendprozess erfolgt in mehreren Schritten und mit mehreren Brennprozessen im Sinterofen. Die Keramikmassen können auch auf ein feuerfestes Stumpfmaterial oder Platinfolien aufgeschichtet und gesintert werden. Das feuerfeste Modellmaterial oder die Platinfolie werden anschließend entfernt und es entsteht ein Formteil aus Silikatkeramik wie z. B. ein Inlay oder eine Verblendschale (Veneer).

Fräsen/Schleifen

Durch Fräsen und Schleifen werden aus Materialrohlingen (Blöcke, Ronden) für Gerüste oder vollanatomische Formteile herausgearbeitet. Die Fräs-/Schleifma-

Tab. 25-3 Werkstoffgruppen nach Zusammensetzung und deren computergestützte subtraktive Formgebung. Je nach Gruppe findet eine spezifische Bearbeitung statt.

Werkstoffgruppe	Vergrößerungsfaktor (CAM)	Werkzeuge (CAM)	Nass-/Trockenbearbeitung
Silikatkeramik	nein	Diamanten	nass
Lithium(di)silikatkeramik	nein	Diamanten	nass
Zirkonoxidkeramik	ja (ca. 20 % variabel nach Charge)	Fräser	trocken
		Diamanten	nass
Verbundwerkstoffe	nein	Diamanten	nass
Komposite	nein	Fräser	nass
PEEK/PEAK	nein	Fräser	nass
Legierungen NEM/Titan	nein	Fräser	nass/trocken

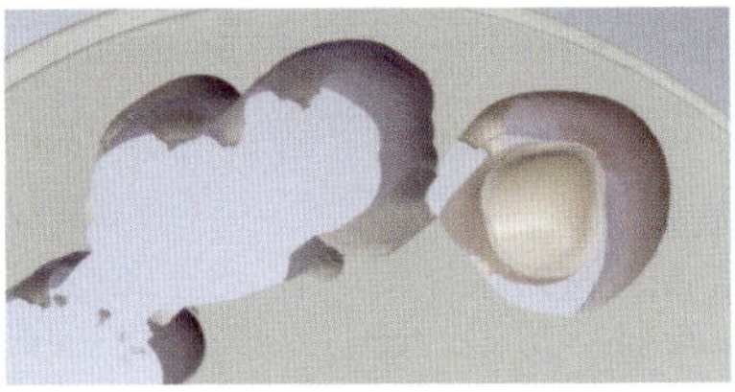

Abb. 25-4 Aus Materialrohlingen wird mittels Fräsern die gewünschte Form eines Gerüsts bzw. einer Restauration herausgearbeitet. Ansicht von apikal mit Innenseite der Kappe und den Kronenrändern.

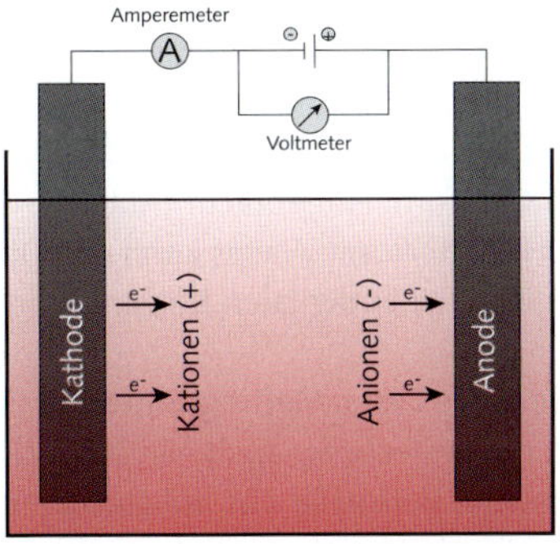

Abb. 25-5 Schematische Darstellung einer Anlage für die Galvanoformung. Sie umfasst einen Elektrolysebehälter mit Elektrolyt, Anode und Kathode als elektrisch leitfähiges Modell, auf dem abgeschieden wird. Der Anschluss einer externen Gleichstromquelle ist für den Ionenstrom sowie für Heizung, Kühlung und Umwälzung erforderlich.

schinen werden auf Basis eines digitalen dreidimensionalen Datensatzes angesteuert. Die entstehenden Formteile können in ihrer Dimension (Größe) exakt dem geforderten Endprodukt entsprechen (z. B. bei Silikatkeramiken und Legierungen) oder in vergrößerter Form (bei Oxidkeramiken) hergestellt werden, um eine spätere Schrumpfung bei der Endsinterung zu kompensieren. Es handelt sich um eine abtragende (subtraktive) Formgebung (Abb. 25-4 und Tab. 25-3).

Galvanoformtechnik

Diese Technik formt Gerüststrukturen aus Feingold für die Verblendtechnik in der Metallkeramik (Verbundsystem). Die Goldbestandteile in einem Elektrolyt (galvanisches Bad) werden durch ein elektrisches Feld auf einem Gipsstumpf (mit Leitlack) abgeschieden. Die entstandenen Feingoldkappen haben einen Goldgehalt von über 99 % (Abb. 25-5).

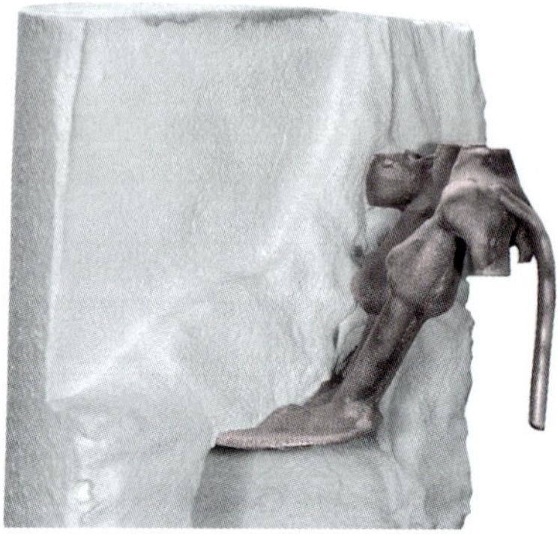

Abb. 25-6 In Legierung gegossenes Objekt mit Gussbirnen und Kühlrippen. Das Objekt befindet sich halb in der Einbettmasse, um die Platzierung in der Muffel zu verdeutlichen.

Gusstechnik

Bei der Gusstechnik entstehen Formteile aus individuell vergossener Gusslegierung. Eine ausbrennbare Modellation (Formteil aus Wachs oder Kunststoff) wird mit einem Kanal in eine Muffel eingebettet. Nach der Technik der verlorenen Form (Ausbrennen der Modellation) wird eine flüssige Schmelze (Legierung) mittels Zentrifugalkraft oder Vakuumdruckguss in den Hohlraum der heißen vorgewärmten Gussform eingebracht (Abb. 25-6). Alternativ zu einer manuellen Modellation des Formteils mit Wachs kann das Objekt auch mittels Druck- und Fräsmaschinen auf Basis einer digitalen Konstruktion maschinell generiert werden.

Selektives Laser-Melting/Sintering (SLM/SLS)

Bei dieser Technik, auch Metalldruck genannt, entstehen Gerüste oder vollanatomische Formteile aus pulverisierten Legierungen, die mittels eines Laserstrahls selektiv verfestigt werden. Es handelt sich um eine aufbauende (generative) Formgebung. Die Verfestigung entsteht Schicht für Schicht. Im ersten Schritt wird das Pulver großflächig als feine Schicht auf der Bauplattform verteilt. Im zweiten Schritt fährt der Laser selektiv die Pulverbereiche ab, die verschmolzen werden sollen. Danach senkt sich die Plattform um den Wert der Schichtstärke und eine neue Schicht Legierungspulver wird verteilt. Das Bauteil wird auf anfangs generierten Baustützen des gleichen Materials mit grazilen Verbindern platziert (Abb. 25-7).

Presstechniken

Damit entstehen Keramikteile als Vollmaterial (gerüstfreie Presskeramik). Eine ausbrennbare Modellation (Formteil) wird mit einem Kanal in eine Muffel eingebettet. Nach der Technik der verlorenen Form wird die plastische Keramik in einem speziellen Keramikpressofen in den Hohlraum der heißen Muffel eingepresst. Die Keramik (nur [Lithium-]Silikatkeramiken möglich) wird in Form von sog. Pellets (Tabletten) bereitgestellt und im Einpresskanal zum Einpressen platziert. Das keramisch gepresste Formteil (Restauration) besteht aus einem Vollmaterial. Alternativ zu einer manuellen Modellation des Formteils mit Wachs kann das Objekt auch mittels Drucker- und Fräsmaschinen auf Basis einer digitalen Konstruktion maschinell generiert werden. Außerdem kann die Silikatkeramik bei Verbundsystemen auf Gerüststrukturen aus Metall oder Oxidkeramik auf-/überpresst werden (Abb. 25-8). Neuere Techniken ermöglichen das Einpressen der Silikatkeramik mit Farbverlauf.

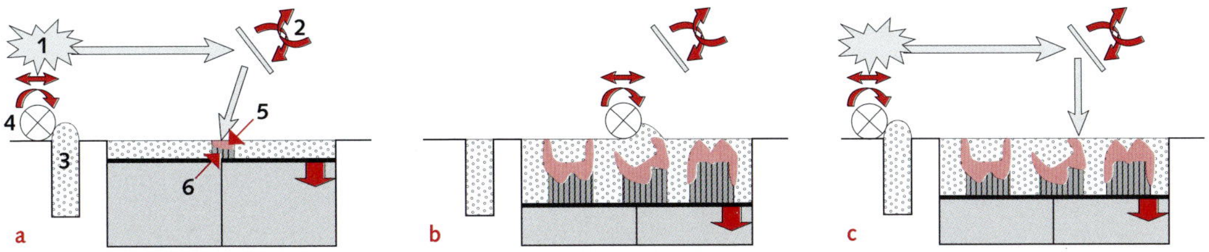

Abb. 25-7 Schematische Darstellung des generativen Aufbaus von Legierungspulvern durch selektives Laser-Melting. **a** Der Laserstrahl wird computergesteuert über einen beweglichen Spiegel auf die zu sinternden Pulverbereiche bewegt. **b** Eine neue Pulverschicht wird präzise auf der Oberfläche verteilt. **c** Die neue Pulverschicht wird mittels Laser gesintert (1 = Laserquelle, 2 = Spiegel, 3 = Werkstoffpulver, 4 = Walze zum Verteilen, 5 = Objekt; 6 = Baustützen).

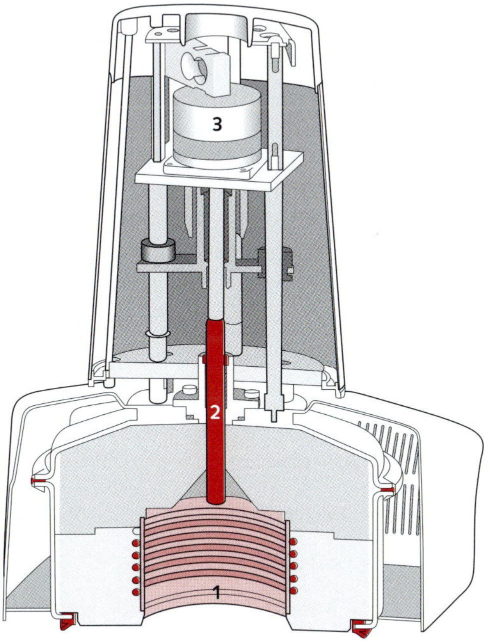

Abb. 25-8 Schematischer Querschnitt eines Pressofens für Presskeramik. Die Muffel befindet sich in einer Ofenkammer. Ein Stempelsystem presst die Keramik in einem plastischen Zustand in den Hohlraum der Muffel (1 = Brennkammer, 2 = Pressstempel, 3 = Antrieb für Pressstempel).

In der restaurativen Zahnmedizin verwendete metall- und vollkeramische Systeme lassen sich in unterschiedliche Gruppen auf Basis von unterschiedlichen Aspekten einteilen. Im Folgenden wurde eine Untereinteilung gewählt, die sich an der Herstellungstechnik für die Restaurationen mit den jeweiligen Werkstoffen orientiert:

Metallkeramische Systeme

- Gerüstherstellung für metallkeramische Verbundsysteme
  - gusstechnisch hergestellte Gerüste aus Legierungen
  - galvanotechnisch hergestellte Gerüste aus Feingold
  - mittels CAD/CAM-Verfahren subtraktiv gefräste Gerüste aus Legierungen
  - mittels CAD/CAM-Verfahren generativ mit selektivem Laser-Melting hergestellte Gerüste aus Legierungen

Vollkeramische Systeme

- *Gerüstherstellung für keramische Verbundsysteme*
  - mit manuellen Techniken hergestellte Keramikgerüste (historisch)
  - mit Kopierfräsen/-schleifen hergestellte Keramikgerüste
  - mittels CAD/CAM-Verfahren subtraktiv hergestellte Keramikgerüste
- *Herstellung von vollanatomischen Nicht-Verbundsystemen (monolitisch/ mehrschichtig)*
  - auf feuerfestem Stumpf hergestellte Keramikrestaurationen
  - mittels Presstechnik hergestellte Keramikrestaurationen
  - mittels CAD/CAM-Verfahren subtraktiv hergestellte Keramikrestaurationen
    - Herstellung aus Silikatkeramiken in realer Größe
    - Herstellung aus Oxidkeramiken mit Vergrößerung

25.3 Metallkeramische Systeme

Bei der Metallkeramik wird ein Metallgerüst mit mehreren aufgesinterten Keramikschichten versehen. (Unter „Sintern" versteht man das „Zusammenbacken" von Gläsern.) Es handelt sich somit um ein Verbundsystem, bei dem vorteilhafte Eigenschaften einer Legierung (vor allem die Zugfestigkeit) mit Vorteilen der Dentalkeramik (zahnähnliches Aussehen, Festigkeit, chemische Resistenz, Biokompatibilität) kombiniert werden. Seit Mitte der 1960er Jahre hat sich das metallkeramische Verbundsystem im klinischen Einsatz für den festsitzenden Zahnersatz erfolgreich bewährt und gilt heutige immer noch als der sog. „Goldstandard" für festsitzenden Zahnersatz mit exzellenter Langzeitbewährung (Abb. 25-9).

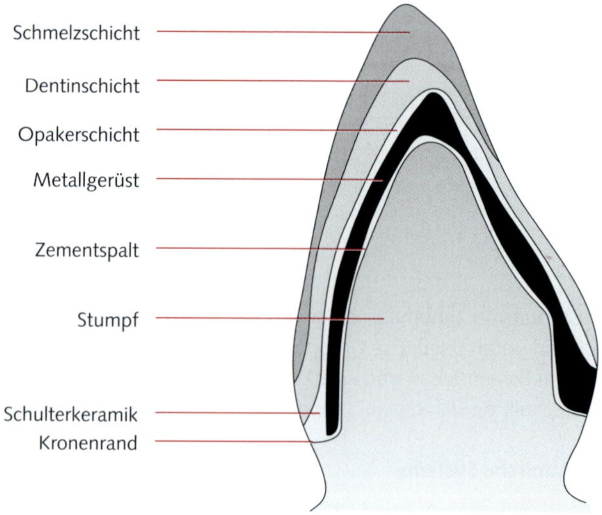

Abb. 25-9 Querschnitt durch eine metallkeramische Krone. Deutlich sichtbar sind die einzelnen Keramikschichten der Verblendung und die Gerüstdicke. Im labialen Bereich handelt es sich um eine aufgebrannte Keramikschulter (-stufe).

25.3.1 Gerüstherstellung für metallkeramische Verbundsysteme

25.3.1.1 Gusstechnisch hergestellte Gerüste aus Legierungen

Bei diesem System wird die gesamte Präparation eines Zahnes mit einem Metallgerüst überzogen (Mindestschichtdicke 0,3 mm). Die Kontur der Gerüste muss eine anatomisch verkleinerte Zahnform darstellen, um eine gleichmäßige Keramikschichtdicke und somit interne Spannungen im Verbundsystem zu vermeiden. Die klassische Herstellung der Gerüste erfolgt mittels der Gusstechnik nach der Technik der verlorenen Form. Hierbei ist es wichtig, dass die verwendete Einbettmasse neben einer guten Kantenstabilität auch die dimensionale Gussschwindung der jeweiligen Legierung ausgleichen kann. Jede Legierung verfügt über ihre eigene Gussschwindung (Kontraktion) beim Erstarrungsvorgang vom flüssigen in den festen Zustand. Die expandierende Einbettmasse muss diese Volumenänderung ausgleichen (*Hohmann* und *Hielscher* 2012a) (Abb. 25-10).

Zur Anwendung kommen in der Metallkeramik Edelmetall-Legierungen, goldreduzierte Legierungen, Nichtedelmetall-Legierungen auf Kobalt-Chrom-Basis sowie Reintitan. Alle Legierungen enthalten oxidierbare Bestandteile, die als Haftoxide für eine dauerhafte Verbindung zwischen Legierung und Keramik unerlässlich sind. Innovationen bei den Aufbrennkeramiken beschäftigen sich mit Verbesserungen der Ästhetik, indem neue Farben und opaleszierende Effektmassen angeboten werden. Darüber hinaus sind überarbeitete Farb- und Schichtsysteme auf dem Markt. Aktuelle Aufbrennkeramiken sind beispielsweise VM 13 (VITA Zahnfabrik, D-Bad Säckingen), Duceram Plus (Dentsply Sirona, A-Walz) und IPS Style (Ivoclar Vivadent, FL-Schaan) (Abb. 25-11).

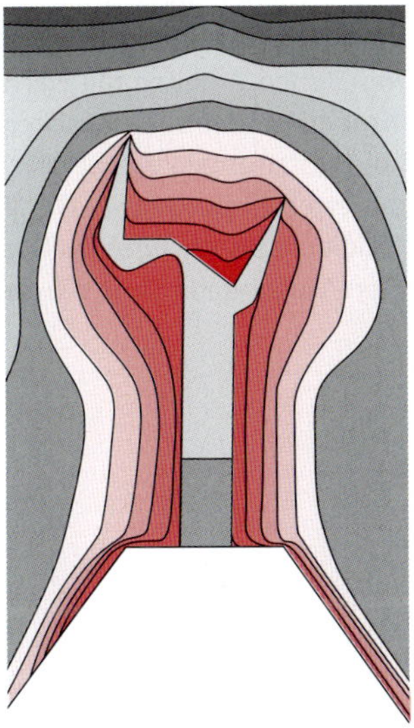

Abb. 25-10 Querschnitt und schematische Darstellung durch eine Gussmuffel mit Einzelkrone. Unmittelbar nach dem Einschießen der heißen Schmelze entsteht eine aufgeheizte Zone um die größte Legierungsmenge in der Muffel.

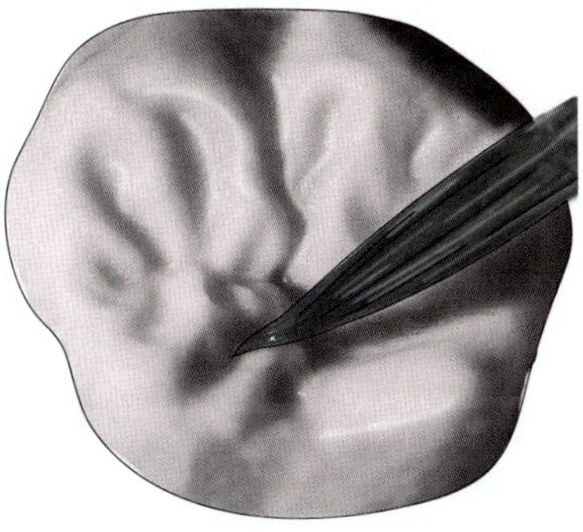

Abb. 25-11 Individuelles Aufschichten einer feuchten Verblendkeramik zu einer Kaufläche mit einem feinen Pinsel.

Alternativ zum individuellen Aufschichten der plastischen Keramikmassen wurde die in der Zahntechnik übliche Methode der Presskeramik für die Metallkeramik angepasst. Hierbei wird auf das gegossene Gerüst eine Wachsmodellation aufgetragen, das Gerüst wird mit Wachsmodellation eingebettet, das Wachs ausgetrieben und das Gerüst mit einer Silikatkeramik auf- bzw. überpresst. Die farbliche Feingestaltung und Anpassung findet über eine Oberflächenbemalung mit keramischen Farben, die gemeinsam mit der Glasur gesintert (gebrannt) werden, statt. Produkte sind hier PM13 (VITA Zahnfabrik) und IPS Inline PoM (Ivoclar Vivadent).

Es wurden sog. Low-Fusing-Systeme entwickelt, bei denen auf ein hochgoldhaltiges Metallgerüst eine niedrigsinternde Keramik aufgebaut wird. Der Vorteil hierbei ist, dass trotz des höheren Goldgehaltes aufgrund der geringeren Hitzebehandlung beim Brennvorgang (650–700 °C) das Gerüst weniger thermischen Belastungen ausgesetzt ist. Produktbeispiele sind LFC (Dentsply Sirona), Creation LF (Amann Girrbach, D-Pforzheim).

Besonderheiten von Gussgerüsten aus Nichtedelmetall-Legierungen (NEM)

Das zahntechnische Herstellungsverfahren von Kronen-Brückenersatz aus NEM-Legierungen unterscheidet sich in seinen Grundzügen nicht von dem aus hochgoldhaltigen bzw. hochgoldreduzierten Legierungen. Bedingt durch spezielle Verarbeitungseigenschaften der NEM-Legierungen sind bei der Gerüstherstellung ein erhöhter Zeitaufwand sowie der Einsatz von speziellen, stark expandierenden Einbettmassen notwendig. Für die Verblendung wird, wie für die konventionelle Metallkeramik, Aufbrennkeramik (900–980 °C) verwendet. Da NEM-Legierungen einen höheren Wärmeausdehnungskoeffizient (WAK) als Edelmetall-Legierungen aufweisen, sind beim Aufbrennen der Keramik einige Besonderheiten zu berücksichtigen, um durch auftretende Spannungen bedingte Sprünge in der Keramik zu vermeiden. Die Sprünge können auch Stunden oder gar Tage nach dem Verblenden auftreten. Deshalb ist der sachgemäße Umgang mit den verwendeten Materialien bei metallkeramischen Arbeiten mit NEM-Legierungen besonders wichtig (*Kappert* 1989). Kronen- und Brückenarbeiten aus NEM-Legierungen ermöglichen die gleichen Randgestaltungen wie bei der Verwendung von hochgoldhaltigen bzw. goldreduzierten Legierungen. Da NEM-Legierungen durch ihren Chromanteil stärker oxidieren als hochgoldhaltige Legierungen, ist die Anfertigung eines verblendeten Metallrands ohne schwarzen Oxidsaum fast unmöglich (Abb. 25-12).

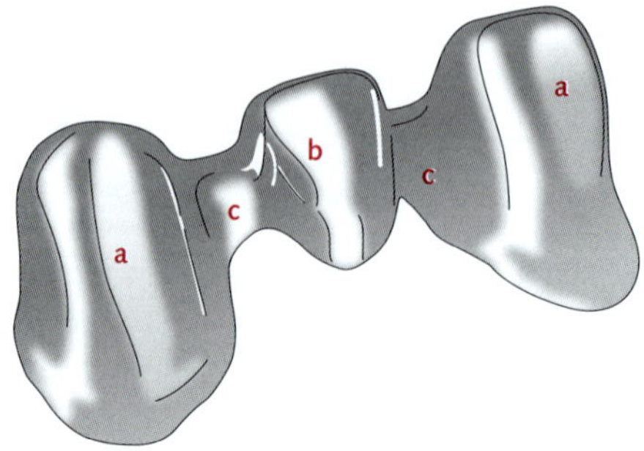

Abb. 25-12 Aus Gusslegierung hergestelltes dreigliedriges Brückengerüst (a = Brückenpfeiler, b = Brückenglied oder Zwischenglied, c = Verbinder).

Besonderheiten von Gussgerüsten aus Reintitan
Der Einsatz von Titan ist in der restaurativen Zahnmedizin aufgrund der geringeren Materialkosten und einer günstigeren Biokompatibilität Anfang der 1990er Jahre vorangetrieben worden (*Küpper* 1989). Eine erste Methode, Titan speziell als Gerüstmaterial in der Zahntechnik zu verarbeiten, geschah mit Hilfe der Gusstechnik über eine Wachsmodellation. Diese Möglichkeit für verblendete Kronen und Brücken wurde durch den modernen Einsatz von digitalgestützten Verfahren wie Frästechnik und Metalldruck weitgehend abgelöst (vgl. Kap. 25.3.1.3 und 25.4.2.3).

Die Gusstechnik ist aufgrund der starken Reaktion des Titans mit Sauerstoff besonders schwierig und erfordert besondere Gusseinrichtungen mit Schutzgas. Bedingt durch die zusätzliche Reaktion des geschmolzenen Titans mit dem Tiegel und der Einbettmasse, entsteht eine raue und spröde Gussoberfläche (alpha-case), die je nach Größe des Gussobjekts bis zu 200 µm dick sein kann. Aufgrund dieser Faktoren ist die Passgenauigkeit von Gerüsten aus Titan eingeschränkt (*Witkowski* 2006a). Des Weiteren sind besondere Geräte, z. B. ein Laserschweißgerät, erforderlich, die das Zusammenfügen zweier Teile ermöglichen. Die keramische Verblendung erfolgt mit einer speziellen niedrigsinternden Keramik, die mit ihrem WAK auf das Titan abgestimmt sein muss. Klinische Verfahren sind gerade auf dem Gebiet des Keramik-Titanverbundes aufmerksam zu verfolgen, da dieser unterhalb der Verbundfestigkeit der konventionellen Metallkeramik liegt. Titangerüste, die aus vorgefertigten Blöcken herausgefräst wurden, weisen bessere Verbundfestigkeitswerte zur Verblendkeramik auf als auf gegossenen Gerüsten (*Reinhardt* 2008). In einer klinischen Studie über 6 Jahre wurde nochmals auf die Notwendigkeit einer anatomisch unterstützten Gerüstkontur für die Verblendkeramik auf gefrästen Kronengerüsten aus Titan hingewiesen (*Mansour* et al. 2013).

25.3.1.2 Galvanotechnisch hergestellte Gerüste aus Feingold
Bei der Galvanotechnik wird mit Hilfe der Elektroformung ein Feingoldkäppchen auf einem Modellstumpf hergestellt. Dieses Feingoldkäppchen stabilisiert die keramische Verblendkrone durch das Verbundsystem Gerüst/Verblendung und definiert eine exzellente Passgenauigkeit zum Stumpf. Die Dicke dieser Feingoldschicht kann durch die Länge des Galvanisierungsvorganges bestimmt werden. Aufgrund des gleichmäßigen Schichtwachstums ist es nicht möglich, eine individuelle anatomisch reduzierte Gerüstkontur aufzubauen. Das Feingoldmaterial schlägt sich überall dort nieder, wo ein Silberleitlack auf den Stumpf aufgetragen wurde. Da das Feingoldwachstum im Randbereich nicht kontrollierbar ist, kommt es dort zu einem Überschuss. Dieser Überschuss muss individuell mit rotierenden Instrumenten reduziert werden. Die keramisch verblendeten Galvanokäppchen weisen eine geringere Festigkeit auf als metallkeramische Kronen mit einem gegossenen Gerüstmaterial. Klinische Erfahrungen haben aber gezeigt, dass eine ausreichende Stabilität für Einzelkronen im Front- und Seitenzahnbereich gewährleistet ist.

Die Anfertigung von Brückenkonstruktionen kann nur durch eine Kombinationstechnik aus elektrogeformten Stumpfkäppchen und einem gegossenen Brückenteil geschehen. Dieses Zwischengliedteil kann dann durch eine E-klammerartige Verbindung auf den Galvanokäppchen der Pfeilerzähne abgestützt werden. Die beiden Teile lassen sich mittels eines Hochtemperaturklebers miteinander verbinden (*Horn* und *Kappert* 1992).

Die Befürworter der Galvanotechnik sehen eine wesentliche Indikation für Frontzahnkronen, da das Galvano-Gerüst nur eine Schichtdicke von 0,1 bis 0,2 mm aufweist und daher weniger Zahnsubstanz wegpräpariert werden muss bzw. mehr

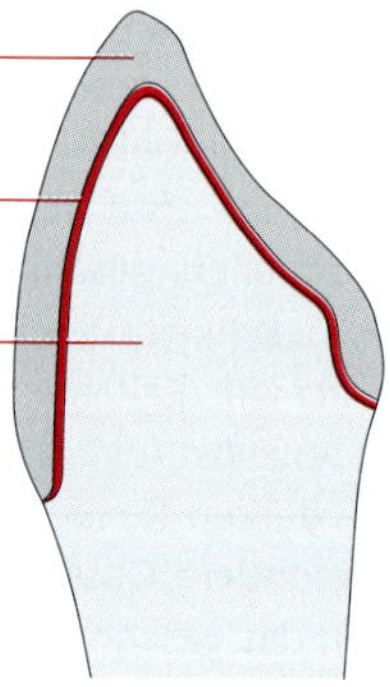

Abb. 25-13 Querschnitt einer keramisch verblendeten Galvanokrone. Merkmal ist die gleichmäßige Schichtdicke der Goldkappe ohne anatomische Unterstützung der Verblendkeramik.

Platz für die keramische Verblendung zur Verfügung steht als in der herkömmlichen Metallkeramik. Weiterhin lässt sich durch das goldfarbene Gerüstmaterial eine bessere ästhetische Tiefenwirkung der Verblendung erreichen (Abb. 25-13).

Zur Herstellung der Feingoldkäppchen werden konventionell angefertigte Sägemodelle verwendet. Für den Galvanovorgang müssen die einzelnen Gipsstümpfe dubliert werden. Die Duplikatstümpfe aus Gips werden mit einer Kupferelektrode versehen, wobei diese unterhalb der Präparationsgrenze des Stumpfes angebracht wird. Durch das Auftragen eines Leitsilberlacks wird die Extension der Feingoldschicht festgelegt. Dabei wird eine Verbindung zwischen eigentlicher Gerüstkappe und der Kupferelektrode mit Leitsilberlack hergestellt. Der Galvanovorgang erfolgt in einem speziell dafür entwickelten Galvanogerät. In diesem Gerät befindet sich ein zyanidfreier Elektrolyt, in welchen die Objekte gehängt werden. Die Kupferelektrode, an der die Objekte angebracht sind, wird mit einem Schrumpfschlauch isoliert, damit es dort nicht zu einem Goldniederschlag kommt. Das Galvanogerät ist mit einem Niederspannungsgleichstromsystem und den dazugehörigen Reglern sowie der Kontrolleinheit ausgestattet. Im Zuge der Elektroformung schlägt sich Feingold, das in dem Elektrolyten gelöst ist, mit Hilfe von elektrischem Strom auf den mit Leitlack versilberten und somit leitfähig gemachten Teil des Duplikatstumpfs nieder. Dabei lagern sich Metallionen ohne Dimensionsänderung auf der Modellstumpfoberfläche ab.

Der beschichtete Modellstumpf wird als Kathode (Minus-Pol) geschaltet, ein Metallgitter im Inneren des Elektrolytbeckens dient als Anode (Plus-Pol). Bei angelegter Spannung wandern die Gold-Ionen zur Kathode und scheiden sich als metallisches Gold ab.

Die Dauer des automatischen Galvanisiervorgangs beträgt je nach gewünschter Schichtdicke und Systemtyp einige Minuten bis zu einigen Stunden. Nach Abschluss der Elektroformung werden die Stümpfe aus dem Elektrolyten entnommen und die Feingoldkäppchen können vom Gipsstumpf chemisch getrennt werden. Die Goldkäppchen müssen im Randbereich gekürzt werden (Abb. 25-14).

Es ist möglich, einen grazilen oder einen verblendeten Metallrand zu gestalten. Die Verblendung erfolgt mit konventionellen keramischen Aufbrennmassen. Da die Feingoldkäppchen keine unedlen Bestandteile für den notwendigen Keramik-Metall-Verbund aufweisen, muss zuvor ein Bonder auf die Goldkäppchen aufgebrannt werden. Darauf wird dann die keramische Verblendung beginnend mit Opaker aufgetragen und mit Dentin- und Schneidemassen fortgesetzt.

Als Vorteile für die Galvanotechnik werden in der Literatur drei Punkte angeführt:

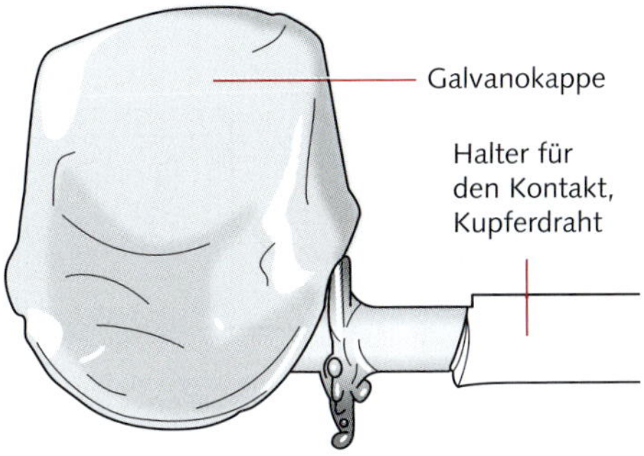

Abb. 25-14 Die galvanogeformte Gerüstkappe nach Entfernen des Gipsstumpfs. Der Kontaktdraht befindet sich im Bereich der überextendierten Ränder.

- Das Gerüstmaterial: Es besteht aus reinem Gold und entspricht daher einem biokompatiblen Material.
- Die dünne Schichtdicke: Dadurch wird genügend Platz für eine ausreichend starke keramische Verblendung ermöglicht.
- Die Passgenauigkeit des Goldkäppchens: Da sich das Feingold gleichmäßig um den Duplikatstumpf niederschlägt, weist die Kappe eine gleichmäßig gute Passgenauigkeit am Stumpf auf. Im Randbereich muss die Länge des Kronenrands allerdings manuell mit rotierenden Instrumenten gekürzt werden.

Als Nachteil der Galvanotechnik kann die notwendige Anfertigung eines Duplikatstumpfs angesehen werden. Außerdem sind für dieses Verfahren zusätzliche Geräte für das zahntechnische Labor notwendig. Eine der Haupteinschränkungen für die Galvanotechnik ist die limitierte Indikation (nur für Einzelkronen geeignet) und die fehlende anatomisch reduzierte Kontur. Brückenverbände lassen sich nur mit einem separat gegossenen Zwischengliedanteil und durch späteres Einkleben anfertigen (*Horn* und *Kappert* 1992). Der Einsatz der Galvanotechnik für Gerüste für die Verblendtechnik ist heute nicht mehr gebräuchlich. Kostengünstigere Alternativen aus Vollkeramik in Kombination mit einer CAD/CAM-Fertigung haben den Einsatz des Feingoldes ersetzt. Die Galvanotechnik findet heute noch Anwendung, um Sekundärteile in der Doppelkronen- und Implantatstegtechnik anzufertigen.

Produktbeispiele für Galvano-Systeme sind: Grammat optimo2 (Gramm Technik, D-Ditzingen), Helioform HF700 (Hafner, D-Pforzheim), Preciano iQ (Kulzer, D-Hanau).

25.3.1.3 Mittels CAD/CAM-Verfahren hergestellte (subtraktiv gefräste) Gerüste aus Legierungen

Das erste System, welches für eine lokale Anwendung innerhalb eines Labors den Einsatz eines computergestützten Ablaufs verfolgte, war das DCS-System (DCS, CH-Allschwil; nicht mehr am Markt seit 2007). Dies entwickelte sich aus dem Bedürfnis heraus, eine Alternative zur Gusstechnik für das Reintitan zu finden. Anfang der 1990er Jahre war der dentale Gebrauch von Reintitan aufgrund hoher Goldpreise aktuell geworden. Es wurden Techniken und Maschinen aus der bereits vorhandenen CNC-(Computer Numerical Control) Bearbeitungstechnik angepasst. Dies benötigte einige Jahre und es entstand eine sog. CAD/CAM (Computer Aided Design/Computer Aided Manufacturing)-Systemkette (*Hohmann* und *Hielscher* 2012b) (Abb. 25-15).

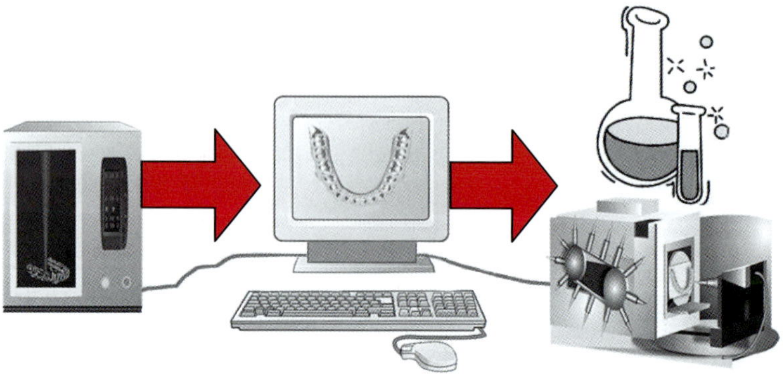

Abb. 25-15 Die Komponenten in einem CAD/CAM-System. Links: Scanner für dentale Arbeitsmodelle. Mitte: Software für die Gestaltung. Rechts: Ausgabegerät mit Werkstoff zur Herstellung des Bauteils.

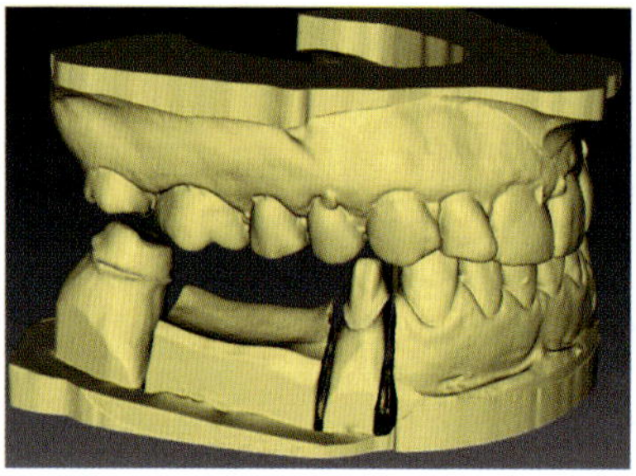

Abb. 25-16 Darstellung der digitalisierten Modelle im CAD-Programm. Oberkiefer als Gegenkiefer, Unterkiefer mit Brückensegmenten des Sägemodells. Die Modelle befinden sich im virtuellen Raum der Software.

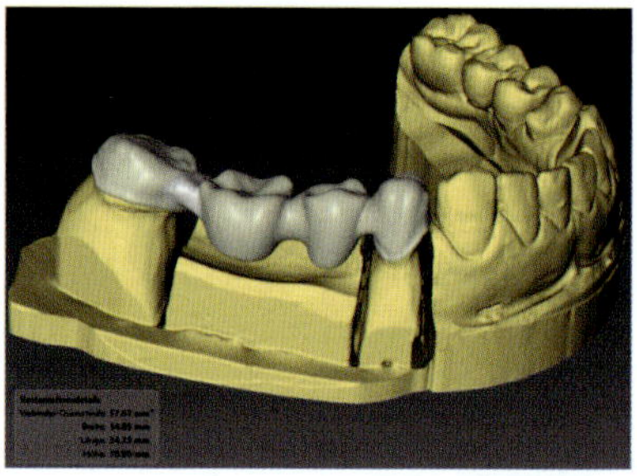

Abb. 25-17 Konstruktion einer zweigliedrigen Brücke zur Vollverblendung. Die Software hat die Vollanatomie der Zähne 44-47 zu einem Gerüstdesign rechnerisch und automatisch reduziert. Die einzelnen Brückenglieder werden mit den Verbindern vereinigt. Die Angaben der Dimensionen betreffen den aktiven Verbinder distal von Brückenpfeiler 44.

Hierbei werden prinzipiell drei Arbeitsstufen durchlaufen (*Strub* et al. 2006):

- **Digitalisieren der relevanten Information.** Ziel ist das präzise Erfassen einer Zahnpräparation indirekt auf dem Modell oder direkt im Mund des Patienten. Ist Letzteres möglich, können eine Abformung und die dadurch möglichen Fehler entfallen. Das Arbeitsmodell wird in diesem Fall mittels eines generativen Verfahrens auf Grundlage eines Datensatzes erstellt (Abb. 25-16).
- **Konstruktion der Restauration mittels CAD.** Bei diesem Arbeitsschritt ist es möglich, das anzustrebende Formteil auf einem Bildschirm auf den virtuellen Zahnstumpf zu konstruieren. Bei fortgeschrittenen Systemen werden das Okklusionsrelief der Antagonisten und/oder ein Wax-up am Bildschirm zur Orientierung berücksichtigt (Abb. 25-17).
- **Restaurationsherstellung mittels CAM.** Hierbei wird das Formteil mit Hilfe eines computergesteuerten Ausgabegeräts (auf- oder abtragend) hergestellt. In der Metallkeramik wird in diesem Arbeitsschritt nur das Gerüst erzeugt, das dann konventionell mit Keramik verblendet wird. Es ist jedoch auch möglich, die gesamte Restauration als Vollkontur einschließlich der äußeren Zahnkonturen (vollanatomisch) fertigzustellen (Abb. 25-18).

Abb. 25-18 Eine Fräse bearbeitet einen Materialrohling. Je nach Anzahl der Achsen entsteht die mögliche Maschinenkinematik; hier 5-Achs-Fräsgerät: Werkzeug und/oder Werkstück bewegen sich in den Raumachsen linear (X-, Y- und Z-Achse). Zudem können sowohl Werkzeug als auch Werkstück in jeweils einer Raumachse rotieren, was insgesamt eine Fräsung in 5 Dimensionen – wichtig für Unterschnitte – ermöglicht.

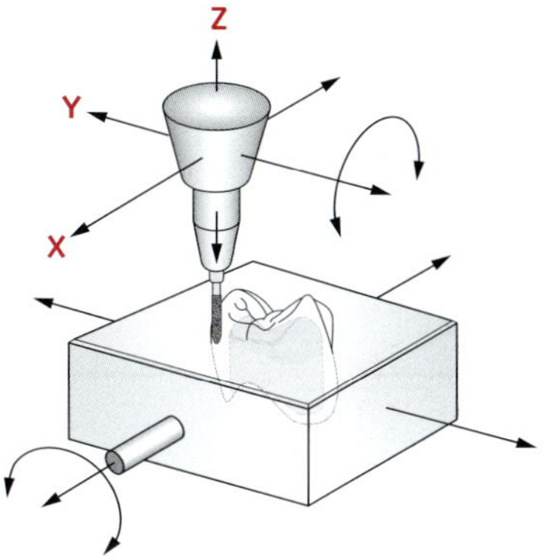

Grundlage der CAD/CAM-Technologie ist eine kompatible Weitergabe der einzelnen Datensätze an den folgenden Prozessschritt. Dieser muss den digitalen Datensatz verstehen und weiterverarbeiten können. Ist dies gewährleistet, kann man von einem kompatiblen Datenfluss sprechen. Das bedeutet in der Praxis, dass die erstellten Daten des Scanners von der CAD-Software aufgenommen und in eine dreidimensionale Oberfläche umgesetzt werden können. Die CAD-Software erstellt auf Grund der Konstruktion einen Volumendatensatz mit dem gewünschten Formteil. Diese Volumendaten werden an die CAM-Anlage weitergegeben, die diese verarbeitet und in maschinen-, werkstoff- und werkzeugspezifischen Parameter umsetzt. Es entsteht so eine interne Maschinensteuerung mittels der maschineneigenen CAM-Software. Es sind also mindestens drei Softwarepakete in dieser Kette beteiligt. Bezüglich des Datenflusses unterscheidet man zwei Konzepte:

- Der Datenaustausch ist in eine systemspezifische Sprache verschlüsselt und es liegt ein aufeinander abgestimmter Datenaustausch von Seiten des Herstellers vor. Einzelne Soft- und Hardwarekomponenten in dieser Prozesskette können nicht willkürlich ausgetauscht werden. Auch der Werkstoff ist bei diesem Konzept Teil des sog. geschlossenen Systems.
- Der Datenaustausch findet in einem kompatiblen Industrieformat statt. Die Software, die Hardwarekomponenten und der Werkstoff werden individuell zusammengestellt und aufeinander abgestimmt; es handelt sich hierbei um ein sog. offenes System. Hier ist ein spezielles Fachwissen erforderlich.

Die Anzahl der CAD/CAM-Systeme oder auch einzelner Komponenten hat in den letzten Jahren zugenommen. Prinzipiell erlauben in der Zahntechnik eingesetzte CAD/CAM-Systeme eine Automatisierung bestimmter Arbeitsschritte in der Herstellungskette von Zahnersatz. Die Schwierigkeiten bestehen nicht beim dreidimensionalen Einlesen von Oberflächen (Digitalisieren) der Modelle, sondern vielmehr bei der intraoralen digitalen Erfassung (IOS) von komplexen klinischen Situationen. Hier ist die noch unzureichende Genauigkeit bei größeren Brückenspannen zu nennen. Die maschinelle Herstellung sollte zudem die nötige Genauigkeit ohne aufwändige Nacharbeitungsphasen leisten können. Diese Nacharbeitungszeiten für eine Feinaufpassung variieren von Anlage zu Anlage und zwischen den verwendeten Materialien (*Witkowski* 2006a) (Abb. 25-19).

Die gebräuchlichste computergestützte Fertigung von Zahnersatz als Verbundsystem mit Metallgerüst erfolgt subtraktiv mittels Fräsen und Schleifen aus Mate-

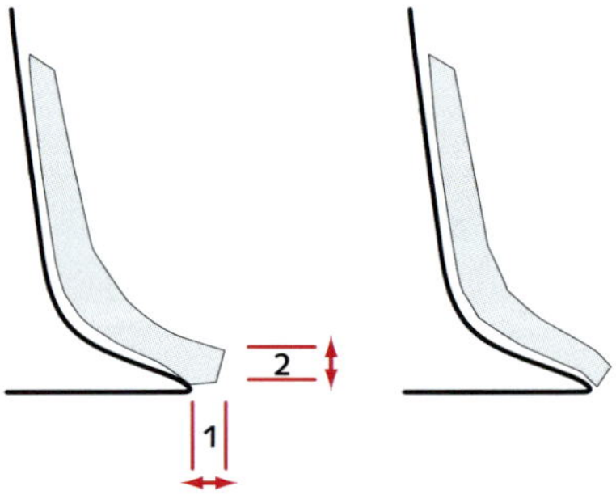

Abb. 25-19 Randgestaltung nach maschineller Bearbeitung und leichter Überkontur (links). Randgestaltung nach manueller Nachbearbeitung (rechts). Je nach Werkstoff und Maschine werden unterschiedlich genaue Ergebnisse erzielt (1 = horizontale Überkontur, 2 = vertikale Überkontur).

rialblöcken oder generativ mittels selektivem Laser-Melting (siehe Kap. 25.3.1.4). Beim Fräsen und Schleifen ist die Größe des kleinsten möglichen Werkzeuges für das jeweilige Material ein entscheidender Faktor für die Passgenauigkeit im Innenbereich einer Krone und bei der Kauflächengestaltung. Auf dem Gebiet der computergestützten Herstellung (CAM) von Zahnersatz gab es in den vergangenen Jahren erhebliche Fortschritte im Bereich Genauigkeit und Restaurationsvielfalt. Je nach Werkstoff und Fertigungsanlage wird eine unterschiedliche Palette an Möglichkeiten angeboten (*Witkowski* 2019) (Abb. 25-20).

Im Bereich implantatgetragener Restaurationen und Aufbauten sind besondere Kenntnisse und komplexe Maschinen (CAM) erforderlich (*Strub* und *Witkowski* 2009). Werden die Metallgerüste mittels Maschinenfräsung aus industriell hergestellten Materialblöcken gefertigt, können Materialien zur Anwendung kommen, die sonst gusstechnisch schwierig und nur unter Qualitätseinbußen zu verarbeiten sind. Die Materialgruppen Reintitan und NEM-Legierungen können mit einer maschinellen Verarbeitung deutlich besser in Form gebracht werden als mit konventionellen Gusstechniken. Zudem ist die Werkstoffqualität aufgrund der industriellen Fertigung der Rohlinge konstant und reproduzierbar, vorausgesetzt, dass die hergestellten Werkstücke bei einer manuellen Nachbearbeitung, wie bei einem Verblendvorgang, nicht geschädigt werden. Mit subtraktiv arbeitenden CAD/CAM-Systemen lassen sich metallische Gerüste für Einzelzahn- und Brückenrestaurationen sowie Kauflächen für vollanatomische Restaurationen herstellen.

Die einzelnen Systeme lassen sich bezüglich des Ortes der Herstellung in drei große Gruppen unterteilen (*Witkowski* 2005). Hierbei ist es sekundär, ob eine Digitalisierung oral oder auf dem Modell erfolgt.

- Die Produktion der Teile findet immer in sog. Fertigungszentren statt. Eine Platzierung der Ausgabemaschine (CAM) ist in einem Labor oder einer Zahnarztpraxis nicht möglich. Lokal werden nur Scanner mit der Scan-Software betrieben.
- Die Platzierung eines Ausgabegeräts (CAM) ist lokal möglich. Je nach Anlage verarbeitet diese das Material auf- oder abtragend. Zahlreiche Anbieter sind hier mit Scannern, Software und Maschinen am Markt.
- Der Einstieg in die Fertigung kann schrittweise erfolgen. Ein Systemanbieter bietet als Einstieg einen Scanner und die Software, und zur Fertigung ein angeschlossenes Produktionszentrum. Als Folgeschritt kann der Anwender, zeitlich verzögert, eine Anlage lokal betreiben. Ein erfolgreiches Beispiel hierfür ist das Cerec InLab System (Dentsply Sirona, D-Bensheim).

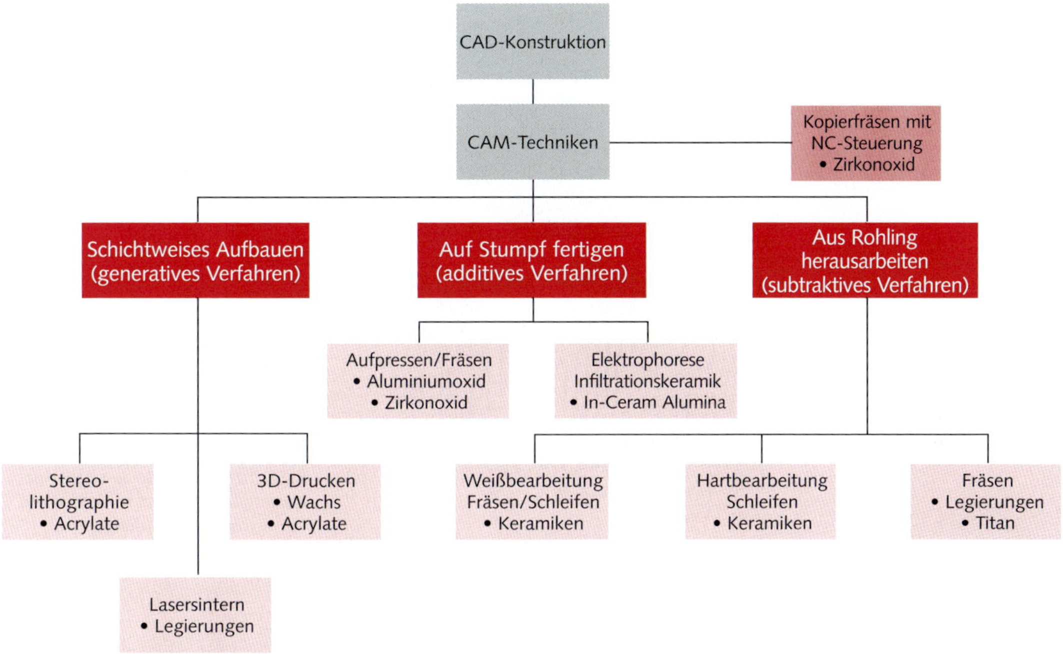

Abb. 25-20 In der dentalen CAM-Applikation können drei Kerntechnologien (vollrot) unterschieden werden.

Die Gerüste für die Metallkeramik können aus einem Reinmetall oder aus einer Legierung bestehen. Die für die einzelnen Systeme verwendeten Rohmaterialien werden als Blöcke oder Scheiben (Ronden) geliefert. Manche Systeme erlauben die Bearbeitung nur eines, andere unterschiedlicher Materialien. Bei der Herstellung einer Gerüstkappe oder eines Brückenverbands mittels CAD/CAM kann auf das Aufwachsen, Einbetten und Gießen der Restauration verzichtet werden. Auf diese Weise lässt sich bei der Gerüstherstellung besonders bei großen Arbeiten Zeit sparen; zudem können die in diesen Arbeitsschritten sonst leicht auftretenden Fehler umgangen werden.

25.3.1.4 Mittels CAD/CAM-Verfahren generativ mit selektivem Laser-Melting hergestellte Gerüste aus Legierungen

Das generative Verarbeiten von Metallen beruht auf dem lagenweisen Verschmelzen von Pulverschichten. Anfänglich wurden zwei Pulver-Komponenten verarbeitet. Die höher schmelzende Komponente wurde versintert und bildete ein dreidimensionales Netzwerk, in das die niedrigschmelzende Komponente floss. Später wurden Pulver ein und derselben Zusammensetzung verarbeitet. Diese wurden durch einen Laserstrahl nicht nur partiell aufgeschmolzen. Der Begriff Lasersintern, wie er anfänglich gebraucht wurde, ist daher etwas irreführend. Die Verarbeitung geschieht immer durch das Aufschmelzen der Pulverpartikel. Heute hat sich der zutreffendere Begriff Laserschmelzen (engl. selective laser melting, SLM) durchgesetzt. Bei der generativen Verarbeitung sind die Begriffe Lasersintern und Laserschmelzen als synonym anzusehen (*Strietzel* 2019).

Beim Laserschmelz- bzw. selektiven Laser-Melting(SLM-)Verfahren wird der Werkstoff generativ, also additiv, aufgebaut. Der Vorteil gegenüber der Fräs- und

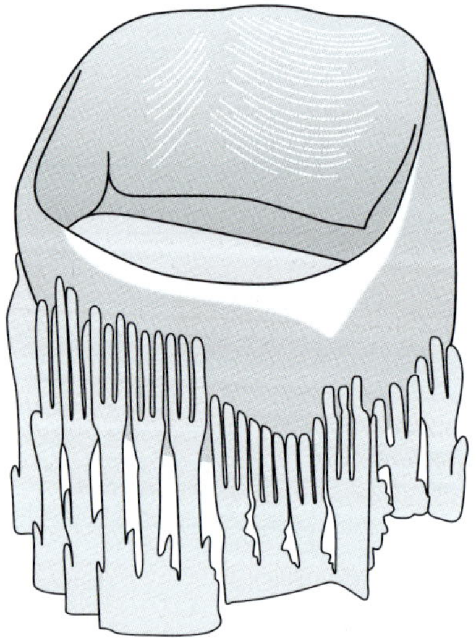

Abb. 25-21 Vollkronen generativ aufgebaut. Deutlich sind die Baustützen sichtbar. Je nach Platzierung liegen diese in Bereichen, die verblendet werden.

Schleiftechnik liegt darin, dass kein Material durch subtraktive Vorgänge verloren geht und dass kein Verschleiß an Werkzeugen entsteht. Es können alle Formteile hergestellt werden, ohne dass Werkzeuggeometrien dies limitieren wie in der Fräs- und Schleiftechnik. Es ist ebenfalls möglich, Teile mit Hohlräumen zu generieren. Bei der SLM-Technik wird ein Legierungspulver mittels eines Laserstrahls lokal begrenzt und hochpräzise verschmolzen (*Revilla-León* et al. 2019). Das Bauteil wächst Schicht für Schicht auf einer Bauplattform, die sich je nach System um etwa 20 µm absenkt. Begonnen wird der Vorgang mit dem Erstellen von Baustützen, die das eigentliche Bauteil, z. B. Brückengerüst, auf der Bauplattform tragen (Abb. 25-21). Mit jedem Schritt wird eine feine Schicht Legierungspulver flächig aufgetragen, und der Laserstrahl schmilzt selektiv nur die erforderlichen Bereiche des Pulvers. Für die Folgeschicht wird die Bauplattform erneut abgesenkt, Pulver appliziert und geschmolzen (Abb. 25-7). Die Abstimmung zwischen Legierungspulver und Laser ist hier sehr wichtig und benötigt Fachwissen. Außerdem müssen die einzelnen Schmelzschichten möglichst klein sein, um einen „Treppeneffekt" an der Oberfläche des Werkstücks zu vermeiden. Dies ist besonders im Randbereich für eine gute Passgenauigkeit der Restauration am Zahnstumpf entscheidend. Die hergestellten Gerüste werden mit kompatibler Silikatkeramik als Verbundsystem verblendet.

Die erste Firma, die die SLM-Technik im dentalen Bereich einführte, war die Bego Medical (D-Bremen) im Jahre 2002 (*Strietzel* 2019). Bevorzugt werden mit dieser SLM-Technik dentale Nichtedelmetall-Legierungen verwendet, die bereits mittels Gusstechnik in der Prothetik eingeführt waren. *Rudolph* und *Setz* (2007) fanden hierfür in einer In-vitro-Untersuchung mit keramisch verblendeten Molarenkronen mit Metallrand nach dem Zementieren einen mittleren Randspalt von 29,2 µm. Dies sind für Restaurationen aus einer NEM-Legierung gute Werte im Vergleich zur konventionellen NEM-Gusstechnik. Klinische Untersuchungen bestätigen akzeptable Passung und Haltbarkeit von Einzelkronen (*Quante* et al. 2008, *Abou Tara* et al. 2011).

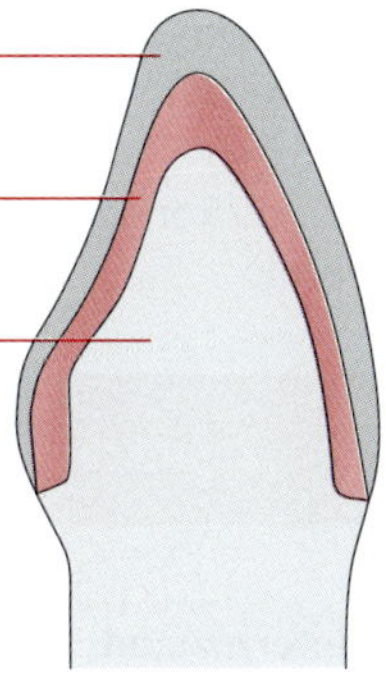

Abb. 25-22 Querschnitt durch eine Vollkeramikkrone mit Keramikgerüst. Deutlich sichtbar ist der Materialunterschied zwischen Gerüst- und Verblendkeramik. Außerdem ist eine systembezogene Zahnpräparation erforderlich.

25.4 Vollkeramische Systeme

Bei vollkeramischen Systemen handelt es sich um metallfreie Kronen und Brücken, die aus einem keramischen Verbundsystem aus Gerüst und Verblendung bestehen oder aus einer monolithischen Restauration aus einer Keramik. Eine weiterführende Entwicklung sind Mehrschichtkeramiken (Multitlayer-Keramiken). Der Begriff „Vollkeramik" ist für alle Typen gebräuchlich und macht keine Differenzierung möglich. Historisch betrachtet gab es seit Ende der 1960er Jahre zahlreiche Versuche, um eine ideale Versorgungsart bzgl. Festigkeit, optischer Eigenschaften und Biokompatibilität zu finden (Tab. 25-1). Keramiken waren hier immer eine interessante Werkstoffgruppe. Anfänglich spielte die Jacketkrone eine wichtige Rolle. Hierbei umgibt die Keramik bzw. Keramikschichten den gesamten Zahnstumpf wie mit einem Mantel (engl. Jacket) (Abb. 25-22), woraus sich der Name Mantel- bzw. Jacketkrone ableitete. Mantel- oder Jacketkronen sind seit Mitte der 1980er Jahre weitgehend verschwunden. Aufgrund ihrer geringen Festigkeit haben sie sich klinisch nicht bewährt. In ihrer klassischen Form beschränkte sich ihre Indikation ausschließlich auf das Frontzahngebiet, weshalb sie rasch durch die Metallkeramikkronen verdrängt wurden.

In den letzten 3 Jahrzehnten erfuhren Vollkeramikrestaurationen aufgrund des Einsatzes von hochfesten Oxidkeramiken als Gerüstmaterial eine Renaissance. Vollkeramische Kronen wurden durch das Bedürfnis nach mehr Ästhetik und Biokompatibilität entwickelt. Ferner sollen durch Metalleinsparung (Gold) die Kosten für Zahnersatz reduziert werden. Gleichzeitig sollte es möglich sein, durch genügend hohe Festigkeitswerte das Einsatzgebiet auf Brücken auszudehnen. Mit Hilfe von Verstärkungsmechanismen in den Keramiken konnten die Festigkeitswerte weiter verbessert werden. Bedingt durch die Veränderungen in den jeweiligen Keramiken ist es zu unterschiedlichen Verarbeitungstechniken für die Formgebung gekommen.

Die keramischen Werkstoffe lassen sich vor allem nach ihrer Darreichung (Ausgangszustand für die Herstellung), ihrem Sinterzustand für die Herstellung und ihrer chemischen Zusammensetzung definieren. Es ergibt sich eine Vielzahl von Kombinationsmöglichkeiten zwischen den angebotenen Ausgangskeramiken, die über einen speziellen Prozess in Form gebracht werden müssen (Abb. 25-23). Je nach Ausgangszustand und Herstellungsprozess können unterschiedliche Abläufe mit unterschiedlichen Geräten notwendig werden.

Wichtiger Bestandteil des Herstellungsprozesses ist die Art und Weise, wie die Oberfläche der Restauration geglättet und mit zahnähnlichem Glanz verse-

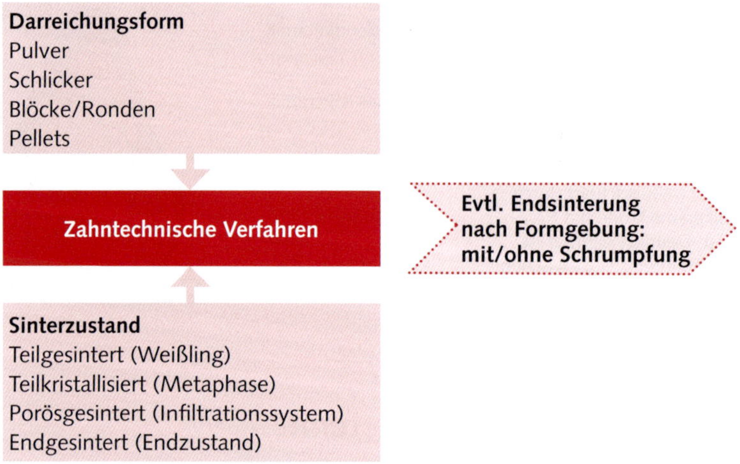

Abb. 25-23 Einteilung der Keramiken nach Art des Ausgangszustands bei der Formgebung.

Tab. 25-4 Einteilung der Möglichkeiten der Oberflächenvergütung und deren Zeit- und Geräteaufwand. (*Für das Endsintern von Oxidkeramiken ist ein Brennofen mit Temperaturen um 1600 °C erforderlich. Für das Sintern von Silikatverblendkeramiken und Glasurmassen ist ein Brennofen mit Vakuum für Temperaturen von 700 bis 900 °C erforderlich. Es gibt auch Multifunktionsöfen [two-in-one]).

Technik	Werkstoffe	Geräteaufwand	Zeitaufwand	Gesamtaufwand
Poliertechnik (manuell, mechanisch)	(Lithium-)Silikatkeramik, Verbundwerkstoffe, Komposite	kein	chairside in einer Sitzung	gering
Maltechnik mit Glasurbrand (mit zusätzlicher Oberflächenfarbe)	(Lithium-)Silikatkeramik, Oxidkeramiken	Hochtemperatur- und Sinterofen erforderlich*	chairside mit einem Keramikbrand	mittel
Schichttechnik (Ergänzung des Trägermaterials mit Silikatkeramik und mehreren Bränden)	(Lithium-)Silikatkeramik, Oxidkeramiken, Legierungen	Hochtemperatur- und Sinterofen erforderlich*	Laborprozess mit umfangreichen Arbeitsschritten	sehr hoch

hen wird (Tab. 25-4). Man spricht hier auch von einer Oberflächenvergütung, die nicht nur für die Biokompatibilität und das Abrasionsverhalten, sondern auch für die Dauerfestigkeit des Materials in der Mundhöhle verantwortlich ist (*Lohbauer* 2018). Homogene Werkstoffe im Endzustand können mechanisch aufpoliert werden und bieten eine perfekte glatte Oberfläche (vgl. Kap. 27.10.2 Oberflächenkorrekturen an der Keramik). Hingegen werden weniger homogene Werkstoffe wie z. B. geschichtete Verblendkeramik häufig mit einer Glasurmasse zur besseren Verdichtung der Oberfläche versehen. Glasurmassen werden auch erforderlich, wenn zur farblichen Angleichung oberflächliche Keramikfarben aufgesintert werden.

Die Anforderungen an die Materialien aus werkstoffkundlicher, technischer und klinischer Sicht und deren Herstellungsmethoden wurden in den letzten Jahren eingehend geprüft. Es herrscht weitgehende Übereinstimmung, dass die vollkeramischen Systeme für kleinere Brücken und Kronen sowie für Inlays, Onlays und Verblendschalen eingesetzt werden können. Grundsätzlich gilt: Bei modernen Vollkeramiksystemen ist die Studienlage zu berücksichtigen, da nur für einige Indikationen und Materialien verlässliche klinische Langzeiterfahrungen vorliegen.

Es ist auf eine strenge Indikationsstellung, auf eine korrekte Mindestschichtstärke und die richtige Befestigungsart im Munde für das jeweilige System zu achten (siehe Kap. 24.6).

Im Folgenden werden exemplarisch die wichtigsten Vollkeramikentwicklungen und deren Systeme beschrieben. Aufgrund der großen Vielfalt an artverwandten Produkten können nicht alle aufgeführt werden. Wichtig sind die Zuordnung der Keramiken zu den einzelnen Restaurationstypen, Herstellungstechniken und den daraus resultierenden Werkstoffeigenschaften für die Klinik. Neben der Dauerfestigkeit spielen die Aspekte der Konditionierung für die Befestigung und die Möglichkeiten für eine Endpolitur der Oberfläche nach notwendigen Korrekturen eine wichtige Rolle.

25.4.1 Gerüstherstellung für keramische Verbundsysteme

25.4.1.1 Mit manuellen Techniken hergestellte Keramikgerüste (historisch)

Die Entwicklungsgeschichte von Herstellungsverfahren in der Vollkeramik wurde in den 1980er Jahren durch einige Innovationen beschleunigt. Grundmassen mit einem Anteil an Aluminiumoxid-Partikeln wurden eingeführt. Dadurch werden Biege- und Zugfestigkeit der gesamten Krone im Vergleich zu einer Krone aus monolitischer Silikatkeramik erhöht. Die Grundmasse wird als sog. Hartkern auf einer Platinfolie als Trägermaterial aufgetragen, gesintert und die Verblendkeramik anschließend nach der konventionellen Schichttechnik mehrmals aufgebrannt (Abb. 25-24). Dieses Kronensystem, das in zwei Generationen Verwendung fand, wurde nach ihrem Erfinder „McLean Jacketkrone" genannt (*McLean* 2001). In den Anfängen musste eine Balance zwischen Zusammensetzung der Gerüstkeramik (Anteil an Oxidkeramik für die Erhöhung der Stabilität) und der damit bedingten Sinterschrumpfung gefunden werden. Eine Erhöhung des Oxidanteils bedingt auch eine Erhöhung der notwendigen Sintertemperatur, was zu einer Erhöhung der Sinterschrumpfung führen kann. Dies stellt wiederum eine Herausforderung für die Herstellungstechnik dar, um die Schrumpfung für eine gute Passgenauigkeit auszugleichen.

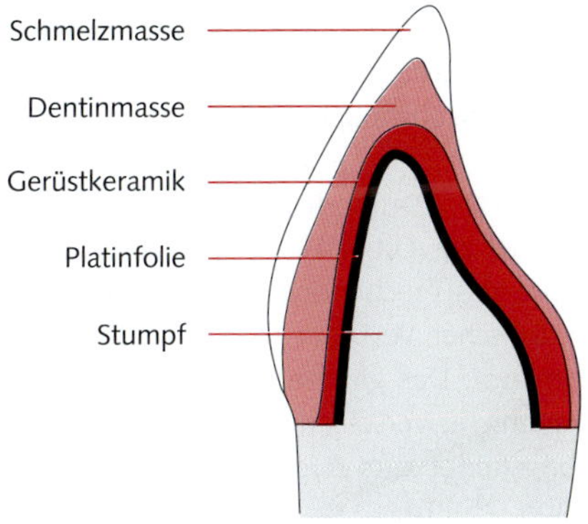

Abb. 25-24 Schematischer Querschnitt durch eine Jacketkrone mit Keramik nach *McLean*. Die Platinfolie wurde in der ersten Generation nach den Keramikbränden entfernt.

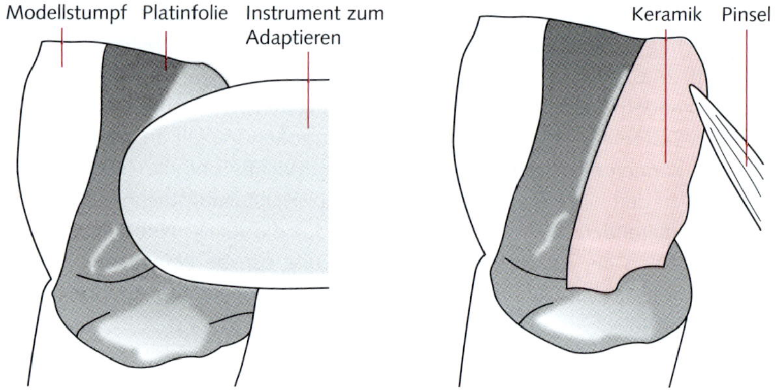

Abb. 25-25 Adaptieren der Platinfolie an den Modellstumpf (links). Aufschichten der feuchten Sinterkeramik auf eine adaptierte Platinfolie (rechts). Die geschichtete Keramik wird gemeinsam mit der Folie vom Modell abgehoben und gebrannt.

In der Folge entstand ein System für die Gerüstherstellung auch für dreigliedrige Brücken mit einer glasinfiltrierten Aluminiumoxidkeramik (In-Ceram Alumina, VITA Zahnfabrik) (*Claus* 1990). Das In-Ceram-Alumina-Gefüge besteht aus feinstem Aluminiumoxid (Al_2O_3)-Pulver, das – nach Anmischen mit einer Spezialflüssigkeit – mit einem Pinsel auf den dublierten Spezialgipsstumpf aufgebracht wurde. Auf das so entstandene poröse Al_2O_3-Gerüst wird ein lanthanhaltiges Farbglas aufgetragen, das im sog. Infiltrationsbrand aufgrund der Kapillarkräfte und seiner niedrigen Viskosität eingesogen wird. Es resultiert ein hochfestes glasinfiltriertes Al_2O_3-Gerüst, das nach Ausarbeitung und Aufpassen auf das Meistermodell mit einer abgestimmten Verblendkeramik (VM7, VITA Zahnfabrik) verblendet wird. Diese Verfahren mit Einsatz von Infiltrationskeramiken wurden noch einige Jahre mit Hilfe einer gewissen Automatisierung verarbeitet, dann aber von den Gerüsten aus Zirkonoxidkeramik abgelöst (vgl. Tab. 25-1).

Die manuellen Arbeitsschritte dieser Verfahren beinhalteten zahlreiche Fehlerquellen, die eine konstante Qualitätssicherung und somit klinischen Erfolg schwierig machten. Diese Art von Herstellungstechnik wurde für die Herstellung von Vollkeramikkronen vollständig von modernen Werkstoffen und deren Herstellungsverfahren verdrängt und besitzt nur noch eine historische Bedeutung. Eine detaillierte Beschreibung hierzu findet sich in der 4. Auflage dieses Werks (*Witkowski* 2011).

Die Platinfolientechnik wird aktuell für die Herstellung von keramischen Verblendschalen (Veneers) eingesetzt. Dentin- und Schneidemassen können so direkt auf die auf das Modell adaptierte Folie geschichtet und gebrannt werden (*Gütges* 2010) (Abb. 25-25). In der Regel wird bei diesem Vorgehen keine verstärkte Keramik als Unterbau eingesetzt. Im Anschluss an die Keramikbrände wird die Folie entfernt, die Klebefläche des Keramikteils geätzt und das Teil adhäsiv an der Restzahnsubstanz befestigt.

25.4.1.2 Durch Kopierfräsen/-schleifen hergestellte Keramikgerüste

Parallel zur Entwicklung digitalgestützter Systeme entstand Anfang der 1990er Jahre das mechanisch einfache, sog. dentale Kopierfräsen. Dieses wird hier als historischer Vertreter für die erste Fräs- und Schleiftechnik im dentalen Bereich genannt. Das gleiche Prinzip wurde 2004 für die Verarbeitung von Zirkonoxidkeramik in verschiedenen Systemen (z. B. Zirkonzahn, I-Bruneck) mit Vergrößerungsfaktor zum Ausgleich der Sinterschrumpfung wiederentdeckt (*Steger* 2005) (Abb. 25-26).

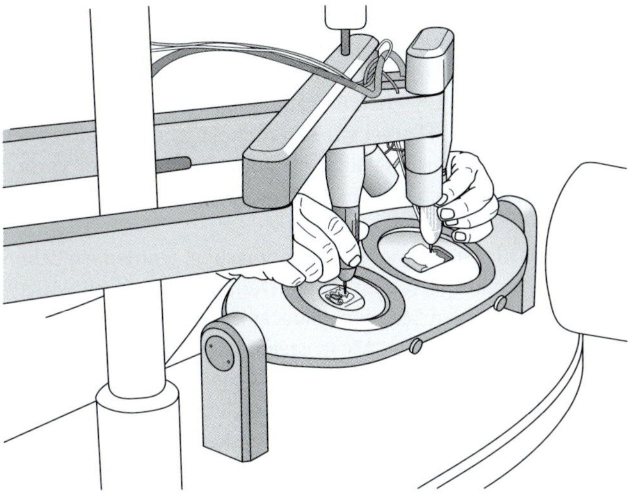

Abb. 25-26 Darstellung eines Kopierfräsers (ZirkonZahn) mit Vergrößerungsfaktor. Rechte Hand: eingespannte Modellation in realer Größe. Linke Hand: Herausfräsen in vergrößerter Form in teilgesinterter Zirkonoxidkeramik.

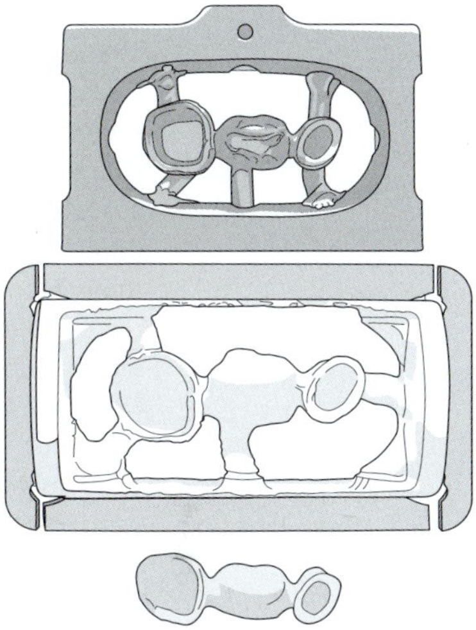

Abb. 25-27 Dreigliedriges Brückengerüst aus Zirkonoxidkeramik in drei Phasen einer Herstellungskette durch CAM-Fräsen (Cercon). Oben: Wachsmodellation des Objekts (in realer Größe) in eine Halterung zum Abtasten eingespannt. Mitte: Brücke in vergrößerter Form aus einem Materialrohling herausgefräst (Weißbearbeitung). Unten: Die Brücke nach dem Endsintern in endgültiger Größe.

Eine Weiterentwicklung dieses Prinzips stellt das Cercon-System (DeguDent, heute Dentsply Sirona) für Zirkonoxidkeramik dar. Es war das erste Verfahren, das teilgesinterte Materialrohlinge aus dieser Oxidkeramik (3Y-TZP) in einem vergrößerten und kreideähnlichen Zustand bearbeitet (*Wohlwend* 2007) (Abb. 25-27). Der Vorteil liegt hierbei in den deutlich geringeren Fertigungskosten im Vergleich zu einer Hartbearbeitung des bereits endgesinterten Zirkonoxids mit Diamanten. Die Bearbeitung erfolgt mit Hartmetallfräsern. Das Verfahren wird als CAM (Computer Aided Manufacturing)-Prozess bezeichnet. Im Gegensatz zum CAD/CAM fehlen in dieser Entwicklungsstufe das Einscannen der Mund- bzw. Modellsituation und das Design in einer Software. Das Cercon-System stellte für einige Jahre eine Übergangslösung zwischen dem manuell geführten Kopierfräsen und dem heutigen CAD/CAM dar. Dieses Herstellungsprinzip wurde nach wenigen Jahren von modernen CAD/CAM-Systemen ersetzt.

25.4.1.3 Mit CAD/CAM-Verfahren subtraktiv hergestellte Keramikgerüste

Bei der Herstellung vollkeramischer Restaurationen mittels maschineller Fertigung können industriell hergestellte Keramiken als Gerüststruktur verwendet werden, die sich durch eine verbesserte mechanische Festigkeit auszeichnen. Die Formgebung dieser Generation von Oxidkeramiken ist manuell nicht möglich und muss weitgehend automatisiert durch CAD/CAM-Systeme erfolgen. Dies macht die Herstellung des Objektes in einer exakt berechneten vergrößerten Form zur Kompensation der Sinterschrumpfung möglich. Das Prinzip der Herstellungskette, bei der eine präparierte Situation digital erfasst und anschließend mit Hilfe einer Software weiterverarbeitet wird, wird in Kapitel 25.3.1.3 beschrieben.

Speziell für die Verarbeitung von dentalen Keramiken wurden seit Anfang der 1980er Jahre umfangreiche Entwicklungsarbeiten durchgeführt. Das erste und bekannteste Beispiel für ein CAD/CAM-System mit intraoraler Aufnahme (Digitalisierung) zur Herstellung von vollkeramischen Restaurationen ist das Cerec-System (Dentsply Sirona)(*Mörmann* 2006). Hierbei wurden monolitische Restaurationen aus Silikatkeramik aus Blöcken herausgeschliffen. Damit können seit der Version Cerec 3D Inlays, Onlays, Verblendschalen, Teilkronen und Einzelkronen vollanatomisch angefertigt werden.

Um dieses System auch für Brücken verfügbar zu machen, wurden ein Laborscanner und eine Laborschleifanlage (Cerec InLab, Dentsply Sirona) entwickelt. Eine neue Generation des intraoralen Scanners (Bluecam, Dentsply Sirona) für die Indikation von Brücken wurde als weiterer Meilenstein in der Entwicklung im Jahr 2009 vorgestellt. In diesem System können Silikat- und Oxidkeramiken verarbeitet werden. Die integrierte Maschinensoftware für die Schleifeinheit im System kann sowohl Formteile in realer Größe (Silikat- und Infiltrationskeramiken) als auch mit Vergrößerung zum Ausgleich der Sinterschrumpfung (reine Oxidkeramiken) berechnen. Die erste Oxidkeramik, die im Cerec InLab-System verfügbar war, war die Infiltrationskeramik In-Ceram Alumina und In-Ceram Spinell (1997).

Seit Einführung von Zirkonoxid (reine Oxidkeramik) als Gerüstmaterial (1994) in Verbindung mit einer digital- und maschinengestützten Anlage der Firma DCS AG wurde dieses Gerüstmaterial immer häufiger eingesetzt (Abb. 25-28, Tab. 25-2). Bei diesem Herstellungskonzept wurden die Formteile aus bereits durchgesinterten Blöcken ohne Vergrößerung (Nassbearbeitung mit Spezialdiamanten) herausgeschliffen. Dieses Vorgehen wurde schnell abgelöst. *Wohlwend* zeigte im Jahre 2002 eine schnellere Bearbeitungsmöglichkeit mit teilgesintertem Zirkonoxid (Cercon, DeguDent), was eine vergrößerte Formgebung und anschließende Sinterung beinhaltet (*Wohlwend* 2007, *Witkowski* 2006). Für Brückenrekonstruktionen als Gerüste oder vollanatomische Teile ist bis heute das Fräsen oder Schleifen aus teilgesinterten Oxidkeramiken das gebräuchlichste Vorgehen (Abb. 25-29).

Je nachdem, in welchem Zustand die Zirkonoxidkeramik in der CAM-Anlage bearbeitet wird, ist die Maschine unterschiedlich ausgelegt und es kommen unterschiedliche Werkzeuge zum Einsatz (Diamanten oder Hartmetallfräser). Die Verarbeitung von verstärkten Silikatkeramiken (Lithiumdisilikat) ist eine weitere Möglichkeit zur Herstellung von keramische Brückengerüsten für die Verblendtechnik, wobei diese überwiegend vollanatomisch oder in Cut-Back-Technik verwendet wird. Der klinische Einsatz unterliegt aber einer besonders strengen Indikationsstellung aufgrund der reduzierten Festigkeit gegenüber Oxidkeramiken. Die materialspezifische Dimensionierung z. B. der Verbinder und Verarbeitung ist sehr wichtig, um technische Misserfolge wie Gerüstfrakturen im Mund zu vermeiden. Eine weitere Indikation ist die sog. Sinterverbundkrone (*Schweiger* und *Beuer* 2009). Das Gerüst wird auf Grundlage eines digitalen Designs am Bildschirm aus einem Zirkonoxidblock mit einer Maschine herausgefräst und ggf. gesintert. Der Anteil der Außenkontur der Verblendung wird ebenfalls über einen zweiten Datensatz der Software aus einem Metha-Disilikatkeramikblock herausgefräst und anschließend kristallisiert. Die beiden Bauteile werden dann über ein glasähnliches Sintermedium zusammengefügt (sog. CAD-on-Technik). Die Silikatkeramik der Verblendung wird abschließend mittels Maltechnik oberflächlich bemalt und glasiert. Eine weitere neue Variante bei diesem Vorgehen ist eine Technik, bei der der Verblendanteil aus einer teilgesinterten Silikatkeramik herausgearbeitet wird. Dieses Teil wird dann durch Brand endgesintert und

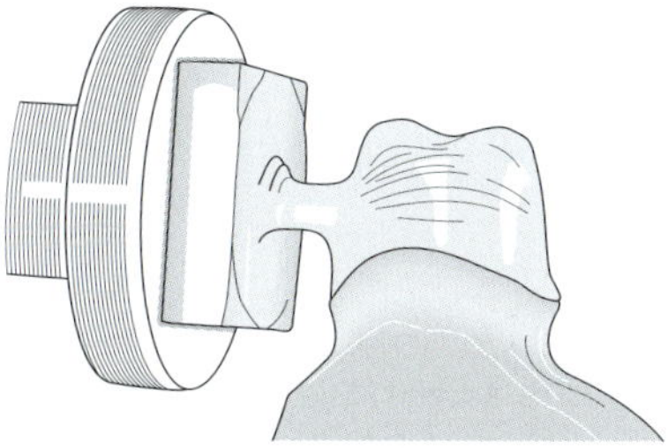

Abb. 25-28 Einzelzahnkappe aus Zirkonoxidkeramik, aus einem Rohling herausgefräst. Es besteht noch Verbindung zum Halter. Die Bearbeitung erfolgte im endgesintertem Zustand (Hartbearbeitung) in endgültiger Dimension.

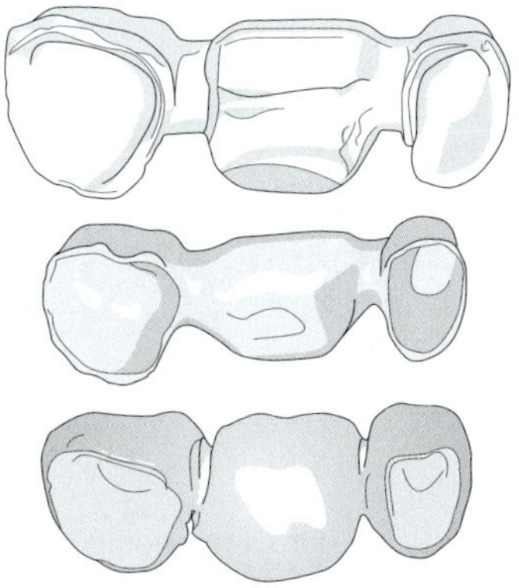

Abb. 25-29 Dreigliedriges Brückengerüst aus Zirkonoxidkeramik in drei Phasen einer Herstellungskette mittels CAD/CAM-Bearbeitung. Oben: Brückengerüst in vergrößerter Dimension nach Herausschleifen aus einem Materialrohling (Weißbearbeitung). Mitte: Gerüst nach dem Endsintern. Unten: Gerüst mit Verblendkeramik nach dem ersten Sinterbrand der aufgeschichteten Verblendkeramik.

gleichzeitig auf das Gerüst gefügt (*Schweiger* et al. 2010b). Zu diesen Varianten und Materialkombinationen liegen noch keine gesicherten Daten bezüglich ihrer klinischen Langzeitbewährung vor.

Der Verbundmechanismus zwischen einer Zirkonoxidkeramik als Gerüst und einer Verblendkeramik aus Silikatkeramik ist bis heute noch nicht vollständig erforscht und bedarf weiterer Klärung. Der klinische Langzeiterfolg kann zwischen den einzeln angebotenen Materialkombinationen variieren. Die mit der Verblendung einhergehenden Vorbereitungs- und Verarbeitungsschritte können zwischen den einzelnen Produkten bzw. Systemen unterschiedlich sein. Die kompatible Verblendkeramik wird in mehreren Arbeitsschritten individuell aufgeschichtet und mehrmals gesintert. Dieses Vorgehen ist mit der individuellen Keramikverblendung bei der Metallkeramik (vgl. Kap. 28.9) vergleichbar.

Ein sensibler Aspekt ist die ausreichende Schichtstärke des keramischen Gerüstmaterials. Die Dimensionierung muss eine ausreichende Festigkeit für Belastungsspitzen gewährleisten. Dies richtet sich nach den materialspezifischen Eigenschaften und der Befestigungsart im Mund. Vollkeramische Gerüste unterliegen den gleichen Gestaltungsaspekten wie für die Metallkeramik. Die richtige Schichtstärke in den jeweiligen Zonen eines Gerüstes und die Verbinderdimensionierung sind genau zu berücksichtigen. Bei einer Unterdimensionierung kann es zu einer Fakturierung der Restauration unter klinischer Dauerwechsellast kommen. Es gilt der folgende Grundsatz: Die Gerüstgestaltung entspricht der reduzierten Form der anatomischen Vollkontur. Die Software wird das Gerüst rechnerisch, unter Berücksichtigung der Mindestschichtstärken, aus der Vollkontur reduzieren und es entsteht eine für die Verblendkeramik unterstützende Gerüstkontur (Abb. 25-30). Die Mindestwerte werden von Materialherstellern für die Indikationen nach Front- und Seitenzahnbereich angegeben und sind in den aktuellen Softwarepaketen implementiert. Eine aufgesinterte Verblendkeramik, auch im Verbinderbereich,

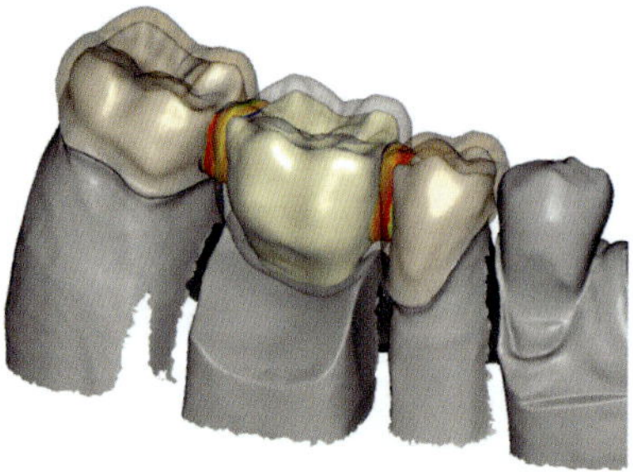

Abb. 25-30 Die Grundlage für jede Gerüstgestaltung ist eine reduzierte anatomische Form. Der Ursprung ist die vollanatomische Kontur. Das Gerüst entsteht durch eine rechnerische Reduzierung um einen definierten Betrag als gleichmäßiges Platzangebot für die Verblendkeramik.

wird nicht zu der Dimensionierung eines Gerüstes addiert. Die Verblendkeramik sorgt aufgrund ihrer geringeren Festigkeit nicht für eine Erhöhung der Festigkeit der Gesamtkonstruktion.

25.4.2 Herstellung von vollanatomischen Nicht-Verbundsystemen (monolitisch/mehrschichtig)

Bei dieser Art von Kronen- und Brückensystemen handelt es sich um vollkeramische Restaurationen, die aus nur einer Keramik (monolitisch) oder mehrschichtig aus Keramiken ähnlicher Zusammensetzung, aber unterschiedlicher Einfärbung und Transluzenz angefertigt werden. Die Restauration besteht hierbei aus einem Vollmaterial. Die Farbgebung erfolgt meist durch einen vorgegebenen Grundfarbton des Ausgangsmaterials und kann zusätzlich mit keramischen Malfarben oberflächlich charakterisiert werden. Die einfachste Art der Herstellung erfolgt ohne zusätzlichen Keramikbrand nur mittels einer Oberflächenpolitur (Tab. 25-4). Dies gilt für kleinere okklusale Keramikrestaurationen und setzt ein absolut homogenes Gefüge des Keramikteils voraus (vgl. Kap. 28.10.2). Müssen die Restaurationen dem Restgebiss optisch angeglichen werden, ist ein erhöhter Aufwand mit Keramikmalfarben (oberflächlich) und zusätzlichem Keramikbrand erforderlich. Die gängigen Keramiken, die in unterschiedlichen Herstellungsverfahren verwendet werden, sind die Gruppen der Silikatkeramiken und transluzentere Zirkonoxidkeramiken. Bei diesen Restaurationen stehen die Transluzenz und die optische Angleichung an die Restzahnhartsubstanz als Herausforderung im Vordergrund.

25.4.2.1 Auf feuerfestem Stumpf hergestellte Keramikrestaurationen

Bei diesen Keramiksystemen handelt es sich um eine Herstellungstechnik, bei der die plastischen Keramikmassen frei aufgeschichtet, getrocknet und gesintert werden. Dies ist vergleichbar mit der Platinfolientechnik, stellt aber eine Alternative zu dieser dar, weil auf die Folie verzichtet wird. Bei diesem Vorgehen werden die Arbeitsstümpfe des Sägemodells dupliert und als feuerfeste Stümpfe reproduziert. Diese Stümpfe bestehen aus einer speziell auf die Keramik abgestimmten Einbettmasse und die Keramik wird direkt im feuchten Zustand aufgeschichtet. Dies erfordert eine aufwändige Modellherstellung aus einer feuerfester Masse, wenn die Restaurationen in Okklusion gestellt werden soll.

Als (Schicht-)Keramik kann eine konventionelle Silikatkeramik verwendet werden, die kleinere Restaurationen wie Inlays und Veneers ermöglicht. Nach dem Brand und der Fertigstellung der Restauration wird das feuerfeste Stumpfmaterial

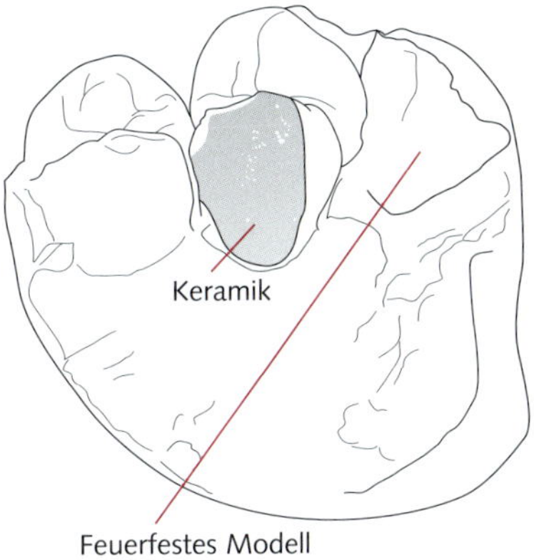

Abb. 25-31 Auftragen der feuchten Sinterkeramik auf ein feuerfestes Modell. Die geschichtete Keramik wird gemeinsam mit dem Modell gebrannt und die Einbettmasse anschließend durch Abstrahlen entfernt.

durch Abstrahlen entfernt. Diese Technik findet aktuell als sog. Additional Veneers bzw. Non-Preparation-Veneers Anwendung (*Gütges* 2010, *Muysers* 2019, *Witkowski* und *Schicha* 2010). Der Vorteil ist, dass dabei die Keramikränder sehr fein und dünn auslaufend hergestellt werden können (Abb. 25-31).

25.4.2.2 Mit Presstechnik hergestellte Keramikrestaurationen

Beim ersten automatisierten (Heiß-)Presskeramikverfahren (Empress, heutiger Name: IPS Empress Esthetic, Ivoclar Vivadent) handelt es sich um eine leuzitverstärkte Silikatkeramik, mit der im Pressverfahren Inlays, Onlays, Verblendschalen und Kronen hergestellt werden können, die anschließend bemalt oder verblendet werden (*Wohlwend* und *Schärer* 1990, *Gütges* 2010).

Bis zum Aufkommen der Zirkonoxidkeramiken sind zahlreiche Systeme dieser Art auf den Markt gekommen (*Witkowski* 2000). Die Restaurationen werden ähnlich der Gusstechnik in der Technik der verlorenen Form hergestellt. Die Restauration in Wachs wird in einer speziellen Muffel und mit einer speziellen Einbettmasse eingebettet und in einem Ofen bei 800 °C vorgewärmt. Der vorgefertigte Keramikrohling (Pellet) wird in ein Reservoir gelegt, auf das ein Kolben aufgesetzt wird. Im Pressofen wird der Keramikrohling auf eine Temperatur von 1050 °C (Maltechnik) bzw. 1180 °C (Schichttechnik) aufgeheizt und bei einem Druck von 5 bar in die Form gepresst. Das keramische Material ist in verschiedenen Farben und Transluzenzen erhältlich. Die Krone kann entweder in voller Kontur gepresst und durch Oberflächenbemalung charakterisiert werden, oder es wird nur ein Gerüstkern gepresst, der dann durch Aufschichten von Keramikmassen verblendet wird. Frontzahnkronen sollten in der Schichttechnik hergestellt werden, weil hier durch die individuelle Schichtung die Ästhetik erheblich verbessert wird. Produktbeispiele für dieses Verfahren sind Authentic (Ceramay, D-Neu-Ulm), Celtra Press (Dentsply Sirona), IPS Empress Esthetic (Ivoclar Vivadent), PM9 (VITA Zahnfabrik) (Abb. 25-8, 25-32 und 25-33).

Als Weiterentwicklung entstand eine Untergruppe der Silikatkeramiken mit einem speziellen Verstärkungsmechanismus, dem Lithiumdisilikat (Empress2, Ivoclar Vivadent), mit erhöhter Festigkeit. Die Empress2-Keramik wurde nach einigen Jahren (2005) durch eine verbesserte Produktlinie (IPS e.max Press, Ivoclar Vivadent) aus Lithiumdisilikatkeramik mit kleineren Kristallen ersetzt. Die Verblendung der gepressten Lithiumdisilikatkeramiken erfolgt mit einer Silikatverblendkeramik (IPS

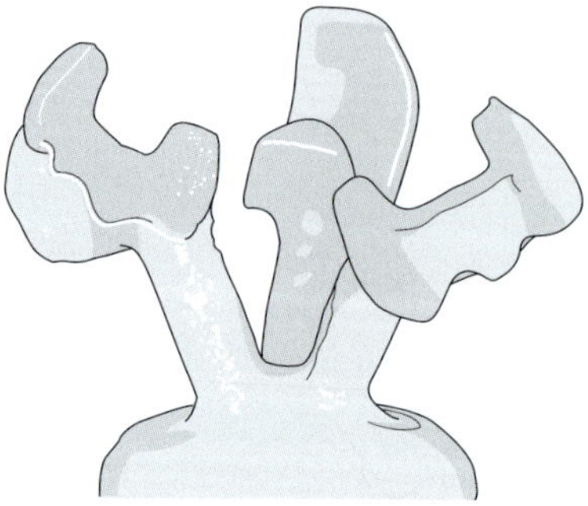

Abb. 25-32 Gepresste Keramikinlays mit Presskanälen nach dem Ausbetten. Die Presskanäle werden manuell abgetrennt und verschliffen.

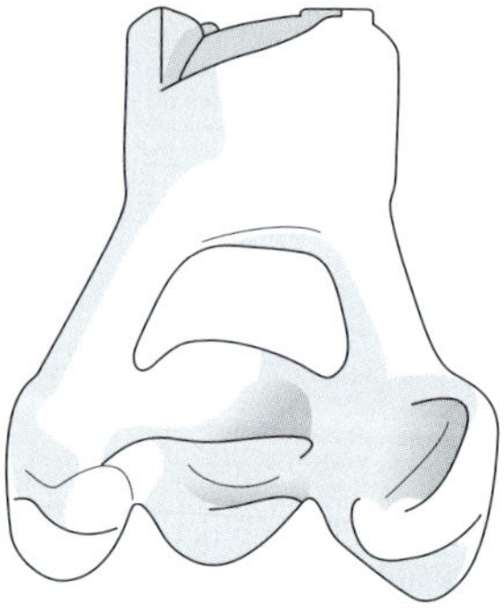

Abb. 25-33 Dreigliedriges Brückengerüst aus Lithiumdisilikatkeramik mit Presskanälen nach dem Ausbetten.

e.max Ceram, Ivoclar Vivadent). Um die Dimensionierung des Gerüstes so groß und umfangreich wie möglich zu halten, ist es nötig, die Verblendung nur auf labiale Bereiche der Restauration zu beschränken. Hierbei wird das Gerüst in einer reduzierten Ausdehnung modelliert und gepresst und anschließend die reduzierten Bereiche mit Verblendkeramik durch Aufschichten ergänzt. Dieses Vorgehen wird auch als „reduziertes Gerüst"-Technik (engl. Cut-back) bezeichnet und stellt ein Verbundsystem dar. Mit der Weiterentwicklung der Lithiumdisilikatkeramik in den letzten Jahren und der Einführung unterschiedlicher Transluzenzen und Opaleszenzen wird diese Presskeramik zunehmend auch monolithisch, d. h. ohne Verblendung, eingesetzt.

Mit Aufkommen der CAD/CAM-Technologie in den Laboren und der Zirkonoxidkeramik als verstärkende Gerüstkeramik wurden auch Presskeramiken zum Über- bzw. Aufpressen von Gerüsten entwickelt. Die Gerüste können aus einer Oxidkeramik oder Legierung sein. Die Silikatpellets und die Einbettmassen für die Überpresstechnik müssen speziell auf die Gerüstmaterialien abgestimmt sein. Die Kompatibilität im Abkühlverhalten spielt bei diesen Verbundsystemen eine wichtige Rolle. Diese Kombination von Silikatkeramik in Form von Pellets und Presstechnik wird von zahlreichen Firmen angeboten (*Bächle* 2016).

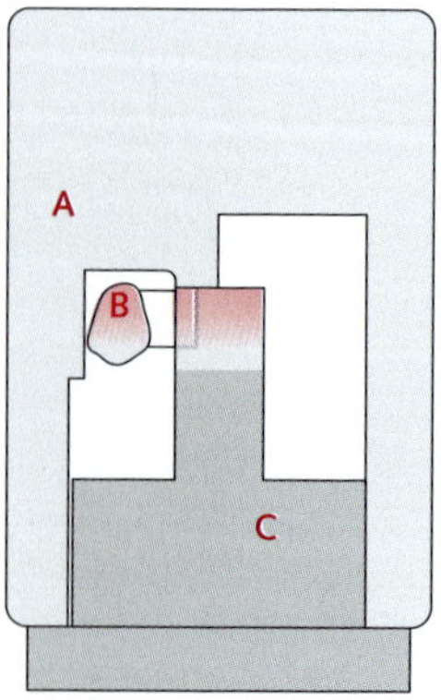

Abb. 25-34 Schematischer Querschnitt einer eingebetteten Vollkrone für die Heißpresstechnik mit einem Multicolor-Pelett (Presskeramik). Die Darstellung zeigt die Positionierung des Objekts für die Aufnahme der Presskeramik (A: Positionierungsschlüssel, B: Wachsmodellation, C: Muffelformer).

Als Weiterentwicklung in der Presstechnik gibt es mittlerweile die Möglichkeit eines farblichen Verlaufs innerhalb einer gepressten Restauration. Das wird durch polychromatische Pressrohlinge und eine bestimmte Einbettstrategie und Positionierung in der Pressmuffel ermöglicht (Abb. 25-34) (*Votteler* und *Fischer* 2016).

25.4.2.3 Mittels CAD/CAM-Verfahren subtraktiv hergestellte Keramikrestaurationen

Mit computergestützten Maschinen hergestellte Keramikrestaurationen aus Vollmaterial (auch monolithisch genannt) wurden erstmals mit dem Cerec-System (Dentsply Sirona) (*Mörmann* 2006) eingeführt. Dieses Vorgehen wurde in den vergangenen 30 Jahren im Soft- und Hardwarebereich immer weiter verbessert. In den Anfängen des Cerec-System wurden die Silikatblöcke mittels einer Diamantscheibe herausgearbeitet. Dies führte zur Limitierung der möglichen Formen und

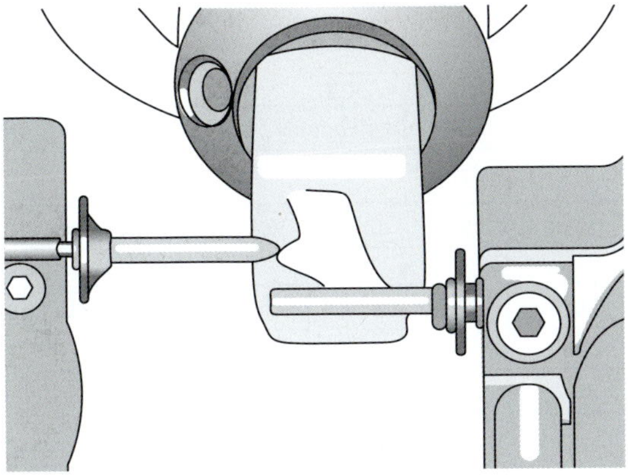

Abb. 25-35 Schleifeinheit mit zwei simultan arbeitenden Diamanten für Silikatkeramikblöcke.

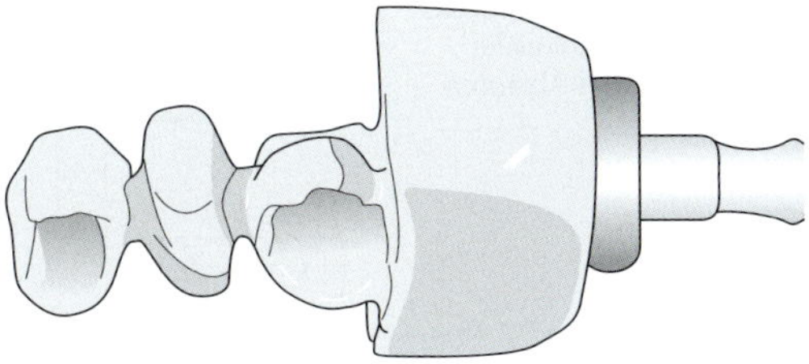

Abb. 25-36 Dreigliedriges Brückengerüst, aus einem Lithiumdisilikatkeramik-Rohling in endgültiger Größe herausgeschliffen. Der distale Pfeilerzahn ist noch nicht vollständig aus dem Block reproduziert.

zu einer bescheidenen Passgenauigkeit. In der Folge entstanden Schleifeinheiten für die Praxis und das Labor mit 6 Achsen, mit denen sich gut passende Teile fertigen lassen. Die wichtigsten klinischen Meilensteine waren hier die Einführung der Produkte: VITABLOCS Mark I (1986), VITABLOCS Mark II (1991), mehrfarbige VITABLOCS TriLuxe (2003) sowie VITABLOCS RealLife (2010) (alle VITA Zahnfabrik) – Letztere mit parabolischem Dentinkern und darüber geschichteter Schmelzmasse, bei denen die Schmelz-Dentin-Grenze zur Optimierung der Ästhetik individuell und dem natürlichen Verlauf entsprechend in die Restauration gelegt werden kann. Eine Beschreibung dieses computergestützten Vorgehens findet sich in Kapitel 25.3.1.3 und ergänzend im Buch von *Hohmann* und *Hielscher* (2012b). Seit Ablauf der zahlreichen Patentschutzbereiche des Cerec-Systems haben sich weitere Firmen in diesem Bereich mit neuen Systemen und Werkstoffen etabliert (Abb. 25-35 und 25-36). Die meistverwendeten Keramiken für vollanatomische Keramikrestaurationen sind Lithiumdisilikatkeramiken sowie transluzente Zirkonoxidkeramiken. Diese Werkstoffgruppen erreichen aufgrund ihrer Zusammensetzung mittlere (Biege-)Festigkeitswerte bis 550 bzw. 900 MPa. Deswegen ist auf eine genaue Differenzierung der einzelnen Keramiken und eine genaue Indikationsstellung zu achten. Mit Hilfe des computergestützten Herstellungsprozesses ist es möglich, Qualitätssicherungskriterien für eine Restauration zu definieren und in der Herstellung zu reproduzieren (Abb. 25-37 und 25-38), zum Beispiel durch abgestimmte, definierte und implementierte Verbinderdimensionen und Schichtstärken der jeweils verwendeten Keramik. Folgende Aspekte müssen durch den Anwender jeweils im CAD/CAM-Prozess berücksichtigt werden:

- Findet die maschinelle Formgebung in realer oder vergrößerter Dimension statt?
- Welche Werkzeuge werden verwendet, Fräser oder Diamanten?
- Findet die Bearbeitung trocken oder nass statt?
- Welche Rohlingsform, Block oder Ronde?
- Aktuelle Software-Versionen im CAD und CAM
- Implementierung der jeweiligen Keramik in der Software
- Gegebenenfalls kalibrierter Sinterofen erforderlich

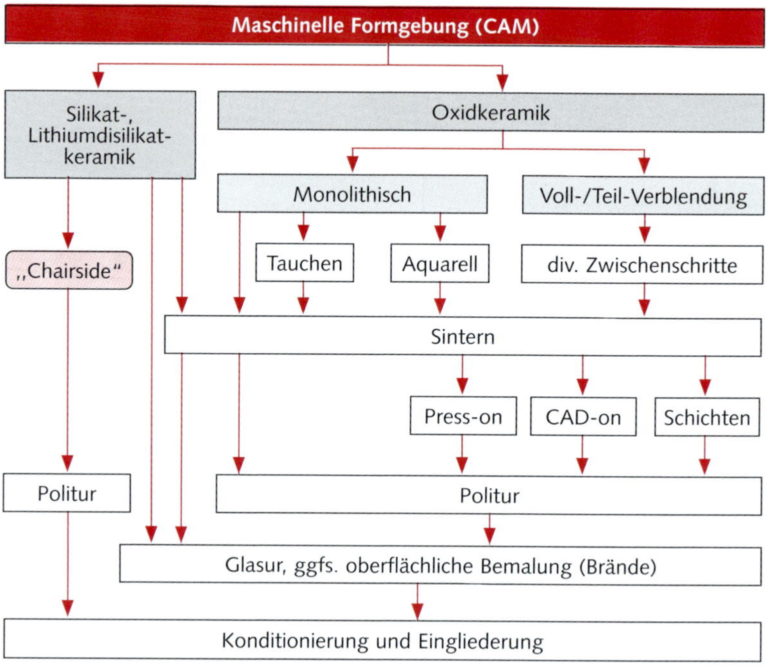

Abb. 25-37 Schematische CAD/CAM-Arbeitsabläufe in der Vollkeramik von der Formgebung bis zu Eingliederung im Überblick. Es stellen sich zahlreiche Varianten in den Abläufen dar.

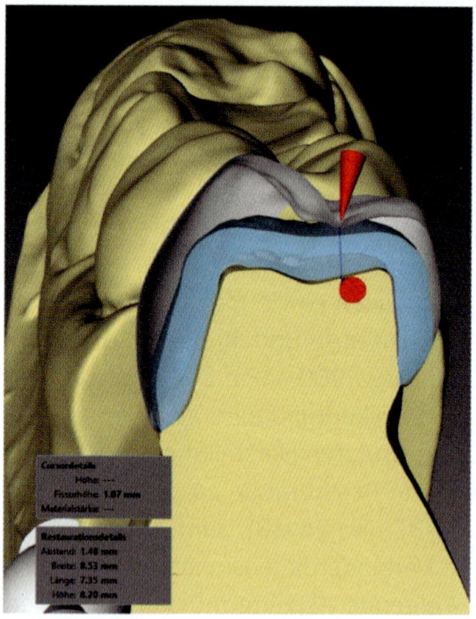

Abb. 25-38 Im Softwaremodul für die Konstruktion werden die Objekte auf Basis der Grundeinstellungen generiert. Je nach verwendetem Werkstoff sind die Mindestschichtstärken und weitere Parameter hinterlegt. Hier die Darstellung als Querschnitt durch eine Restauration zur Kontrolle der Schichtstärke im Bereich der Fissur und an den okklusalen Kontaktpunkten. Messwerkzeuge ermöglichen eine genaue Analyse.

Herstellung aus Silikatkeramiken in realer Größe

Als wesentliche Erweiterung im Bereich der Indikationen galt die Einführung der schon gebräuchlichen Lithiumdisilikatkeramik (IPS e.max Press, Ivoclar Vivadent) aus der Presstechnik nun in Form von Blöcken für die Schleiftechnik (IPS e.max CAD) (*Kurbad* 2005). Aus diesem Material können aufgrund der geeigneten Transluzenz und Festigkeit neben Inlays, Verblendschalen und Teilkronen auch Vollkronen für den Front- und Seitenzahnbereich herausgeschliffen werden. Die Rohlinge werden in einem teilkristallisierten Zustand als

Methadisilikat (in blauer Farbe) geliefert und mit Diamanten nass in einer CAM-Maschine bearbeitet. Das herausgeschliffene Formteil in realer Größe wird dann stumpfseitig eingebettet und mit einer Wärmebehandlung endkristallisiert. Das Teil erhält dadurch nicht nur seine Endfestigkeit, sondern es entsteht zugleich ein definierter Farbton als Grundton für die Restauration. Farbliche Besonderheiten können mit keramischen Malfarben oberflächlich durch erneutes Brennen aufgebracht werden. Außerdem erfolgt eine Endpolitur bzw. der Auftrag einer Glasurmasse mit einem ergänzenden Brand. Hierbei wachsen die noch punktförmigen Kristalle zu stäbchenähnlichen Verzahnungen, dem Lithiumdisilikatgefüge. Zu diesem klinisch erfolgreichen Werkstoff wurden Modifikationen vorgestellt (2013). Diese liegen je nach Prüfmethode im ähnlichen Festigkeitsbereich. Zwei Vertreter hierfür sind die zirkonoxidverstärkten Lithiumsilikatkeramiken (ZLS) Celtra Duo (Dentsply Sirona, D-Hanau) und das Suprinity (Vita Zahnfabrik). Beide Keramiken fügen sich in ein umfangreiches Produktkonzept mit zahlreichen Anwendungsindikationen und Zubehörmaterialien wie Farben und Verblendmassen ein (*Hohermuth* et al. 2014). Der ästhetische und biologische Vorteil liegt darin, dass die Keramik aufgrund ihrer Rohlingsdichte sehr gut poliert werden kann.

Herstellung aus Oxidkeramiken mit Vergrößerung

Neben den oben beschriebenen monolithischen Teilen aus unterschiedlichen Silikatkeramiken ermöglicht der digitale Workflow die Vergrößerung des Designs und die Herstellung in vergrößerter Form zur Kompensation der Sinterschrumpfung. Als dominierende Keramik für diese Herstellungsvariante haben sich transluzente, zum Teil voreingefärbte Zirkonoxidkeramiken etabliert (Tab. 25-1) Sie ermöglichen das gesamte Spektrum der Indikationen von monolithischen Kronen und Brücken. Sie stellen eine gute Kombination aus Festigkeit und dentin- bzw. schmelzartigem Aussehen dar. Da bei diesem monolithischem Restaurationstyp keine Verblendung wie bei einem Verbundsystem (Gerüst und Verblendung) aufgebracht wird, sind technische Misserfolge in einer Verblendung (Fraktur oder Abplatzung) nahezu ausgeschlossen (*Fehmer* et al. 2014). Die Zirkonoxidblöcke oder -ronden können (seit 2018) eine Gradierung (Intensitätsverlauf) bzgl. unterschiedlicher Aspekte aufweisen, wie Farbe, Transluzenz und Festigkeit. Je nach Platzierung des Objektes in einer bestimmten Position in der Ronde, können sich die implementierten Eigenschaften der Ronde im Objekt wiederfinden (Abb. 25-39). Monolithische oder mehrschichtige Restaurationen werden wie ursprünglich die Gerüste aus Zirkonoxid in vergrößerter Dimension aus Blöcken und Ronden im teilgesinterten Zustand herausgefräst. Dies geschieht heute überwiegend trocken mit Hartmetallfräsern. Nach der Formgebung werden die Teile endgesintert und erhalten so ihre gewünschte Größe, Farbe und Endfestigkeit. Dieser Sinterprozess erfordert spezielle Brennöfen für Temperaturen bis 1600 °C und einen programmierten Brennzyklus.

Die Farbgebung von Vollzirkonrestaurationen kann auf zwei Wegen erfolgen: die oberflächliche oder die interne Farbgebung. Bei der oberflächlichen Farbgebung wird auf voreingefärbten Materialblöcken, die einen bestimmten Grundton aufweisen, eine Malfarbe mit Glasur aufgebrannt. Hierzu sind Brände bei Temperaturen zwischen 700 und 800 °C (je Brand ca. 15 Minuten) in einem Keramikbrennofen erforderlich. Bei der internen Farbgebung wird vor dem eigentlichen Sinterbrand des Weißlings (in vergrößerter Form) eine aquarellartige individuelle Einfärbung mit dem Pinsel durchgeführt. Als vereinfachte Variante kann der Weiß-

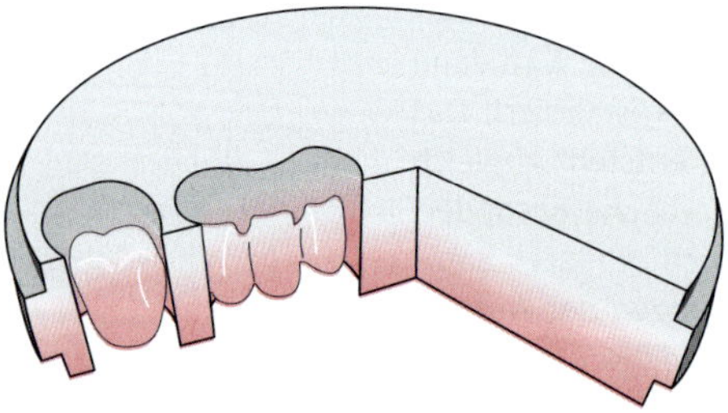

Bereich	Transluzenz	Farbe	Festigkeit
Schneide	45 %	weniger intensiv	650 MPa
Körper	40 %	Grundton	850 MPa
Hals	35 %	intensiv	1100 MPa

Abb. 25-39 Querschnitt einer exemplarischen Zirkonoxidronde. Ronden können je nach Typ unterschiedliche Zonen für Farbverlauf, Grad der Transluzenz und der Festigkeit aufweisen. Die Anzahl, Verteilung und Dicke der Zonen kann ebenfalls variieren (Transluzenz = Durchlässigkeit in %, Festigkeit = Dreipunkt-Biegefestigkeit).

ling auch mittels Tauchtechnik in einen Farbton gefärbt werden (Abb. 25-37). Dies wird in zahlreichen Produkten bereits in der Fabrik durchgeführt, sodass die Blöcke einen Grundfarbton aufweisen. Bei der internen Farbgebung kann auch ergänzend eine Oberflächenbemalung aufgebracht werden.

Bezüglich der Oberflächengüte und -rauheit ist speziell beim Zirkonoxid darauf zu achten, dass die okklusalen Kontaktflächen perfekt mechanisch aufpoliert sind. Bedingt durch den geringen Verschleiß des Materials kommt es sonst zu Schädigungen des Antagonisten durch das raue Zirkonoxid (*Ghazal* und *Kern* 2009). Hierbei ist zu berücksichtigen, dass eine aufgesinterte Glasurmasse unter Funktion an den Kontaktflächen verloren geht und so die monolitische Zirkonoxidoberfläche für den Antagonisten exponiert ist. Eine mechanische Glättung der Kontaktflächen mit Werkzeugen im Sinne einer Vorpolitur vor dem Auftragen und Sintern der Glasurmasse ist deswegen ratsam (vgl. Kap. 28.10.2).

Dimensionierung von vollkeramischen Restaurationen

Eine wichtige Möglichkeit bei der Herstellung von Vollkeramikteilen mittels CAD/CAM-Prozess ist die Steuerung und die Kontrolle von maßgeblichen Qualitätsparametern in der Designphase (CAD). Hier spielt die Dimensionierung der Keramikteile im Modul Grundeinstellungen bzw. Parametersätze eine entscheidende Rolle für die Festigkeit im Mund. Je nach Festigkeitsklasse der Keramik wird die mögliche Indikation und Dimensionierung in der Software hinterlegt. Die Software kann so einen materialspezifischen und abgestimmten Designvorschlag erstellen. Abweichungen hiervon werden visualisiert und bedürfen einer Freigabe durch den Anwender am Bildschirm (Abb. 25-40). Die Aspekte der erforderlichen Mindestschichtstärken gelten mit ihren jeweiligen Werten gleichermaßen für eine okklusale Teilkrone aus Silikatkeramik wie für eine großspannige Brücke aus Oxidkeramik. Materialspezifische Mindestwerte müssen unbedingt eingehalten werden. Exemplarisch zeigt die Tabelle 25-5 Richtwerte für Verbinder von Brücken aus Zirkonoxidkeramik unter Berücksichtigung der Anzahl der Zwischenglieder, des Front- oder Seitenzahnbereichs und der jeweiligen Generation von Zirkonoxidkeramik und deren spezifischer Festigkeitsklasse.

In diesem Zusammenhang veranschaulichen das die Richtwerte für die Herstellung von vollanatomischen (monolithischen oder mehrschichtigen) Brücken aus Zirkonoxidkeramik. Hierbei ist es erforderlich, die jeweilige Zirkonoxidkeramik bezüglich ihrer Festigkeit zu identifizieren und eine Zuordnung durchführen zu können. Verkaufsnamen der vielfältig angebotenen Zirkonoxidkeramiken ermöglichen keinerlei Zuordnung hinsichtlich ihrer Festigkeit. Nur über eine Zuord-

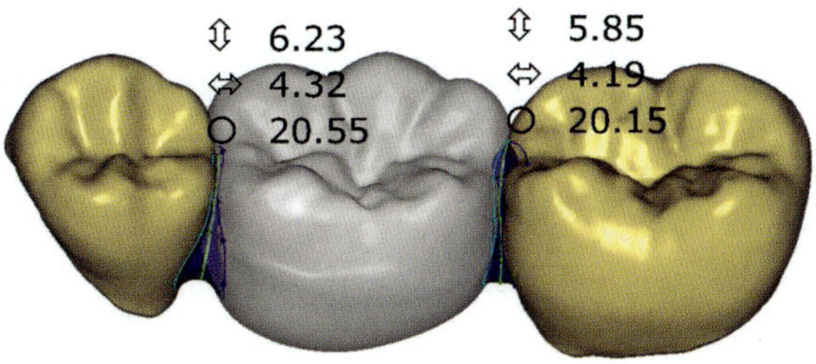

Abb. 25-40 Die Verbinder werden in Höhe, Breite und als Fläche in mm² angegeben. Jeder Verbinder kann individuell mit Werkzeugen in seinen Dimensionen verändert werden. Die Werte sind unmittelbar ablesbar.

Tab. 25-5 Die Generationen der Zirkonoxidkeramiken und Brückenindikationen auf Basis der Biegefestigkeit als Richtwert mit den jeweiligen Verbinderquerschnitten.

Zirkonoxid Indikation	5Y-TZP 600 MPa	4Y-TZP 800 MPa	3Y-TZP 1000–1200 MPa
Frontzahnbereich 1 Zwischenglied	mindestens 12 mm²	mindestens 12 mm²	mindestens 7 mm²
Frontzahnbereich 2–3 Zwischenglieder	nicht empfohlen		mindestens 9 mm²
Seitenzahnbereich 1 Zwischenglied	nicht empfohlen	mindestens 16 mm²	mindestens 9 mm²
Seitenzahnbereich 2–3 Zwischenglieder	nicht empfohlen		mindestens 12 mm²

nung zur jeweiligen Generation unter Berücksichtigung der Zusammensetzung (Yttrium-Gehalt) sind Rückschlüsse auf die Festigkeit möglich. Angegebene Festigkeitswerte der Hersteller unterliegen der jeweiligen Messmethode und sind nicht unbedingt vergleichbar und aussagekräftig.

Die Tabelle 25-6 zeigt, wie unübersichtlich sich der Produktmarkt darstellt. Die Produktnamen erlauben keinerlei Zuordnung bzw. Rückschlüsse auf die jeweilige mögliche Indikationsstellung und erforderliche Dimensionierung. Erst nach einer Zuordnung der jeweiligen Keramik kann diese für die entsprechende Indikation im Mund gewählt werden und die erforderlichen Parametersätze Anwendung finden. Die wesentlichen Grundeinstellungen für die Dimensionierung der Restauration sind: Schichtdicke zirkulär, okklusal und zervikal sowie die Dimensionierung der Verbinder in mm². Bei Brückenkonstruktionen muss außerdem der Werkstoff mit seiner speziellen Festigkeitsklasse je nach Anzahl der Zwischenglieder ausgewählt werden (Tab. 25-7).

Tab. 25-6 Übersicht, Bezeichnungen und Generationen von Zirkonoxidkeramik. Die drei Typen des Y-TZP unterscheiden sich in ihrer Festigkeit und Transluzenz. Einige Produkte können zudem eine Gradierung der Farbe (Multicolor) aufweisen. Die Produktbezeichnung lässt nicht auf die optischen- und Festigkeitseigenschaften schließen (Richtwerte: Biegefestigkeit ± 100, in MPa; Transluzenz in %, 100 % = opak).

Typ nach Zusammensetzung	Produktname	Firma	Beschreibung der optischen Eigenschaften lt. Hersteller
3Y-TZP (seit 2000) 1000–1200 MPa Transluzenz 30–35 %	ZirCAD LT	Ivoclar	Low Translucency
	ZirCAD MO		Medium Opacity
	VITA YZ T	VITA	transluzent
	VITA HT		hoch transluzent
	KATANA ML	Noritake	Multi Layer
	KATANA HT		hoch transluzent
	DDBio ZX^2	DentalDirekt	hoch transluzent
	DDBioZ		opaque
	Lava Plus	3M	hohe Transluzenz
5Y-TZP (seit 2015) 600 MPa Transluzenz 40–50 %	ZirCAD MT	Ivoclar	Medium Translucency Multilayer
	VITA XT	VITA	extra transluzent
	KATANA UTML	Noritake	Ultra Transluzent Multi Layered
	DDcubeX^{2}ML	DentalDirekt	super transluzent
	Lava Esthetic	3M	super hohe Transluzenz
4Y-TZP (seit 2017) 800 MPa Transluzenz 45 %	ZirCAD MT	Ivoclar	Medium Translucency
	VITA YZ ST	VITA	super transluzent
	KATANA STML	Noritake	Super Transluzent Multi Layered
	DDcubeONE	DentalDirekt	extra transluzent
	M-ZR multicolor ST	Merz	super transluzent

Tab. 25-7 Die Generationen der Zirkonoxidkeramiken und Indikationsmöglichkeiten auf Basis der Biegefestigkeit als Richtwerte für Brückenrestaurationen (+ = möglich, ++ = gut möglich, +++ = sehr gut möglich).

Zirkonoxid' Indikation	5Y-TZP (600 MPa)	4Y-TZP (800 MPa)	3Y-TZP (1000–1200 MPa)
Frontzahnbereich 1 Zwischenglied	+	++	+++
Frontzahnbereich 2–3 Zwischenglieder	+	++	+++
Seitenzahnbereich 1 Zwischenglied	nicht empfohlen	+	+++
Seitenzahnbereich 2–3 Zwischenglieder	nicht empfohlen		+++

Literatur

Abou Tara M., Eschbach S., Bohlsen F., Kern M.: Clinical outcome of metal-ceramic crowns fabricated with laser-sintering technology. Int J Prosthodont 2011;24:46-48.

Bächle S.: Die Überpresstechnik für keramische Restaurationen und ihre Indikationsvielfalt. Quintessenz Zahntech 2016;42:38-45.

Claus H.: VITA In-Ceram – ein neues Verfahren zur Herstellung oxidkeramischer Gerüste für Kronen und Brücken. Quintessenz Zahntech 1990;16:35-46.

Fehmer V., Pjetursson B.E., Sailer I., Zwahlen M., Thoma D.S.: Zahngetragene Vollkeramik- oder Metallkeramikrekonstruktionen? Quintessenz Zahntech 2014;42:574-584.

Ghazal M., Kern M.: The influence of antagonistic surface roughness on the wear of human enamel and nanofilled composite resin artificial teeth. J Prosthet Dent 2009;101:342-349.

Gütges A.: Additional Veneers. Drei Wege, ein Ergebnis?! Quintessenz Zahntech 2010;36: 302-316.

Hohermuth C., Buser S., Baltzer M., Baltzer A., Kaufmann-Jinoian V.: Eine Innovation im Bereich der Lithiumsilikat-Keramiken. Quintessenz Zahntech 2014;40:614-619.

Hohmann A., Hielscher W. (Hrsg.): Fertigungsverfahren. In: Lehrbuch der Zahntechnik. Band III. Quintessenz, Berlin 2012a:174-235.

Hohmann A., Hielscher W. (Hrsg.): CAD/CAM-Technik. In: Lehrbuch der Zahntechnik. Band III. Quintessenz, Berlin 2012b:408-439.

Horn V., Kappert H.F.: Festigkeit von dreigliedrigen Galvanobrücken im Seitenzahnbereich. Dtsch Zahnärztl Z 1992;47:597-599.

Kappert H.F.: Verarbeitungsprobleme bei Palladium- und NEM-Legierungen. In: Siebert G. K. (Hrsg.): Dentallegierungen in der zahnärztlichen Prothetik. Technologie – Klinik – Biokompatibilität. Hanser, München 1989:112-168.

Küpper H.: Reintitan. Materialeigenschaften und Verbreitungstechnologien eines Dentalmetalles. Quintessenz 1989;9:1625-1636.

Kurbad A., Reichel K.: CAD/CAM gestützte Restaurationen aus Lithiumdisilikatkeramik. Int J Comput Dent 2005;8:337-348.

Lohbauer U.: Einfluss der Politur auf die Festigkeit zahnfarbener Dantalmaterialien. Quintessenz Zahntech 2018;44:1546-1559.

McLean, J.W.: Evolution of dental ceramics in the twentieth century. J Prosthet Dent 2001;85:61-66.

Mansour S., Hey J., Setz J.M., Boeckler A.F.: CAD/CAM-titanium-ceramic single crowns with non-anatomic coping-design. A six-year follow-up study. Int Poster J Dent Oral Med 2013;15:Poster 645.

Mörmann W. (Hrsg.): State of the art of CAD/CAM restorations. 20 years of Cerec. Quintessenz. Berlin 2006.

Muysers E., Schubert A., Nolte A.: Feuerfeste Stümpfe für Veneers. Quintessenz Zahntech 2019;45:288-299.

Quante K., Ludwig K., Kern M.: Marginal and internal fit of metal-ceramic crowns fabricated with a new laser melting technology. Dent Mater 2008;24:1311-1315.

Reinhardt R., Paul T., Lange K.P., Müller W.D.: Gegossenes oder gefrästes Titan – ein Vergleich der Verbundfestigkeit zur Verblendkeramik. Dtsch Zahnärztl Z 2008;63:30-35.

Revilla-León M., Meyer M.J., Özcan M.: Metal additive manufacturing technologies: literature review of current status and prosthodontic applications. Int J Comput Dent 2019;22:55-67.

Rudolph M., Setz J.: Ein CAD/CAM-System mit aufbauender Lasertechnologie. Quintessenz Zahntech 2007;33:582-587.

Schweiger J., Beuer F.: Sinterverbundkronen: Hightech Verblendkeramikkronen im reinen CAD/CAM-Verfahren. Quintessenz Zahntech 2009;35:262-272.

Schweiger J., Beuer F., Edelhoff D.: Digital Workflow, Teil 1. Vom intraoralen Scan bis zur Modellherstellung. Quintessenz Zahntech 2010a;36:1174-1181.

Schweiger J., Beuer F., Edelhoff D.: Digital Workflow, Teil 2. Vom CAD/CAM-Prozess bis zur digitalen Verblendung. Quintessenz Zahntech 2010b;36:1376-1382.

Steger E.: Zirkonzahn für die Grünlingsbearbeitung von Zirkonoxid-Gerüstmaterial. Quintessenz Zahntech 2005;31:624-633.

Strietzel R.: Das Sintern von Metallen in der Dentaltechnik. Quintessenz Zahntech 2019;45: 622-632.

Strub J.R., Rekow E.D., Witkowski, S.: Computer-aided design and fabrication of dental restorations – Current systems and future possibilities. J Am Dent Assoc 2006;137:1289-1296.

Strub J.R., Witkowski S.: CAD/CAM in implant dentistry. In: Jockstadt W. (Hrsg.): Proceedings of the 2008 Toronto Osseointegration Conference Revisited. Ames, Iowa, USA: Wiley-Blackwell 2009:285-294.

Votteler B., Fischer M.: Restauration der Oberkieferfrontzähne mittels Mock-up, Langzeitprovisorium und Multicolor-Presskeramik. Quintessenz Zahntech 2016;42:514-521.

Witkowski S.: Presskeramiken – Aktueller Überblick über die Systeme 2000. Quintessenz Zahntech 2000;26:452-486.

Witkowski S.: (CAD)/CAM in Dental Technology. Quintessence Dent Technol 2005;28:169-184.

Witkowski S.: Hightech-Biokeramiken für die Zukunft. Quintessenz Zahntech 2006;32:66-76.

Witkowski S., Komine F., Gerds T.: Marginal accuracy of titanium copings fabricated by casting and CAD/CAM techniques. J Prothet Dent 2006a;96:47-52.

Witkowski S., Schicha K. (Hrsg.): Prep Veneers & Non-Prep Veneers. Keramische minimalinvasive Restaurationen. Quintessenz, Berlin 2010.

Witkowski S.: Metall- und Vollkeramiksysteme in der Kronen- Brücken- Prothetik. In: Strub J.R., Kern M., Türp J., Witkowski S., Heydecke G., Wolfart S. (Hrsg.): Curriculum Prothetik. Band III, 4. Aufl. Quintessenz, Berlin 2011:521-562.

Witkowski S., Spies B.C., Bishti S., Al-Sharif T., Alammar A.: Digital-assisted fabrication using CAM technologies. In: Att W., Witkowski S., Strub J.R. (Hrsg). Digital Workflow in Reconstructive Dentistry. Berlin, Quintessenz 2019:223-258.

Wohlwend A., Schärer P.: Die Empress-Technik. Eine neue Möglichkeit, Einzelkronen, Inlays und Verblendschalen herzustellen. Quintessenz Zahntech 1990;16:966-978.

Wohlwend A.: Maßgebliche Fortschritte in der Zahntechnik durch Professor Peter Schärer. Eur J Esthet Dent 2007;2:118-131.

26 Kronen-Brücken-Prothetik: Zahntechnische Arbeitsunterlagen

26.1 Einleitung

Von der definitiven Abformung der präparierten Pfeiler (bei Verwendung von Hydrokolloid sollten zwei Abformungen vorliegen) werden im Labor folgende Modelle angefertigt:

- Sägemodell mit Magnet-Split-Cast (Erstausguss der Abformung aus Superhartgips für die Gerüstpassung insgesamt sowie für die Okklusionsgestaltung)
- Ungesägtes Modell mit Magnet-Split-Cast (Zweitausguss der Abformung aus Superhartgips für ein Wax-up aus zahnfarbenem Wachs; von diesem wird ein Silikonschlüssel für die Gerüstherstellung angefertigt).
- Wurden Teilabformungen mit Mini-Tray-Löffeln durchgeführt, werden zum einen Einzelstümpfe (Erstausguss) und zum anderen ein der Teilabformung entsprechendes ungesägtes Modell (Zweitausguss) angefertigt.

Nach der Modellherstellung folgt die schädelbezügliche Modellmontage im Artikulator. Die weiteren Arbeitsschritte beinhalten gegebenenfalls die Anfertigung eines individuellen Frontzahnführungstellers sowie die Modellation der zu ersetzenden Zähne in Wachs und die Herstellung der Metallgerüste sowie deren Verblendung. Die Arbeiten der Modellherstellung werden im Laborablauf auch als Arbeitsvorbereitung bezeichnet. Ein Bildatlas von *Gnan* (2006) und das Lehrbuch von *Hohmann* und *Hielscher* (2012) beschreiben ausführlich die diversen unterschiedlichen Modellarten und Maßnahmen im Rahmen der Arbeitsvorbereitung.

26.2 Sägemodellherstellung

26.2.1 Richtlinien zur Sägemodellherstellung

Nur ein Sägemodell, das die Mundsituation exakt wiedergibt, ermöglicht die Herstellung eines hochwertigen und passgenauen Zahnersatzes. Bei Verwendung gummielastischer Abformmassen sind ein individueller Abformlöffel oder additionsvernetzender Silikone Voraussetzung für die Erzielung einer detailgetreuen Anfertigung solcher Sägemodelle (*Franz* 1981).

An ein Sägemodellsystem sind folgende Anforderungen zu stellen:

- genau steuerbare Expansion des Modellmaterials
- definierter Sitz der Einzelstümpfe im Sockel
- exakte Positionierung der Stümpfe nach dem Segmentieren
- kein räumliches Spiel der Stümpfe
- bei der Modellherstellung leichte Integrierbarkeit eines Split-Cast-Systems
- gute Bearbeitbarkeit des Modellmaterials
- Heraus- und Einschiebbarkeit der Stümpfe in jeder beliebigen Reihenfolge
- rationelle und problemlose Herstellung

Einer der kritischen Punkte bei der Sägemodellherstellung ist die Kontrolle und Steuerung der Expansion des Modellmaterials. Als Material der Wahl steht heute immer noch Gips im Vordergrund. Bei einem Sägemodell mit Zahnkranz und Sockel aus Superhartgips (Klasse IV) ist die notwendige Expansion für die Stümpfe zwangsläufig auch im Modellsockel vorhanden (*Lehmann* und *Withelm* 1979). Dies kann zu Ungenauigkeiten durch „Bewegungen der Stümpfe" führen. Einige Systeme verwenden daher neben dem aus Gips hergestellten Zahnkranz eine normierte Sockelplatte aus Kunststoff (vgl. 26.3). Diese Systeme erreichen ihre Genauigkeit dadurch, dass der Zahnkranz vor Erreichen der maximalen Expansion segmentiert wird, wodurch den Stümpfen eine sockelunabhängige Expansion ermöglicht wird. Zweifelsohne stellen solche Systeme eine verbesserte Alternative zum konventionellen Sägemodell dar. Leider ist bei dieser Art von Modellherstellung das nachträgliche Sockeln von zuvor ausgegossenen Zahnkränzen nicht möglich. Ein anderer Nachteil besteht darin, dass bei Verwendung von Hydrokolloiden dieses System nicht angewendet werden kann, weil Hydrokolloide sofort in der Zahnarztpraxis ausgegossen werden müssen, so dass als Sockelmaterial nur Gips zu verwenden ist. Aus diesen Gründen stellt die Sägemodellherstellung aus Superhartgips für Zahnkranz und Sockel heute immer noch die gebräuchlichste Vorgehensweise dar und wird im Folgenden beschrieben.

Das Sägemodell als die positive Wiedergabe der Abformung kann nur so gut sein wie die Abformung selbst. Fehler in der Abformung, z. B. im Bereich der Präparationsgrenze, dürfen auf dem Sägemodell nicht durch Korrekturen manipuliert werden. Blutreste im Bereich des Sulkus und der Präparationsgrenze stellen die Genauigkeit der Abformung entscheidend in Frage (*Schönenberger* 1985). In diesen Fällen würde die zahntechnische Arbeit zwar auf dem Modell passen, im Mund aber träten Differenzen auf. Daher muss in solchen Fällen eine erneute Abformung am Patienten erfolgen.

26.2.2 Desinfektion, Lagerung und Vorbehandlung der Abformungen

Direkt nach Entnahme der Abformung aus dem Mund werden Speichel und etwaige Blutreste unter fließendem Wasser abgespült, da sie sonst antrocknen und durch Abspülen nicht mehr entfernbar sind. Speichel- und Blutreste verhindern das vollständige Aushärten des Modellmaterials an seiner Oberfläche und führen zu Ungenauigkeiten. Die Temperatur des Wassers sollte in etwa der des Raumes entsprechen, um eine thermische Expansion oder Kontraktion auszuschließen.

Im Gegensatz zu Hydrokolloid kann bei Elastomeren die Reinigung der Abformung mit einem weichen Pinsel und Seifenlösung durchgeführt werden; dies führt zu einer Reduzierung der Oberflächenspannung der Abformmasse, was wiederum das blasenfreie Ausgießen der Abformung mit Gips erleichtert. Es ist darauf zu achten, dass mit dem Pinsel feine Abformanteile nicht beschädigt werden. Die Abformung wird anschließend nochmals sorgfältig ausgespült und trockengeblasen. Nach Entfernung von Speichel- und Blutresten muss eine fachgerechte Desinfektion der Abformung erfolgen. Im Arbeitsprozess muss geklärt sein, wer für die Desinfektion der Abformung zuständig ist. Dies erfolgt bevorzugt in der Zahnarztpraxis, um saubere keimfreie Abformungen in den Versand zum Labor zu geben. Die Desinfektion erfolgt durch Eintauchen der Abformung in eine Spezialflüssigkeit (z. B. Mulcagin, Merz Dental, D-Lütjenburg). Die jeweiligen Eintauch- und Ein-

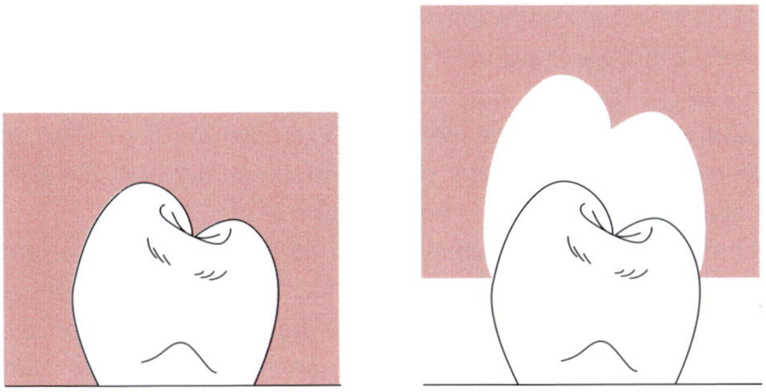

Abb. 26-1 Durch das Abheben der Abformung aus dem Mund bzw. des Modells von der Abformung wird das Abformmaterial gestaucht.

wirkzeiten (bei Mucalgin 5 Sekunden Eintauch- und 10 Minuten Einwirkzeit) sind produktspezifisch einzuhalten. Daher muss die Anleitung der Flüssigkeit und des Abformmaterials genau beachtet und eingehalten werden. Beim weiteren Vorgehen sind bestimmte Punkte zu beachten:

- **Hydrokolloidabformungen** werden zwecks Neutralisation der Alginsäure in einem „Neutralisationsbad" vorbehandelt (fünf Minuten in einer 2 % Kaliumsulfatlösung). Die Abformung kann auch auf dem Weg zwischen Praxis und Labor in dieser Lösung transportiert werden. Der Gebrauch einer Seifenlösung ist nicht sinnvoll. Ebenso wenig darf eine Lagerung in Wasser erfolgen. Abformmaterial und Gips müssen aufeinander abgestimmt sein, weil trotz der o. g. Behandlung nicht alle Gipssorten in Verbindung mit Hydrokolloid eine akzeptable Oberfläche aufweisen.
- **Alginatabformungen** dürfen nicht trockengeblasen werden, da der auftretende Wasserverlust zur Kontraktion des Abformmaterials führt.
- **Elastomere Abformungen** sollten frühestens 3 Stunden nach der Abformung ausgegossen werden. Dem Material muss genügend Zeit für die elastische Rückstellung nach der Stauchung, die beim Entfernen der Abformung aus dem Mund auftritt, gegeben werden (Abb. 26-1). Aus diesem Grund ist die Uhrzeit, zu der die Abformung aus dem Mund entfernt wurde, anzugeben.
- Temperaturunterschiede zwischen Mund und Außentemperatur (z. B. beim Transport im Winter) beeinflussen das Volumen des Abformmaterials. Diese thermische Kontraktion kann durch eine halbstündige Lagerung bei Raumtemperatur kompensiert werden.

26.2.3 Die Herstellung des Zahnkranzes

Die Herstellung des Zahnkranzes beinhaltet das Ausgießen der Abformung und das Beschleifen des Kranzes sowie das Setzen von Pins, die den Zahnkranz und die Zahnstümpfe im Modellsockel verankern.

26.2.3.1 Ausgießen der Abformung unter Berücksichtigung der späteren Lage der Pins

Da das Sägemodell zweiteilig aus Gips angefertigt wird, wird zunächst nur der Zahnkranz ohne Modellsockel in Gips ausgegossen. Die Abformung wird so weit über die Abformmasse hinaus mit Gips aufgeschichtet, dass für den späteren Trimmvorgang und für das Bohrloch, das für die Pinaufnahme notwendig ist, in vertikaler Richtung des Zahnkranzes genügend Platz vorhanden ist. Auch die Aufnahme von Pins im

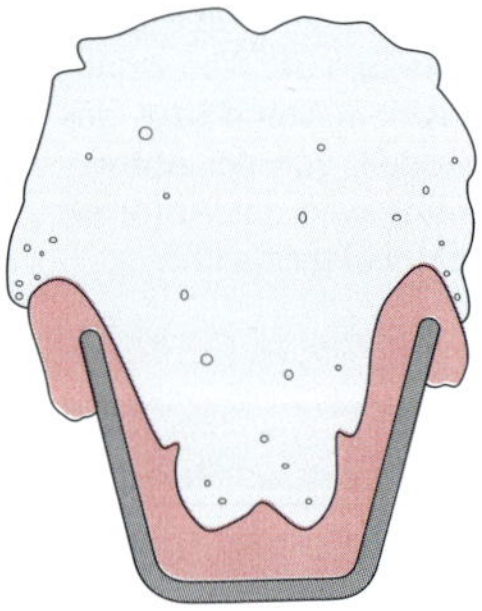

Abb. 26-2 Beim Ausgießen des Zahnkranzes für ein Sägemodell muss ausreichend Gips aufgebaut werden (Querschnitt).

Bereich stark atrophierter Kieferkämme soll möglich sein. Wird der Zahnkranz zu flach hergestellt, kann dieser während des Trimmvorgangs in schmalen Bereichen, wie z. B. den Zwischengliedern, brechen. Vor allem im distalen Endbereich der Abformung ist auf eine ausreichende Höhe und Extendierung des Gipses zu achten, damit dort kein Gips fehlt und später beim Trimmen an der Basis des Zahnkranzes eine gleichmäßige Ebene geschaffen werden kann (Abb. 26-2).

Beim Gebrauch von synthetischen Gipsen der Klasse IV kann aufgrund einer langen Dünnfließphase des Gipses das Aufschichten des Zahnkranzes erschwert sein. Wenn man mit dem Aufschichten des Gipses wartet, bis dieser die Modellierphase erreicht hat, erleichtert man sich diesen Arbeitsschritt. Der Vorteil eines dünnfließenden Gipses mit längerer Vibrationszeit zum problemlosen Ausgießen der Feinteile in der Abformung kann für den Arbeitsschritt des Aufschichtens des Gipses zum Nachteil werden. Umgekehrt lässt sich ein Naturgips, der schon in der Vibrationszeitphase standfest ist, insbesondere für den weniger Geübten schwerer ohne Blasen in die Abformung füllen als ein dünnfließender Gips. Bei Naturgips ist die Verarbeitungszeit in der Regel kürzer als bei synthetischen Gipsarten.

Folgendes Vorgehen ist beim Ausgießen einer Abformung zu empfehlen: Generell soll das Ausgießen des Zahnkranzes langsam und kontrolliert erfolgen. Lufteinschlüsse, insbesondere in schwer zugänglichen Bereichen wie z. B. den Stumpfspitzen, können nur während der fließfähigen Phase des Gipses verhindert werden. Mit Gips nicht vollständig ausgeflossene Bereiche treten im Modell zwangsläufig als Blasen in Erscheinung. Diese wirken sich vor allem im Bereich der Präparationsgrenze nachteilig aus und machen ein Zweitmodell notwendig, in dem die gesamte Präparationsgrenze wiedergegeben ist. Ein nachträgliches Ausfüllen von Blasen mit Gips im Bereich der Präparationsgrenze ist zu unterlassen; es würde zu nicht passenden Restaurationen führen.

Für die Herstellung eines Sägemodells sind die Dosierung und das standardisierte Anmischen des Gipses von entscheidender Bedeutung. Die physikalischen Eigenschaften des Gipses, insbesondere seine Expansion und Härte, verlangen ein kontrolliertes Vorgehen. Bei der Gipsverarbeitung müssen folgende Faktoren berücksichtigt werden: Dosierung von Gipspulver und Anmischflüssigkeit, Einstreuzeit, Sumpfzeit (Einlagerung der Wassermoleküle in das Gipspulver), Rührzeit und Verarbeitungszeit (genaue Beschreibung siehe Kap. 5).

Die richtige Anwendung des Gipses wird der jeweiligen Produktbeschreibung entnommen. Als Anhaltspunkt gilt für Superhartgips der Klasse IV ein Mischverhältnis von 20 bis 25 cm^3 destilliertem Wasser auf 100 g Gipspulver. Für die Herstellung der Zahnkränze werden für den Oberkiefer 120 g und für den Unterkiefer 150 g Gipspulver benötigt. Das Wasser wird genau dosiert in den sauberen und trockenen Mischbecher gegeben. Das Gipspulver wird während ca. 10 Sekunden (Einstreuzeit) in den Becher eingestreut. Diese Reihenfolge des Vorgehens (erst Wasser, dann Pulver) ist für eine günstige und gleichmäßige Hydration notwendig. Dem eingestreuten Gips wird anschließend ohne zu rühren während 20 Sekunden die Aufnahme des Mischwassers ermöglicht (Sumpfzeit). Durch diese Wartezeit lässt sich selbst bei einer Handmischung ohne Vakuum das Entstehen von Pulverklumpen vermeiden. Nach der Sumpfzeit wird der Gips mit einem Spatel von Hand durchgemischt. Es ist besonders auf den Boden und die Wände des Mischbechers zu achten und dort eventuell vorhandener Gips zu entfernen, da das Rührwerk dort nicht voll anliegt. Die Mischung mit dem Vakuummischgerät erfolgt nach Angaben des Herstellers zwischen 30 und 60 Sekunden. Eine verlängerte Mischzeit hat eine verkürzte Verarbeitungszeit zur Folge. Damit eine konstante Produktqualität des Sägemodells gewährleistet ist, sollten die angegebenen Zeiten eingehalten werden. Die Mischzeit beeinflusst auch die Expansion des Gipses.

Für ein blasenfreies Ausgießen unter Vibration auf dem Rüttler sind verschiedene Vorgehensweisen möglich. Wichtig für jedes blasenfreie Ausgießen ist das Arbeiten mit einer möglichst spannungsfreien, also leicht zu benetzenden Oberfläche der Abformung.

Zwei Möglichkeiten des Ausgießens haben sich bewährt:

- Der Gips wird in kritischen Bereichen in extrem kleinen Portionen mit einer Sonde oder einem kleinen Pinsel vorsichtig eingefüllt, so dass Lufteinschlüsse ausgeschlossen werden können. Nach dem Auffüllen der Stümpfe wird die gesamte Abformung portionsweise gefüllt.
- Der Gips wird von distal der einen Seite der Abformung in die Form eingegeben, von wo er langsam durch den gesamten Zahnbogen fließt. Danach wird die Abformung auf dem Rüttler derart gedreht, dass der eingefüllte Gips wieder so weit aus der Abformung fließen kann, dass nur noch eine dünne Schicht in der Abformung verbleibt. Sollte sich in einer Ecke der Abformmasse noch ein Lufteinschluss befinden, kann diese Blase aufsteigen, so dass dieser Bereich nun ebenfalls mit Gips gefüllt wird. Nach diesem „Sicherheitsschritt" wird die Abformung komplett mit Gips aufgefüllt und die Basis des Zahnkranzes wird ohne Vibration mit einem Spatel aufgebaut. Ein sauberes Beschneiden und Nachkonturieren des Gipses kann nach dem Glanzverlust des Gipses leicht durchgeführt werden. Der Gips benötigt je nach Produkt nach dem Einsetzen seiner Erstarrung eine unterschiedlich lange Aushärtezeit (Mindestdauer: 2 Stunden). Erst danach dürfen sich die weiteren Arbeitsschritte anschließen.

26.2.3.2 Das Beschleifen des Zahnkranzes

Der ausgehärtete Zahnkranz wird vorsichtig aus der Abformung entnommen. Das Abziehen bzw. Aushebeln des Gipses aus der Löffelform sollte von allen Seiten möglichst parallel und gleichmäßig weit erfolgen. Ungleichmäßige Entnahme auf nur einer Seite des Kranzes kann zu Frakturen von Stümpfen oder Zähnen führen. Besonders gefährdet sind lange dünne Stümpfe sowie lange unter sich gehende klinische Zahnkronen. In extremen klinischen Situationen kann das Problem durch eine Hydrokolloidabformung umgangen werden. Ist eine solche Abformung nicht möglich, muss bei einem parodontal stark reduzierten Gebiss das Schlitzen und Entfernen des individuellen Löffels zwecks Entnahme des Zahnkranzes in Erwägung gezogen werden.

Der aus der Abformung entfernte Zahnkranz wird anschließend zur Aufnahme der Pins vorbereitend basal plangeschliffen. Dies kann sowohl trocken als auch nass erfolgen. Bei einer Nasstrimmung der Basalfläche des Kranzes an der Gipstrimmerscheibe sind die präparierten Pfeilerzähne auf dem Zahnkranz vor Trimmerwasser zu schützen. Eine Wasseraufnahme des Gipses hat eine Expansion und eine Härteverminderung des Gipses zur Folge. Hier sollte mit wenig Wasser gearbeitet werden. Außerdem können die Gipsstümpfe durch eine Versiegelung geschützt werden (Margidur, Pluradent, D-Freiburg). Diese muss in die Gipsoberfläche einziehen und darf keine Schicht bilden. Alternativ können die zu schützenden Anteile mit einem dünnfließenden elastischen Silikon (Protector, Pluradent) abgedeckt werden. Die dadurch gebildete dünne Schutzhaut verbleibt auf dem Modell, bis alle Nassschleifarbeiten, einschließlich Trimmen des Modellsockels, durchgeführt sind.

Der Gips sollte nicht unnötig strapaziert werden. Durch den Einsatz moderner Trockenschleifgeräte (Bandschleifer) kann diese Gefahr ausgeschaltet werden.

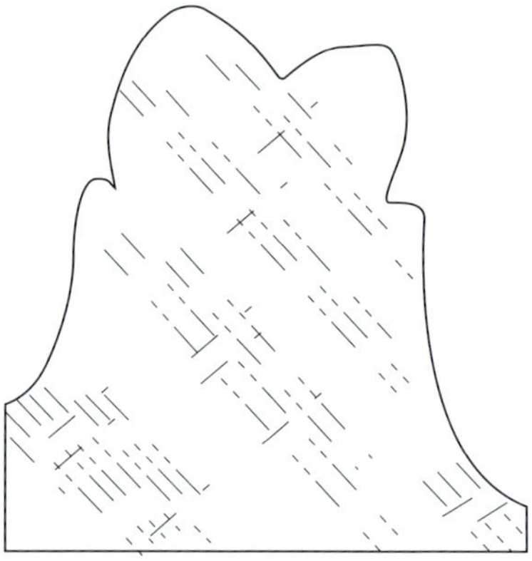

Abb. 26-3 Der Zahnkranz wird so beschliffen, dass der Bereich, der im Modellsockel gefasst ist, sich nicht in einem untersichgehenden Bezirk befindet (Querschnitt).

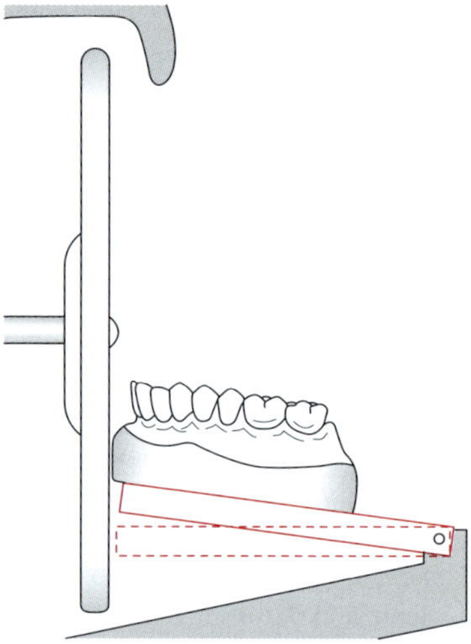

Abb. 26-4 Durch Kippung des Trimmertischs lässt sich der labile Anteil des Zahnkanzes konisch beschleifen.

Eine Schädigung der Gipsoberfläche kann auch durch den aggressiven Einsatz eines Dampfstrahlers hervorgerufen werden.

Das Trimmen der Zahnkranzbasis soll eine Fläche schaffen, die parallel zur Okklusionsebene liegt. Je nach Aufrautiefe des Schleifgeräts muss die Oberfläche der Zahnkranzbasis anschließend mit einem auf der Tischplatte liegenden Schleifpapierbogen (400er-Körnung) feingeschliffen werden. Die Bedeutung der vertikalen Höhe des Kranzes wurde bereits angesprochen. Sie muss hier ebenfalls beachtet werden.

Neben der Zahnkranzbasis sind auch die oralen und vestibulären Anteile zu beschleifen. Diese Flächen sind teilweise mit dem Trimmer nicht zu erreichen und müssen mit einer Hartmetallfräse und/oder geeigneten Sandpapierrädern beschliffen werden. Aus Stabilitätsgründen und wegen des notwendigen Platzangebots für zwei Pins darf der Zahnkranz in horizontaler Richtung nicht zu dünn geschliffen werden. Die Seitenflächen des Kranzes (vertikale Richtung) werden leicht konisch beschliffen. Dies ermöglicht das spätere Trennen von Zahnkranz und Modellsockel (Abb. 26-3).

Einige Schleifgeräte (trocken und nass) bieten die Möglichkeit, den Modelltisch in einem bestimmten Winkel zu kippen (Tisch zur Trimmerscheibe ansteigend) (Abb. 26-4). Dies ist jedoch nur für den vestibulären Anteil hilfreich. Andere Schleifgeräte ermöglichen den Zugang zum oralen Bereich des Kranzes mit Hilfe einer konischen Fräse. Ihre Achse befindet sich im rechten Winkel zu einem Frästisch, welcher als Abstützung für den Zahnkranz dient. Mit dieser Technik können die Seitenflächen sehr gut und gleichmäßig bearbeitet werden. Die Techniken haben gemeinsam, dass das Objekt um das Schleifinstrument bewegt wird. Dies setzt allerdings ein entsprechendes Gefühl für die Zahnkranzführung voraus, um zu verhindern, dass der Kranz bricht.

Beim konventionellen Vorgehen wird die Fräse mit Hilfe eines Handstücks an das Objekt geführt, was auch für den weniger Geübten einen gewohnten Arbeitsgang darstellt.

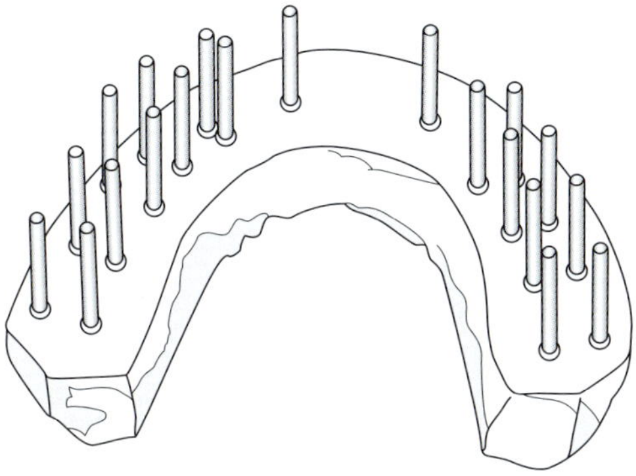

Abb. 26-5 Zahnkranz mit eingeklebten Pins (Ansicht von unten hinten). Der Frontzahnblock ist mit zwei Pins versorgt. Die Zähne 13–12 werden in einem Block aus dem Modell genommen. Die Seitenzähne können nach dem Sägen einzeln entnommen werden.

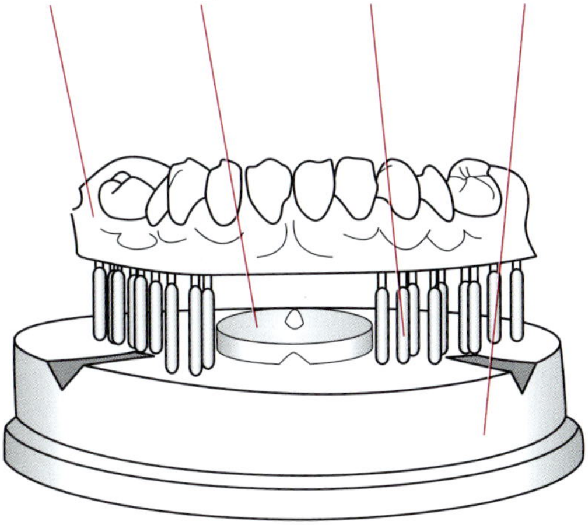

Abb. 26-6 Zahnkranz auf dem Sockelformer ohne Gummimanschette.

26.2.3.3 Das Setzen der Pins

Für das Bohren der Pinlöcher und das spätere Segmentieren des Kranzes werden an den Außenflächen (vestibulär, oral) des Kranzes mit einem Bleistift Orientierungsmarkierungen angebracht. Sie geben die spätere Lage der Pins an. Markierungen an der Basisfläche wären beim Bohrvorgang wegen der Auflage und Abstützung des Kranzes demgegenüber nicht sichtbar. Die Bohrung der Pinlöcher erfolgt mit Hilfe eines Bohrtischs, der eine Bohrung im rechten Winkel zur Zahnkranzbasis und ein zueinander paralleles Setzen der Pins ermöglicht. Bei einigen Bohrgeräten dient ein Lichtpunkt als Orientierungshilfe, um die Lage des Bohrlochs zu markieren. Bohrer und Pin müssen aufeinander abgestimmt sein. Daher bieten die Hersteller der verschiedenen Pinsysteme jeweils einen zum Pin passenden Bohrer für ihre Produkte an. Wichtig für die Wahl des Pinsystems sind Drehschutz, Reinigbarkeit, Friktion in der Schlussstellung, Erhalt der Friktion, stramme Passung von Bohrung und Pin und Laufruhe des Bohrers.

Beim SAM-Pin-System (SAM-Präzisionstechnik, D-München) werden für jedes Zahnkranzsegment zwei Pins gesetzt. Diese weisen die gleiche Länge auf und haben als Führungsmatrize eine Kunststoffhülse im Modellsockel. Bei der Herstellung von Einzelstümpfen und Kieferkammanteilen von Zwischengliedern werden die beiden Pins vestibulär und oral mit ausreichendem Abstand zueinander platziert. Größere Restzahnsegmente können an jedem Endbereich des jeweiligen Segments mit nur einem Pin versehen werden (Abb. 26-5). Die Pins werden so angeordnet, dass mindestens eine Dreipunktabstützung des Zahnkranzes vorhanden ist; beim Sockelvorgang muss der Zahnkranz in der Sockelform stehen und darf nicht abkippen (Abb. 26-6). Beim Bohren der Pins sind folgende Punkte zu beachten:

- Die Lochposition ist genau festzulegen.
- Der Zahnkranz muss auf dem sauberen Bohrtisch gleichmäßig abgestützt sein.
- Der Bohrer wird stückweise ein- und ausgeführt; der feuchte Bohrstaub darf das Loch nicht vergrößern.

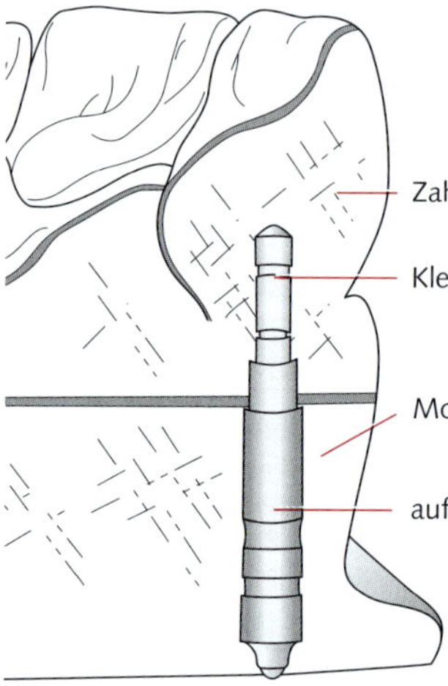

Abb. 26-7 Modell im Querschnitt: Das Loch für den Metallpin ist so angelegt, dass dieser zentrisch im Gipszahn zu liegen kommt.

Nach dem Bohren und Sauberblasen der Löcher wird die Passgenauigkeit der Pins für jedes Loch überprüft. Wenn eine gute und spielarme Passung festgestellt wird, können die Pins mit einem Tropfen Cyanoacrylat-Kleber eingeklebt werden. Ein eventuell vorhandener Kleberüberschuss wird vor dem Antrocknen mit einem Vliestuch abgesaugt, um den späteren Sitz der Kunststoffhülsen nicht zu stören. Nach der Aushärtezeit des Klebers werden auf die Metallpins Kunststoffhülsen geschoben. Je nach Pinsystem ist auf die exakte Richtung der Hülse, wie diese auf dem Pin sitzen soll, zu achten. Beim SAM-System zeigt der Retentionsteil der Kunststoffhülse im aufgeschobenen Zustand vom Stumpf weg (Abb. 26-7).

26.2.4 Der Modellsockel mit integriertem Magnetsplit-Cast

Verschiedene Split-Cast-Systeme bieten die Möglichkeit, bei der Modellsockelherstellung zwischen Modellsockel und Split-Cast-Platte einen Magneten zu integrieren. Die Anforderungen an ein solches Sockelsystem sind:

- leichte und schnelle Anwendung
- Sockelplatte und Manschette müssen leicht reinigbar und haltbar sein.
- Erhalt der Split-Cast-Kerben auch nach dem Trimmen des Sockels
- einfache Möglichkeit, den Magneten für diagnostische Arbeiten zu entfernen
- Der Magnet soll genügend Halt für das einartikulierte Modell bieten.
- Das Split-Cast-Magnetsystem sollte möglichst wenig vertikalen Raum in Anspruch nehmen.
- Der Sockelformer muss in verschiedenen Größen zur Verfügung stehen.
- Die Manschette um die Sockelformplatte soll in ihrer Höhe auf die Pins abgestimmt sein, um eine entsprechende Sockelhöhe zu erreichen.
- Es muss möglich sein, in die Split-Cast-Platte (Gips) Retentionen zum Einartikulieren einzuarbeiten.
- Beim Ausgießen der Split-Cast-Platte muss die Manschette einen guten Sitz am Modellsockel aufweisen.

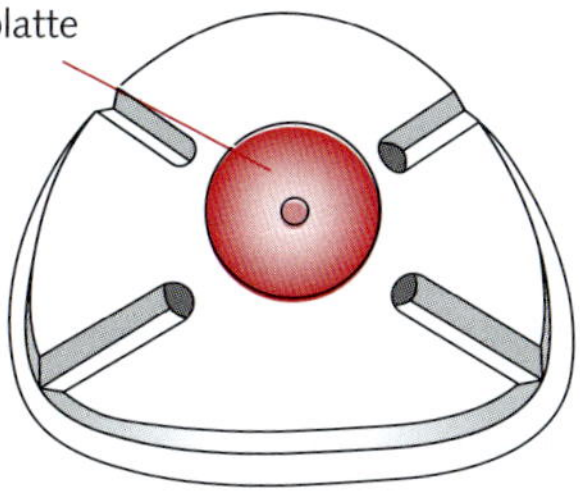

Abb. 26-8 Split-Cast-Sockelplatte mit aufgelegter Haftplatte.

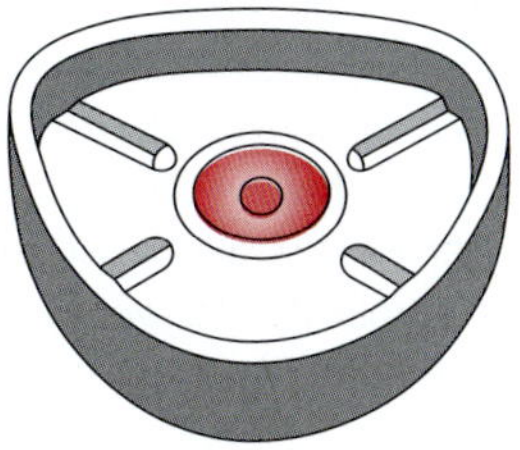

Abb. 26-9 Split-Cast-Sockelplatte mit aufgeschobenem Gummiring (Manschette).

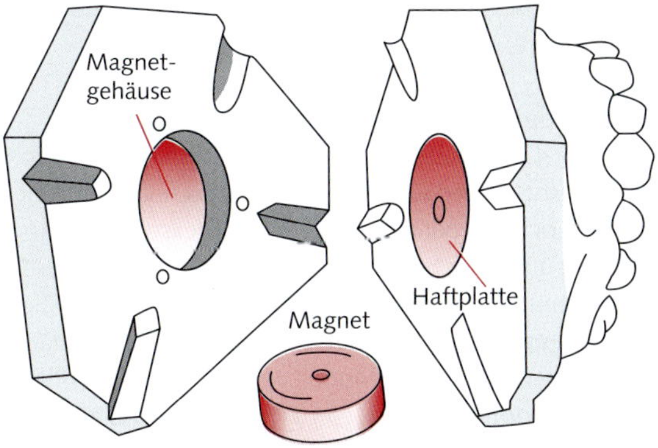

Abb. 26-10 Die Split-Cast-Platte passt genau auf den Modellsockel. Das Magnetgehäuse wurde in die Split-Cast-Platte integriert. Der Magnet kann eingelegt werden. Im Modellsockel befindet sich die Haftplatte.

26.2.4.1 Herstellung des Modellsockels

Im Folgenden wird die Technik des SAM-Systems beschrieben:

Der Zahnkranz mit eingeklebten Pins wird an den Flächen, die den Sockelgips berühren werden, mit einer Isolierschicht (Gips gegen Gips) (Picosep; Picodent, D-Wipperfürth) versehen, d. h. an der Zahnkranzbasis sowie ca. 2 bis 3 mm an der Außenfläche in Richtung Zähne. Die Isolierflüssigkeit lässt sich mit einem Pinsel bequem auftragen und sorgt für eine sichere Separierung der Gipsschichten voneinander.

Anschließend wird ein Sockelformer der richtigen Größe ausgewählt (Abb. 26-8). Auf die Sockelplatte wird eine Metallhaftplatte in die gekennzeichnete Position gebracht (Abb. 26-9). Diese wird später in den Modellsockel eingegossen und dient als Haftplatte für den Magneten im Magnettopf (Abb. 26-10). Die Pflege von Sockelplatte und Gummimanschette mit Vaselineöl sowie das Reinigen nach Gebrauch stellt die Voraussetzung für ihre wiederholte Verwendung dar.

Eine entsprechende Gipsmenge der Klasse IV (120 g für großen, 90 g für kleinen Sockler) wird wie für den Zahnkranz unter Vakuum angemischt und unter Vibration in den Sockelformer bis zum oberen Rand der Gummimanschette gefüllt. Um Lufteinschlüsse (Blasen) im Bereich der Zahnkranzbasis im Modellsockel zu verhindern, wird zusätzlich um die Pins am Zahnkranz mit einem Instrument Gips aufgetragen. Dadurch wird ein sicheres Umfließen der Pins mit Sockelgips

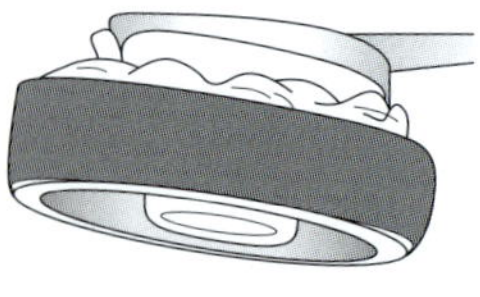

Abb. 26-11 Die Abformung wurde ausgegossen. Die Sockelform wurde mit Gips gefüllt und die Abformung hineingegeben.

gewährleistet. Der Zahnkranz kann unter leichter Vibration in die mit Gips gefüllte Sockelform eingelassen und ausgerichtet werden. Der Sockelgips soll den Zahnkranz von der Zahnkranzbasis aus seitlich ca. 2 mm einfassen. Die Erhöhung um den Zahnkranz herum sorgt später für einen „Anschlag-Effekt" und bietet einen zusätzlichen Halt für die Gipsstümpfe. Nachteil bei diesem Vorgehen ist, dass keine visuelle Kontrolle der Passgenauigkeit zwischen Stumpf und Modellsockel erfolgen kann. Zu diesem Zweck müssen kleine Kerben in dieser Umfassung angebracht werden, welche vestibulär in der Mitte eines jeden Segments liegen und die Einsicht in den Kontaktbereich ermöglichen.

Die Gesamthöhe des Sockels wird durch die Gummimanschette definiert. Durch das leichte Vibrieren des Gipses ergibt sich automatisch eine glatte Gipsoberfläche. Sollte ein Gipsüberschuss entstanden sein, kann dieser über den Gummiring weg ablaufen. Anschließend wird der Vibrator abgeschaltet, und der Gips kann aushärten (Abb. 26-11).

26.2.4.2 Herstellung der Split-Cast-Platte

Zur Herstellung der Split-Cast-Platte wird nach der Aushärtezeit des Gipses die Sockelplatte vom Modellsockel und aus der Gummimanschette entfernt. Die Manschette bleibt zunächst noch in ihrer Position vom Modellsockel gefasst. Sie dient als Form für die in Gips zu gießende Split-Cast-Platte. Gipsreste oder Gipsfahnen werden von den Rändern und vom Modellsockel entfernt. Es präsentiert sich jetzt der Modellboden mit eingegossener Haftplatte aus Metall. Die Gipsfläche wird gegen Gips isoliert. Dies bewirkt, dass das Modell von der Split-Cast-Platte getrennt werden kann. Der Magnettopf mit eingelegtem Magneten wird auf der Haftplatte in Position gebracht (Abb. 26-12). Die bereits zu diesem Zeitpunkt auftretende Magnethaftwirkung wird das Modell später in Position halten.

Nun wird Superhartgips (90 g) unter Vakuum angerührt. Für den Ausgießvorgang der Split-Cast-Platte befindet sich das Modell mit dem Zahnkranz auf der Tischplatte. Um keine Zähne zu beschädigen, sollte jedes Absetzen auf einer sauberen Schaumgummi- oder Papierunterlage erfolgen. Die Vibration beim Einfüllen des Gipses in die Split-Cast-Platte kann durch Berühren des Vibrators am Modellsockelrand erfolgen. Um das Sägemodell mit der Split-Cast-Platte später problemlos in den Artikulator montieren zu können, sollten mechanische Retentionen in die weiche Gipsoberfläche der Split-Cast-Platte gemacht werden. Es ist zu beachten, dass diese Fläche auch zur Abstützung auf dem Trimmertisch dienen soll. Die Retentionen sollen so angebracht werden, dass während des Beschleifvorgangs eine sichere Abstützung des Modells in der Okklusionsebene des Sockels gewährleistet ist (Abb. 26-13).

Für die Form des Modellsockels gibt es – anders als bei kieferorthopädischen Modellen – keine festen Richtlinien. Die Sockelform soll zweckmäßig und optisch ansprechend gestaltet werden (Abb. 26-14). Sie dient als Halteinstrument bei Arbeiten in der Hand und im Artikulator. Wird der Sockel nass in Form getrimmt, müssen die Zahnkranzstümpfe vor Wasser geschützt werden. Falls Fließsilikon verwendet wird, darf der Schutz erst nach abgeschlossenem Trimmvorgang entfernt werden. Das Sägemodell wird anschließend einartikuliert.

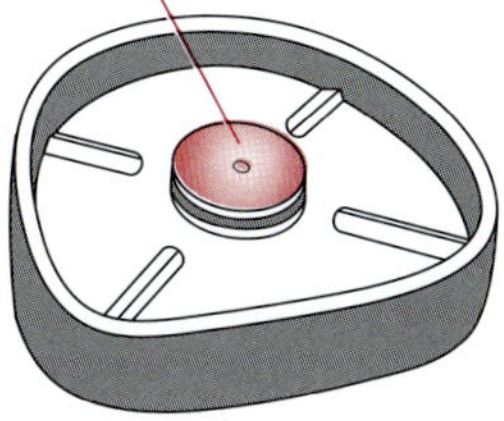

Abb. 26-12 Unterseite des entstandenen Modells mit Magnetgehäuse.

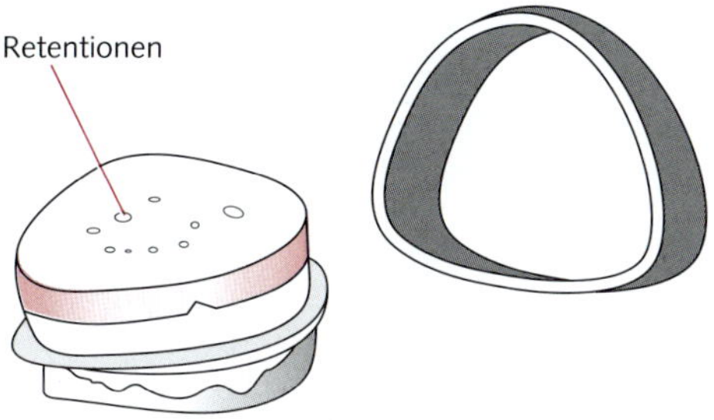

Abb. 26-13 Abformlöffel mit ausgegossenem Modell und darauf sitzender Split-Cast-Platte. Der Gummiring wurde nach Aushärten des Gipses entfernt. Die Split-Cast-Platte ist mit deutlichen Retentionen für das Einartikulieren versehen worden.

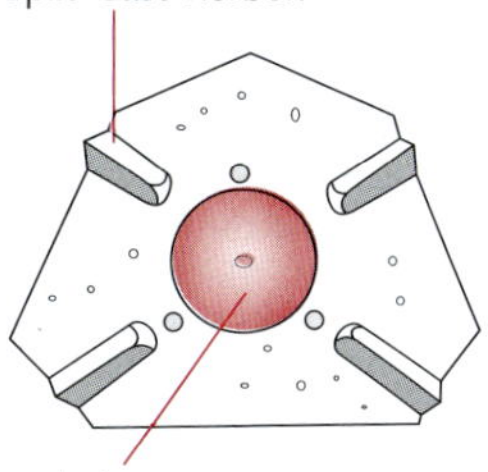

Abb. 26-14 Das Arbeitsmodell in der Ansicht von unten. Deutlich sind die Split-Cast-Kerben und die Haftplatte zu erkennen.

26.2.5 Segmentierung des Zahnkranzes

Dem Sägen des Zahnkranzes geht die Entscheidung des Zeitpunkts zum Trennen voraus. Wird der Zahnkranz erst nach Erreichen der maximalen Expansion (24 Stunden) des Sockelgipses vom Modellsockel abgehoben, wird man eine stärkere Friktion der Pins feststellen, als wenn der Zahnkranz schon nach einer Stunde vom Sockel entfernt wird. Dieses Phänomen lässt sich mit der Expansion des Sockelgipses erklären. Durch die Expansion kann so viel „Druck" auf den Zahnkranz entstehen, dass dieser beim Abheben in seiner Gesamtheit frakturiert. Ungenauigkeiten in der Parallelität der Pins aufgrund von Bohrtoleranzen können solch eine Fraktur begünstigen. Vermeiden lässt sich dies dadurch, dass man das Segmentieren vor dem Abheben des Zahnkranzes durchführt. Der Nachteil dabei ist, dass die Sägeschnitte nur von okklusal her erfolgen können und für eine vollständige Trennung des Zahnkranzes bis tief in den Modellsockel heruntergezogen werden müssen. Dies kann bei sehr eng stehenden Stümpfen und bei eng verlaufenden Zahnbögen zu Problemen führen. Eine bessere Möglichkeit ist, den Zahnkranz möglichst nach einer Stunde vom Sockel abzuziehen und zu sägen. Die einzelnen Stümpfe lassen sich so in das Modell einschieben und es kann eine „freie Expansion" des Modellsockels stattfinden.

Das Vorgehen im Detail:

Die Split-Cast-Platte wird vom Modellsockel entfernt. Die Pins werden an der Modellunterseite mit einem Handinstrument oder mit einer speziell dafür vorgesehenen Fräse freigelegt. Wichtig ist, dass die Pins nicht beschädigt werden bzw. dass kein Grat entsteht, der das Herausziehen behindert. Durch Druck auf die Pins kann der Zahnkranz vom Modellsockel langsam entfernt werden. Das Drücken der Pins sollte auf beiden Seiten (im Frontzahn- sowie im Molarenbereich) gleichmäßig erfolgen. Ein zu starkes einseitiges Drücken führt zum Verkanten und Blockieren und kann im schlimmsten Fall zur Fraktur des Zahnkranzes führen. Das Durchführen der Sägeschnitte kann mit einer elektrischen Säge oder manuell mit einer Handsäge erfolgen. Die vorhandenen Orientierungsstriche am Zahnkranz, die für die Bohrung angelegt worden sind, sind auch für diesen Arbeitsschritt hilfreich. Die elektrische Säge bietet den Vorteil, dass alle Sägeschnitte genau im rechten Winkel zur Modellbasis und parallel zueinander ausgeführt werden können. Nachteile können bei engstehenden Stümpfen entstehen. In diesen Fällen bietet das Sägen

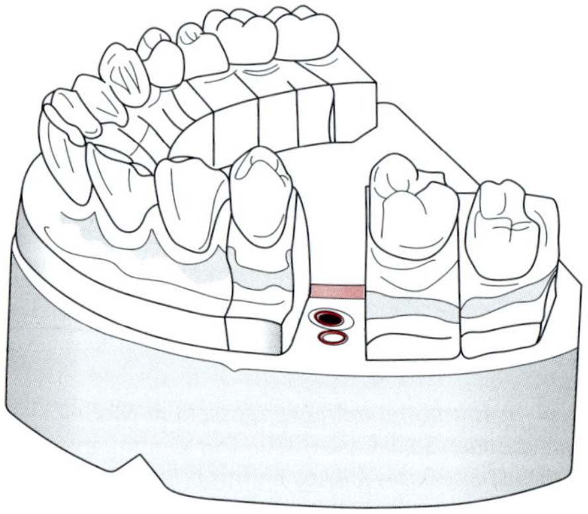

Abb. 26-15 Das Sägemodell nach Anbringen der Sägeschnitte. Der Stumpf des Zahnes 15 wurde aus dem Modell entnommen. Deutlich sind die beiden Pinlöcher im Modellsockel in Regio 15 zu sehen.

von basal in Richtung Okklusionsebene Vorteile. Beim Gebrauch der Handsäge kann jeder Schnitt der individuellen Situation flexibel angepasst werden. Dies birgt allerdings das Risiko in sich, dass die Schnitte nicht parallel zueinander gelegt werden. Sind alle Schnitte parallel angefertigt, lassen sich die einzelnen Segmente des Zahnkranzes in beliebiger Reihenfolge aus- und einschieben (Abb. 26-15). Sollten die Schnitte nicht parallel ausgeführt sein, müssen die entstandenen unter sich gehenden Bereiche an den Stümpfen eventuell noch mit einer Fräse eliminiert werden.

Nach Durchführung der Sägeschnitte werden sowohl die Stümpfe als auch der Modellsockel von allen Staubresten befreit. Erst dann sollten die Teile zum ersten Mal auf den Sockel gebracht werden.

26.2.6 Die Modellstumpfvorbereitung

Zur Vorbereitung des Modellstumpfes für die spätere Ausführung der Arbeit gehören die folgenden Arbeitsschritte.

26.2.6.1 Entfernen der Zahnfleischanteile

Die einzelnen Sägestumpfsegmente lassen sich vom Sägemodell abheben und auf diese Weise einzeln in der Hand weiterverarbeiten. Um für spätere Arbeitsschritte einen problemlosen Zugang zum Präparationsrand auf dem Gipsstumpf zu haben, werden die Zahnfleischanteile mit einer kreuzverzahnten Hartmetallfräse entfernt. Liegen die Präparationsgrenze und die Ansatzlinie zwischen Gingiva und Zahn sehr eng beieinander, so sollte der Gips mit Hilfe eines Stereomikroskops reduziert werden. Es ist wichtig, dass die unterhalb der Präparationsgrenze befindlichen abgeformten Zahnanteile beim Beschleifen erhalten bleiben. Diese Anteile geben für die spätere Zahnkonturierung eine wichtige Orientierungshilfe zur Vermeidung einer marginalen Überkonturierung der Krone (Abb. 26-16). Jegliche Manipulation an der Präparationsgrenze ist daher zu unterlassen.

26.2.6.2 Anzeichnen der Präparationsgrenze

Das Anzeichnen der Präparationsgrenze ist für die Ausführung der Wachsmodellation im Randbereich wichtig. Es erfolgt mit einem graphitfreien Farbstift (Abb. 26-17). Ein Bleistift darf für diesen Zweck nicht verwendet werden, weil Graphitpartikel an der Wachsmodellation haften bleiben und den Guss negativ

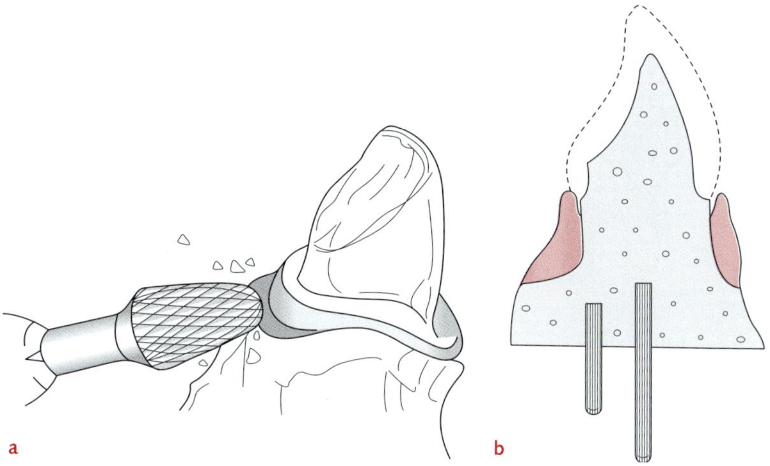
a b

Abb. 26-16 a Bei den Einzelstümpfen (mit oder ohne Pin) wird der „Zahnfleischanteil" mit einer Fräse entfernt. b Querschnitt durch einen Gipsstumpf: Der abgeformte Anteil des Zahns unterhalb der Präparationsgrenze wird beim Beschleifen des Stumpfes nicht entfernt. Dieser Bereich gilt als wichtiger Anhaltspunkt für die Kronenkontur.

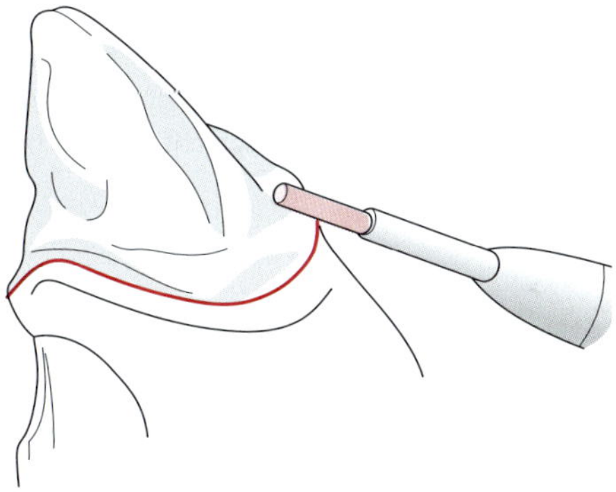

Abb. 26-17 Anzeichnen der Präparationsgrenze.

beeinflussen könnten. Diese Farbmarkierung muss so dünn wie möglich gehalten werden. Weist der Markierungsstrich eine zu große Breite auf, so kann bei der späteren Modellation nur schwer entschieden werden, wo diese genau enden soll. Der angelegte feine Strich sollte mit dem Auge betrachtet gerade sichtbar sein. Unter der Vergrößerung des Stereomikroskops weist er dann genau die richtige Breite auf. Zum besseren Schutz des Strichs gegen ein Abwischen kann dieser durch Applikation eines Oberflächengipshärters auf dem Gipsstumpf fixiert werden. Der Härter darf keine Schicht an der Oberfläche bilden.

26.2.6.3 Auftragen des Platzhalterlacks

Der Platzhalterlack (Stumpflack) soll beim späteren Zementieren der Krone im Mund den notwendigen Platz für die Zementschichtstärke garantieren. Dies gilt jedoch nicht für den Rand und die Schulter bzw. den Stufenbereich der Krone, wo das Gussobjekt so eng wie möglich auf dem Stumpf anliegen soll. Die Forderung, den Stumpflack auch über den Rand hinaus aufzutragen, um dem Zement den notwendigen Platz zum Abfluss zu geben, wird durch In-vitro-Studien widerlegt, die zeigen, dass bei Stufen auch Randspaltbreiten unter 20 µm nach dem Zementieren erreicht werden können (*Wohlwend* et al. 1988).

Beim Auftragen des Stumpflacks ist auf eine gleichmäßige Schichtstärke zu achten. Oft werden die Höckerspitzen wegen des „Weglaufens" des Lackes zu dünn beschichtet. Die Beantwortung der Frage, wie viele Schichten Stumpflack

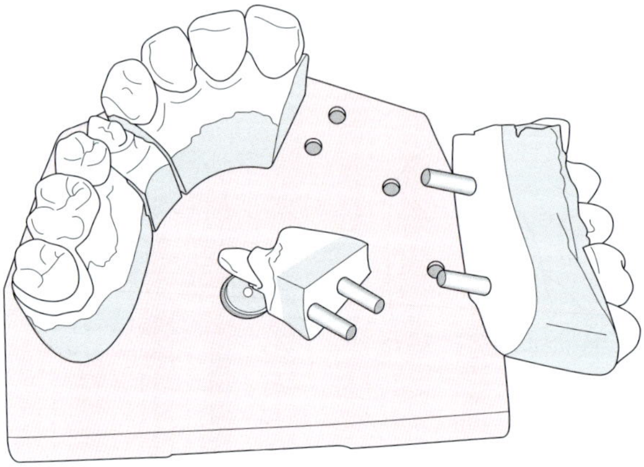

Abb. 26-18 Segmentierter Zahnkranz mit Kunststoffbasisplatte. Jedes Segment erhält zwei Pins.

aufgetragen werden sollen, wird durch die unterschiedliche Konsistenz der Lacke und durch unterschiedliche Auftragetechniken erschwert. Als Faustregel gilt, dass 2 bis 3 Schichten auf einen Gipsstumpf aufgetragen werden sollten. In der Literatur wird eine Platzhalterschicht von 20 bis 40 µm Stärke gefordert (*Campagni* et al. 1982).

26.3 Sägeschnittmodelle mit Kunststoffbasis

Der Einsatz einer Kombination aus einem in Gips gegossenen Zahnkranz und dessen Verbindung mit einer Kunststoffplatte stellt eine einfache und verbesserte Möglichkeit zur Sägemodellherstellung dar (*Gnan* 2006). Einige Hersteller liefern zu diesem Zweck Systemplatten. Hier werden die Pins im Zahnkranz nicht durch Klebung nachträglich befestigt (wie oben beschrieben), sondern direkt beim Ausgießen mit eingegossen und integriert. Die Pins sitzen wiederum in einer präzisen Bohrung in der Kunststoffplatte. Die Bohrungen werden bei diesem Vorgehen vorgängig entsprechend der klinischen Situation in der Kunststoffplatte angelegt (Abb. 26-18). Diese Platte wird dann beim Ausgießen der Abformung so platziert, dass die bereits gesetzten Pins in der Platte mit ihren Retentionen exakt bei den präparierten Stümpfen mit eingegossen werden. Bei einem anderen Typ von Modellsystem mit Kunststoffplatte sind die Pins bereits fabrikseitig in der Platte befestigt. Hier werden die Sägeschnitte unabhängig von den Pins nach Maßgabe der Präparationen angelegt.

Das Vorgehen mittels Kunststoffplatte als Basis verhindert die unterschiedlichen Expansionsvorgänge zwischen Zahnkranz und Sockelgips und trägt zu einer Präzisionverbesserung bei. Außerdem sind die eingegossenen Retentionen der Pins präzise und fest im Zahnkranz verankert. Bekannte Produktnamen sind die Modellsysteme Zeiser (Zeiser, Picodent) und Kiefer Plus (Dental Kiefer, D-Dillingen).

Ein Modellsystem ohne Pins ist das K´volution Klassik (Dental Kiefer), hier werden die einzelnen Segmente über eine Kerbenstruktur in der Basisplatte präzise gehalten bzw. mit etwas Druck herausgeschoben. Beim Ausgießen des Zahnkranzes wird die Modellbasisplatte so an der Abformung platziert, dass eine Verbindung zwischen Gips und Retentionsanteil in der Platte entsteht. Verschmutzte Bereiche am Stumpf oder an der Sockelplatte können jederzeit gut gereinigt werden. Der

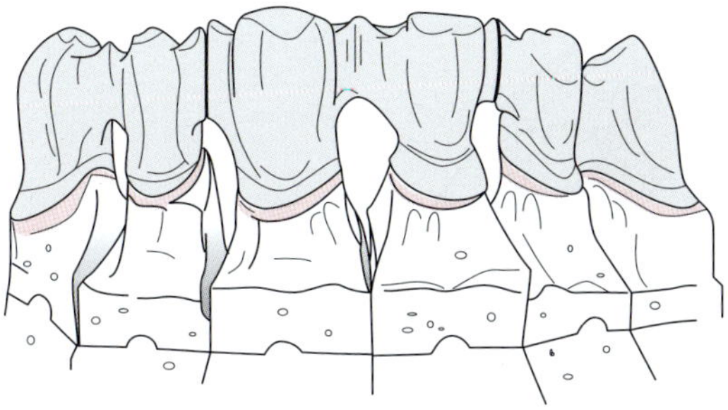

Abb. 26-19 Fertiges Sägemodell (mit Brückengerüst) mit entfernter Zahnfleischpartie.

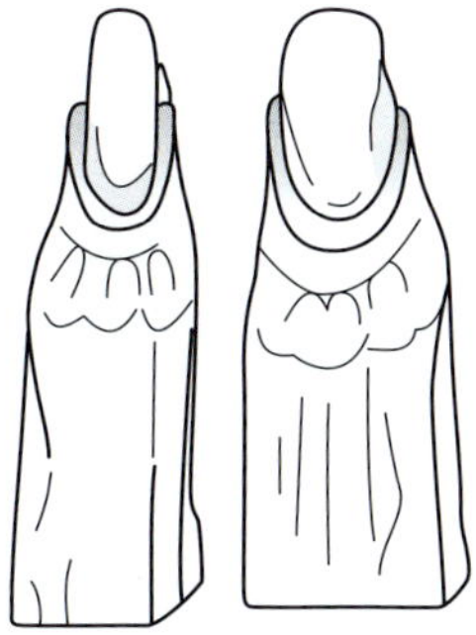

Abb. 26-20 Vom Erstausguss hergestellte Einzelstümpfe ohne Metallpin (Kontrollstümpfe).

Zahnkranz erhält bei diesem System alle 3 cm einen Sägeschnitt, damit die Expansion in Segmenten stattfindet und nicht den gesamten Zahnkranz in der Basisplatte verspannt. In den angebotenen Modellplatten sind in der Regel Magnete fest integriert und ermöglichen die Verbindung zu einer Splitcastplatte.

26.4 Die flexible Zahnfleischmaske für das Arbeitsmodell

Im Allgemeinen wird für die Kronen- und Brückentechnik auf Modellen mit herausnehmbaren Stümpfen gearbeitet. Diese Sägemodelle haben den Nachteil, dass sie keine Angaben über den Verlauf des Gingivalsaumes geben. Gerade diese Information ist aber für die Konturierung der Gerüste und der Verblendung wichtig (Abb. 26-19). Viele Zahntechniker bevorzugen daher das Arbeiten auf einem ungesägten Modell und verwenden für die Herstellung der Wachskäppchen und die Bearbeitung des Randbereichs Einzelstümpfe (Stumpfhöhe ca. 2 cm) (Abb. 26-20). Ein solches Vorgehen bietet für den ungeübten Techniker aber oft Schwierigkeiten bei Brückenverbänden, da die Stümpfe auf dem Arbeitsmodell nicht herausnehmbar sind. Außerdem müssen Modellstümpfe und Einzelstümpfe absolut identisch sein, da sonst ein Umsetzen der Arbeit nicht möglich ist. Eine weitere Einschränkung bei der Arbeit auf einem ungesägten Arbeitsmodell der Präparationsabformung stellt die Verdrängung der Gingiva durch Retraktionsfäden dar. Die reproduzierte Situation ist daher mit der Mundsituation nicht identisch. Die entstandenen Unterschiede sind für die Konturierung des Interdentalbereiches sehr wichtig. Bei der Anfertigung von Modellen, bei denen der Zahnfleischanteil aus einer flexiblen Silikonmaske hergestellt wird, unterscheidet man Abformungen, die mit Retraktionsfäden durchgeführt wurden, von solchen, die ohne Retraktionsfäden genommen wurden (Remontageabformungen).

Zahnfleischmasken, die auf einem Sägemodell abnehmbar angefertigt werden, können aufgrund der mit Retraktionsfäden erfolgten Abformung die Mundsituation nur bedingt wiedergeben. Um diese Differenz auszuschalten, besteht die Möglichkeit, bei der Modellherstellung von Remontageabformungen mit den Gerüsten eine flexible Maske zu integrieren. Da Remontageabformungen ohne Fäden ausgeführt werden, kann sich die Gingiva entsprechend der natürlichen

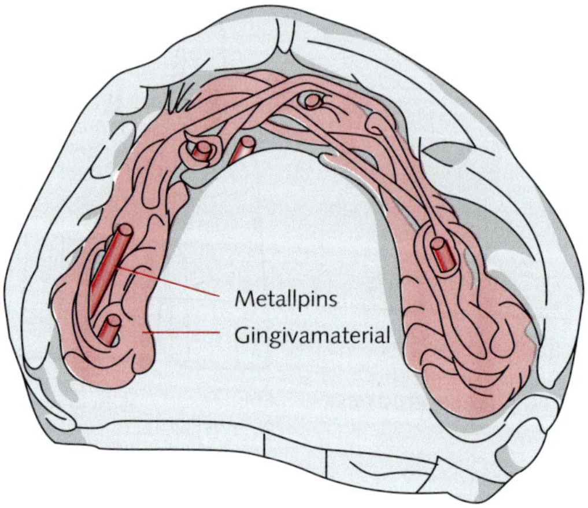

Abb. 26-21 Remontageabformung mit eingebrachten Pins und umspritzter weichbleibender Gingivamasse (hier nicht abnehmbar, da Retentionen integriert sind).

Kontur um bzw. an die Gerüste legen. So lässt sich die Verblendung entsprechend des Gingivaverlaufs auf dem Modell gestalten.

Das technische Vorgehen im Einzelnen:

- Eine Remontageabformung (Polyether-Abformmasse) wird über dem Gerüst durchgeführt.
- Die Innenseiten der Gerüste in der Abformung werden mit Vaseline gegen das Stumpfmaterial isoliert. Die Gerüste müssen später im Randbereich fest auf dem Modellmaterial aufsitzen.
- Das Stumpfmaterial kann aus Polyurethanbasis Picopoly (Picodent) oder Kunststoff (Pattern Resin LS, GC, D-Bad Homburg) hergestellt werden. Die Gerüste werden mit dem Material gefüllt. In das eingefüllte Stumpfmaterial wird ein Retentionsstift zur Verankerung des Materials im Modellsockel gegeben. Im Normalfall werden diese Remontagestümpfe nichtabnehmbar gestaltet. Besteht das Stumpfmaterial aus PMMA-Kunststoff, so kann durch leichtes Vorwärmen des Stifts vor dem Eintauchen in den Kunststoff ein schnelleres Abbinden und somit ein Abkippen des Retentionsstifts verhindert werden (Abb. 26-21).
- Nach Aushärtung des Stumpfmaterials wird das Gingivamaterial (Gi-Maske, Coltène, D-Konstanz) mittels Spritze in die Abformung um die Stümpfe und im Zwischengliedbereich eingespritzt. Damit die Maske fest am Modellsockel sitzt, also nicht abnehmbar ist, müssen im Silikon Retentionen angebracht werden. Dies können Metallringe sein oder aufgespritztes Silikon, das einen unter sich gehenden Bereich anlegt.
- Der Zahnkranz mit Zahnfleischanteil aus Silikon wird anschließend wie üblich mit einem Modellsockel aus Gips Typ IV versehen. Wie bei der Sägemodellherstellung erfolgt das Einarbeiten eines Split-Cast-Systems mit Magnet.
- Die Abformung kann mit den Gerüsten vorsichtig vom Modell abgezogen werden. Die Gerüste bleiben hierbei in der Abformung, da sie vom Abformmaterial umgeben sind. Sie können vorsichtig durch Einschnitte in die Abformmasse mittels Klemmpinzette aus der Abformung entnommen werden.

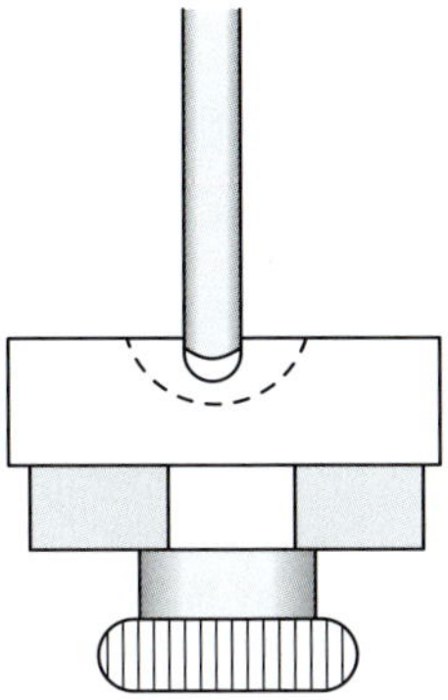

Abb. 26-22 Der Inzisalführungsstift wird etwa 1 mm vom vorfabrizierten Inzisalführungstisch abgehoben.

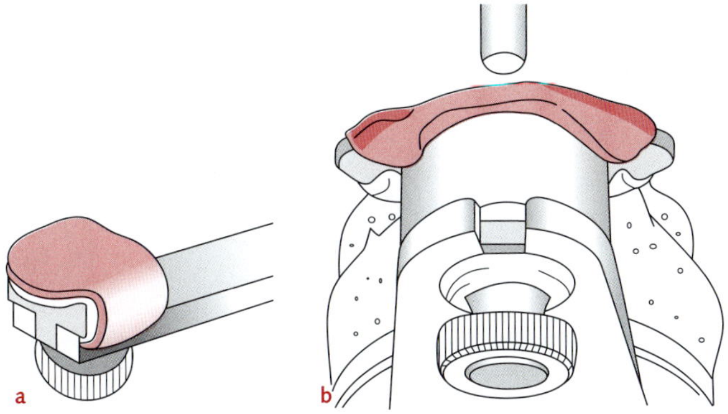

Abb. 26-23 a Frontzahnführungsteller mit aufgelegtem lichthärtendem Kunststoff. b Der Kunststoff ist über den Rand des Tellers adaptiert.

26.5 Die Herstellung eines individuellen Frontzahnführungstellers

Ein Frontzahnführungsteller wird in allen Fällen notwendig, bei denen eine vorherige Frontzahnführung in eine spätere prothetische Arbeit übernommen werden soll. Dabei spielt es keine Rolle, ob die jeweilige Situation bereits klinisch vorhanden ist oder erst diagnostisch erarbeitet wurde. Ist bei einem Patienten eine intakte Führung über die Eck- und Schneidezähne vorhanden, sollte diese in die prothetische Arbeit übernommen werden. Wurde eine neue Führung mit Provisorien ausgetestet und vom Patienten akzeptiert, so soll diese Situation ebenfalls in die spätere prothetische Arbeit übernommen werden. Technisch wird wie folgt vorgegangen (Material: lichthärtendes Löffelmaterial):

- Der Inzisalführungsstift wird etwa 1 mm vom vorfabrizierten Inzisalführungstisch abgehoben (Abb. 26-22).
- Der Inzisalführungsstift muss im Bereich des Kontakts mit dem Kunststoff isoliert werden. Ein dünner Vaselinefilm ist dafür ausreichend.
- Drei Platten lichthärtendes Löffelmaterial werden auf dem Inzisalführungstisch aufeinander platziert (Abb. 26-23). Beim SAM-Artikulator können die Platten durch Umlegen um den Tellerrand genügend stabilisiert werden. Je nach Steilheit der Frontzahnführung müssen auf dem Führungsteller zwischen 2 bis 4 Platten Kunststoff (Plattenstärke 2 mm) aufgebracht werden. Bei Schneide-Schneide-Kontakt der Schneide- und Eckzähne muss der Stift noch in Kunststoff gefasst sein. Der Artikulator wird für das Abzeichnen des Führungsstiftes im Kunststoff zum ersten Mal geschlossen. Der Stift dringt so in die plastische Masse ein und hinterlässt eine erste Markierung (Abb. 26-24).
- Mit dem Führungsstift in situ können nun die Exkursionsbewegungen durchgeführt werden (Abb. 26-25). Zwei Faktoren müssen beachtet werden:
  - Die Schneide- und Eckzähne müssen bei den Bewegungen im richtigen Kontakt geführt werden.
  - Das plastische Material kann sich immer wieder verformen. Schon festgelegte Markierungen können durch das Verdrängen neuer Gebiete wieder etwas verformt werden. Deshalb müssen die Exkursionsbewegun-

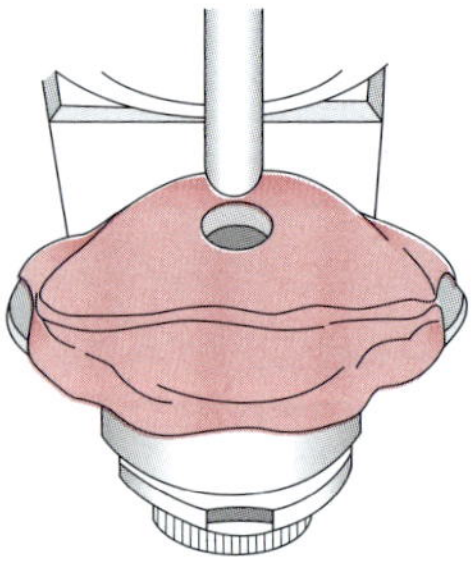

Abb. 26-24 Der Artikulator wurde mit seinem Inzisalstift in Okklusion geschlossen. Die Impression stellt eine Verschlüsselung der Zentrik dar.

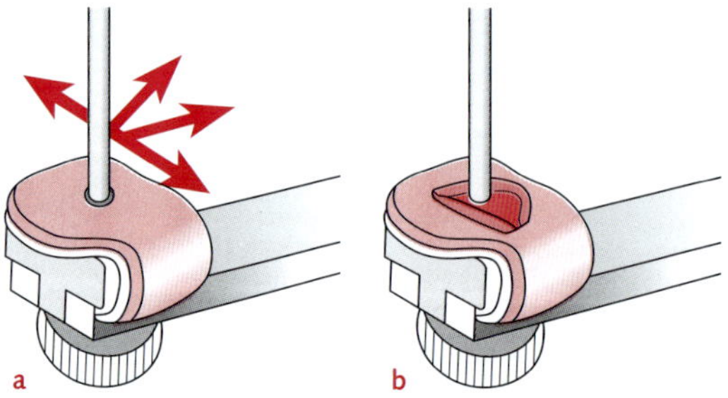

Abb. 26-25 a Ausführen der Exkursionsbewegungen mit dem Führungsstift in situ. b Nach den Bewegungen mit dem Stift.

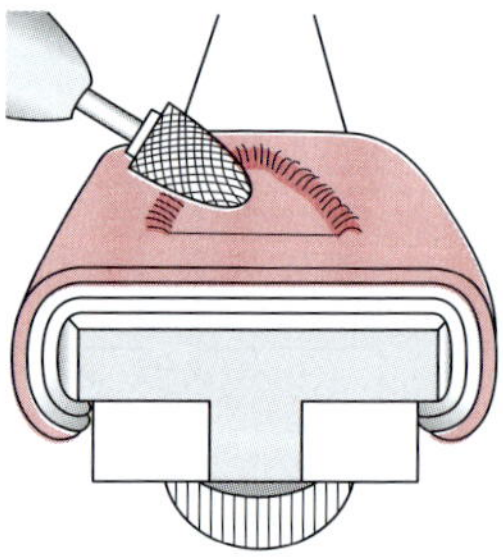

Abb. 26-26 Bei Seitwärtsbewegungen muss immer ein leichter Frontzahnkontakt der Modelle vorhanden sein.

gen (einschließlich Protrusion) mehrmals durchgeführt und kontrolliert werden.

- Nachdem alle Informationen in das Material überführt wurden, kann die Lichthärtung des Kunststoffs erfolgen.
- Der letzte Arbeitsschritt besteht im Beschleifen des Kunststoffblocks mit einer Hartmetallfräse. Es ist darauf zu achten, dass keine notwendigen Führungsflächen zwischen Stift und Kunststoff entfernt werden (Abb. 26-26). Bei Seitwärtsbewegungen muss immer ein leichter Frontzahnkontakt vorhanden sein.
- Die Kontaktpunkte der Zahnreihen zueinander und der Kontakt zwischen Führungsstift und individuellem Teller werden mit Hilfe von Okklusionsfolie kontrolliert. Durch die Herstellung eines Führungstellers dürfen die Kontaktpunkte und Führungsflächen der Zähne nicht verändert werden.

26.6 Das Aufwachsen von Zahnformen (Wax-up)

Das Erstellen von Zahnformen in Wachs (Aufwachsen) dient nicht nur der Anfertigung von Guss- und Pressteilen, sondern auch diagnostischen Zwecken in der Planungsphase (*Yamazaki* 2003, *Schunke* 2008). Auf diese Weise lässt sich das angestrebte Ergebnis im Artikulator vorgängig erarbeiten und überprüfen. Je nach Umfang der Arbeit kann ein ein- oder mehrmaliges Aufwachsen notwendig werden. Ändert sich zum Beispiel durch die präprothetische Vorbehandlung die parodontale Situation derart, dass die klinischen Zahnkronen stark verlängert sind, so sollte diese Situation neu in Wachs berücksichtigt und mit Hilfe von Provisorien klinisch ausgetestet werden.

Das Aufwachsen aus diagnostischen Gründen wird auch als Wax-up bezeichnet. Man unterscheidet zwei Arten von Wax-up, ein additives, ergänzend auf vorhandener Restzahnsubstanz, und ein komplettes („full wax-up") auf Zahnpräparationen.

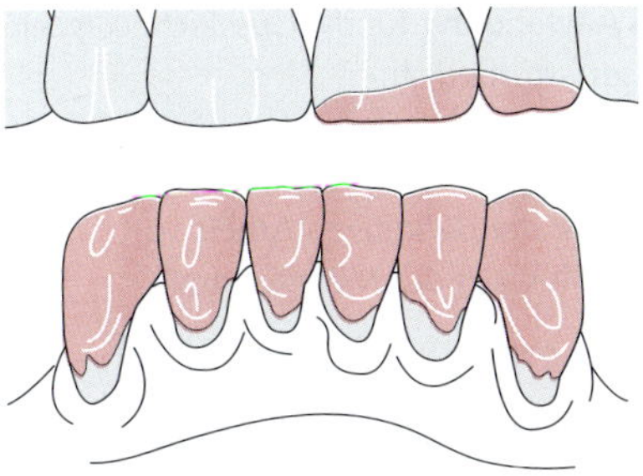

Abb. 26-27 Das additive Wax-up ergänzt vorhandene Strukturen am Gipsmodell.

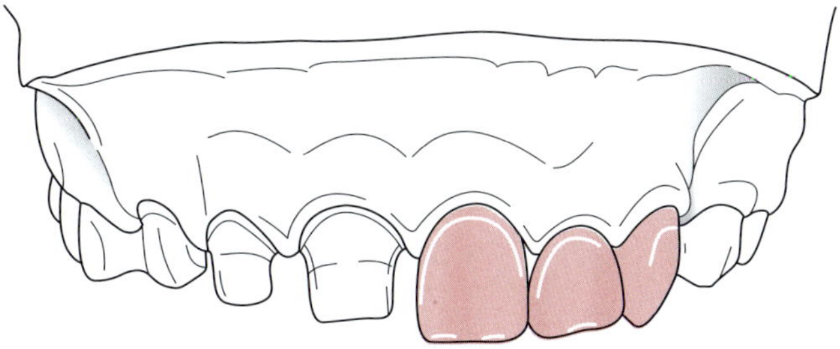

Abb. 26-28 Das volle Wax-up erstellt komplette Zahnformen auf Modellen mit präparierten Stümpfen.

26.6.1 Additives Wax-up

Technisches Vorgehen (Abb. 26-27):

- Ergänzen von Zahnsubstanz oder Einfügen von fehlenden Zähnen auf Situationsmodellen. Elongierte Zähne können auf dem Modell auch durch Abtragen von Gips und Auftragen von Wachs in die Okklusionsebene harmonisiert werden.
- Es ist darauf zu achten, dass immer ein ursprüngliches Situationsmodell als Ausgangsbefund unverändert erhalten bleibt. Sind zwei Alginatabformungen nicht möglich, muss das Situationsmodell vor Beginn des Wax-ups dupliert werden.
- Material: Geeignet sind alle Wachse, die die Oberflächenkontur gut erkennen lassen (Thonwax, beige, Yeti Dental, D-Engen). Das Wachs sollte opak und nicht zu hart sein. Dunkle (lila, blau, grün) und harte Guss- bzw. Inlaywachse sind ungeeignet.
- Der Einsatz von vorgefertigten Teilen in Form von Fassetten (CallaPlus, Teamziereis, D-Engelsbrand) stellt eine hilfreiche Ergänzung zur Verbesserung der Qualität und Rationalisierung für Zahnformen im Frontzahnbereich dar.

Indikationen des additiven Wax-ups:

- diagnostische Phase mit schädelbezüglich einartikulierten Modellen, z. B. bei Bisserhöhung, aufbauender Eckzahnführung, ästhetischen Veränderungen und Okklusionsverbesserung
- Anfertigung von Immediatprovisorien, z. B. Schalenprovisorien

26.6.2 Komplettes Wax-up („full wax-up“)

Technisches Vorgehen (Abb. 26-28):

- Erstellen von kompletten Zahnformen in Wachs auf Modellen mit präparierten Zähnen. Diese Modelle können gesägt oder ungesägt sein. Das komplette Wax-up soll eine Verbesserung des additiven Wax-up und des ersten Provisoriums darstellen.
- Es ist darauf zu achten, dass die einzelnen Kronen oder Segmente aus Wachs vom Arbeitsmodell abnehmbar sind. Die Gipsstümpfe werden gegen Wachs isoliert (Neosep, Pluradent). Als Grundlage zum Aufwachsen werden Wachskäppchen (GEO Dip, Renfert, D-Hilzingen) gezogen.

- Material: wie für additives Wax-up. Bei Anwendung für die Gusstechnik ist ein rückstandsloses Verbrennen des Wachses erforderlich.

Indikationen des kompletten Wax-ups:
- zu diagnostischen Zwecken vor Herstellung der definitiven Arbeit
- als Orientierungshilfe für die Gerüstherstellung in der Metallkeramik
- zur Herstellung von Vollgusskronen
- zur Provisoriumsherstellung
- als Planungshilfe bei kombiniert festsitzend-abnehmbarem Zahnersatz

Checkliste zur Kontrolle des Wax-ups:
- Mittellinie
- Okklusionsebene
- sagittale Kompensationskurve
- Verzahnung
- Frontzahn- oder Gruppenführung
- sagittale Frontzahnstufe (Overjet)
- vertikaler Überbiss (Overbite)
- Ästhetik
- Verhältnis der anatomischen zur klinischen Zahnkrone
- Zahnhalsgestaltung
- Interdentalraumgestaltung (ästhetisch, hygienisch)
- approximaler Kontaktpunkt bzw. Kontaktfläche

Sowohl das additive als auch das komplette Wax-up können einerseits diagnostisch und andererseits für spätere Arbeitsgänge genutzt werden. Ihre Einsatzmöglichkeiten sind:
- zu diagnostischen Zwecken auf Situationsmodellen, zur Ergänzung von Zahnsubstanz
- als Arbeitsgrundlage für die Herstellung von Provisorien, und zwar sowohl für Schalen als auch für Langzeitprovisorien mit Gerüst
- zur Erstellung von Silikonschlüsseln für folgende Aufgaben:
  - Überprüfung der Präparationsreduktion im Munde
  - Herstellung von Schalenprovisorien
  - Herstellung von Langzeitprovisorien
  - Hilfsmittel bei der Gerüstherstellung
- als dupliertes Modell zur diagnostischen Präparation auf dem Modell
- als dupliertes Modell als einartikuliertes Gegenkiefermodell bei der Verblendung

Das technische Vorgehen beim Aufwachsen von Zahnformen zu einer sog. Konstruktionsmorphologie, bei der die idealisierte Anatomie als Basis und Ziel dient, ist in der Literatur exzellent dargestellt (*Schultz* 2003).

26.6.3 Wachsmodellation

26.6.3.1 Einführung

Folgende Merkmale, Begrenzungen und Funktionsflächen sind an den Zähnen zu reproduzieren bzw. zu kopieren:

- Spitze bzw. Länge der Höcker
- Tiefe und Verlauf der einzelnen Fissuren
- anatomische und klinische Zahnkrone
- Kontaktpunkte bzw. Kontaktflächen der statischen Okklusion
- Kontaktpunkte bzw. Kontaktflächen der dynamischen Okklusion
- Höckeraufteilung
- Zahnäquator
- approximale Zahnflächen und ihre Kontakte

Diese anatomischen Aspekte sind in individuellen Gebissen entsprechend stärker oder schwächer ausgeprägt. Okklusale Kontaktflächen der dynamischen oder statischen Okklusion können durch Alterung und Attrition, Abrasion und Erosion nicht nur verändert, sondern auch verlorengegangen sein. Aus leichten Kontaktpunkten im jugendlichen Gebiss können im Laufe von Jahrzehnten immer größer werdende Kontaktflächen werden.

Die Anatomie der Zähne im eugnathen Gebiss bildet die Grundlage für eine funktionierende Speisezerkleinerung und Phonetik. Diese Funktionen sollen störungsfrei und frei von Früh- und Störkontakten sein. Dies wird als interferenzfreie Okklusion bezeichnet und stellt bis heute eine Herausforderung innerhalb jeder prothetischen Herstellungskette dar. Hauptgrund hierfür ist die mangelhafte Simulierung des natürlichen Gebisses im starren Artikulator im Vergleich zum dynamischen Kausystem. Interferenzfreie Okklusion steht nicht nur für die statische Okklusion, sondern auch für die dreidimensionalen, teilweise komplexen Bewegungen des Unterkiefers. Leider können diese erst vollständig im Munde des Patienten und nicht schon im Artikulator überprüft werden.

Es gibt einige Grundsätze, die auf den Unterkiefer-Bewegungen beruhen und beim Wiederherstellen einer Kaufläche zu berücksichtigen sind. Prinzipiell folgt die Anatomie der Funktion, um Störkontakte in Funktion zu verhindern. So benötigt eine flache Eckzahnführung flache Kauflächen, also keine steilen Höckerabhänge. Im Gegensatz dazu kann eine steilere Eckzahnführung tiefere Fissuren und damit steilere Höckerabhänge aufweisen.

Die Frontzahnführung ist das Okklusionskonzept der Wahl für Restaurationen. Hier gilt, dass bei Seitwärtsbewegungen die Seitenzähne diskludieren, so dass keine okklusalen Störungen auftreten können. Dies wird auch als eckzahngeschützte Okklusion (engl. canine-protected occlusion) bezeichnet. Bei der eckzahngeschützten Okklusion wird eine reine Eckzahnführung bzw. eine Frontzahnführung unter Beteiligung von Eck- und Schneidezähnen angestrebt. Bei einer Seitwärtsbewegung des Unterkiefers wird durch Führungsflächen am Eckzahn oder mehreren Führungszähnen eine sofortige Disklusion im Seitenzahnbereich erreicht. In den Kauflächen wird dies mit den sogenannten „Freiräumen" berücksichtigt. Diese beschreiben die freien Räume zwischen den Höckern innerhalb einer Kaufläche, um in der dynamischen Okklusion keine Kollision (Kontakte) der Unterkieferzähne mit den Oberkieferzähnen hervorzurufen. Im starren Artikulator ist dies in einfachen Bahnen nur limitiert nachvollziehbar. Im Mund des Patienten stellt sich die dynamische Okklusion dreidimensional sehr komplex dar. Eine bekannte Analyse und Beschreibung dieser Vorgänge wurde von *M. H. Polz* in den 1980er Jahren beschrieben und mit dem von ihm sogenannten „okklusalen Kompass" definiert. Dieser beschreibt sehr anschaulich die dynamischen Bewegungen des Unterkiefers und die erforderliche Kauflächengestaltung als ein Resultat hieraus. Diese Betrachtungsweise des Systems und deren Umsetzung werden auch als „biomechanische Kaufläche" bezeichnet (*Polz* 2012) (Abb. 26-33c).

26.6.3.2 Vorgehen

In der im Folgenden vorgestellten Vorgehensweise soll besonderes Augenmerk auf der Anatomie der Restbezahnung zur Orientierung und Gestaltung der zu reproduzierenden Zahnanatomie liegen: Entweder wird eine vorhandene Vorlage von natürlichen Zähnen kopiert oder der Zahn von der gegenüberliegenden Seite gespiegelt und kopiert. Der entstehende Zahn soll sich harmonisch in die vorhandene Zahnreihe einfügen und keine einer dogmatischen Aufwachstheorie angelehnte Form aufweisen. Dies gilt insbesondere für die okklusalen Kontaktbereiche (Kontaktpunkte). Die Verteilung und Stärke der okklusalen Kontaktpunkte ist zwischen Mundsituation und starrem Modell im Artikulator unterschiedlich und bei jedem Gebiss individuell anders angelegt. Es gilt, die jeweiligen Merkmale zu erkennen und in Wachs umzusetzen. Die eingangs (Kap. 26.6.3.1) erwähnten Aspekte der anatomischen Merkmale werden schrittweise und systematisch aufgebaut. Die hier vorgestellte Systematik orientiert sich an dem Restgebiss und an gedachten Linien, die sich am Restgebiss ergeben. Das Vorgehen soll die Betrachtungsweise schärfen und die Reproduktion in Wachs erleichtern. Bei einem rein additiven Auftragen von Wachs werden die Modelle ständig aus wechselnden Perspektiven betrachtet, um die Modellation an den (gedachten) Orientierungslinien und -ebenen auszurichten. Die Betrachtung erfolgt von frontal, lateral, okklusal und nach ventral mit einartikulierten Modellen. Das Wachs wird im plastischen Zustand aufgetragen, gezogen, ab- und aufgebaut. Ein Schaben am aufgetragenen und erkaltenden Wachs sollte nur für kleinere Korrekturen durchgeführt werden.

Anmerkung zu Materialien und Unterlagen:

- Wachsfarbe spielt bei diesem Vorgehen eine untergeordnete Rolle und wird hier einfarbig gewählt (Thonwax, beige oder grau; Yeti Dental). Dunkelfarbige Gusswachse sind optisch und bezüglich des Schmelzverhaltens ungünstig.
- Es sollten Sonden in feiner und mittlerer Größe verwendet werden. Mit der feinen Sonde werden die Bereiche in der Kaufläche erstellt. Die restlichen Flächen werden mit der mittleren Sonde ergänzt. Grundsatz: Immer nur so viel Wachs aufbringen, wie benötigt wird.
- Die Wachstemperatur darf nicht zu heiß werden, weil sonst das Wachs flächig verläuft und nicht aufgebaut werden kann.
- Nie die Modellation mit einer Flamme bearbeiten! Hierbei entstehen glatte Flächen, die es in der Natur nicht gibt. Eine Modellation gibt die Oberflächenstruktur der Nachbarzähne wieder.

Das Vorgehen besteht aus fünf wesentlichen Abschnitten:

1. Analyse des Restgebisses und Einzeichnen einiger Orientierungslinien
2. Aufwachsen der okklusalen Randleiste mit Höhen-Tiefen-Relief, Höckeraufteilung, okklusaler Kontaktbeziehung und Umfang
3. Auffüllen der Seitenflächen: approximal, bukkal und lingual
4. Auffüllen der okklusalen Bereiche mit Kontaktbeziehung zum Antagonisten, Entstehung der Fissuren
5. Feinkorrekturen

Das Wachs wird überwiegend additiv aufgetragen und nur so viel Wachs, wie erforderlich ist. Mit der warmen Sonde kann Wachs reduziert und verschmolzen werden. Die Abb. 26-29 zeigt die erforderlichen Instrumente.

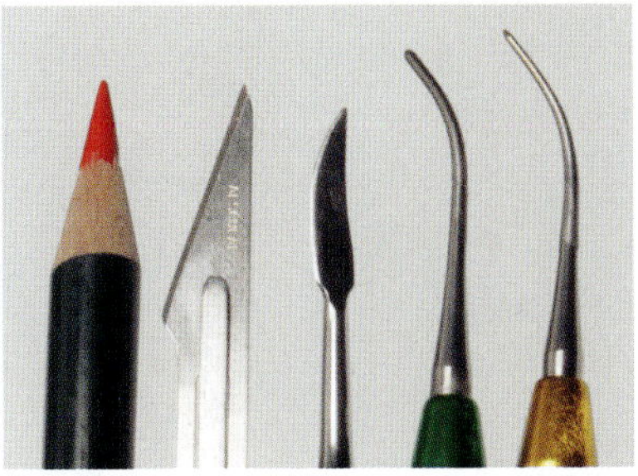

Abb. 26-29 Ansicht der erforderlichen Instrumente von links: Rotstift fein, Skalpell gerade, Le-Cron-Instrument, mittlere und kleine Modelliersonde nach *Thomas*.

Das Vorgehen im Einzelnen am Beispiel eines Unterkiefermolaren

Schritt 1: Analyse des Restgebisses und Einzeichnen einiger Orientierungslinien (Abb. 26-30):

- Einzeichnen der okklusalen Randleiste. Auf dieser Randleiste entsteht ein Höhen-Tiefen-Relief. Dies kann auch an den Nachbarzähnen durchgeführt werden.

Ziel: Betrachtung und Analyse aus unterschiedlichen Ansichten ermöglichen die Erfassung der Dreidimensionalität der Kauflächen. Die unterschiedlichen Höckerpositionen und -spitzen ergeben die Aufteilung und Breite eines Zahns in den mesial-distalen und bukkal-oralen Dimensionen. Die freien Bereiche zwischen den Unterkieferhöckern bieten den erforderlichen Freiraum für die Oberkieferhöcker bei den Unterkieferbewegungen. Die Höcker dürfen bei den Gleitbewegungen des Unterkiefers nicht „kollidieren“, d. h. Störkontakte auslösen.

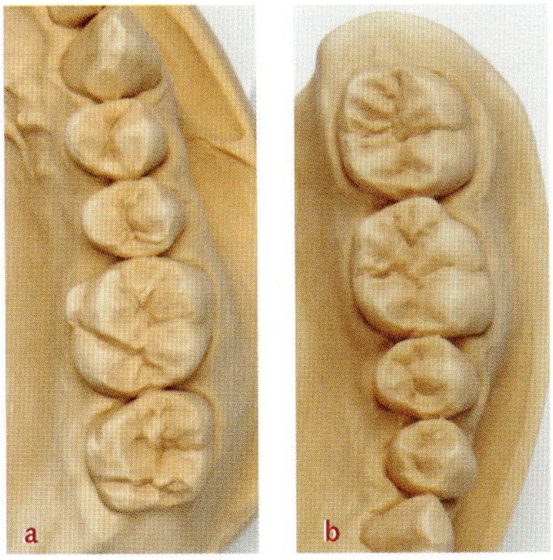

Abb. 26-30a und b Die Ober- und Unterkiefermodelle stellen anatomische Beispiele dar. Sie veranschaulichen die typischen Merkmale natürlicher Zähne in einer markanten Weise. Die Formen und Merkmale sind das Resultat der funktionellen Erfordernisse des Kausystems.

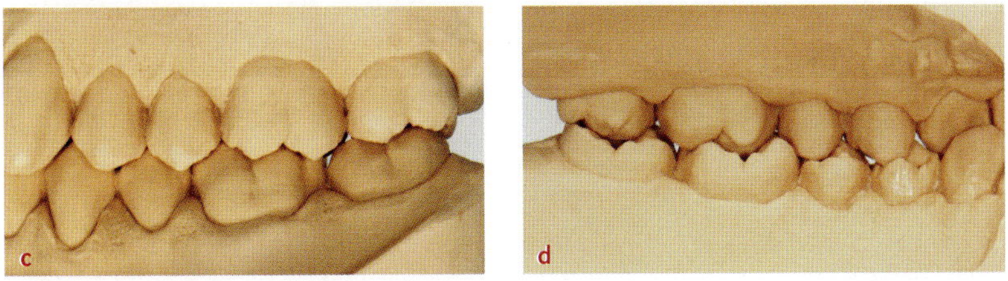

Abb. 26-30c und d Ansicht der Seitenzähne der Quadranten 2 und 3 in maximaler Interkuspidation von bukkal **(c)** und lingual **(d)**. Deutlich sichtbar ist die Verzahnung der palatinalen Oberkieferhöcker in den Gruben der Unterkieferfissuren. Es entsteht eine stabile Abstützung und Position des Unterkiefers am Oberkiefer.

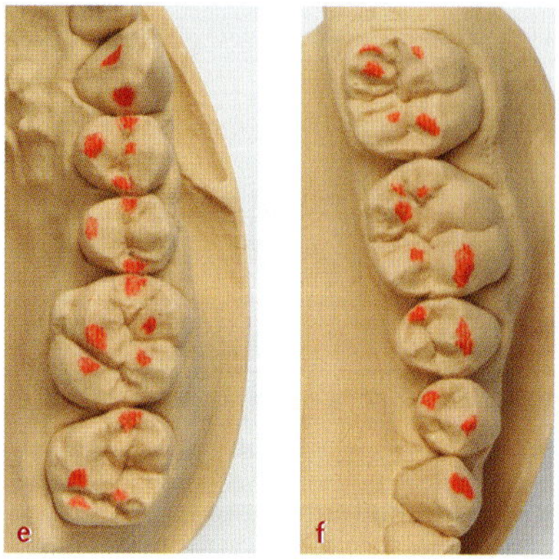

Abb. 26-30e und f Die Kontaktflächen der statischen Okklusion in maximaler Interkuspidation in rot markiert. Je nach Grad der Attrition im natürlichen Gebiss sind die Kontaktbeziehungen größer oder kleiner. Die hier markierten Bereiche sind die Kontaktbeziehungen dieser individuellen Ober-/Unterkiefer-Beziehung.

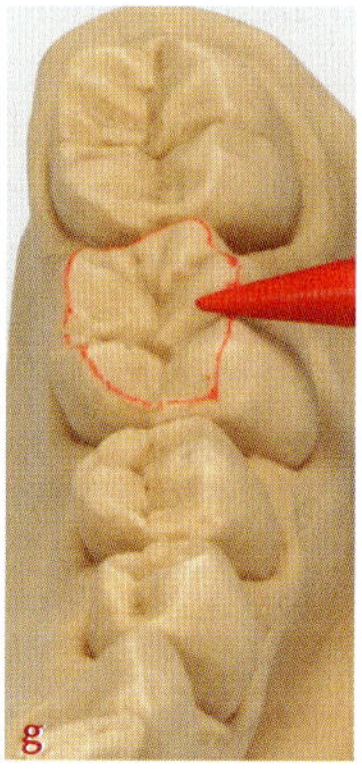

Abb. 26-30g Einzeichnen der okklusalen Randleisten mit einem Farbstift. Es entsteht ein Höhen-Tiefen-Relief der jeweiligen Zähne. Diesen Verlauf gilt es zu analysieren und zu reproduzieren.

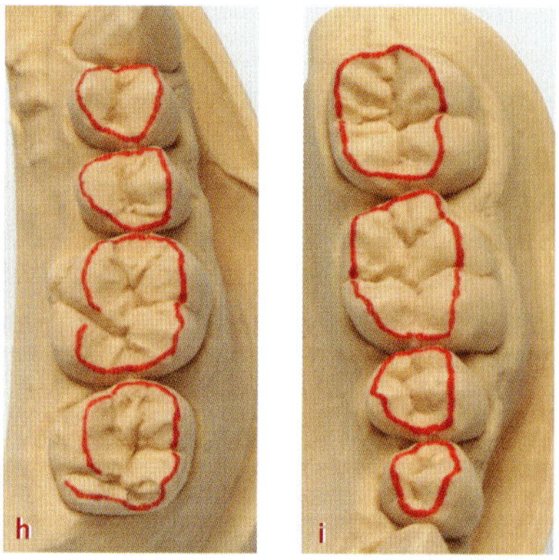

Abb. 26-30 h und i Eingezeichnetes Höhen-Tiefen-Relief im Ober- und Unterkiefer zur Analyse und Orientierung. Konvexe und konkave Linien wechseln sich ab und schaffen den äußeren Umriss des Zahnes. Es ergibt sich die Aufteilung der Kaufläche mit ihren Höckern und approximalen Kontaktpunkten.

Abb. 26-30j bis m Betrachtung und Analyse aus unterschiedlichen Perspektiven ermöglichen die Erfassung der Dreidimensionalität der Kauflächen. Die unterschiedlichen Höckerpositionen und -längen ergeben die Aufteilung und Breite des Zahnes in mesial-distaler und bukkal-oraler Dimension

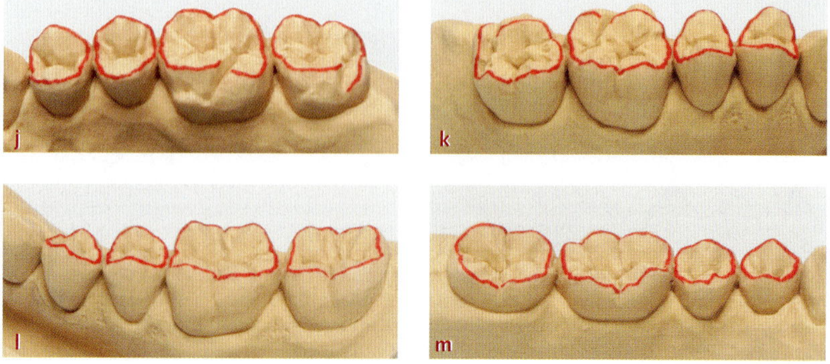

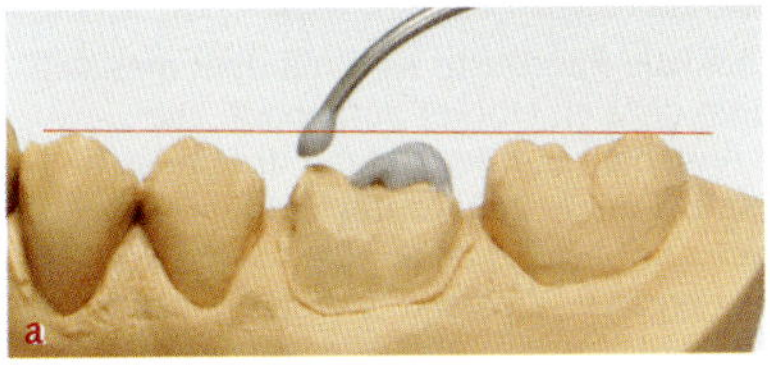

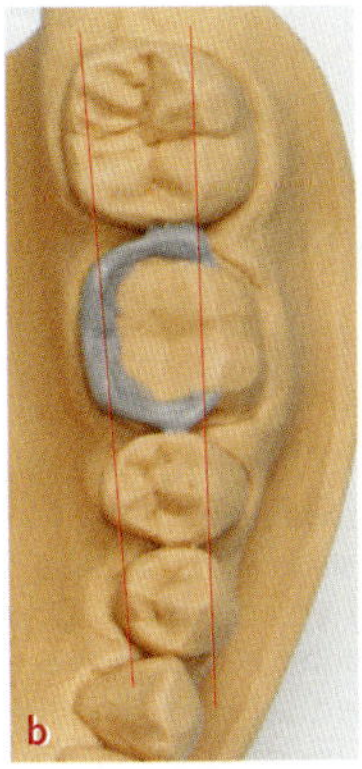

Abb. 26-31a und b **a** Ansicht von bukkal. Aufbau der lingualen Randleiste beginnend z. B. mit dem distolingualen Höcker. Die gedachte Referenzlinie gibt die Orientierung. Das geschmolzene Wachs wird mit einer Sonde der mittleren Größe aufgetragen. Die richtige Wachstemperatur ist für das „Ziehen" des Wachses entscheidend. **b** Ansicht von okklusal. Es folgen in Wachs die approximalen Anteile der Randleiste mit den analysierten Höhen und Tiefen. Die Randleiste verläuft wie eingangs angezeichnet.

Schritt 2: Aufwachsen der okklusalen Randleiste mit Höhen-Tiefen-Relief, Höckeraufteilung, okklusaler Kontaktbeziehung und Umfang (Abb. 26-31)

- Das Aufwachsen beginnt mit der lingualen Leiste, gefolgt vom approximalen und bukkalen Bereich. Mit Wechseln der Ansichten wird der Verlauf der Randleiste aufgebaut.
- Position und Lage der Höckerspitzen festlegen
- Höckerabhänge und tiefster Punkt zwischen den Höckern als Ausgang für die Fissur an der Randwulst anlegen
- Höckeraufteilung mit Abständen zueinander beachten
- Kontrolle und Korrektur zum Antagonisten

Ziel: Auf Grundlage der Analyse wird innerhalb der gegebenen und gedachten Referenzlinien die okklusale Randleiste (rote Linie in Abb. 26-30h bis m) aufgebaut. Es bildet sich das Höhen-Tiefen-Relief des Zahns und die Höckeraufteilung in Breite und Länge. Außerdem entstehen die Ausgangspunkte für die Zentralfissuren an den tiefsten Punkten der Randleiste zwischen den Höckern. Dieser Aufbau entscheidet hinsichtlich der Aufteilung, Dimensionierung und Kontakte zum Antagonisten, um eine korrekte Funktion der Kaufläche zu gewährleisten. Wichtig ist die Kontrolle der Leiste aus allen Ansichten. Erst bei korrektem Verlauf dieser Randleiste wird zum nächsten Arbeitsschritt übergegangen.

Schritt 3: Auffüllen der Seitenflächen: approximal, bukkal und lingual (Abb. 26-32)

- Seitenflächen des Zahnes auffüllen; Wölbungen und Charakter der Nachbarzähne beachten
- Zahnform des in die Mundhöhle hineinragenden Anteils unabhängig von der Schmelz-Dentin-Grenze (subgingivale oder supragingivale Lage) beachten; Betrachtung aus unterschiedlichen Perspektiven und Form ggf. ergänzen
- Zahnäquator in der Ansicht von frontal beachten und an die Nachbarzähne anpassen
- Approximalflächen in der Ansicht von bukkal mit Lage der Kontaktflächen entwickeln

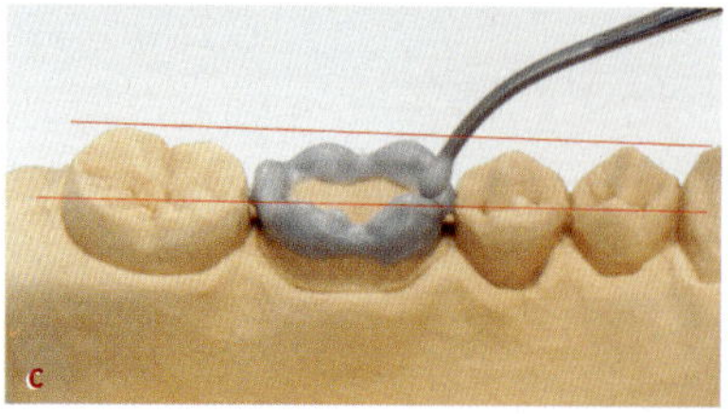
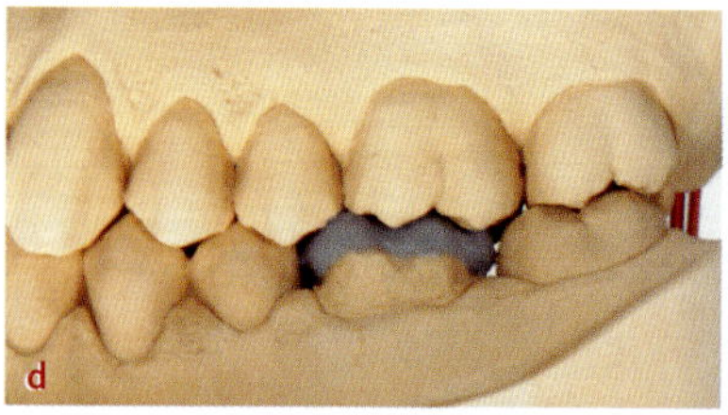

Abb. 26-31c und d **c** Ansicht von lingual. Die bukkale Randleiste wird mit dem mesialen und zentralen Höcker sowie dem deutlich kleineren distalen Höcker aufgebaut. Die gedachten Orientierungslinien werden aus allen Ansichten zur Beurteilung des Verlaufs berücksichtigt. **d** Ansicht von bukkal in Okklusion. Bei der ersten Kontaktaufnahme des Oberkiefers zum Unterkiefer zeigen sich entweder zu hohe, fehlende oder leichte Kontaktpunkte an der Wachsoberfläche. Fehlende werden ergänzt. Zu starke werden mit dem Le-Cron-Instrument reduziert.

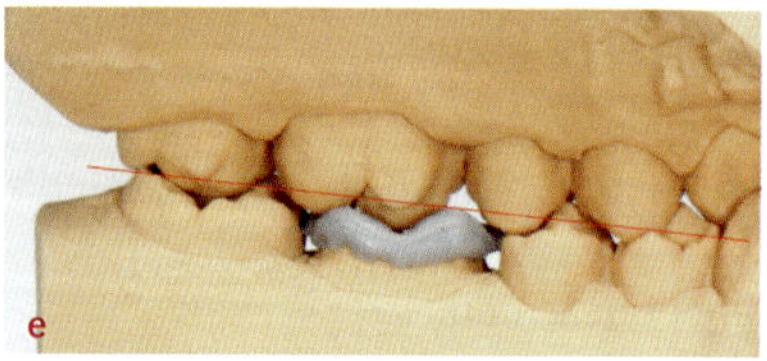
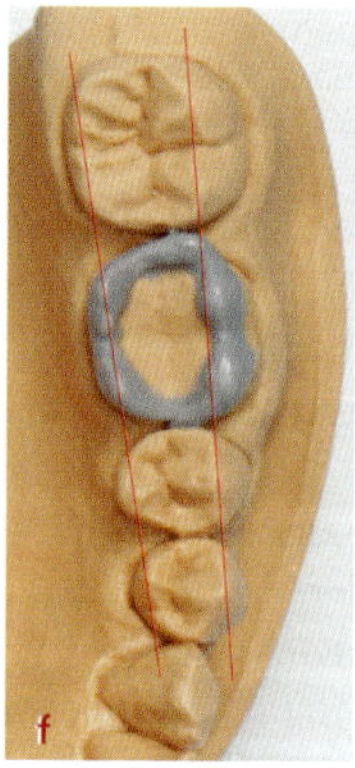

Abb. 26-31e und f **e** Ansicht von lingual in Okklusion. Eine gedachte Linie beurteilt die Länge der Höcker. Die Lage der Höckerspitzen wird ebenfalls beurteilt und ggf. korrigiert. Die Gegenbezahnung, der mesiopalatinale Höcker des oberen ersten Molaren, stößt in die zentrale Fossa des ersten Molaren im Unterkiefer. Hier entsteht ein effektives Kauzentrum. **f** Ansicht von okklusal. Die Randleiste ist als Wulst mit Höhen- und Tiefen-Verlauf angelegt. Die Ansicht beurteilt die räumliche Verteilung der Höckerspitzen und den Verlauf als Umrisse zwischen den Höckern.

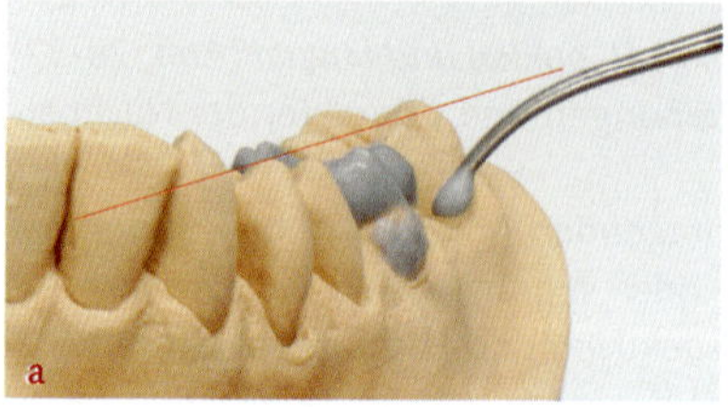
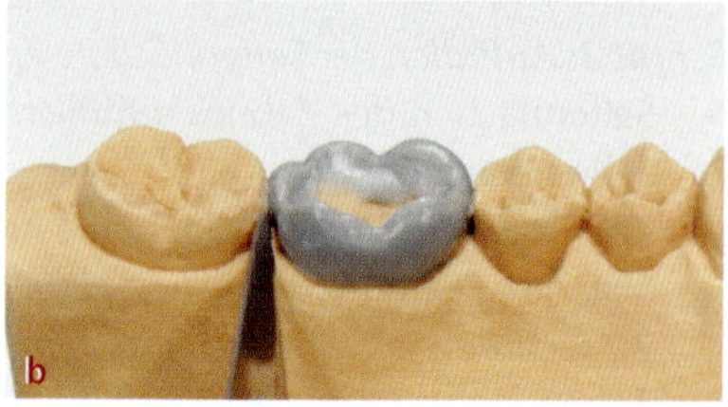

Abb. 26-32a und b **a** Ansicht von frontal. Mit einer mittleren Sonde werden die seitlichen Zahnanteile aufgebaut. Es entsteht die Verbindung zwischen okklusaler Randleiste und Sulkusbereich. **b** Ansicht von lingual. Die approximalen Zahnflächen werden mit dem Instrument sauber gestaltet.

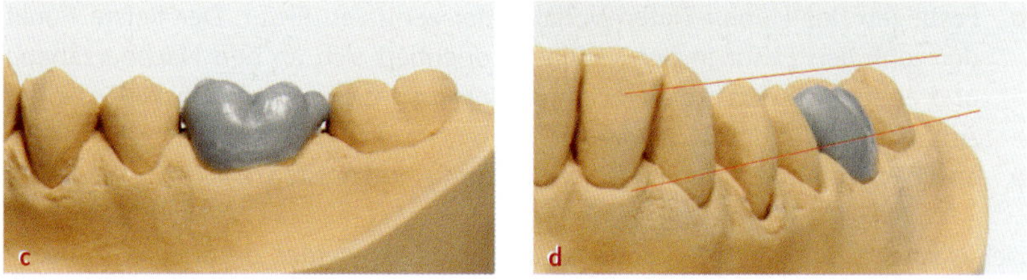

Abb. 26-32c und d **c** Ansicht von bukkal. Die fertig entwickelte bukkale Fläche des Zahnes. **d** Ansicht von frontal. Gedachte Linien setzen das Wachs in ein räumliches Verhältnis mit den Nachbarzähnen.

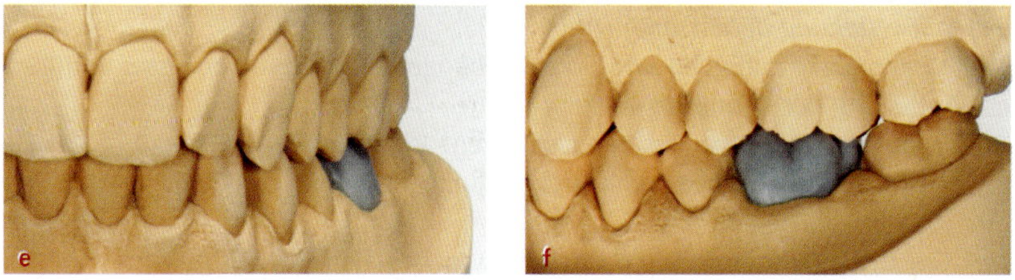

Abb. 26-32e und f **e** Ansicht von frontal in Okklusion. Die Kontaktflächen bzw. -punkte werden kontrolliert und entsprechend entlastet oder verstärkt. **f** Ansicht von bukkal in Okklusion. Die Kontaktflächen bzw. -punkte werden kontrolliert und entsprechend entlastet oder verstärkt.

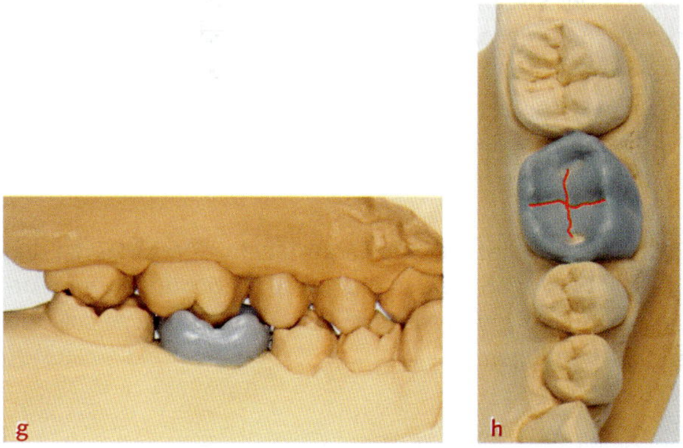

Abb. 26-32g und h **g** Ansicht von lingual in Okklusion zeigt die entstehende Höcker-(Oberkiefer)Fossa-(Unterkiefer)Beziehung. **h** Ansicht von okklusal. Je nach vertikalem Platzangebot für das Wachs wird die Tiefe der zentralen Fissur festgelegt. Der Antagonist hilft mit seinem Höcker dieses Niveau zu finden. Die zentrale Fissur ist auf dem Bild zur Orientierung (rot) eingezeichnet.

- Festlegen des Höhen-Tiefen-Verlaufs der zentralen Fissur. Der tiefste Punkt der zentralen Fissur in der Kaufläche orientiert sich an den Nachbarzähnen und ergibt sich durch die Höckerposition bzw. die vertikale Höckerlänge des Antagonisten in der Zentralfissur.
- abschließend Kontrolle und Korrektur zum Antagonisten

Ziel: Nachdem die okklusale Randleiste aufgebaut ist, werden die äußeren Zahnanteile ergänzt. Die Kontaktpunkte zu den Nachbarzähnen werden mesial und distal angelegt. Die Kontur im Bereich der Papille wird glatt gestaltet . Hierzu kann das Wachs etwas heißer verarbeitet werden als gewöhnlich, da flächige Anteile entstehen.

Kontrolle der Flächen aus allen Perspektiven. Erst bei korrektem Verlauf dieser Wölbungen und Leisten zum nächsten Arbeitsschritt übergehen. Als Vorbereitung für das Entwickeln der Kaufläche wird die Tiefe der zentralen Fissur in Wachs definiert.

Schritt 4: Auffüllen der okklusalen Bereiche mit Kontaktbeziehung zum Antagonisten, Entstehung der Fissuren (Abb. 26-33)

- Höckerwülste aufbauen und Höckerabhänge bis zur zentralen Fissur auffüllen
- Aufteilung der Kaufläche entsteht
- Verlauf und Tiefe von Fissuren als Begrenzung beachten
- abschließend Kontrolle und Korrektur zum Antagonisten

Ziel: Der Unterkiefermolar nimmt den mesiopalatinalen Höcker des Antagonisten in seiner zentralen Grube auf. Es entsteht eine stabile Kontaktposition in statischer Okklusion im Sinne einer Abstützung an den Höckerwülsten (Höcker-Fossa-Beziehung). Je nach Fortschritt der Attrition werden die Kontaktpunkte flächiger. Die Höckerabhänge verstehen sich auch als Freiräume für die Unterkieferbewegungen in der dynamischen Okklusion. Es dürfen keine Kollisionen bzw. Störkontakte beim Ausgleiten der antagonistischen Höcker auftreten. Die Kontrolle des Verlaufs der Fissuren und Höckerwülste erfolgt wiederum aus allen Perspektiven. Erst bei korrekter Kontaktbeziehung wird zum nächsten Arbeitsschritt übergegangen.

Schritt 5: Feinkorrekturen (Abb. 26-34)

- Kontrolle der statischen- und dynamischen Okklusion mit Antagonisten; auf Interferenzfreiheit bei der dynamischen Okklusion achten
- Lage und Ausdehnung der Kontaktflächen zum Antagonisten prüfen
- feine Oberflächenstrukturen der Nachbarzähne in Wachs übernehmen
- Höhen-Tiefen-Verlauf der Fissuren beachten

Ziel: Korrektur von Feinheiten. Es wird auf präzise gestaltete Übergänge zu den Nachbarzähnen geachtet. In Okklusion werden die Kontaktbeziehungen zum Antagonisten erneut kontrolliert und ggf. korrigiert. Der Zahn in Wachs soll sich harmonisch in das Restgebiss einfügen.

26.7 Digitale Arbeitsunterlagen

Digitale Arbeitsunterlagen können durch eine digitale Abformung mittels Intraoralscanner (siehe Kap. 19.2) und durch das Einscannen von Gipsmodellen entstehen. Sie sind Voraussetzung für mittels CAD/CAM-Verfahren hergestellten Zahn-

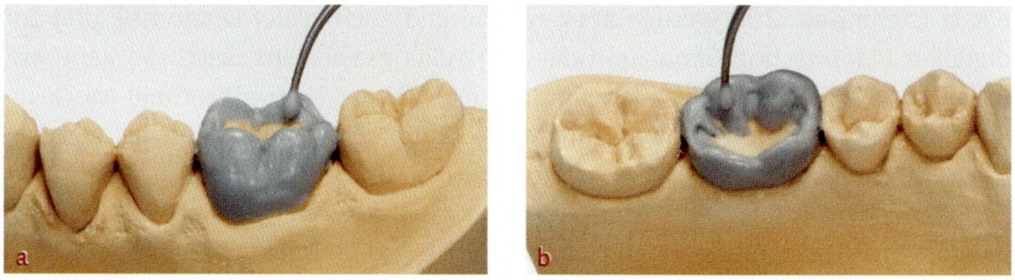

Abb. 26-33a und b **a** Ansicht von bukkal. Mit einer feinen Wachssonde wird die erste Randwulst von der Höckerspitze her in Richtung Fissur (als Begrenzung) geführt. Hierbei darf das Wachs nicht zu heiß sein. Es darf nicht flächig verlaufen. Die richtige Temperatur ermöglicht das „Ziehen" des Wachses. **b** Ansicht von lingual. Es entstehen der mesiobukkale, zentrobukkale und der kleinere distobukkale Höcker.

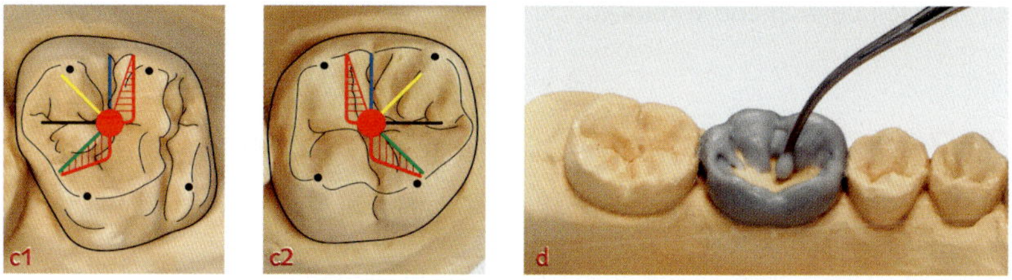

Abb. 26-33c und d **c1** Okklusale Ansicht des Oberkiefermolaren 26 mit eingezeichnetem Bewegungsmuster des Antagonisten. **c2** Okklusale Ansicht des Unterkiefermolaren 36 mit eingezeichnetem Bewegungsmuster des Antagonisten. Farbcode des okklusalen Kompass nach M. H. Polz: ● Zentrik, ● Protrusion, ● Laterotrusion, ● Mediotrusion, ● Latero-Protrusion, ≡ Immediate Side Shift, |||| Re-surtrusive Laterotrusion. **d** Ansicht von lingual. Mit der Sonde wird der mesiobukkale Höcker im Bereich der zentralen Fossa ergänzt. Nach dem Auftrag wird die Kontaktposition zum Antagonisten geprüft.

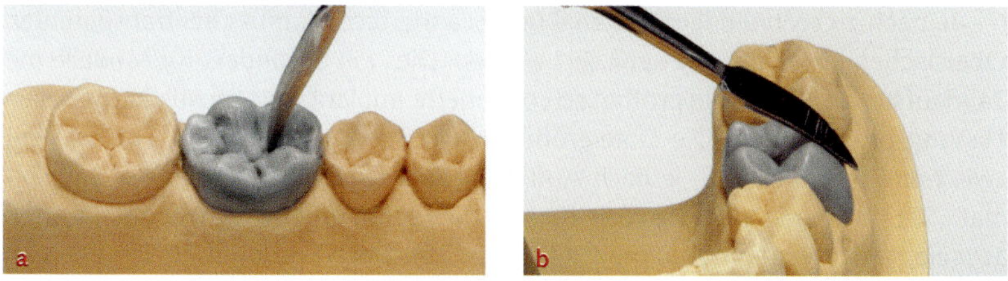

Abb. 26-34a und b **a** Ansicht von lingual. Feine Korrekturen in den Fissuren werden mit dem Instrument durchgeführt. **b** Ansicht von frontal. Feine Korrekturen der Modellation aus unterschiedlichen Perspektiven. Durch Schaben mit dem Instrument können noch Feinheiten korrigiert werden.

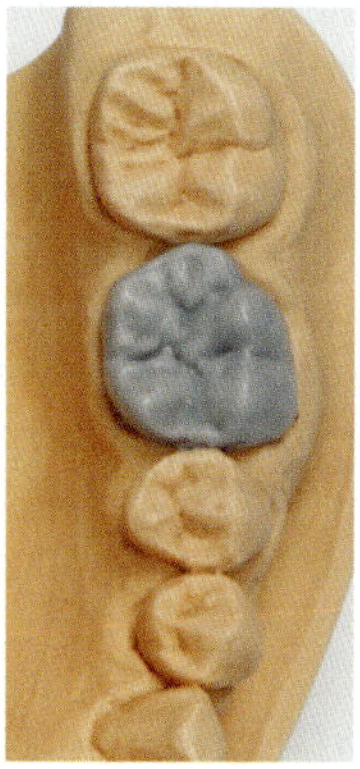

Abb. 26-34c Ansicht des aufgewachsten Zahnes 36 von okklusal. Der Verlauf der Fissuren teilt die Kaufläche auf und stellt einen eigenen Höhen-Tiefen-Verlauf dar.

ersatz (siehe Kap. 25), werden aber zunehmend auch in der Diagnostik und zur digitalen Planung und Simulation des Behandlungsziels eingesetzt. So kann auf Basis des digitalen Modells auch ein digitales Wax-up erzeugt und ein Mock-up aus provisorischen Kunststoffen durch Fräs- oder Drucktechniken erstellt werden. Die Anprobe einer neu geplanten Situation im Mund des Patienten wird in der Zahnärztlichen Prothetik als Mock-up-Anprobe bezeichnet. Diese Anprobe hilft, die geplante Restauration vorab zu beurteilen. Diese Beurteilung beinhaltet neben den rein ästhetischen Aspekten auch die der Kaufunktion und Phonetik. Ein Mock-up kann kurz anprobiert oder dem Patienten mit nach Hause gegeben werden. Es besteht aus Kunststoff und wird über eine leichte Klemmwirkung oder durch Vaseline auf dem vorhandenen Restgebiss in Position gehalten. Die Ausdehnung des Mock-ups entspricht der verblendeten Restauration; im Mock-up werden die Einzelteile überwiegend verblockt.

26.7.1 Modelle einscannen und Datenfiles exportieren

Die Digitalisierung von Gipsmodellen kann für mehrere Aufgaben erforderlich sein:

- zum Archivieren
- als Arbeits- oder Gegenkiefermodell in der Prothetik
- zum Hochladen und Einblenden in eine implantologische Planungssoftware
- für die kieferorthopädische Alignertechnik

Auf Basis dieses Datensatzes können außerdem 3D-Modelle mittels generativer Verfahren aufgebaut werden. Die gescannten Modelle können Zahnaufstellungen oder auch Wachsstrukturen enthalten.

Je nach zu scannendem Material und Scannertechnik muss bei transparenten Oberflächen ein Scanspray appliziert werden. Dies gilt besonders für Modelle mit Zahnaufstellungen für die prothetisch orientierte Implantatdiagnostik in speziellen Planungsprogrammen. Die Dateigröße für ein 3D-Modell im .STL-Format liegt zwischen 20 und 60 MB, je nach Auflösung und Umfang des Modells. Das Format „STL" ist ein Standardformart für Volumendaten und ist kompatibel für offen ausgelegte Softwareprogramme (siehe Kap. 25). Der STL-Datensatz lässt sich an bestimmten Punkten des Workflows in den Prozess einladen und visualisieren. Um STL-Modelle ohne umfangreiche Softwareprogramme am Bildschirm betrachten zu können, bieten sich kleine STL-Viewer an, die kostenlos angeboten werden. Beispiele hierfür sind für Windows der STLView (Modelworks GmbH, D-Aachen) und für iOS der i3D Viewer (MeshForm Solutions, CAN-Vancouver).

Der Ablauf mit den jeweiligen Abschnitten und Aktionen ist in der Tabelle 26-1 exemplarisch für den inEos X5-Scanner (Abb. 26-35, Dentsply Sirona) aufgeführt. Die Bestätigung für die einzelnen Schritte bzw. der Start zu neuen Aktionen wird durch unterschiedliche Befehle ausgelöst. In diesem Ablauf geschieht das durch Klicken mit der Maus auf „OK", „scan", „ein Symbol" oder Befehle, wie „weiter" und „speichern". Um das gescannte Modell in STL-Format abspeichern und weiter verarbeiten zu können, ist neben einer zusätzlichen Lizenz als Basis, das Speichern als EXPORT-Vorgang erforderlich. Das System selbst würde immer automatisch in einem systemeigenen Format (.lab) speichern und auf das Modell intern zugreifen.

Tab. 26-1 Der Scanablauf für ein Gipsmodell mit den Abschnitten, Aktionen und erforderlichen Befehlen.

Abschnitt in Software	Aktion auswählen bzw. aktivieren	Befehl als Abschluss
Hardware/Software starten	Scanner starten PC starten Software (inLab SW18.0) CAD starten	
Auftrag anlegen	neuen Fall hinzufügen, Patientendaten anlegen	Klick auf >hinzufügen<
	Indikation >Modell< auswählen OK oder UK anklicken und aktivieren	Klick auf >weiter< Symbol
Scan	Arm des Scanners freigeben	mit >OK< bestätigen
	reduzierte Modellkalkulation OK- oder UK-Symbol aktivieren Gipsmodell in Scanner montieren (dorsale Modellseite nach vorne)	Starten mit >scan<
	ergänzende Scans von Löchern möglich: Doppelklick auf Löcher	Klick auf >abschließen<
	Scan abschließen	Klick auf >weiter< Symbol
Fall exportieren	Modell wird berechnet ggf. Modell beschneiden mit Werkzeug	kein Befehl
	im Systemmenü: Export als Datei .STL im Dateimanager Dateinamen und Ablageort/-ordner im PC bestimmen	mit >speichern< bestätigen
	Scan abschließen	Klick auf >weiter< Symbol
Software beenden	im Systemmenü	Klick auf >schließen< und >speichern<

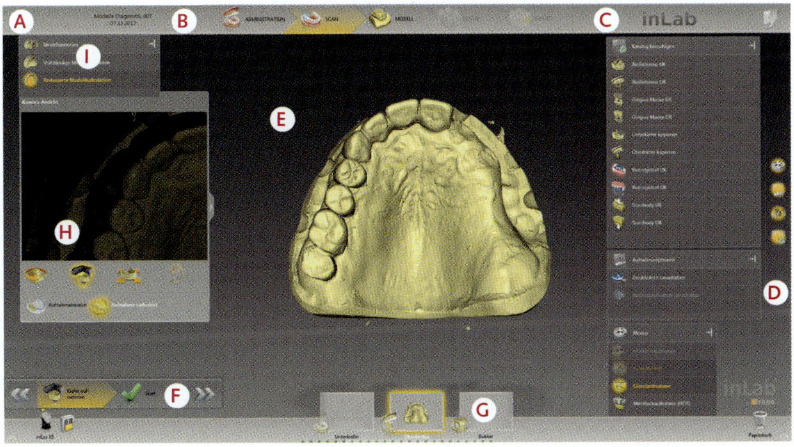

Abb. 26-35 Arbeitsoberfläche der Software Cerec inLab (Dentsply Sirona) für das Einscannen von Gipsmodellen und Exportieren der Datei für weitere Anwendungen wie z. B. implantatchirurgische Diagnostik (**A** Systemmenü, **B** Phasenleiste, **C** Infodialog, **D** Seitenpalette, **E** Hauptfenster, **F** Schrittmenü, **G** Objektleiste) **H** Scannerfunktionen nur in Phase „Scan“, **I** Kontextmenü.

26.7.2 Digitales Wax-up und Mock-up

Ein digitales Wax-up mit anschließender Herstellung eines Mock-ups ermöglicht – neben fachlicher Beurteilung für den Zahnarzt und Zahntechniker – für den Patienten eine reale und dreidimensionale Veranschaulichung der geplanten Arbeit im Mund. Änderungen am Mock-up können während der Anprobe subtraktiv über Schleifen oder additiv über Ansetzen mit zahnfarbenem Wachs oder Kompositkunststoff erfolgen. Eine abschließende Fotodokumentation, eine Alginatabformung und/oder ein 3D-Scan können in die Fallplanung und Dokumentation einfließen.

Für die Erstellung eines Wax-ups und Mock-ups bzw. Provisoriums werden hier drei Grundabläufe skizziert (Abb. 26-36). Jedes Vorgehen hat seine spezifischen Stärken und Schwächen.

Je nach digitaler Durchdringung der Prozesse werden mehr oder weniger Schritte am Bildschirm durchgeführt. In jedem Fall steht am Ende des jeweiligen Vorgehens ein reales Mock-up oder Provisorium als Schalenversion oder ein Provisorium auf präparierten Stümpfen sitzend (*Schweiger* et al. 2018).

Vom Oberflächenmodell (Gesamtmodell) zu einzelnen Volumendateien für die Herstellung (Mock-up etc.)

Bei der ersten Vorgehensweise besteht die Ausgangssituation aus einartikulierten Modellen, die digitalisiert werden (Abb. 26-36, links, Vorgehen 1). Vom digitalen Erstellen des Wax-ups in der Software bis zur Umsetzung der realen Teile sind mehrere Schritte erforderlich. Hierfür ist es nötig, dass die Software die definierten Bereiche (Zähne für das digitale Wax-up) am Modell erkennt und separiert, um aus den vorhandenen Modellstrukturen getrennte digitale Datensätze zu erstellen. Hierbei wird auf jeden definierten Zahn eine Art digitale Hülle gelegt und berechnet. Der vom restlichen Modell getrennte neue Datensatz wird in einem weiteren digitalen Arbeitsschritt (CAD) verarbeitet, modifiziert und als Volumendatei abgespeichert. Bei diesem Prozess werden die identifizierten Zähne mit Vorschlägen aus einer Zahnbibliothek ergänzt und modifiziert. Es können auch vorhandene Zahnformen aus Situationsmodellen, manuell erstellten Wax-ups oder gespiegelten Zähnen eingeladen und modifiziert werden. Das gewünschte Vorgehen wird immer zu Beginn eines Workflows definiert und in die Software eingegeben. Die einzelnen Zähne werden als Einzelglieder oder im Verbund angelegt. Die Herstellung des Teils (neues Wax-up) erfolgt auf Basis dieser Volumendaten mittels generativer Aufbautechnik oder durch subtraktives Herausarbeiten aus Materialrohlingen.

Bei den beiden anderen Vorgehen (Abb. 26-36, mitte und rechts, Vorgehen 2 und 3) liegen intraorale Scans als Grundlage vor. Wie auch beim ersten Vorgehen werden hier die gewünschten Zähne aus einem digitalen Gesamtmodell definiert („extrahiert") und in einzelne Volumendaten (finale Konstruktion) umgewandelt bzw. erstellt. Neben der Möglichkeit, das Mock-up über einen CAM-Prozess herzustellen, kann das Mock-up auf Basis des digitalen Wax-ups auch direkt mittels Vorwalltechnik über die vorhandene Zahnstruktur im Mund des Patienten erstellt werden. Der Vorwall hierfür wird auf einem im CAM generierten Modell mit den veränderten Zähnen (Wax-up) hergestellt (Abb. 26-36, rechts, Vorgehen 3).

Algorithmen automatisieren das digitale Wax-up

Aktuelle Softwareprogramme bieten die Möglichkeit, auf Basis eines 3D-Intraoral-Scans (IOS) der vorhandenen Zähne einen dreidimensionalen Aufbau im Sinne

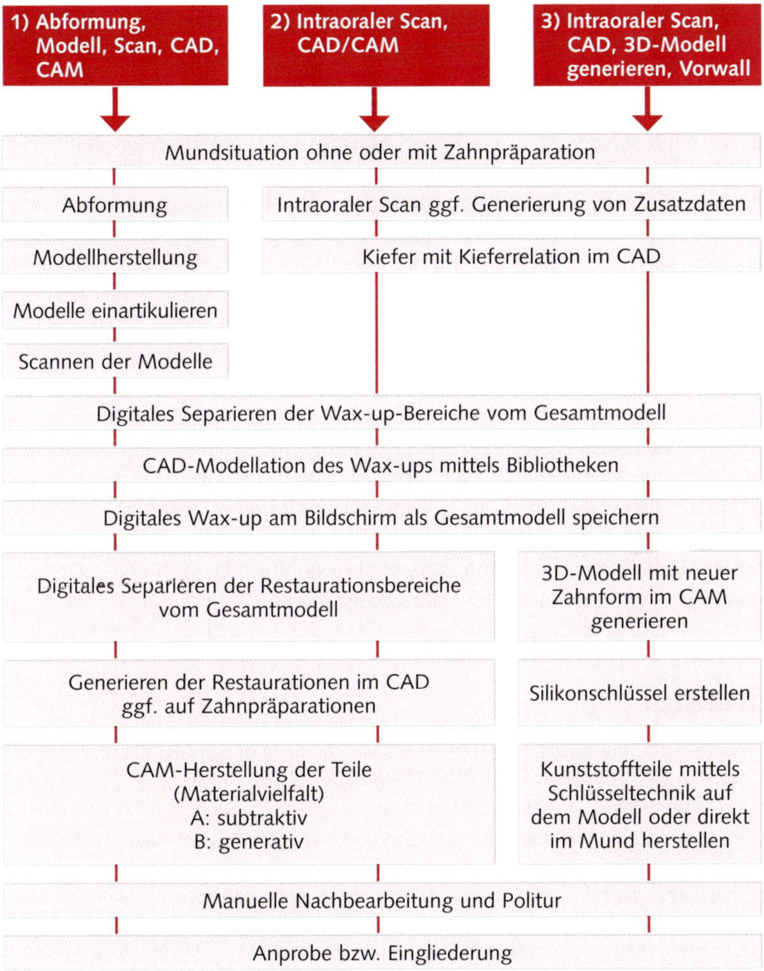

Abb. 26-36 Übersicht der Arbeitsabläufe mit unterschiedlichem Grad der Digitalisierung für die Herstellung eines digitalen Wax-ups und Mock-ups bzw. Provisoriums. Der digitale Workflow beinhaltet eine mehrfache Schnittstellenübergabe vor und nach unterschiedlichen Arbeitsschritten.

eines additiven Wax-ups automatisch zu erstellen (Abb. 26-36, rechts, Vorgehen 3). Mit fortgeschrittenem Algorithmus entsteht dabei ein 3D-Wax-up über der Ausgangssituation des Patienten. Im Rebel Simplicity System (TR-Istanbul) wird in drei Arbeitsschritten ein 3D-Modell im STL-Format der neuen (Wax-up-) Situation erstellt. Auf Basis dieses Modells kann dann ein Vorwallschlüssel für die Herstellung eines Mock-ups erstellt werden (*Gürel* et al. 2019). Die Schritte bei diesem Vorgehen sind:

- Definieren der Frontzahnlänge im Mund mittels einer Längenmarkierung an einem zentralen Frontzahn
- IOS der Kiefer. Der Patient beantwortet ergänzend einen kurzen Fragebogen zu den gewünschten Charakteristika und zum Erscheinungsbild der zukünftigen Zähne.
- Automatisches Design auf Basis der Informationen aus Schritt 1 und 2. Es folgen mögliche Modifikationen und die Weitergabe des Datensatzes an ein Produktionszentrum. Hier werden die Daten des neuen virtuellen Wax-ups mit den vorhandenen Daten der klinischen Situation verarbeitet und als ein virtuelles Modell der neuen Situation erstellt. Der Anwender erhält einen Da-

tensatz zurück, der die neue Situation im 3D-Datenformat des Gesamtmodells wiedergibt. Das Modell kann lokal ausgedruckt und für die Herstellung des Mock-ups in Vorwalltechnik verwendet werden.

Bei diesem Vorgehen steht die Erstellung eines vollautomatisierten Zahndesigns mit Modellherstellung für die Herstellung eines Mock-ups im Vordergrund. Digitale Teilabläufe der aufwendigen Schritte von der 2D-Planung am Bildschirm zur Übertragung in 3D-Zahnformen werden in ein Dienstleistungszentrum ausgelagert. Als sinnvolle Ergänzung wird das Kunststoffteil dann nicht mittels Vorwalltechnik, sondern über einen CAD-Datensatz des Designs maschinell hergestellt (Abb. 26-36, rechts, Vorgehen 3). Hierbei kann das lokale Labor als Herstellungspartner fungieren und ein Mock-up aus Kunststoff maschinell herstellen (*Schweiger* et a. 2018, *Schwerin* et al. 2018).

Die Herstellung von dreidimensionalen Mock-ups oder Provisorien zur Anprobe und zum Austesten einer neuen Situation erfordert immer die Erstellung der neuen Formen – entweder auf dem Modell (reales Wax-up) oder durch digitales Design am Bildschirm. Beide Vorgehensweisen erfordern Erfahrung des Anwenders in der Erstellung und Modellation von Zähnen. Moderne Algorithmen versuchen, diesen Schritt zu automatisieren, um komfortabler ein neues Design zu generieren und dieses in ein 3D-Teil zu transferieren.

Literatur

Campagni W.V., Preston J.D., Reisbick M.H.: Measurement of paint-on die spacer used for casting relief. J Prosthet Dent 1982;47:606-611.

Franz G.: Dentalgipse. Hanser, München 1981.

Gnan C.: Arbeitsvorbereitung. Praktische Zahntechnik, Band 2. Quintessenz, Berlin 2006.

Gürel G., Paolucci B., Iliev G., Filtchev D., Schayder A.: Der Zusammenhang von Temperament und individuellem Lächeln. Konvertierung eines 2-D-Entwurfs zum 3-D-Modell mit der Rebel-Software. Quintessenz Zahntech 2020;46:892-909.

Hohmann A., Hielscher W.: Modellherstellung. In: Hohmann A., Hielscher W., Lehrbuch der Zahntechnik. Band III. 5. Aufl, Quintessenz, Berlin 2012:130-141.

Lehmann K.M., Withelm H.: Die Änderung des Pfeilerabstandes bei Sägemodellen in Abhängigkeit von der Abbindeexpansion des Sockelgipses. Dtsch Zahnärztl Z 1979;34: 691-693.

Polz M.: Zahnanatomie, Zahnfunktion und biomechanische Okklusion. In: Boisserée W., Schupp W. (Hrsg). Kraniomandibuläres und Muskuloskelettales System. Quintessenz, Berlin 2012.

Schönenberger A.T.: Voraussetzung für die Arbeit unter dem Mikroskop. Dent Lab 1985;33:327-338.

Schultz, D.: NAT – Die Naturgemäße Aufwachstechnik. Der anteriore Bereich (Teil1); Der posteriore Bereich (Teil 2). teamwork media, Fuchstal 2003.

Schunke S.: Überlegungen zum funktionell-ästhetischen Themenkomplex anhand verschiedener Rekonstruktionen. Quintessenz Zahntechnik 2008;34: Teil 1: 528-537, Teil 2:664-672.

Schweiger J., Trimpl J., Schwerin C., Güth J., Erdelt K., Edelhoff D.: Effizienter Einsatz von Additive Manufacturing (AM) im Dentalbereich. Quintessenz Zahntech 2018;44:196-218.

Schwerin C., Kelch M.: Vom digitalen Wax-up über den 3-D-Druck zur zahnfarbenen gefrästen Schiene. Quintessenz Zahntech 2018;44:640-651.

Wohlwend A., Sato T., Schärer P.: Der Randschluß bei zwei Metallkeramik-Kronen-Systemen. Quintessenz Zahntech 1988;15: Teil 1: 377-398, Teil 2: 497-508.

Yamazaki, M.: Die ästhetisch-restaurative Behandlung. Quintessenz, Berlin 2003.

27 Kronen-Brücken-Prothetik: Gestaltung und Herstellung von Gussteilen

27.1 Einleitung

Die präzise Gestaltung und Herstellung von Gussteilen, sei es als Vollgusskrone oder als Gerüst zur späteren Verblendung mit Keramik- oder Kunststoffmaterial, wird von einer Vielzahl von Faktoren beeinflusst (*Strietzel* 2017, *Tauber* und *Kappert* 2006, *Hohmann* und *Hielscher* 2012). Diese sind sowohl techniker- als auch materialabhängig. Die Qualität seitens des Zahntechnikers ist durch dessen manuelles Geschick, seine Erfahrung und den getriebenen Aufwand (Maßnahmen, Zeit) gekennzeichnet. Die Aspekte der Materialabhängigkeit sind durch die Produktqualität einerseits und durch sachgerechte Materialverarbeitung andererseits charakterisiert. All diese Faktoren sind Bestandteil einer „Präzisionskette", die nur bei einem standardisierten Ablauf zu einem gleich bleibenden Ergebnis führt (*Schönenberger* et al. 1995). Diese Kette besteht aus Wachsmodellation, Gusstechnik sowie Feinaufpassung und Ausarbeitung der Gussteile. Die Qualität der angefertigten Arbeiten ist letztlich Ausdruck der Sorgfalt, die während dieser Herstellungsschritte aufgebracht worden ist. Die konsequente Kontrolle von Zwischenschritten ist notwendig, um Fehler so gering wie möglich zu halten. Einen wichtigen Aspekt für ein gutes Resultat stellt der Einsatz eines Stereomikroskops dar (*Massironi* 2009, *Wohlwend* 1984). Dieses kommt nicht nur zum Zwecke der Endkontrolle zum Einsatz, sondern ist bereits während der verschiedenen Herstellungsphasen des Gussteils ein hilfreiches Mittel:

- zur Kontrolle der Abformung
- beim Trimmen der Stümpfe
- zur Markierung der Präparationsgrenze
- bei der Anfertigung der Randmodellation in Wachs
- bei der Entfernung von Gussperlen in der Kroneninnenseite
- beim Gummieren und Polieren von Gussrändern und Interdentalräumen
- beim Arbeiten in Fissuren aus Metall oder Keramik

In den folgenden Abschnitten dieses Kapitels werden die Arbeitsschritte dargestellt, die bei der Herstellung von Gussteilen von der Wachsmodellation bis hin zur Endpolitur durchlaufen werden.

27.2 Die Wachsmodellation

Die Wachsmodellation wird im Weiteren hinsichtlich der äußeren Kontur, der Passgenauigkeit des Käppchens insgesamt und der Passgenauigkeit des Randbereichs genauer beschrieben.

27.2.1 Die äußere Kontur

Zur Anfertigung von Vollgusskronen wird die gesamte Zahnform in Wachs modelliert und durch die Technik der verlorenen Form in Metall umgesetzt. Neben der funktionellen Gestaltung der Kaufläche und der Außenkronenkontur stellen die approximalen Kontaktpunkte besondere Anforderungen an das Herstellungsverfahren. Die Kontaktpunkte dürfen durch den Guss-, Ausarbeitungs- und Polierprozess nicht verloren gehen. Sie sind in Wachs deutlich mit Kontaktfolie sichtbar zu machen. Shimstock-Folie muss stramm zwischen Wachsmodellation und Nachbarzahn halten. Das Wiederanbringen von approximalen Kontaktpunkten durch Lot ist nicht gestattet. Eine Neuanfertigung der Restauration ist erforderlich, falls der approximale Kontakt fehlt.

Die Oberfläche des Gussobjekts kann nur so gut sein wie seine Vorgabe, d. h. die Wachsmodellation. Daher sind die Wachsoberflächen vor dem Einbetten mit weichem Vliesstoff zu glätten. Auf diese Weise kann auf aufwendiges Ausarbeiten nach dem Guss verzichtet werden.

27.2.2 Die Passgenauigkeit des Käppchens insgesamt

Die Innenflächen von Gussteilen sollen eine gleichmäßige Ummantelung des präparierten Zahnstumpfs aufweisen. Neben der Technik, als Modellationsgrundlage tiefgezogene Kunststoffkäppchen zu benutzen, können auch durch Tauchen der Stümpfe in Wachs Käppchen hergestellt werden. Da tiefgezogene Kunststoffkäppchen stärker kontrahieren als wachsgetauchte Käppchen und daher dem Stumpf unter Spannung anliegen (*Sauer* und *Galandi* 1982), bieten getauchte Wachskäppchen Vorteile. Wachskäppchen dienen sowohl als Aufwachsgrundlage für Vollgusskronen als auch für Gerüste für die Metallkeramik und Kunststoffverblendkronen. Beim Herstellen von getauchten Wachskäppchen wird wie folgt vorgegangen:

Die mit Stumpflack (Platzhalter) versehenen Einzelstümpfe werden gegen Wachs isoliert. Dabei spielt es keine Rolle, ob die Stümpfe Bestandteil eines Sägemodells mit Metallpins sind oder ob es sich um Einzelstümpfe handelt (siehe Kap. 26.2.6).

Das Tauchen der Wachskäppchen erfolgt in einer Wachstauchdose, in der sich geschmolzenes Wachs bei einer konstanten Temperatur befindet. Die Wachstemperatur steuert die spätere Schichtstärke des Wachskäppchens: Je heißer das Wachs ist, desto dünnwandiger werden die Käppchen. Wird die Wachstemperatur abgesenkt, so wird die Schichtstärke entsprechend dicker. Die richtige Temperatur wird durch Vermessen der Wachskäppchen ermittelt. In der Metallkeramik soll bei einer hochgoldhaltigen bzw. hochgoldreduzierten Legierung die Wachsstärke 0,2 bis 0,3 mm betragen (Abb. 27-1 und 27-2). Bei NEM-Legierungen ist die Wachsmodellation der Käppchen stärker (0,3 bis 0,4 mm) zu gestalten. Bei Brückenankern muss die Kronenwand, mit der das Brückenzwischenglied verbunden wird, auf 0,6 mm verdickt werden, um später ein Ausreißen der approximalen Kronenwand unter Kaubelastung zu verhindern.

Nicht jedes Wachs eignet sich für die Tauchtechnik gleich gut. Ein Tauchwachs sollte

- nicht zu hart (wie z. B. Inlaywachs) sein
- schnell abkühlen
- rückstandslos verbrennen

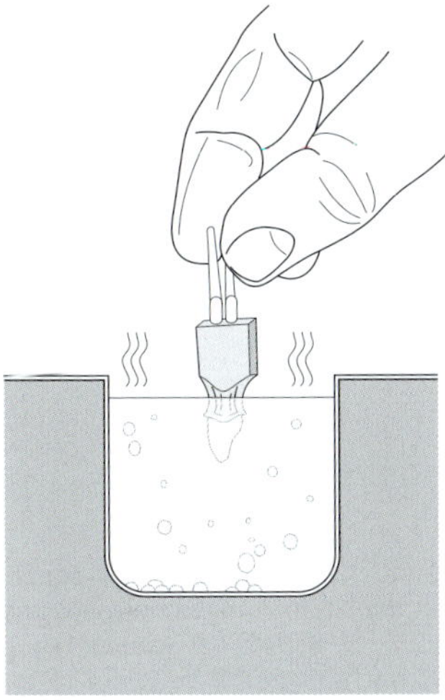

Abb. 27-1 Tauchen des Stumpfs in flüssiges Käppchenwachs.

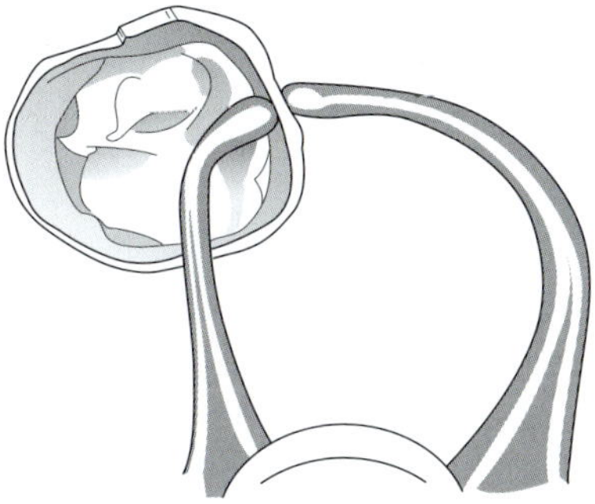

Abb. 27-2 Messung der Wachswanddicke mit dem Dickentaster.

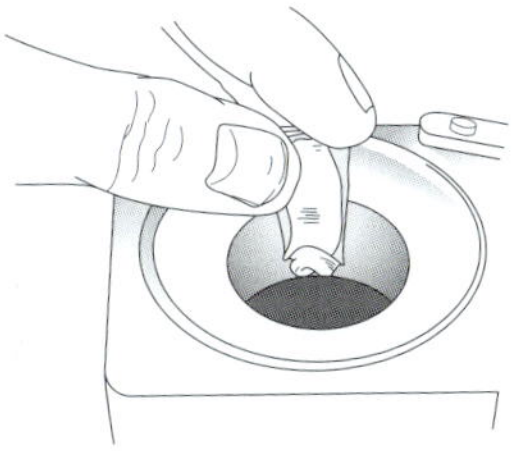

Abb. 27-3 Der Stumpf wird mit schneller Bewegung in das flüssige Wachs getaucht.

- nicht auf Schwankungen der Raumtemperatur reagieren (kein Verziehen)
- eine gewisse Elastizität aufweisen
- gute Fließeigenschaften zeigen
- einen hohen Schmelzpunkt haben

Der Tauchvorgang wird durch schnelles Eintauchen des Stumpfs in das flüssige Wachs eingeleitet (Abb. 27-3). Der Stumpf wird anschließend wieder langsam aus dem Becken herausgezogen. Die Verweildauer des Stumpfes im Wachs hat für die Schichtstärke sekundäre Bedeutung. Sie sollte dennoch immer möglichst gleich lang durchgeführt werden. Die Wachsschicht sollte 2 bis 3 mm über die Präparationsgrenze nach apikal extendiert sein (Abb. 27-1).

Nach Abkühlung des Wachskäppchens wird der apikale Überschuss durch Einschneiden dieses Anteils im rechten Winkel zur Zahnachse und durch Abziehen desselben entfernt (Abb. 27-4). Das Wachskäppchen kann daraufhin vom Stumpf abgehoben und hinsichtlich der Schichtstärke überprüft werden. Durch richtiges Eintauchen des Stumpfs lassen sich „Wachstumsringe" im Inneren des Käppchens vermeiden. Diese Ringe würden zwar die Zementretention erhöhen, führen aber zu einer ungleichmäßigen Schichtstärke des Käppchens, was gerade für spätere Verblendungen mit Keramik Probleme bringen kann.

Das Wachskäppchen sollte sich leicht vom Stumpf abheben lassen. Ein Stück Kofferdam, das zwischen Finger und Wachsmodellation platziert wird, verhindert ein Abgleiten der Finger an der Modellation und erleichtert ein Abheben ohne Deformation des Käppchens. Sollte ein Käppchen nicht oder nur durch Bruch vom Stumpf zu entfernen sein, kann dies folgende Gründe haben:

- schlechte Isolierung zwischen Wachs und Gipsstumpf
- Die Isolierung löste chemisch den Stumpflack an und es kam zu einer Verklebung von Wachs und Stumpflack.
- Die Präparation weist untersichgehende Bereiche auf.

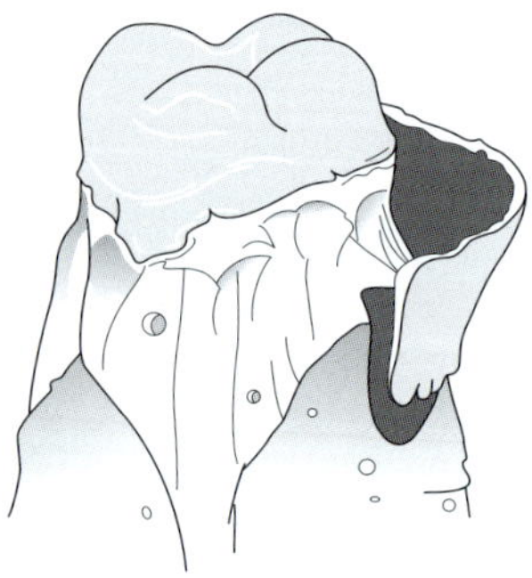

Abb. 27-4 Entfernung des überschüssigen Wachses.

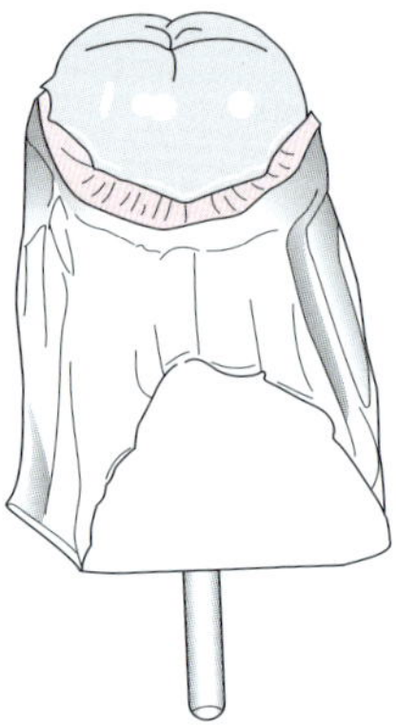

Abb. 27-5 Das Wachskäppchen wird im Schulterbereich gekürzt.

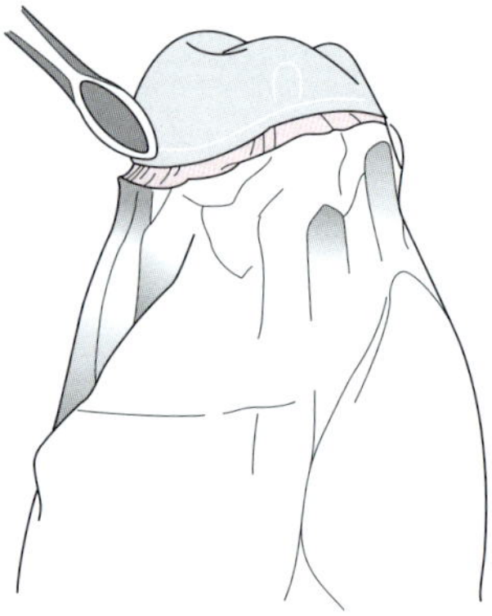

Abb. 27-6 Das gekürzte Wachskäppchen wird an den Stumpf angeschwemmt und der reduzierte Bereich der Schulter mit Zervikalwachs ergänzt.

27.2.3 Passgenauigkeit im Randbereich

Eine ausreichend gute Passgenauigkeit zwischen Gussteil und präpariertem Stumpf stellt eine wesentliche Anforderung zur Prävention von Sekundärkaries und zur Reduzierung der Plaqueanlagerung dar. Die Passgenauigkeit getauchter Wachskäppchen im Randbereich ist aufgrund der Wachseigenschaften und des Tauchvorgangs nicht ausreichend. Der Randbereich muss daher mit Zervikalwachs (Violet Inlay Wax, GC Inlaywachs, GC, D-München) individuell neu angeschwemmt werden.

Technisches Vorgehen: Der gesamte Schulterbereich des Käppchens muss nach Beendigung der Modellation reduziert werden (Abb. 27-5). Dies kann mit einem warmen Skalpell an dem vom Stumpf abgehobenen Käppchen erfolgen.

Das reduzierte Wachskäppchen wird wieder auf den erneut isolierten Stumpf gesetzt. Der gekürzte Rand wird mit einem warmen Wachsmesser an den Stümpfen leicht angeschmolzen (Abb. 27-6). Dies ist wichtig, um einen Absatz zwischen Zervikalwachs und Käppchen zu vermeiden. Dabei sollte die Schulter nicht mit Tauchwachs gefüllt werden.

Der folgende Arbeitsschritt erfolgt am besten unter Zuhilfenahme eines Stereomikroskops und eines elektrischen Wachsmessers. Beide Geräte erleichtern das Vorgehen und erhöhen die Qualität des Arbeitsgangs. Das Zervikalwachs wird mit der richtigen Temperatur im Schulterbereich appliziert. Die Wachstemperatur darf nicht zu hoch sein, da sonst die Wachskontraktion unnötig steigt. Auch sollte nur so viel Wachs aufgetragen werden, wie benötigt wird. Ein späteres Schaben am Zervikalwachs kann die Präparationsgrenze im Gips beschädigen und im Wachs Deformationsstress hervorrufen. Um die Wachskontraktion auszugleichen, wird das aufgetragene Wachs während des Erstarrungsvorgangs mit dem Finger an den Stumpf gedrückt. Dies ist ein wichtiger Arbeitsschritt. Er sollte sorgfältig bei jeder applizierten Wachsportion durchgeführt werden. Das Zervikalwachs soll mit geglätteter und polierter Oberfläche eingebettet werden. Nur so lässt sich materialabtragendes Ausarbeiten mit Fräsen oder Steinchen vermeiden. Bei einer sorgfältigen Wachsbearbeitung brauchen die Ränder nach dem Feinaufpassen nur noch mittels Gummi poliert zu werden.

27.3 Gerüstgestaltung für die verblendete Restauration (mit Keramik oder Kunststoff)

Folgende Parameter sind bei der Gerüstgestaltung zu beachten:
- Unterstützung der Keramik
- Stabilität des Gerüsts
- Gerüstgestaltung aus ästhetischer Sicht
- Konturierung des marginalen Bereichs
- Zwischengliedgestaltung
- Lötverbindungsflächen
- Übergang vom Metall zur Keramik
- Gerüstgestaltung für die Kunststoffverblendung

Dieser Teil des Kapitels beschreibt die Gestaltung bzw. Form und Ausdehnung für Gerüste aus dentalen Legierungen. Einige Grundsätze der Gerüstgestaltung eines metallischen Unterbaus gelten ebenfalls für Gerüste, die aus einer speziellen hochfesten Gerüstkeramik bestehen. Dies gilt im Folgenden für die Punkte Unterstützung der Keramik und Zwischengliedgestaltung. Sowohl bei Gerüsten aus einer Legierung wie auch aus einer Gerüstkeramik sind die Schichtstärken der beiden Komponenten Gerüst und Verblendung (Verbundsystem) besonders sensibel und müssen für eine langlebige Stabilität sorgfältig und entsprechend einiger Richtlinien angelegt werden (*Tauber* und *Kappert* 2006). Die Grundlage jeder Gerüstkontur ist die reduzierte anatomische Form. Als Orientierung hierfür dient die aufgewachste Zahnform, als Referenz im Vorwall, für die Gerüstgestaltung. Die Art und Weise, wie diese Gerüste hergestellt werden, ist für die Gestaltungsfrage sekundär.

27.3.1 Unterstützung der Keramik

Aufgrund der physikalischen Eigenschaften (Festigkeit) der Silikatkeramiken als ästhetische Verblendkeramik ist eine Unterstützung mit dem Gerüst notwendig. Bei kaufunktioneller Belastung gilt es, die auftretenden Kräfte so auf das Gerüst zu verteilen, dass keine Fraktur des keramischen Verblendmaterials auftritt (Abb. 27-7) (*Yamamoto* 1985). Höckerform, -position und -größe sowie Schichtstärke der Keramik haben einen direkten Einfluss auf die Belastbarkeit der Verblendung. Okklusal ist darauf zu achten, dass Höcker ausreichend mit dem Gerüst unterstützt sind. Im Höcker- und Fissurenbereich soll eine nahezu gleichmäßige Schichtstärke der Keramik angestrebt werden (Abb. 27-8 und 27-9). Bedingt durch okklusale Kontaktpunkte im approximalen Bereich ist der Metallkragen (Girlande) so weit interdental nach inzisal bzw. okklusal zu ziehen, bis auch dort eine Gerüstunterstützung gewährleistet ist. Im Normalfall liegt dieser Metall-Keramik-Übergang 1 mm unterhalb des approximalen Kontaktpunkts. Der Kontaktpunkt selbst wird in Keramik gestaltet (Abb. 27-10).

Die gleichen Richtlinien gelten bei der aufgebrannten keramischen Stufe für den Randbereich. Das Gerüst, nicht aber die Verblendung, muss auf dem Pfeilerzahn abgestützt werden, um eine Unterstützung der Keramik zu gewährleisten. Es ist wichtig, dass die labiale Gerüstkappenfläche bis tief in die Stufe hineingezogen wird (Abb. 27-11). Die Kappe darf nicht von innen ausgeschliffen werden. Um bei

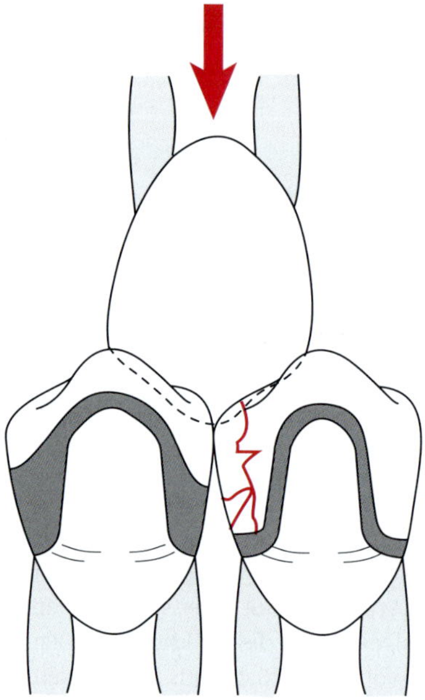

Abb. 27-7 Bei nicht ausreichender Unterstützung der Keramik kann es in Extremfällen zum Abplatzen der Keramik kommen.

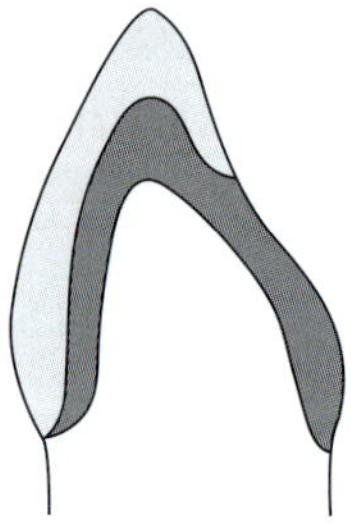

Abb. 27-8 Gerüstgestaltung in reduzierter anatomischer Kontur an einem Frontzahn.

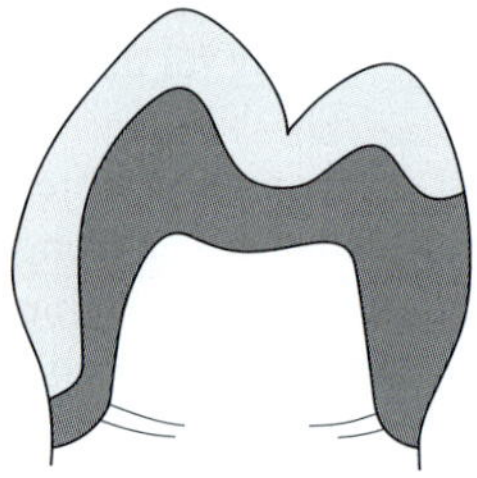

Abb. 27-9 Gerüstgestaltung in reduzierter anatomischer Kontur im Seitenzahnbereich.

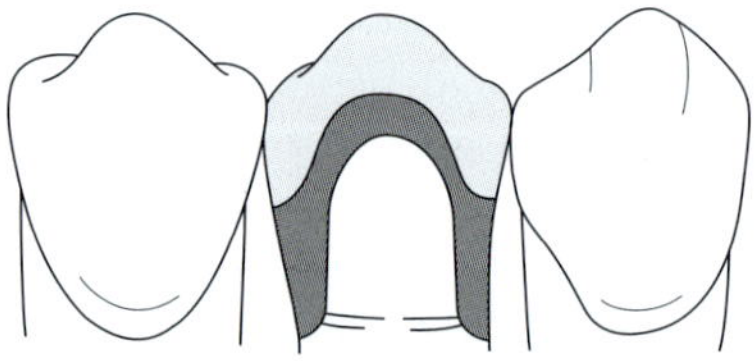

Abb. 27-10 Kontur der Approximalflächen an einem Seitenzahn.

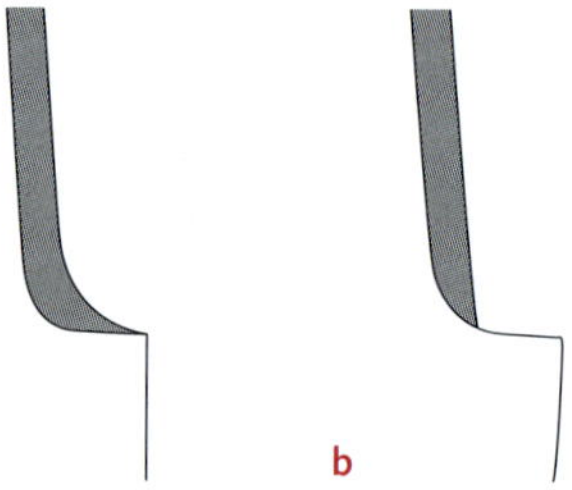

Abb. 27-11 Gerüstgestaltung für aufgebrannte keramische Stufen: a das Gerüst vor der oralen Gerüstanprobe, b das reduzierte Gerüst vor dem Verblenden.

der Anprobe der Gerüste im Mund des Patienten den Randschluss des lingualen bzw. palatinalen Anteils überprüfen zu können, wird das Gerüst im labialen Randbereich erst nach der Anprobe mit rotierenden Instrumenten reduziert.

27.3.2 Stabilität des Gerüsts

Bei kaufunktioneller Belastung wirken auf das Gerüst Druck-, Biege- und Scherkräfte ein. Da das keramische Verblendmaterial nur sehr begrenzt Torsionsbewegungen des Metallgerüsts toleriert, muss das Gerüst diesen Kräften widerstehen. Gerade im Bereich statisch schwacher Verbindungsstellen zwischen Brückenglied

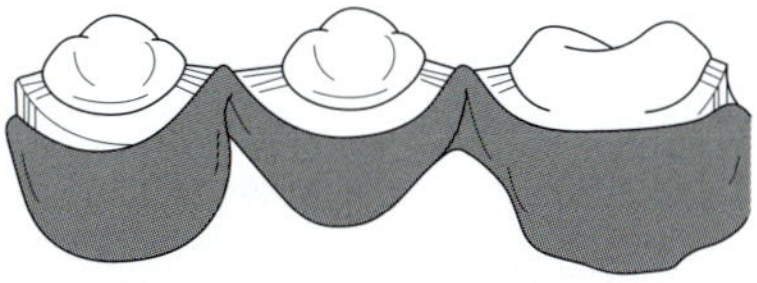

Abb. 27-12 Gerüstgestaltung von lingual: Durch das Hinausziehen des Kragens nach okklusal kann der Interdentalbereich verstärkt werden, ohne den Papillenraum einzuengen.

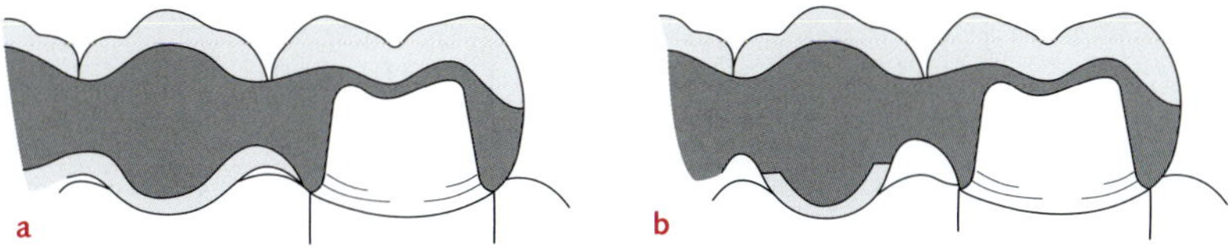

Abb. 27-13 Interdentalraumgestaltung: Bei der Gerüstgestaltung ist auf eine ausreichende Öffnung des Interdentalbereiches zu achten (**b**). Bei (a) wurde durch zusätzliches Aufbrennen von Keramik der Interdentalbereich geschlossen, was sich ungünstig auf die Hygienefähigkeit auswirkt.

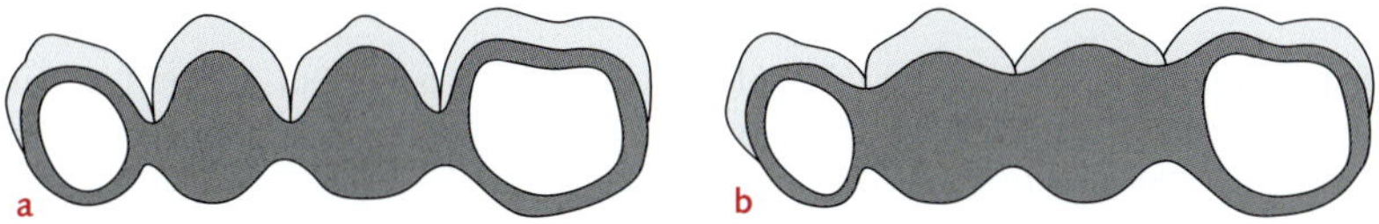

Abb. 27-14 In der Okklusalansicht (horizontaler Querschnitt in Höhe des Zahnäquators) wird sichtbar, wie schnell das Metall beim Ausarbeiten zu dünn geschliffen werden kann (**a**). Trotz interdentaler Separierung muss die Stabilität gewährleistet sein (**b**).

und Pfeilerzahn muss eine ausreichende Gerüstmaterialstärke (Dimensionierung) vorhanden sein (Abb. 27-12). Diese Materialstärke muss in Bereiche gelegt werden, wo sie sowohl optisch als auch funktionell (Hygienefähigkeit) nicht stört (Abb. 27-13) (*Tauber* und *Kappert* 2006).

Bei den verarbeitungstechnischen Abläufen des keramischen Verblendprozesses wird das Gerüst mehrfach starkem Hitzeeinfluss ausgesetzt. Das Glühen der Gerüstlegierung kann bei falscher Gerüstgestaltung und bei nicht ausreichender Gerüstkappenstärke zu einem Verzug und zu einer späteren Passungenauigkeit führen. Ferner übt die Keramik bei ihrer Sinterung einen Druck auf die Gerüstkappe aus. Diese kann nur dann wirksam vor Deformation geschützt werden, wenn eine ausreichende Schichtstärke der Kappe vorliegt (Abb. 27-14).

Bezüglich der Dimensionierung der Verbinder bei Brücken stellte *Schwickerath* (1981) Faustregeln auf, die auf Laboruntersuchungen basieren. Ein wichtiger Aspekt ist die Stabilität der Legierung gegen Biegespannung. Bei einem Vergleich von Prüfstäbchen ergab sich, dass der Widerstandsmoment gegen Biegespannungen bei einer NEM-Legierung (Wiron 77, Bego, D-Bremen) im Vergleich zu einer hochgoldhaltigen Aufbrennlegierung (Degudent G, DeguDent, D-Hanau) um die Hälfte höher ist. Dementsprechend wäre das erforderliche Widerstandsmoment des Querschnitts für Stäbe aus dieser NEM-Legierung bei sonst gleicher Kraft und gleichem Auflagerabstand auch nur 2/3 so groß. Mit der Verbreiterung des Querschnittes der Verbinder kann immer nur eine wesentlich geringere Erhöhung des Widerstandmomentes erreicht werden als mit einer gleichen Steigerung der Höhe.

Man sollte also den zur Verfügung stehenden Abstand zu den Antagonisten voll ausnutzen. Tabelle 27-1 zeigt die Mindestabmessungen im Interdentalbereich

Tab. 27-1 Empfehlungen für die Mindestabmessungen im Interdentalbereich von Brückenzwischengliedern in Abhängigkeit vom Abstand zu den Pfeilerachsen aufgrund von Laboruntersuchungen (*Schwickerath* 1981). Höhe inklusive 1 mm Keramikverblendung.

Pfeilerabstand in mm	Edelmetall E-Modul ~ 90.000 N/mm² Breite x Höhe in mm	NE-Metall E-Modul ~ 200.000 N/mm² Breite x Höhe in mm
10	4 x 3,0	4 x 2,5
15	4 x 3,5	4 x 3,0
20	4 x 4,0	4 x 3,4
25	4 x 4,5	4 x 3,7
30	4 x 5,0	4 x 4,0
35	4 x 5,4	4 x 4,4
40	4 x 5,8	4 x 4,7

(Mindestdimensionierung der Verbinder). Es ergibt sich bei einem Abstand zu den Pfeilerachsen von z. B. 10 mm für eine hochgoldhaltige Legierung ein Verhältnis Breite zur Höhe von 4,0 mm x 3,0 mm. Für eine NEM-Legierung bedeutet das Verhältnis Breite zur Höhe 4,0 mm x 2,5 mm. Wichtig ist zudem, dass die Wandstärke der Kronenkappe, an die der Verbinder ansetzt nicht zu dünn ist, sondern eine Mindeststärke von 0,6 mm aufweist, um ein Ausreißen der Wand unter klinischen Belastungsbedingungen zu vermeiden.

27.3.3 Gerüstgestaltung aus ästhetischer Sicht

Die ästhetischen Möglichkeiten von Keramikverblendungen stehen in direktem Zusammenhang mit der möglichen Schichtstärke des Verblendmaterials (Abb. 27-15). Zahnmorphologie, Gerüstextension und Schichtstärke der Verblendung müssen aufeinander abgestimmt sein (*Hobo* und *Shillingburg* 1977). Gerade bei verblockten mehrgliedrigen Gerüstkonstruktionen ist es notwendig, zwecks ausreichender Lichttransmission im Bereich der Verblendung eine Harmonie zwischen statisch ausreichender Verblockung und ästhetischer Gerüstreduktion zu erreichen. Aufgrund dieser Überlegungen und aufgrund biologischer Gegebenheiten des natürlichen Zahns werden folgende Werte empfohlen:

- Zahnreduktion im zervikalen Bereich als Hohlkehle oder Stufe 1 bis 1,2 mm
- Gerüstkappenstärke je nach physikalischen Eigenschaften der Legierung 0,2 bis 0,4 mm
- Der Platzbedarf für die Verblendkeramik beträgt minimal 0,8 mm.

Um eine optimale Lichttransmission zu erreichen, wird heute in vielen Fällen das Metallgerüst so weit wie möglich reduziert. Zum Teil wird auf die Girlande völlig verzichtet (Abb. 27-16). Da eine solche Metallreduktion zu einer statischen Schwächung des Gerüsts führt, ist es wichtig, die okklusalen Verhältnisse und den Legierungstyp bei der Entscheidungsfindung zu berücksichtigen. Eine grazile Gerüststruktur hat eine Verminderung der Unterstützung der Keramik und somit eine Erhöhung der Frakturgefahr der Keramik zur Folge. Die völlige Eliminierung der Gerüstgirlande sollte nur bei günstigen okklusalen Verhältnissen erwogen werden.

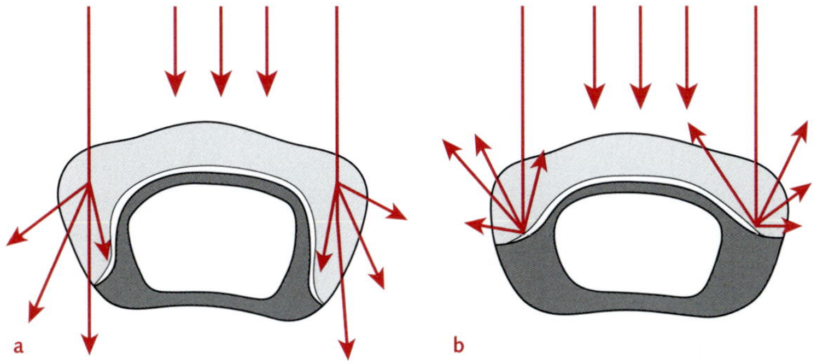

Abb. 27-15 a Gerüstgestaltung: Einstrahlendes Licht wird im Interdentalbereich durchgelassen. b Durch das Metallgerüst wird diese Lichttransmission verhindert, das Licht wird reflektiert.

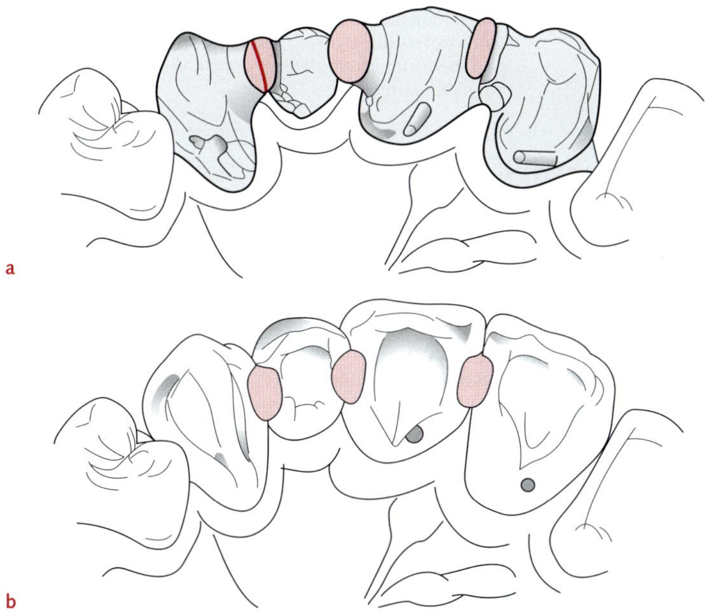

Abb. 27-16 Brücke mit Pfeilern auf den Zähnen 13, 11 und 21 a vor und b nach dem Verblenden. Um interdental eine ausreichende Verblockung zu erzielen, wurden Metallinseln angelegt. Diese Inseln können auch als Lötflächen (zwischen 13 und 23) für eine Lötung nach dem Brand genutzt werden. Auf die Metallgirlanden wurde in diesem Fall vollständig verzichtet.

27.3.4 Konturierung im marginalen Bereich

Die Kronenkonturierung im marginalen Bereich und ihre Passgenauigkeit auf dem natürlichen Zahnstumpf haben direkte Auswirkungen auf den parodontalen Gesundheitszustand. Eine Überkonturierung der Restauration führt zu erhöhter Plaqueakkumulation. Schon in der Planungsphase müssen die Art des Kronensystems, die Lage des Kronenrands, die Präparationsform und die Art des Kronenrands aufeinander abgestimmt werden (*Massironi* 2009) (Abb. 27-17). Bei der Ausführung eines Metallrands ist im Zuge der Metallbearbeitung (Polieren) darauf zu achten, dass die natürliche Zahnkontur im Metallrand und in der Verblendung fortgeführt wird.

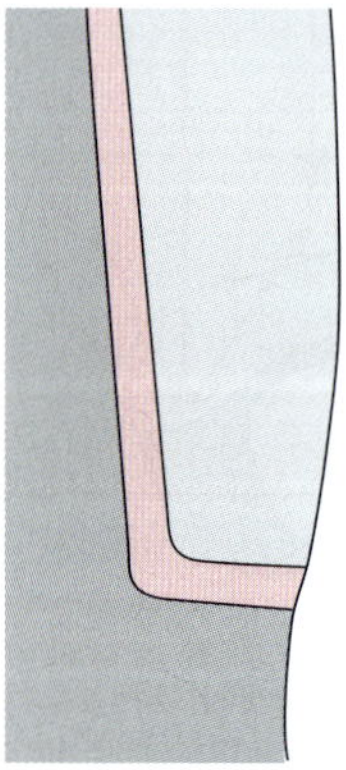

Abb. 27-17 Fließender und glatter Übergang von Zahnkontur, Kronenrand und Verblendung.

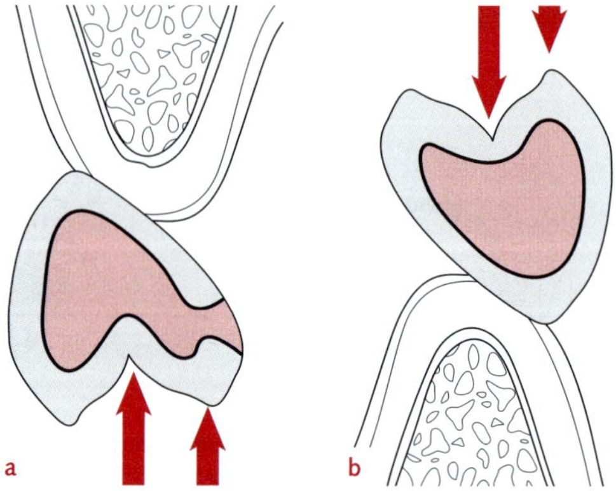

Abb. 27-18 Bedingt durch die Höcker-Fossa-Verzahnung sind die palatinalen Höcker des Oberkiefers (a) stärker durch Kaukräfte belastet als die lingualen Höcker des Unterkiefers (b). Die Anlage eines palatinalen Kragens ist im Oberkiefer zu empfehlen, um ein Versagen der Keramik zu verhindern (a).

27.3.5 Zwischengliedgestaltung

Aus ästhetischen und parodontalhygienischen Gesichtspunkten soll die Zwischengliedauflage auf dem Alveolarkamm aus Keramik gestaltet werden. Es ist unbedingt zu vermeiden, dass der von der Oberflächenpolitur her kritische Übergang vom Metall zur Keramik mit dem Weichgewebe in Kontakt kommt. Um das Zwischenglied ausreichend stabil mit den beiden Gerüstpfeilern zu verbinden, ist ein lingual bzw. palatinal verlaufender Kragen indiziert. Dieser dient, wie auch bei vollverblendeten Einzelkronen, der Unterstützung der Verblendkeramik (Abb. 27-18). Diese Unterstützung ist gerade bei tragenden Höckern (palatinalen im Oberkiefer) wichtig. Da die lingualen Höcker im Unterkiefer keine tragenden Höcker sind, kann auf eine Girlande verzichtet werden. Bei der Gestaltung des Kragens ist bereits im Stadium der Wachsmodellation die spätere konvexe Gestaltung der Verblendung für den Kieferkammkontakt zu berücksichtigen (Abb. 27-19 und 27-20).

Scharfe Kanten und Ecken sind abzurunden (27-21). Hierbei ist auch wieder auf eine gleichmäßig dicke Schichtstärke der Keramik zu achten (Abb. 27-22 und 27-23).

27.3.6 Lötverbindungsflächen

Ist eine Verbindung zweier Gerüstteile nach der Keramikverblendung durch eine Lötung vorgesehen, so muss die Verbindungsfläche im Gerüstdesign besondere Berücksichtigung finden (*Tauber* und *Kappert* 2006).

Es ist anzustreben, eine möglichst große Lötfläche zu erhalten. Damit diese Verblockung nicht den Interdentalraum verschließt, müssen die Lötflächen weit nach okklusal gelegt werden (Abb. 27-23 und 27-24). Ausreichende Stabilität und erwünschte Grazilität sind gegeneinander abzuwägen. Neben der Verstärkung des Gerüsts nach okklusal bietet oft auch der Lingual- bzw. Palatinalraum genügend Platz für eine Verstärkung mit Lot (Abb. 27-25). Die Breite des Lötspalts muss auf

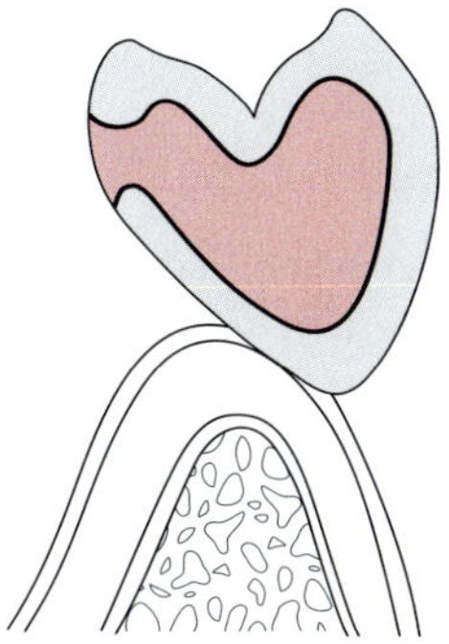

Abb. 27-19 Zwischengliedgestaltung mit Auflage des Zwischenglieds auf der Gingiva und richtige (konvexe) Gestaltung mit angelegtem Kragen.

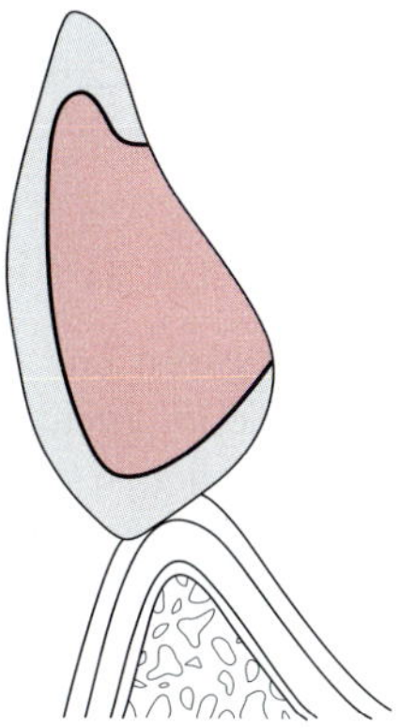

Abb. 27-20 An der Basalfläche muss das Verblendgerüst parallel zur Keramik konvex verlaufen.

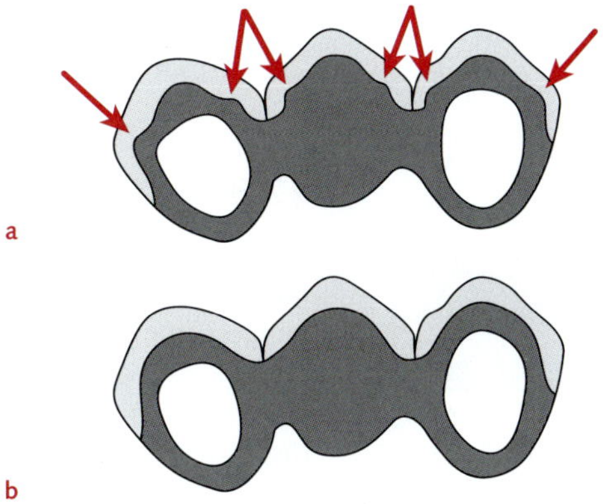

Abb. 27-21 a An den zu verblendenden Flächen müssen alle Kanten und Ecken eliminiert werden. b Die geglättete, abgerundete Gestaltung.

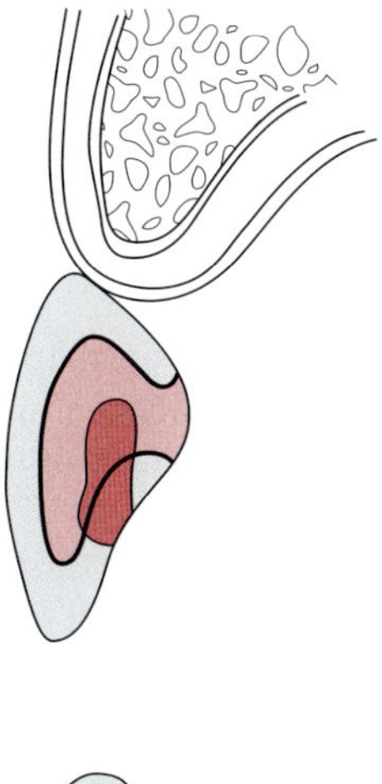

Abb. 27-22 Richtige Zwischengliedgestaltung im Frontzahnbereich. Der hellrote Bereich stellt das Gerüst dar. Die rote Zone ist die Verbindungsstelle zum Nachbarglied.

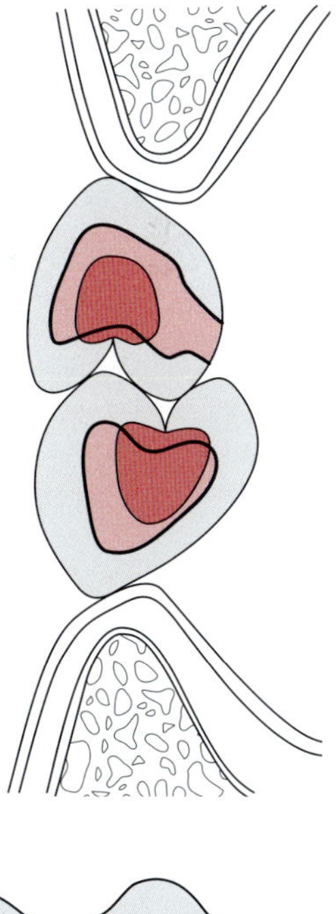

Abb. 27-23 Richtige Zwischengliedgestaltung im Seitenzahnbereich. Der hellrote Bereich stellt das Gerüst dar. Die rote Zone gibt die ausreichend starke Verbindung zum Nachbarzahn wieder, die nach okklusal verstärkt wurde. Im Oberkiefer wird eine Girlande angelegt.

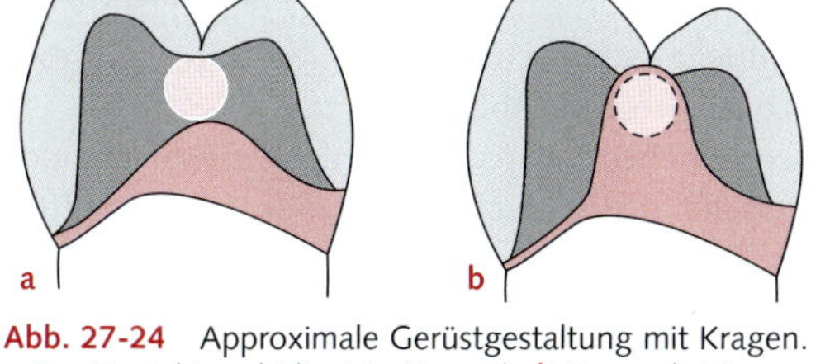

Abb. 27-24 Approximale Gerüstgestaltung mit Kragen. a Der Kontaktpunkt liegt in Keramik. b Es wurde eine approximale Lötfläche geplant und angelegt.

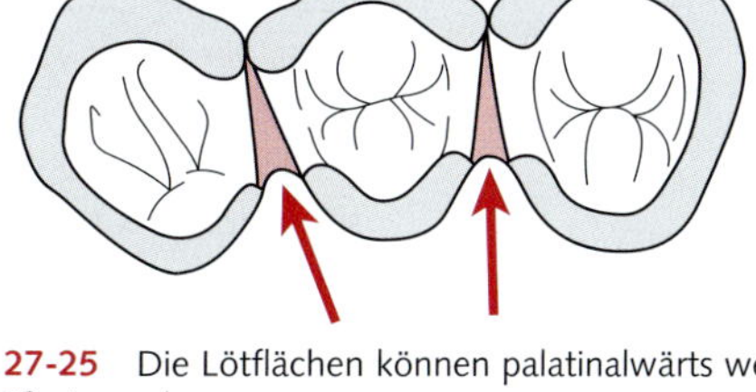

Abb. 27-25 Die Lötflächen können palatinalwärts weiter vergrößert werden.

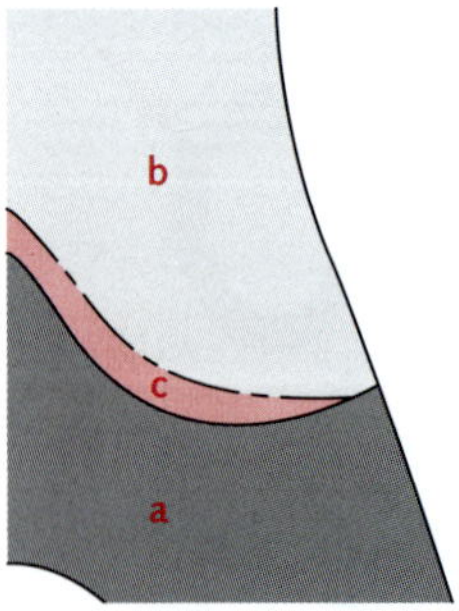

Abb. 27-26 Der Übergang zwischen Metallgerüst (a) und Verblendung (b) muss scharfkantig sein. Es darf kein Opakermaterial (c) exponiert sein.

die Legierung des Gerüsts und das verwendete Lot individuell abgestimmt sein. Als Faustregel gilt, dass die Spaltbreite 0,05 bis 0,2 mm betragen soll.

27.3.7 Übergang vom Metall zur Keramik

Der Übergang zwischen dem Metallgerüst und der keramischen Verblendung muss eindeutig definiert sein. Gerade im interdentalen Bereich, wo für Reinigungsinstrumente oftmals schwer Zugang zu finden ist, muss eine scharfe Demarkationslinie für eine optimale Oberflächenpolitur von Metall und Keramik vorhanden sein. Wenn immer möglich, sollte der Winkel zwischen dem gerüstunterstützenden Kragen und der Verblendungskontur 90 Grad betragen (Abb. 27-26).

Ist ein kleiner zervikaler Metallrand am Übergang Gerüst-Keramik nicht eindeutig definiert, kommt es bei der Konturierung oder der Endpolitur leicht zum Freilegen des Opakers. Als Besonderheit muss in diesem Zusammenhang auch die Eckzahnführung gesehen werden. Bei Exkursionsbewegungen des Unterkiefers, geführt durch die Palatinalfläche des oberen Eckzahns, darf der Übergang zur Gerüstverblendung auf gar keinen Fall auf diesem Gleitweg liegen. Jede Exkursionsbewegung mit Zahn-zu-Zahn-Kontakt muss entweder rein aus Keramik oder rein aus Metall gestaltet werden (Abb. 27-27 bis 27-29).

27.3.8 Gerüstgestaltung für die Kunststoffverblendung

Kunststoffverblendungen sind bevorzugt nur bei herausnehmbarem Zahnersatz indiziert. Durch die begrenzte Haltbarkeit und die mangelnde Abrasionsfestigkeit sollte Verblendkunststoff nicht bei definitiven festsitzenden Restaurationen verwendet werden. Die Gerüstgestaltung für Kunststoffverblendungen weist einige Besonderheiten auf, die durch die materialspezifischen Eigenschaften des Verblendmaterials bestimmt sind.

27.3.8.1 Schneidekantenschutz bei Frontzähnen

Um eine Abrasion der Kunststoffverblendungen zu minimieren, kann das Gerüst im Frontzahnbereich mit einer Rückenschutzplatte (unverblendeter Kronenanteil) ausgestattet werden. Dies gilt besonders für die palatinale Fläche des oberen Eckzahns. Dadurch ist die Verblendung gegen Abplatzungen geschützt. Es ist darauf zu achten, dass am Übergang Kunststoff zum Metall keine Gleitkontakte vorhanden sind, da das Metall im Kantenbereich durch die ständige Beanspruchung seine Form verändern und es dadurch zu Abplatzungen der Verblendung kommen kann. Gegebenenfalls bedeutet dies eine völlige Reduzierung des lingualen bzw. palatinalen Metallsaums. Wenn ein Kantenschutz eingeplant wird, muss der damit verbundene eventuelle ästhetische Nachteil des stärker sichtbaren Metallanteils in Betracht gezogen werden (Abb. 27-30 und 27-31a).

Durch Verbesserung der mechanischen Eigenschaften der Verblendkomposite kann heute Antagonistenkontakt bei Seitwärtsbewegungen (Eckzahnführung) komplett in Verblendmaterial gestaltet werden. Dies verbessert die ästhetische Wirkung, wodurch das Metallgerüst wesentlich verkleinert werden kann (Abb. 27-31b). Wichtig ist in jedem Fall, dass der Übergangsbereich Gerüst-Komposit nicht auf einer Funktionsfläche platziert wird.

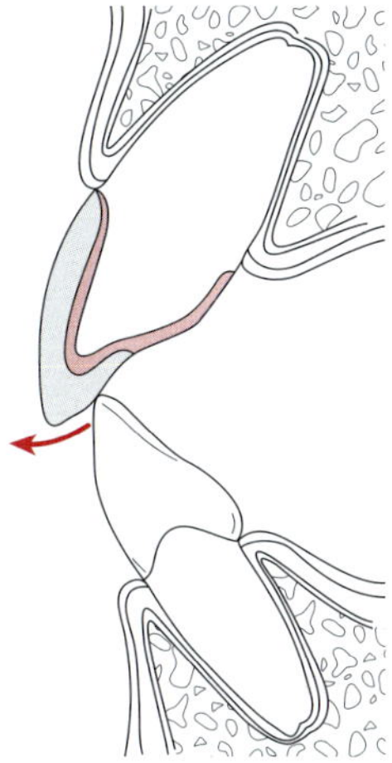

Abb. 27-27 Bei einem geringen Überbiss liegen die Gleitbewegungen (Funktionsflächen) nur auf der Keramik.

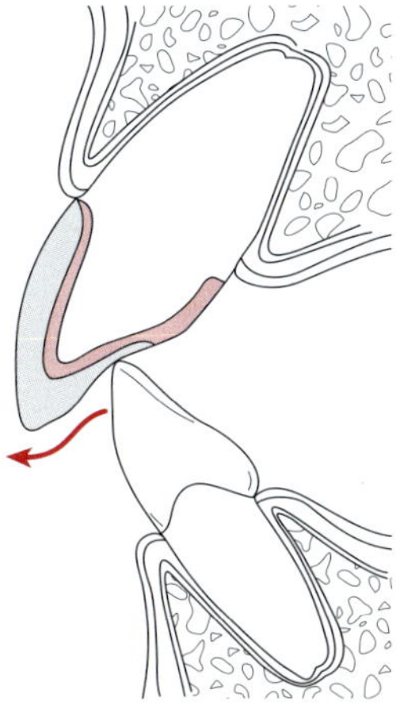

Abb. 27-28 Die Gleitflächen an den Oberkieferzähnen müssen entweder ganz aus Metall oder ganz aus Keramik gestaltet sein.

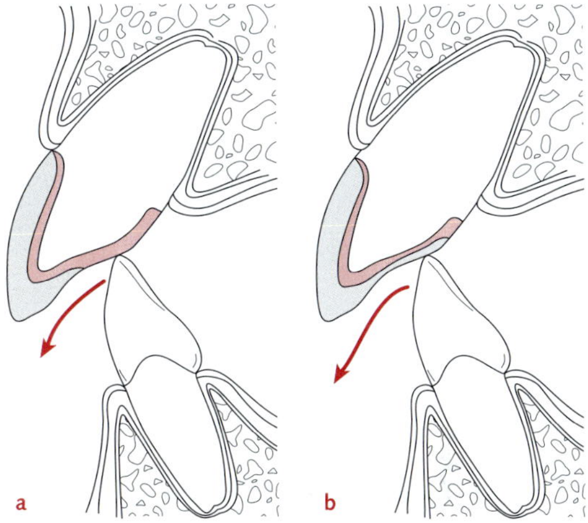

Abb. 27-29 Bei einem tiefen Überbiss kann nur ein hoher Kronenkragen angelegt werden, wenn der Unterkiefer frühzeitig entkuppelt (**a**). Hier bietet sich ein kleiner Kronenkragen an. Die Gleitflächen liegen so komplett in Keramik (**b**).

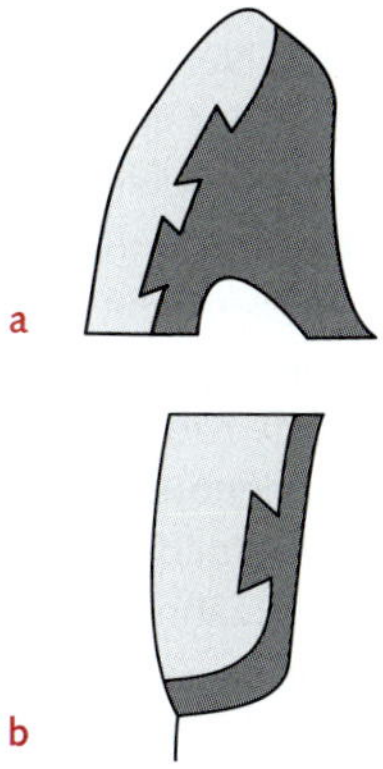

Abb. 27-30 Frontzahngerüst mit angelegtem Schneidekantenschutz als zusätzliche makromechanische Retention (**a**). Gerüst im zervikalen Bereich mit feinem Metallrand (**b**).

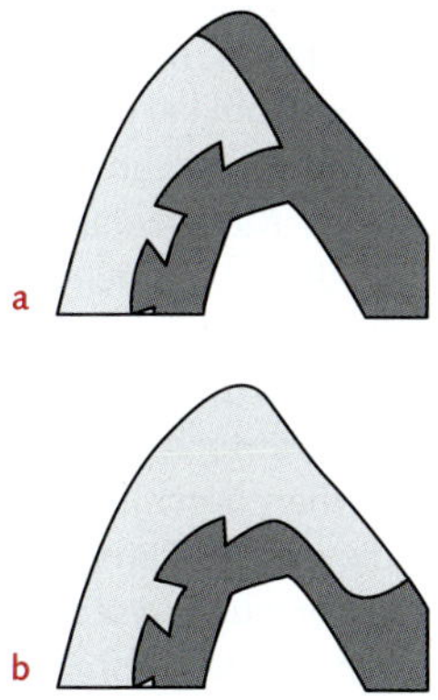

Abb. 27-31 Stabile Kastenretention im Schneidekantenbereich (**a**) und ohne Schneidekantenschutz (**b**).

27.3.8.2 Kastenretention als Grundform

Die Kastenretention stellt trotz moderner Legierung-Kunststoff-Verbundsysteme eine zusätzliche und wirksame Verbesserung der Retention für die Verblendung am Metallgerüst dar. Die damit verbundenen Unterschnitte („Uhrglasfassung") reduzieren außerdem das Metallgewicht und führen zu einer Kostenersparnis. Neben den Kastenretentionen können an der Oberfläche Retentionsperlen angebracht werden. Es ist darauf zu achten, dass diese einen Unterschnitt aufweisen, der nicht durch den Perlenkleber gefüllt werden darf (Abb. 27-31). Des Weiteren können im Randbereich Drähte (Durchmesser 0,2 mm) platziert werden, um eine

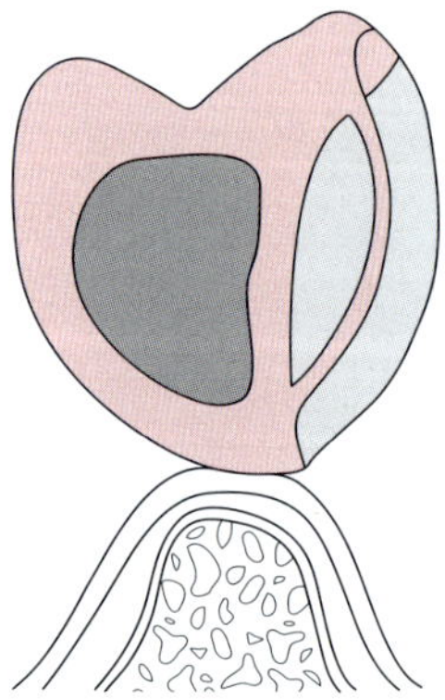

Abb. 27-32 Das Metallgerüst liegt hochglanzpoliert in konvexer Form auf der Gingiva. Beim Zwischenglied werden großzügige Retentionen (Bandretentionen) für den Halt der Verblendung angebracht.

Verankerung der Verblendung zu unterstützen. Unter Einsatz eines wirksamen mechano-chemischen Verbundsystems ist es möglich, auf makromechanische Methoden (Retentionen) weitestgehend zu verzichten. Die Gerüstgestaltung entspricht in diesem Fall der Gestaltung, wie sie in der Metallkeramik durchgeführt wird. Bei Zwischengliedern wird das Verblendmaterial durch den fehlenden Zahnstumpf dicker als beim Pfeilerzahn, da für eine Kunststoffverblendung das Gerüst im Zwischengliedbereich von bukkal her ausgehöhlt wird. Dies findet zur Kostenersparnis und zur Vermeidung von Lunkern an massiven Gussteilen statt. Wird das Zwischenglied wie in der Metallkeramik mit der gleichen Kontur wie die Pfeilerzähne hergestellt, tritt diese Volumendifferenz der Verblendung nicht auf. Durch unterschiedliche Schichtstärken der Kunststoffverblendungen kommt es zu unterschiedlichen Farben der einzelnen Verblendungen. Eine Möglichkeit, das Zwischenglied auszuhöhlen und doch eine einheitliche Verblendungsdicke zum Pfeiler zu erreichen, erhält man durch ein aufgebrachtes Metallband, das das Zwischenglied bukkal auf die gleiche Dimension wie die Pfeilerzähne bringt. Es kann hier retentions- und raumerzeugend sein. Dabei muss das Zwischenglied nicht massiver modelliert werden, sondern kann vollständig ausgehöhlt werden (Abb. 27-32). Die Zwischengliedgestaltung ist wie bei der Metallkeramik konvex. Die Auflagefläche des Zwischenglieds an der Gingiva wird nicht aus Verblendmaterial (Kunststoff), sondern aus Metall gestaltet. Es ist darauf zu achten, dass der Übergang von Verblendkunststoff zum Gerüstmetall nicht die Gingiva berührt.

27.4 Setzen der Gusskanäle

Das Ansetzen (Anstiften) der Gusskanäle an das Gussobjekt dient dazu, dem geschmolzenen Metall das Einfließen in den Hohlkörper der Muffel zu ermöglichen. Es gibt verschiedene Möglichkeiten zur Gestaltung des Gusskanals. Ziel ist es, standardisierte Gussergebnisse mit homogenem Gefüge, ausgeflossenen Rändern und guter Passgenauigkeit (insgesamt bei Brückenverbänden und im Randbereich) zu erreichen. Der Gusskanal hat auf die Gefügequalität des Gusses Einfluss. Lunker und Porositäten lassen sich durch richtiges Anstiften und eine individuelle Vorwärmtemperatur vermeiden (*Thiel* 2000). Der Legierungstyp und

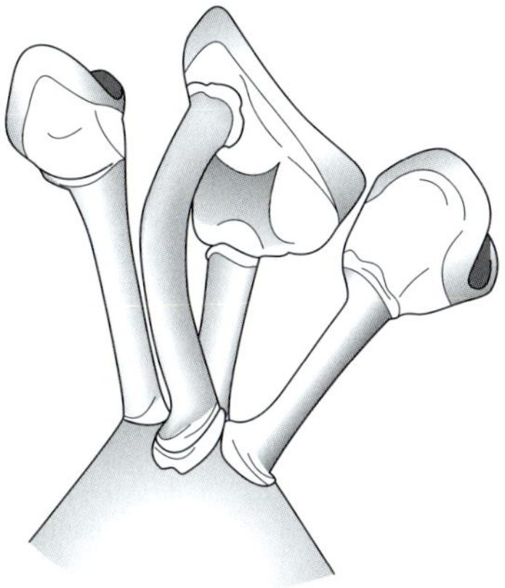

Abb. 27-33 Wachsobjekte mit je einem Gusskanal direkt angestiftet.

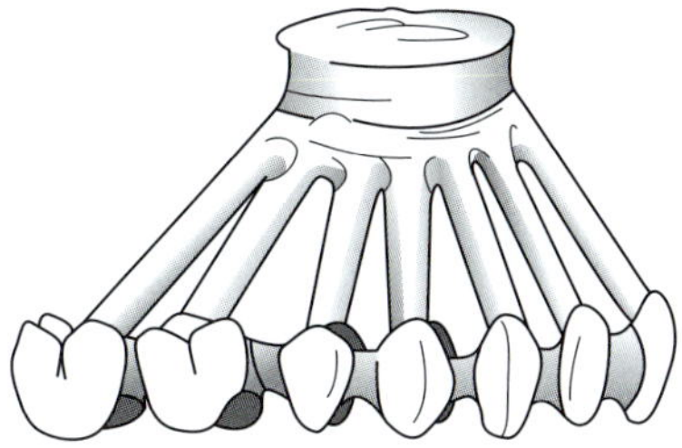

Abb. 27-34 Größere Brückenkonstruktionen werden wie Einzelglieder direkt angestiftet.

die zu vergießende Menge der Legierung spielen eine große Rolle dafür, welcher Gusskanal gewählt werden soll. Das Material der Gusskanäle besteht entweder aus Wachs, einem Wachs-Kunststoff-Gemisch oder Kunststoff. Kunststoff bietet den Vorteil, dass sich dieser bei erhöhter Raumtemperatur nicht deformiert, was beim Anwachsen der Fall sein kann. Es dürfen nur Materialien verwendet werden, die rückstandlos verbrennen. Bei der Verwendung von massiven Kunststoffkanälen ist darauf zu achten, dass es durch zu schnelles Ansteigen der Vorwärmtemperatur nicht zu einem unkontrollierten Expandieren des Kunststoffs und somit zu einer Zerstörung der Muffel kommt. Die folgenden Anstifttechniken sind gebräuchlich und werden für das Vergießen von dentalen Legierungen angewendet.

27.4.1 Direktes Anstiften

Das direkte Anstiften ist für Stiftaufbauten und Einzelkronen geeignet (Abb. 27-33). Der Durchmesser des Kanals richtet sich nach der Größe des Gussobjekts und dem zu vergießenden Legierungstyp. Normalerweise werden Kanäle von 2,5 bis 3,5 mm Durchmesser verwendet. Der Gusskanal soll an der massivsten Stelle des Gussobjekts angesetzt werden. Der Kanal fungiert auch als Schmelzreservoir beim Erstarren der Legierung. Die Gusskanäle werden an ihrer Kontaktstelle zum Objekt etwas (ca. 0,5 mm) verjüngt. Dieses Vorgehen verhindert die Lunkerbildung an den massiven Teilen des Gussobjekts.

Auch Brückenverbände können direkt angestiftet werden (Abb. 27-34). Hierbei werden Gusskanäle (Durchmesser 3,0 bis 3,5 mm) direkt an jedes Brückenglied herangeführt. Es ist darauf zu achten, dass die Gusskanalzufuhr nicht zu kurz ist, da die Kanäle sonst zu stark gespreizt werden müssen. Die Länge der Gusskanäle sollte hierbei ca. 15 bis 20 mm betragen. Die Anstiftform wird nur noch selten eingesetzt, da hierfür eine größere Menge Metall erforderlich ist als z. B. bei einem Balkenguss und alle einzelnen Zuführkanäle mit Metall gefüllt werden.

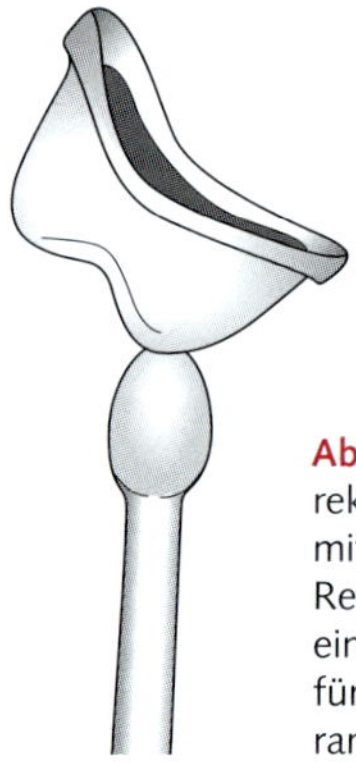

Abb. 27-35 Direktes Anstiften mit zusätzlichem Reservoir bei einer Einzelkappe für die Metallkeramik.

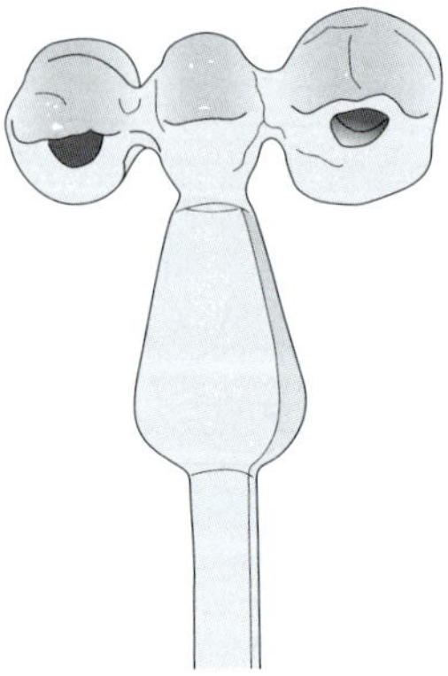

Abb. 27-36 Direktes Anstiften mit zusätzlichem Reservoir bei einer dreigliedrigen Brücke auf Implantaten. Der Kanal mit Reservoir sitzt am dicksten Bereich des Gussobjekts.

27.4.2 Direktes Anstiften mit Extrareservoir

Diese Gusskanäle haben das gleiche Einsatzgebiet wie Gusskanäle ohne Reservoir, nämlich Stiftkernaufbauten und Einzelkronen und Brücken (Abb. 27-35). Das Extrareservoir (Birnenform) dient dem Zweck, beim Erstarren noch flüssige Schmelze aus dem großen Reservoir nachzuziehen und so Schrumpfungslunker zu vermeiden (Gussbirnen nach *H. Thiel*, Erkodent, D-Pfalzgrafenweiler). Dies ist besonders bei massiven Gussteilen von Bedeutung (*Thiel* 2000).

Bei der Verwendung eines Reservoirs muss dieser in seiner Größe dem Gussvolumen des Objekts angepasst werden. Bei massiven Brückenverbänden bzw. Stegen auf Implantaten werden mehrere Gusskanäle mit Reservoir erforderlich. Die Legierungsmenge wird so gewählt, dass die Kanäle nicht zu einem Gusskegel vereinigt werden. Dies verhindert einen Verzug des Gussobjekts durch die Gussschwindung der Legierung im Gusskegel und den verbundenen Kanälen (Abb. 27-36).

27.5 Lage des Gussobjekts in der Muffel

Der Einsatz einer runden Gussmuffel der Größe III (Durchmesser 45 mm) stellt die Standardlösung für kleine und mittlere Kronen- und Brückenarbeiten dar. Die Lage des Gussobjekts in der Muffel hat für den Gusserfolg eine sekundäre Bedeutung. Die Aussage, das Gussobjekt müsse außerhalb des Wärmezentrums liegen, wird durch Studien relativiert, die zeigen, dass das Wärmezentrum sich dort befindet, wo das größte Legierungsvolumen eingeschossen ist (*Kappert* und *Blechschmidt* 1987). Folgende Punkte sollten bei der Platzierung des Gussobjekts auf dem Sockelformer beachtet werden:

Beim Schleuderguss müssen die Kronenränder in Richtung der bevorzugten Zone gelegt werden. Durch die Drehrichtung der Schleuder entsteht eine Tangentialbeschleunigung und eine Zentrifugalkraft. Die Kronenränder müssen so platziert werden, dass sie in Richtung der auftretenden Kräfte zu liegen kommen. Dabei zeigen sie in entgegengesetzter Richtung zur Drehrichtung. Die entsprechende Seite wird am Sockelformer mit einem Punkt Wachs markiert, der sich später in der Einbettmasse abzeichnet.

Der Abstand des Gussobjekts zur Muffelwand sollte ca. 5 mm nicht unterschreiten. Ferner ist auf eine ausreichende Füllhöhe über dem Gussobjekt (ca. 5 mm) zu achten (Abb. 27-37 und 27-38).

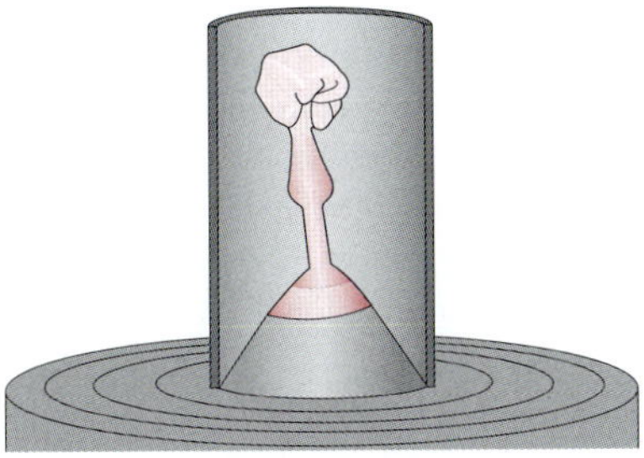

Abb. 26-37 Vollgusskrone in Wachs modelliert und auf dem Sockelformer mit Gussbirne angestiftet. Ansicht als Querschnitt durch die Muffelgröße I.

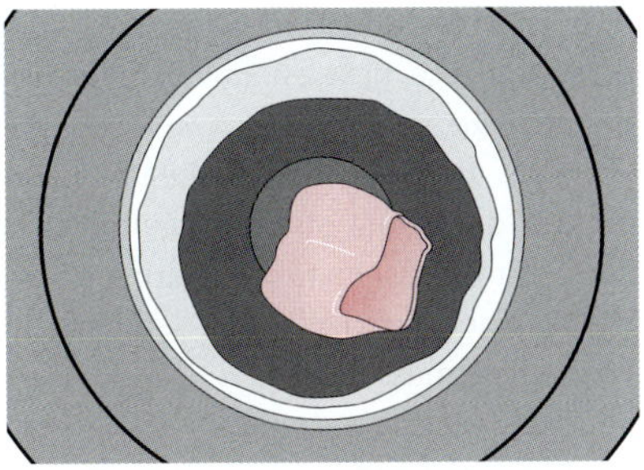

Abb. 27-38 Vollgusskrone in Wachs in der Muffel mit Muffeleinlage. Ansicht von oben in den Muffelring mit Größe I.

27.6 Einbetten und Vorwärmen

27.6.1 Muffeleinlage

Das Einbetten der Wachsmodellation beginnt mit der Auskleidung der Muffelinnenseite mit der Muffeleinlage. Die Muffeleinlagen müssen asbestfrei und hydrophob sein. Durch das wasserabweisende Verhalten wird beim Einfüllen und Erstarren der Einbettmasse deren Konsistenz nicht geändert. Die Einlage darf die Flüssigkeit nicht wie ein Löschblatt aus der Einbettmasse saugen. Die Muffeleinlage soll die gesamte Innenfläche der Muffel gleichmäßig bedecken. Stößt die Einbettmasse in irgendeinem Bereich direkt am Muffelring an, kann dies wegen der auftretenden Spannung der expandierenden Einbettmasse zu Rissbildung in der Gussform führen. Die Muffeleinlage soll das gleichmäßige und freie Expandieren der Einbettmasse ermöglichen. Je nach Stärke der Einlage müssen ein oder zwei Lagen verwendet werden.

27.6.2 Expansionssteuerung

Zum Anmischen der Einbettmasse dürfen nur saubere und trockene Becher und Instrumente benutzt werden. Wasserrückstände im Becher würden das Mischungsverhältnis verändern. Die Anmischflüssigkeit wird zur Verlängerung der Verarbeitungszeit im Kühlschrank gelagert. Auch können Pulver und Anmischbecher vorgekühlt werden. Das Mischungsverhältnis richtet sich nach der Größe der Erstarrungskontraktion der Legierung. Kontraktionen der Legierung beim Erkalten nach dem Schmelzen müssen ausgeglichen werden, um passgenaue Güsse zu erzielen. Die notwendige Expansion der Einbettmasse wird neben der thermischen Expansion auch durch eine Abbindeexpansion erreicht. Spezielle Expansionsflüssigkeiten (Polykieselsäure) ermöglichen die Steuerung der Expansion ohne Veränderung der Vorwärmtemperatur (thermische Expansion). Die Expansionseigenschaften der Einbettmasse können sich mit einer neuen Charge verändern. Nur durch gezielte Probegüsse lässt sich die richtige Expansion einstellen.

Durch Erhöhung der Konzentration an Expansionsflüssigkeit erhöht sich auch die Expansion der Einbettmasse. Ist bei einer Anmischflüssigkeit die Expansionsflüssigkeit mit destilliertem Wasser in einem bestimmten Prozentsatz gemischt, kann durch Verringerung der gesamten Flüssigkeitsmenge die Expansion erhöht, oder umgekehrt durch Erhöhung der Flüssigkeitsmenge verringert werden. Wenige Milliliter mehr oder weniger können schon einen sichtbaren Unterschied erzeugen. Die notwendige Expansionsgröße richtet sich im Wesentlichen auch danach, wie stramm bzw. wie locker die Wachsmodellation auf dem Stumpf sitzt. Ebenfalls muss die individuelle Wachsbearbeitung berücksichtigt werden. Dies bedeutet, dass trotz standardisierter Einbettung die Gussergebnisse in Bezug auf die Gesamtpassgenauigkeit auf den Stumpf differieren kann. Die angegebenen Werte einer Firma können demnach nur ein Anhaltspunkt für die Verarbeitung von Einbettmassen sein.

Die Expansionssteuerung hängt von folgenden Faktoren ab:

- Mischverhältnis von Expansionsflüssigkeit zu destilliertem Wasser
- Mischungsverhältnis von Pulver und Flüssigkeit
- Länge und Intensität des elektrischen Rührens
- Vorwärmmodus mit Steigzeit und Haltezeiten
- Vorwärmendtemperatur

Da das Expansionsverhalten der Einbettmasse von vielen Variablen beeinflusst werden kann, ist es unbedingt notwendig, den Arbeitsprozess so weit wie möglich zu standardisieren.

27.6.3 Vorwärmen der Gussmuffel

Zur Erzielung der richtigen Vorwärmtemperatur der Gussmuffel sind verschiedene Aspekte zu berücksichtigen.

27.6.3.1 Zusammensetzung der Legierung

Je nach Höhe der Solidus- und Liquidustemperatur einer Legierung, die von deren Zusammensetzung abhängig ist, wird die Vorwärmtemperatur für den Standardfall ermittelt. Die Endtemperatur des Vorwärmens entspricht für hochgoldhaltige Legierungen der Liquidustemperatur abzüglich 300 °C, für Palladiumbasislegierungen der Liquidustemperatur minus 350 °C. NEM-Legierungen werden je nach Produkt zwischen 900 und 1050 °C vorgewärmt.

27.6.3.2 Durchwärmen der Muffel

Für das Vorwärmen der Gussmuffel sind zwei Möglichkeiten, das langsame und schnelle Vorgehen, gebräuchlich:

- Haltezeiten bei langsamem Aufheizen: Neben der Abbindeexpansion und der thermischen Expansion ist die Volumenveränderung bei der Strukturumwandlung der Einbettmasse zu berücksichtigen. Diese Strukturumwandlung, die für Cristobalit bei 270 °C (1,9 % lineare Expansion) und für Quarz bei 575 °C (0,8 % lineare Expansion) liegt, kann nur durch ein gleichmäßiges Durchwärmen der Einbettmasse voll zum Tragen kommen. Die Haltezeit für diesen Prozess in der Einbettmasse beträgt bei einer Muffel der Größe III 40 Minuten Endtemperatur.
- Vorgehen bei schnellem Aufheizen: Moderne Einbettmassen ermöglichen das Einsetzen einer abgebundenen Muffel in einen Vorwärmofen mit Endtemperatur. Der exakte Zeitpunkt, wann die Muffel in den Ofen gegeben wird, ist wichtig, da dies für die gewünschte Expansionssteuerung entscheidend ist. Hier gilt die Zeit ab Anmischbeginn und richtet sich nach der jeweiligen Produktanleitung (Abb. 27-39).

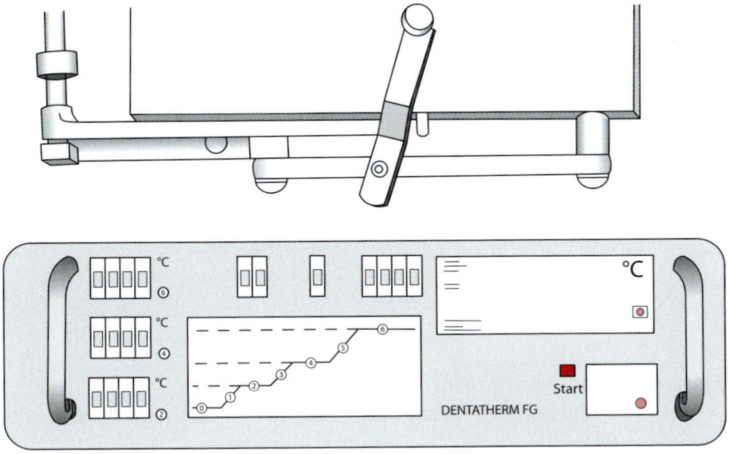

Abb. 27-39 Bei elektronisch gesteuerten Öfen können Aufheizgeschwindigkeit, Haltezeiten bei bestimmten Temperaturen und die Endtemperatur individuell gesteuert werden. Diese Steuerung ist für das langsame Aufheizen erforderlich.

Wenn die Muffel aus dem Vorwärmofen zum Gießen entnommen wird, muss sie gleichmäßig und vollständig durchgewärmt sein. Dies lässt sich nur durch eine entsprechend lange Haltezeit der Endtemperatur erreichen. Die Länge der Haltezeit nach Erreichen der Endtemperatur muss der Muffelgröße angepasst werden. Eine Muffel der Größe III, Durchmesser 45 mm, benötigt 30 Minuten, um homogen durchgeheizt zu sein.

27.6.3.3 Gussverzugszeit

Nach homogenem Durchwärmen der Muffel entsteht beim Umsetzen der Muffel vom Ofen in die Schleuder (Gussverzugszeit) eine periphere Abkühlung der Einbettmasse. Die Abkühlung in den Randzonen der Muffel lässt ein Wärmezentrum im geometrischen Zentrum der Muffel entstehen (*Kappert* und *Blechschmidt* 1987). Für die Gussqualität sind die Erstarrungszeit, die Temperatur und der Zeitpunkt der einsetzenden Phasenumwandlung (fest-flüssig) von Bedeutung. Die folgenden Faktoren nehmen Einfluss auf die Temperatur im Inneren der Muffel: Vorwärmtemperatur, Verzugszeit beim Einlegen der Muffel, Vorschieben des Gusstiegels bis an die Muffel sowie Verzugszeit beim Schließen der Schleuder. Diese Arbeitsschritte sollten möglichst bei allen Güssen standardisiert durchgeführt werden, um Qualitätsprobleme durch ein zu heißes bzw. zu kaltes Muffelinnere, z. B. grobes Legierungsgefüge, zu verhindern. Durch Verändern der Vorwärmtemperatur kann Einfluss auf die Temperatur im Muffelinneren genommen werden, die die Phasenumwandlung der Legierung beeinflusst.

27.6.3.4 Größe der Gussteile

Durch das Einschießen der heißen Schmelze in die Hohlform der Muffel entsteht im Bereich des größten Volumenanteils des Objekts ein neues, von der Geometrie der Muffel unabhängiges Wärmezentrum. Das Aufheizen der Muffel in diesen Bereichen nimmt Einfluss auf die Temperatur und den Zeitpunkt der Phasenumwandlung. Bei größeren Mengen der Legierung kommt es zum Überhitzen der Schmelze in der Muffel. Die Vorwärmtemperatur (Endtemperatur) steht also auch in direktem Zusammenhang mit der Dicke bzw. Größe der jeweiligen Gussteile und muss der Legierungsmenge angepasst werden.

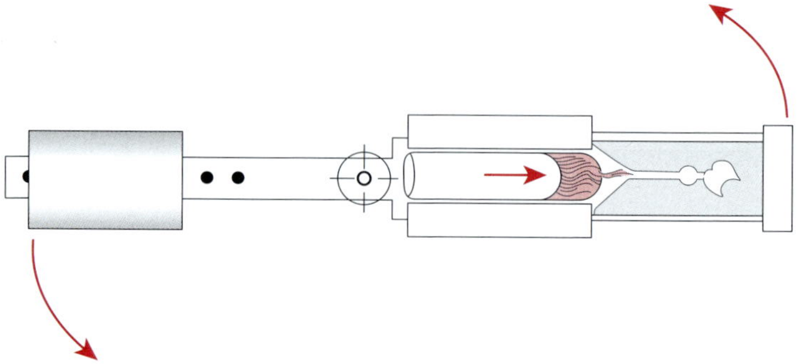

Abb. 27-40 Prinzip einer Gussschleuder. Beim Zentrifugalguss müssen die Kronenränder in der bevorzugten Zone der Muffel liegen. Dies setzt das richtige Platzieren der Muffel in den Gussapparat voraus.

Faustregeln zum Vorwärmen:

- Je dicker das Gussobjekt, umso dicker muss der Gusskanal sein; die Endtemperatur muss geringer sein.
- Bei grazilen Feinteilen muss der Gusskanal dünner sein; die Endtemperatur muss höher sein.

27.7 Das Vergießen von Dentallegierungen

Das Schmelzen und Gießen von Dentallegierungen kann auf verschiedene Weise von Gussapparaturen durchgeführt werden. Man unterscheidet Zentrifugalschleudern (mit und ohne Schutzgas) von Vakuumdruckapparaten (mit und ohne Schutzgas) (Abb. 27-40) (*Hohmann* und *Hielscher* 2012). Nach Art der Schmelztechnologie kann folgende Geräteeinteilung und Tiegelauswahl vorgenommen werden:

- **Induktionsschmelzen.** Für alle hochgoldhaltigen und reduzierten Legierungen; wegen der Möglichkeit zur höheren Energiezufuhr besonders für Nichtedelmetall-Legierungen (NEM) und Titan geeignet.
- **Widerstandsbeheiztes Schmelzen.** Für hochgoldhaltige und hochgoldreduzierte Legierungen: Typ I bis 1400 °C (Kupferspulen), Typ II bis 1600 °C (Iridiumspulen). Zum Einstellen der Schmelzofentemperatur gilt folgende Faustregel: Schmelzofentemperatur = Liquidustemperatur plus 100 bis 150 °C. Die eigentliche Gießtemperatur wird wegen der Gussverzugszeit und durch das Einschießen der Schmelze in die Muffel niedriger als die Schmelzofentemperatur sein. Die Gussverzugszeit sollte durch schnelle Handhabung so gering wie möglich gehalten werden und bei jedem Guss gleich sein.
- **Lichtbogenschmelzen.** Für alle Legierungen; besonders geeignet für NEM und Titan wegen der Möglichkeit zur hohen Energiezufuhr.
- **Flammenguss**
  - Propan-Sauerstoff 2900 °C, für hochgoldhaltige und hochgoldreduzierte Legierungen
  - Acetylen-Sauerstoff 3100 °C, für NEM-Legierungen
- **Tiegelauswahl.** Ein weiterer Aspekt der Gusseinrichtung ist die Wahl des Gusstiegels. Man unterscheidet zwischen Graphit- und Keramiktiegeln.
  - Graphittiegel: Aufgrund der sauerstoffreduzierenden Wirkung des Graphits kann ohne Schmelzpulver gearbeitet werden (nicht bei Flammen und Lichtbogenschmelzen).
  - Keramiktiegel: Hierbei ist der Einsatz von Schmelzpulver oder Schutzgas notwendig.

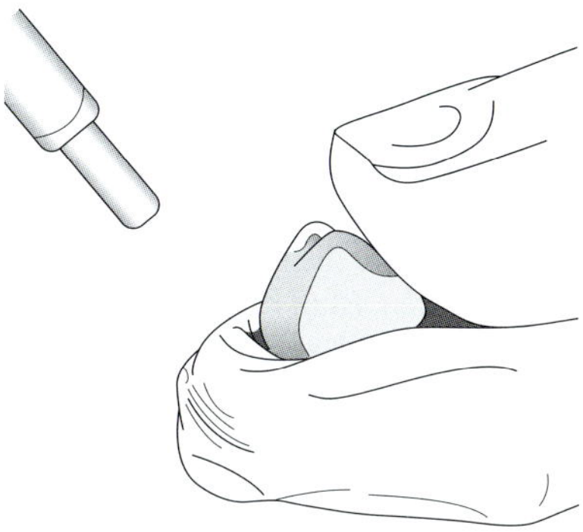

Abb. 27-41 Beim Abstrahlen werden die Ränder durch Eindrücken des Objekts in den Finger abgedeckt und vor der aggressiven Wirkung des Strahlmittels geschützt.

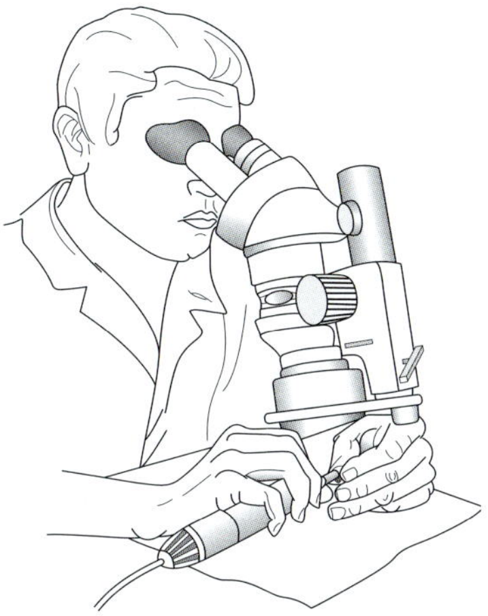

Abb. 27-42 Aufpassen und Feinausarbeiten der Gussteile mit Hilfe des Stereomikroskops.

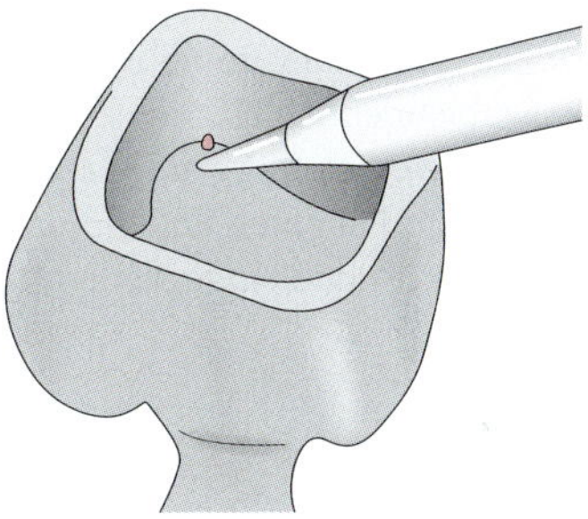

Abb. 27-43 Vollgusskrone bei der Feinaufpassung von innen. Kleine Gussperlen werden mit kleinen Instrumenten gezielt entfernt.

27.8 Ausbetten

Das Befreien des Gussobjekts von der Einbettmasse muss ohne Beschädigung des Gusses durchgeführt werden. Folgende Punkte sind zu beachten:

- Muffel bis auf Raumtemperatur eigenständig abkühlen lassen
- nicht auf das Objekt (Gussring, Gussobjekt, Einbettmasse) schlagen
- die Ränder nicht mit Aluminiumoxid abstrahlen (Abb. 27-41)
- Ränder chemisch im Ultraschall (Neazidlösung, Dentsply Sirona) reinigen oder mit schwachem Druck (1,0 bar) und Kunststoffperlen abstrahlen

Sollten sich an der Gussoberfläche Oxide befinden, können diese durch Abbeizen in Neazidlösung entfernt werden.

27.9 Feinaufpassung der Gussteile

Ein systematisches und vorsichtiges Vorgehen ist zum Feinaufpassen der Gussteile bzw. Gerüste auf den Modellstümpfen notwendig. Wird dieser Arbeitsprozess nicht sorgfältig durchgeführt, werden die Gipsstümpfe beschädigt. Die Folge wäre, dass das Gussteil zwar auf dem Modellstumpf, aber nicht im Mund passt. Das schrittweise Vorgehen kann wie folgt zusammengefasst werden:

- Das Gussobjekt wird mit Hilfe des Stereomikroskops daraufhin überprüft, ob die Einbettmasse völlig entfernt ist (Abb. 27-42 und 27-43).

- Feine Gussperlen werden unter dem Stereomikroskop mit dem Rosenbohrer (Größe 004; Brasseler, D-Lemgo) aus dem Kroneninneren entfernt. An eckigen Stellen, wie z. B. am Übergang Schulter-Abschrägung, kann zum besseren Zugang in die Kante ein Kegelbohrer (Größe 008, Brasseler) verwendet werden.
- Erster vorsichtiger Versuch, die Krone auf den Gipsstumpf zu setzen. Bei sauberer Modellation ohne überextendierte Ränder sollte die Krone bis ca. 1 mm von der Endposition durch Friktion gestoppt werden. Ist es möglich, die Krone gleich nach Entfernen der Gussperlen bis auf Randschluss auf den Stumpf zu setzen, so sitzt sie später meist zu locker im Mund.
- Der endgültige Sitz der Krone wird durch gezieltes Wegschleifen der aufsitzenden Stellen erreicht. Dies kann mit Farbindikatoren, die aufgemalt oder aufgesprüht werden, wie Okklu-Spray (Hager & Werken, D-Duisburg), erleichtert werden. Wichtig ist, dass Störstellen nur punktuell entfernt werden und die Kroneninnenseite nicht großflächig ausgeschliffen wird. Der eindeutige Sitz des Gussteils muss ohne Schaukeln und Rotation sichergestellt werden.
- Die Ränder dürfen zur Anprobe nicht bearbeitet werden (kein Abstrahlen, keine Schleifinstrumente). Bei Verblendkronen liegt die Metallstärke der zu verblendenden Flächen zwischen 0,2 und 0,4 mm. Vollgusskronen und -brücken werden fertig ausgearbeitet und poliert zur Anprobe angeliefert. Sie werden am Patienten anhand der in Kapitel 28 festgelegten Kriterien anprobiert, überprüft und eingegliedert.

27.10 Oberflächenpolitur der Gussteile

Die sorgfältige Oberflächenpolitur von Gussteilen stellt den abschließenden Arbeitsschritt dar. Dieser Vorgang ist nicht nur aus optischen Gründen zur Verschönerung notwendig. Vielmehr ist eine hochwertige Politur zur Oberflächenvergütung des gegossenen Materials erforderlich. Die Oberflächenverdichtung, die durch die einzelnen Poliervorgänge erreicht wird, macht den gegossenen Zahnersatz widerstandsfähig gegen äußere mechanische und chemische Einflüsse in der Mundhöhle. Bedingt durch das feuchte Mundmilieu ist einer Resistenz der gegossenen Legierung gegen eventuell auftretende Löslichkeit und Korrosionsvorgänge besondere Aufmerksamkeit zu widmen. Neben der Legierungszusammensetzung und der richtigen Gusstechnik stellt die Endpolitur einen wesentlichen Faktor für die Herstellung eines biokompatiblen Zahnersatzes dar. Bei Legierungstypen mit zusätzlichen Oxidbildnern für Aufbrennlegierungen ist darauf zu achten, dass diese Oxide, die während der einzelnen Aufbrennvorgänge der Verblendkeramik an die Oberfläche treten, sorgfältig entfernt werden. Diese Oxidschicht muss vor der Politur mit rotierenden Instrumenten entfernt werden. Das kann mit abrasiven Gummirädern und -spitzen durchgeführt werden. Neu auf den Mandrel montierte Gummiräder müssen vor deren erstmaligen Gebrauch an einem Stein abgezogen werden, um ein gleichmäßiges Rundlaufen zu gewährleisten. Hierbei kann auch die Form der Räder dem zu polierenden Objekt angepasst werden. Beim Gummieren und Polieren der Kronenränder ist die Schwierigkeit gegeben, dass zum einen genügend Material zur Oxidentfernung abgetragen wird und zum anderen die Ränder nicht gekürzt werden. Dies kann nur unter Hinzuzug einer Sehhilfe (Stereomikroskop) gewährleistet werden. Es muss mit äußerster Vorsicht vorgegangen werden. Ein Kürzen des Kronenrandes würde eine Wiederholung des Gussteils bedeuten. Passend zur verwendeten Legierung müssen die Gummierer und die

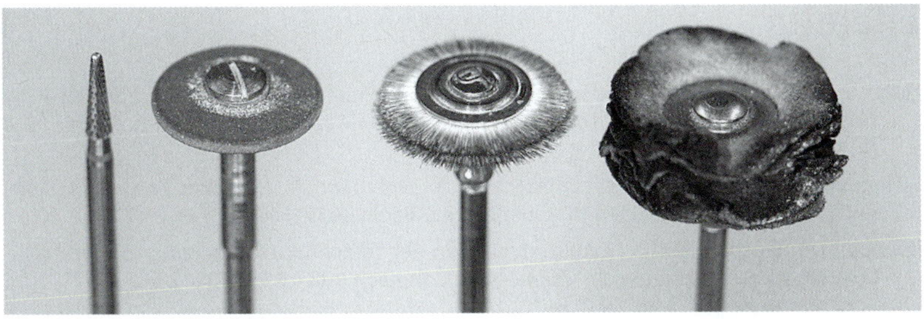

Abb. 27-44 Abgestimmte rotierende Instrumente für das Handstück: v. l. Hartmetallfräse, Gummipolierer, Ziegenhaarbürste, Hochglanz-Schwabbel.

noch etwas feineren Polierer aufeinander abgestimmt sein. Die Legierungshersteller geben hierzu Empfehlungen, die bei der Auswahl der Instrumente eine Hilfe darstellen.

Als Standardverfahren gilt der Einsatz eines Gummipolierers mit anschließendem Einsatz einer Polierbürste mit Polierpaste und einer Hochglanzpolierschwabbel. Das Werkstück wird so lange dem Poliervorgang ausgesetzt, bis keinerlei Oberflächenrauigkeiten, Streifen oder Schlieren mehr sichtbar sind.

Folgende Instrumente werden für das Beschleifen (z. B. Verschleifen des Gusskanals) und Polieren von Goldlegierungen für ein rationelles Vorgehen empfohlen (Abb. 27-44):

- Bearbeitung mit feinem Hartmetallfräser
  - Produkt: Brasseler, # H138EF 104023
  - max. 20.000 U/min
- Gummieren (blaue Polierer, z. B. Rad)
  - Produkt: Polierer, Brasseler, # 9572; 900.220
  - max. 10.000 U/min, opt. 5.000–6.000 U/min
- Vorpolieren mit Ziegenhaarbürste und Paste
  - Produkt: Ø 19 mm, Brasseler, # 9638, 900 190
  - max. 10.000 U/min
  - Paste: Polierpaste ROT, Hatho (D-Eschbach), Polistar Rot (100 g)
- Hochglanz-Schwabbel
  - Produkt: Mikrofaser-Schwabbel, Brasseler, # 9448, 900 220
  - max. 5.000 U/min

Beurteilung der Gussqualität: Nach der Ausarbeitung und vor der Verblendung von Gussteilen kann deren Qualität hinsichtlich Gussgefüge und vorhandenen Poren und Lunkern relativ mit Hilfe der sogenannten Wischätztechnik beurteilt werden (*Mehl* et al. 2011). Hierzu werden plane Flächen des zu untersuchenden Gerüstes mit speziellen Säuren für wenige Sekunden angeätzt und nach Abspülen und Trocknen mittels Auflichtstereomikroskop bei 200-facher Vergrößerung beurteilt. Neben der Kornzahl und -größe (Edelmetall) bzw. Abstand der Primärdentriten (Nichtedelmetall) können so auch Anzahl und Größe von Poren und Lunkern bestimmt werden. Bei verblendeten Gerüsten kann die Wischätztechnik an unverblendeten Gerüstanteilen durchgeführt werden.

Literatur

Hobo S., Shillingburg H.T.: Porcelain fused to metal: Framework design. In: Yamada H.N. (Hrsg.): Dental porcelain – the state of the art. University of Southern California, Los Angeles 1977:195-198.

Hohmann A., Hielscher W.: Fertigungstechnik. In: Hohmann A., Hielscher W. (Hrsg.): Lehrbuch der Zahntechnik. Band III. Quintessenz, Berlin 2012:174-191.

Kappert H.F., Blechschmidt S.: Die Konfiguration der Temperaturzonen in der Einbettmasse beim dentalen Präzisionsguß. Quintessenz Zahntech 1987;11:1271-1284.

Massironi D.: Präzision in der Metallkeramik. Quintessenz Zahntech 2009;35:984-1000.

Mehl C., Lang B., Kappert H., Kern M.: Microstructure analysis of dental castings used in fixed dental prostheses-a simple method for quality control. Clin Oral Investig 2011;15: 383-391.

Sauer G., Galandi M.E.: Dimensionsverhalten tiefgezogener Kappen zur Kronenherstellung. Dtsch Zahnärztl Z 1982;37:811-814.

Schönenberger A., Di Felice A., Cossu M.: Ästhetisches Potential der Metallkeramik. In: Fischer J. (Hrsg.): Ästhetik und Prothetik, Quintessenz, Berlin 1995:41-80.

Schwickerath H.: Zur Konstruktion von Brückenzwischengliedern. Dtsch Zahnärztl Z 1981;36:797-804.

Strietzel R.: Metall-Keramik-Verbundsysteme. Quintessenz Zahntech 2017;43:1420-1433.

Thiel H.: Gußfibel – Ein sicherer Weg zum optimalen Guß. Wieland Edelmetalle, Pforzheim, 2000.

Tauber M., Kappert H.: Gerüstgestaltung für metallkeramische Restaurationen. Quintessenz Zahntech 2006;32:172-180.

Wohlwend A.: Die Verwendung des Stereo-Mikroskopes für eine verbesserte Randgestaltung metallkeramischer Arbeiten (I, II). Quintessenz Zahntech 1984;11: I:323-334, II:441-451.

Yamamoto M.: Factors affecting the strength of metal-ceramics. In: Yamamoto M. (Hrsg.): Metal-Ceramics, Quintessence, Chicago 1985:15-105.

28 Kronen-Brücken-Prothetik: Klinischer und labortechnischer Ablauf

28.1 Einleitung

Patienten, die prothetisch zu versorgen sind, durchlaufen die einzelnen Phasen des in Kapitel 3 vorgestellten Behandlungskonzepts: Der Anamnese (Kap. 4) folgen Befundaufnahme, Diagnose und Planung (Kap. 5). Danach beginnt die eigentliche Behandlung mit Hygienephase (Kap. 6 bis 8) und präprothetischer Vorbehandlung (Kap. 9 bis 14). 2 bis 9 Monate nach Abschluss dieser Vorbehandlung kann der spezielle kronen- oder brückenprothetische Teil beginnen.

28.2 Labor: Diagnostische Präparation

Bei der Realisierung von Kronen- und Brückenzahnersatz ist es sinnvoll, vor der Präparation am Patienten eine Probepräparation am Situationsmodell oder Duplikatmodell des diagnostischen Wax-ups durchzuführen. Der Substanzabtrag der diagnostischen Präparation wird mit Silikonschlüsseln kontrolliert, die zuvor auf einem Modell mit diagnostischem Wax-up (additives Wax-up) hergestellt wurden. So wird gewährleistet, dass der Substanzabtrag adäquat ist.

Je nachdem, in welcher Form die Herstellung von Provisorien geplant ist, muss vor dem Beschleifen der Pfeilerzähne eine Alginat- oder Silikonabformung, eine tiefgezogene Folie, ein Silikonschlüssel oder ein Schalenprovisorium angefertigt werden. Diese Formteile sollten gewünschte Formveränderungen des definitiven Zahnersatzes schon berücksichtigen, indem sie nach intraoralem Mock-up bzw. diagnostischem Wax-up auf dem Modell hergestellt wurden.

28.3 Klinik: Farbauswahl, Präparation am Patienten

Es ist von Vorteil, wenn vor der Präparation bereits die Farbauswahl durchgeführt wird, weil zu diesem Zeitpunkt die Zähne noch unbeschliffen sind und in ihrer ursprünglichen Farbe beurteilt werden können. Die Farbauswahl kann durch den Zahnarzt erfolgen; idealer ist es jedoch, wenn der ausführende Zahntechniker die Farbbestimmung durchführt (siehe Kap. 16). Farbmessgeräte oder standardisiert aufgenommene Digitalfotos mit Grauwertabgleich können bei der Objektivierung der Zahnfarbbestimmung und der Kommunikation mit einem nicht vor Ort arbeitenden Zahntechniker helfen (*Hein* et al. 2017). Beim Präparieren sind die im Kapitel 20 „Präparationstechnik" genannten Punkte zu berücksichtigen:

- Erhaltung der Zahnsubstanz
- Schutz der Pulpa
- Schutz des marginalen Parodonts sowie
- Erzielung einer Retentions- und Widerstandsform unter Berücksichtigung werkstoffkundlicher, konstruktionsbedingter und ästhetischer Faktoren

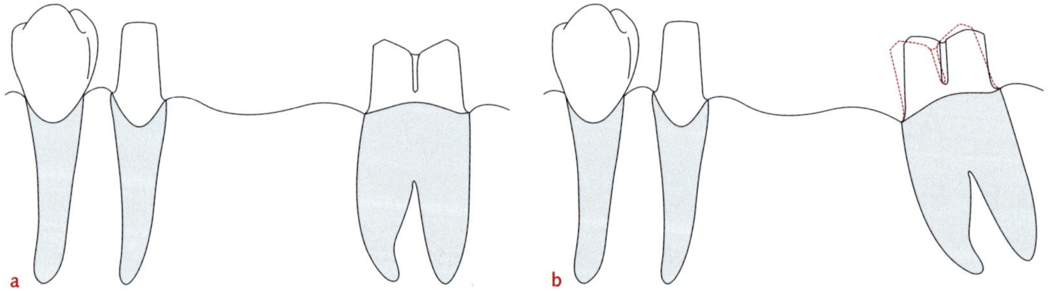

Abb. 28-1 **a** Zahnachsengerechte Präparation bei nicht gekippten Pfeilerzähnen; **b** Ausgleich von Pfeilerzahndivergenzen bei nach mesial gekipptem Pfeilerzahn durch eine nicht zahnachsengerechte Präparation (distal verstärkte Hohlkehltiefe, mesial nur seichte Hohlkehle).

Im Folgenden wird das Vorgehen bei der Durchführung der von uns empfohlenen Präparationen für Kronen und Brücken beschrieben. Die jeweiligen Instrumente des Präparations-Satzes Prothetik der Universitäten der Autoren (vgl. Kap. 20) werden angegeben. Die Zahnpräparation kann mit dem roten Winkelstück oder mit der Turbine mit jeweils maximaler Drehzahl ausgeführt werden. Das abschließende Finieren der Präparation wird mit dem roten Winkelstück und Feinkorndiamanten bei einer mittleren Drehzahl von ca. 20.000 U/min durchgeführt. Auf eine ausreichende Wasserkühlung ist stets zu achten.

Subgingivale Präparationen (Oberkiefer-Frontzahnbereich) sollten nur mit dem roten Winkelstück ausgeführt werden. Die Tiefe der subgingivalen Präparation sollte die individuelle Höhe des sog. „dentogingivalen Komplexes" berücksichtigen (*Kois* 1996, *Alpiste-Illueca* 2004). Nach der Anästhesie sollte sie daher mit einer Parodontalsonde durch Sounding bis auf den Knochen gemessen werden (vgl. Kap. 20.3). Bei geplanter subgingivaler Präparation ist es vorteilhaft, vor Beginn der Präparation einen dünnen Retraktionsfaden (Größe 00–0) ohne Kraftaufwand in den Gingivasulkus einzulegen. Der Faden liegt dann im Bereich des Saumepithels und erlaubt eine gute Kontrolle der vertikalen Lage der Präparationsgrenze.

Bei Brückenpräparationen muss eine gemeinsame Einschubrichtung aller Brückenpfeiler erzielt werden, ohne eine adäquate Retentions- und Widerstandsform des einzelnen Pfeilers zu vernachlässigen. Bei einem nach mesial gekippten Molarenpfeiler, der nicht im Rahmen der Vorbehandlung vorgängig kieferorthopädisch aufgerichtet wurde, muss entweder eine geteilte Brücke angefertigt werden (vgl. Kap. 24.4.2) oder der (nur mäßig) gekippte Pfeiler muss durch eine nicht ganz zahnachsengerechte Präparation quasi „prothetisch aufgerichtet" werden (Abb. 28-1). Bei in vestibulo-oraler Richtung divergierenden Pfeilerzahnachsen sollte analysiert werden, ob nicht auch ein spiralförmiger (rotierender) Einschub der Brücke mit Belassen der Divergenzen realisiert werden kann (*Passia* et al. 2020, vgl. Kap. 20.7, Abb. 20-6).

Bei Extensionsbrücken sollte eine möglichst parallele und eine den Extensionsgliedern entgegengesetzt geneigte Präparation durchgeführt werden (Abb. 28-2). Dadurch wird erreicht, dass die Restauration größeren Belastungen des Freiend-

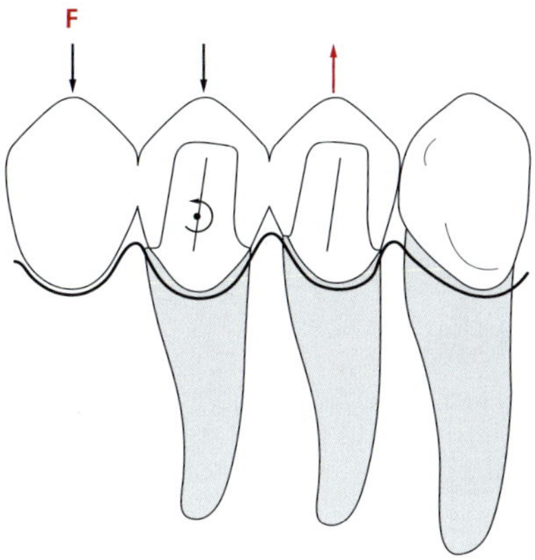

Abb. 28-2 Präparation der Pfeilerzähne für Extensionsbrücken möglichst parallel zur Belastungsrichtung (dem Extensionsglied leicht entgegengesetzte Neigung der Pfeilerzähne; F=Krafteinwirkung auf Extensionsglied).

gliedes standhält, ohne dass sich die am weitesten entfernte Krone von ihrem Stumpf löst. Die Hohlkehlpräparation und die gesamte Stumpfreduktion sollten die Pfeilerzähne nicht zu stark schwächen, um einer Pfeilerzahnfraktur aufgrund der ungünstigen Belastungsverhältnisse vorzubeugen. Wird im Fall von devitalen Pfeilerzähnen ein Wurzelstift zur Verankerung des Stumpfaufbaus benötigt (vgl. Kap. 9), sollte dieser eine ausreichende Länge und Stabilität aufweisen, d. h. der Stift (vorzugsweise aus Metall) sollte deutlich tiefer in der Wurzel verankert sein, als der mit ihm verankerte Aufbau hoch ist. Von Verwendung von Glasfaserstiften in Pfeilerzähnen für Extensionsbrücken wird wegen ihrer geringen Belastbarkeit (*Seefeld* et al. 2007) abgeraten.

Die nachfolgend genannten Präparationstiefen gelten für die definitive Präparation bei Zähnen mit nicht stärker reduziertem Parodont (normale klinische Kronenlänge). Bei Pfeilerzähnen mit reduziertem Parodont (verlängerte klinische Krone) muss die Breite der zervikalen Stufe bzw. Hohlkehle in Abhängigkeit vom Grad der Verjüngung der Zahnwurzel reduziert werden (vgl. Kap. 20, Abb. 20-14). Die empfohlenen Orientierungsrillen werden am besten durch ein zuvor intraoral hergestelltes Mock-up gesetzt, um sie bei geplanten Zahnformveränderungen nicht zu tief anzulegen.

Werden die Pfeilerzähne zunächst für die Aufnahme von Langzeitprovisorien beschliffen, ist etwas weniger Zahnsubstanz abzutragen, und zwar so viel, dass nach dem Nachfinieren der Stümpfe, welches vor der Abformung für die endgültige Versorgung erfolgt, die im folgenden angegebenen Werte erreicht werden.

28.3.1 Zirkuläre Stufenpräparation

28.3.1.1 Separation der approximalen Kontaktpunkte (Abb. 28-3a)

Instrument: 1a (Diamantseparierer, mittlere Körnung; Fig.-Nr. 850.012)

- Instrument möglichst senkrecht halten
- Nachbarzähne nicht verletzen
- Oberhalb der Interdentalpapille arbeiten
- Dünne Metallmatrize zum Schutz des Nachbarzahns verwenden

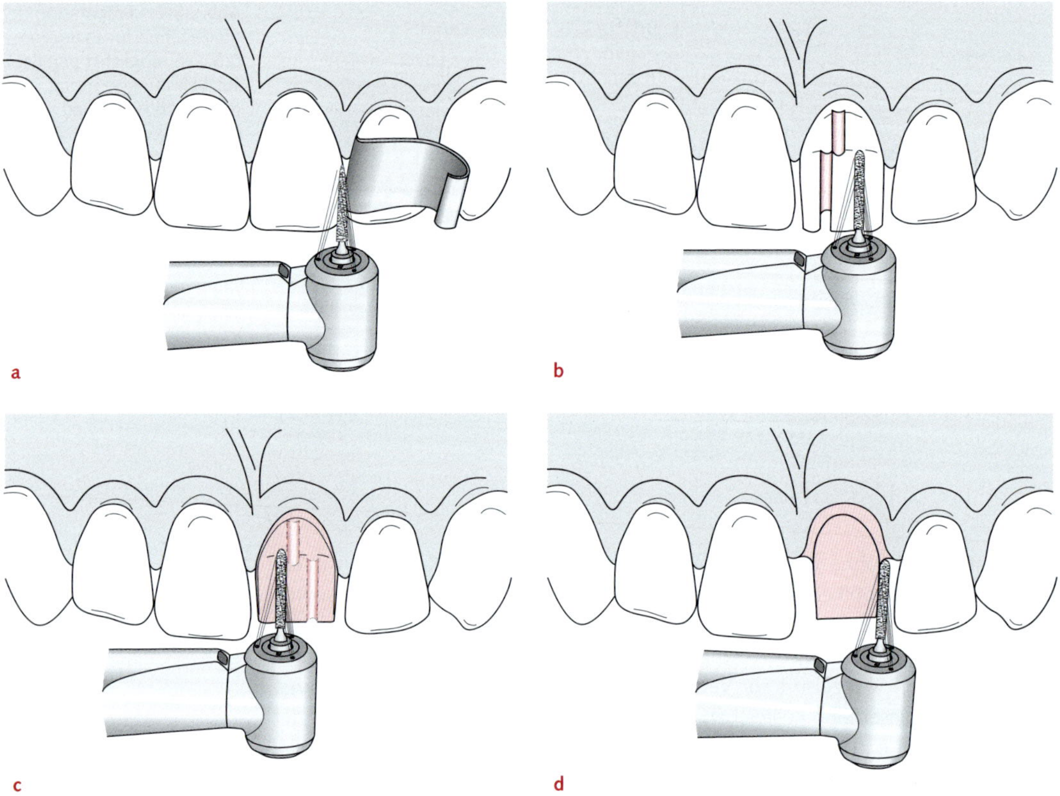

Abb. 28-3 a Separieren; b Orientierungsrillen; c Einebnen der Rillen; d Approximale Präparation.

28.3.1.2 Setzen von Orientierungsrillen (Abb. 28-3b)

Instrument: 2a (zylindrischer Diamant, mittlere Körnung; Fig. 873KR.012). Generell gilt: Das Instrument entsprechend der Zahnkontur anlegen.

- labial, zervikales Kronendrittel: zwei Rillen, ca. 1 mm tief
- palatinal, zervikales Kronendrittel: zwei Rillen, ca. 1 mm tief
  - Gesamtpräparationswinkel von ca. 6° beachten
  - supragingival bleiben
- labial: inzisales und mittleres Kronendrittel: zwei Rillen, ca. 1 mm tief
  - leichte palatinale Neigung des Instruments
- inzisal: zwei Rillen, ca. 2 mm tief

28.3.1.3 Abtragen der Zahnhartsubstanz (Abb. 28-3c)

Instrument: 2a (zylindrischer Diamant, mittlere Körnung). Einebnen der Zahnoberfläche bis auf das Niveau der Orientierungsrillen, dabei im zervikalen Bereich Präparation einer Stufe. Reihenfolge:

- inzisale Kürzung
- Einebnen der inzisalen und mittleren Kronendrittel labial
- Einebnen des zervikalen Kronendrittels labial
- Einebnen des zervikalen Kronendrittels palatinal
- Gesamtpräparationswinkel ca. 6°

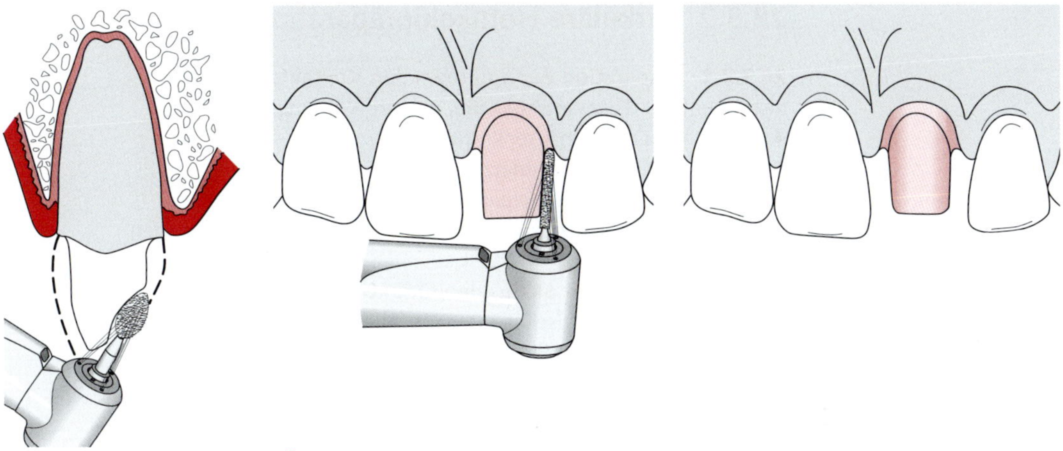

Abb. 28-3 **e** Palatinale Reduktion; **f** Tieferlegen der Stufe 0,5–1 mm subgingival; **g** Zirkuläre Stufenpräparation finiert, Kanten gebrochen.

28.3.1.4 Approximale Präparation (Abb. 28-3d)

Instrument: 2a (zylindrischer Diamant, mittlere Körnung)

- Gesamtpräparationswinkel von ca. 6°
- supragingivale Stufe dem Gingivaverlauf folgend
- Nachbarzähne nicht verletzen

28.3.1.5 Palatinale Reduktion (Abb. 28-3e)

Instrument: 8a (Knospe, mittlere Körnung; Fig.-Nr. 368.023). 0,8 bis 1,2 mm Hartsubstanz entsprechend der palatinalen Anatomie abtragen, wobei die zervikale Retentionsfläche palatinal nicht zu sehr verkleinert werden sollte (mind. 3 mm hoch).

28.3.1.6 Tieferlegen der Stufe (Abb. 28-3f)

Instrument: 2b (zylindrischer Diamant, feine Körnung,; Fig.-Nr. 8837 KR.012)

- Die Stufe wird geglättet und leicht subgingival (0,5 mm, max. 1,0 mm) gelegt. In Abhängigkeit vom verwendeten Material und der zervikalen Lage der Präparationsgrenze wird die Stufe in einer Breite von 0,8 bis 1,0 mm gestaltet (vgl. Kap. 20).
- Instrument stets senkrecht zum Gingivasaum bewegen
- Gesamtpräparationswinkel nicht verändern
- Nachbarzähne nicht verletzen
- Gingiva nicht verletzen (Gingiva evtl. mit Heidemannspatel oder Abhalteinstrument schützen)

28.3.1.7 Finieren und Kantenbrechen (Abb. 28-3g)

Instrument: 2b und 8b (zylindrischer Diamant und Knospe, jeweils feine Körnung), bei mittlerer Drehzahl von ca. 20.000 U/min

28.3.2 Zirkuläre Hohlkehlpräparation (Seitenzähne)

28.3.2.1 Separation der approximalen Kontaktpunkte

Instrument: 1a (Diamantseparierer, mittlere Körnung)

- Instrument möglichst senkrecht halten
- Nachbarzähne nicht verletzen
- oberhalb der Interdentalpapille arbeiten
- dünne Metallmatrize zum Schutz des Nachbarzahns verwenden

28.3.2.2 Setzen der okklusalen Orientierungsrillen

Instrument: 2a (zylindrischer Diamant, mittlere Körnung). Zu beachten: Das Instrument entsprechend der Zahnkontur anlegen. Tiefe der Rillen:

- Vollguss: 1,2 mm
- Metall- und Vollkeramik: 1,5 mm

28.3.2.3 Okklusale Reduktion

Instrument: 2a (zylindrischer Diamant, mittlere Körnung). Anatomisches Abtragen der Kaufläche bis auf das Niveau der Orientierungsrillen.

- Die Oberflächengestaltung soll das ursprüngliche Höcker- und Fissurenrelief aufweisen.
- Durch die Überkuppelung kommen die Höckerspitzen wieder auf dem ursprünglichen Höckergrat zu liegen.
- Der Platzbedarf bei statischer und dynamischer Okklusion ist zu berücksichtigen.

Hilfsmittel: Alu-Wachsplättchen, ca. 1,5 mm dick, und Tasterzirkel (z. B. Tasterzirkel Iwanson; Hu-Friedy, D-Leimen). Ein erwärmtes Alu-Wachsplättchen definierter Dicke wird intraoral über die Okklusalfläche des präparierten Zahns gelegt. Nach Kontrolle der statischen und dynamischen Okklusion wird das Plättchen aus dem Mund genommen und in kaltem Wasser abgekühlt. Nun wird kontrolliert, ob das Alu-Wachsplättchen irgendwo durchgedrückt ist. Dünne Stellen werden mit einem Taster auf ihre Dicke hin überprüft. Zahnanteile, die weiterer Reduktion bedürfen, werden markiert und nachpräpariert. Alternativ kann okklusal eine dünne Schicht von Registrierkunststoff (z. B. Luxabite, DMG) appliziert werden. Der Kunststoff härtet aus, während der Patient zubeißt, so dass danach die verfügbare Materialschichtstärke mittels Tasterzirkel präzise ermittelt werden kann.

Alternativ können zur Kontrolle eines okklusal ausreichenden Substanzabtrages auch Silikonstreifen (Fleximeter Strips, Bausch, D-Köln) verwendet werden, die in den Stärken 1,0, 1,5 und 2,0 mm verfügbar sind. Bei metallkeramischen Restaurationen sollte sich der zwischen den präparierten Zahn und seinen Antagonisten gelegte 1,5 mm dicke Silikonstreifen sowohl in statischer als auch in dynamischer Okklusion ohne Widerstand herausziehen lassen; bei Kronen aus Metall und hochfester monolithischer Zirkonoxidkeramik sind 1,0 mm ausreichend.

28.3.2.4 Setzen der bukkalen und oralen Orientierungsrillen

Instrumente: 4a bzw. 5a (zylindrischer Torpedodiamant, mittlere Körnung; Fig. Nr. 878.012 bzw. 878.016)

- Tiefe der Rillen: bukkal und oral ca. 0,8 mm (Vollguss) bzw. 1,2 mm (Metall- und Vollkeramik)

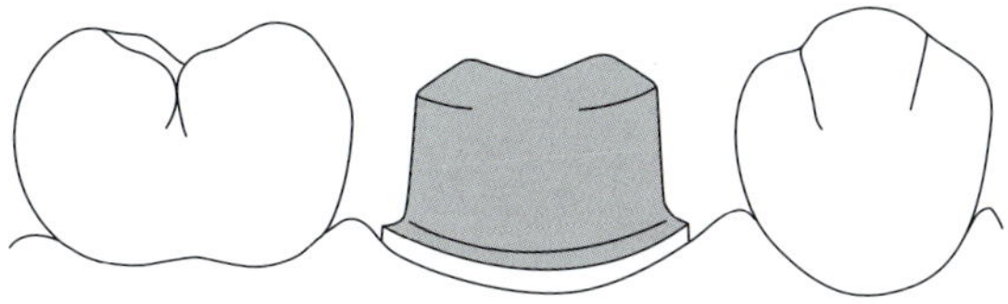

Abb. 28-4 Hohlkehlpräparation im Seitenzahnbereich.

- Gesamtpräparationswinkel von ca. 6°
- Abstand zum Gingivalsaum: ca. 1 mm
- Kronenflucht im Unterkiefer beachten

28.3.2.5 Abtragen der Zahnhartsubstanz bis auf das Niveau der Rillen

Instrumente: 4a bzw. 5a (zylindrischer Diamant, mittlere Körnung)

- Gesamtpräparationswinkel von ca. 6°
- Abstand zum Gingivalsaum ca. 1 mm
- Kronenflucht im Unterkiefer
- Tiefe der Hohlkehle 0,6 mm bei Instrument 4 a (Vollguss) bis 0,8 mm bei Instrument 5 a (Metall- und Vollkeramik)

28.3.2.6 Approximale Präparation

Instrumente: 4a bzw. 5a (zylindrischer Torpedodiamant, mittlere Körnung)

- supragingivale Stufe dem Gingivaverlauf folgend
- Gesamtpräparationswinkel von ca. 6°
- Nachbarzähne nicht verletzen
- Übergang an den bukkalen und oralen Wänden
- Höhe der approximalen Wände nicht kleiner als 3 mm

28.3.2.7 Finieren und Kantenbrechen (Abb. 28-4)

Instrument: 4b bzw. 5b (zylindrischer Torpedodiamant, feine Körnung; Fig.-Nr. 8878.012 bzw. 8878.016)

- Hohlkehle, Retentionsfläche, Okklusalfläche
- bei mittlerer Drehzahl von ca. 20.000 U/min

28.3.3 Zirkuläre Hohlkehlpräparation (Frontzähne)

(bei unteren Frontzähnen für Metall- und Vollkeramik-Restaurationen)

28.3.3.1 Separation der approximalen Kontaktpunkte

Instrument: 1a (Diamantseparierer, mittlere Körnung). Zu beachten:

- Instrument möglichst senkrecht halten
- Nachbarzähne nicht verletzen
- oberhalb der Interdentalpapille arbeiten
- dünne Metallmatrize zum Schutz des Nachbarzahns verwenden

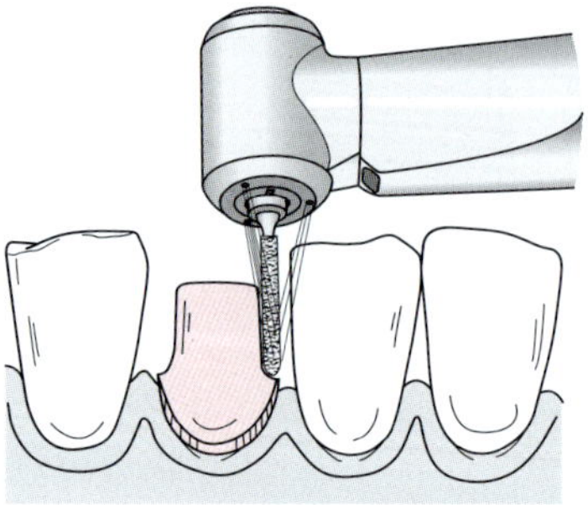

Abb. 28-5 Hohlkehlpräparation an unteren Frontzähnen mit Instrument Nr. 4a.

28.3.3.2 Setzen der Orientierungsrillen

Instrument: 4a (zylindrischer Torpedodiamant, mittlere Körnung). Generell gilt: Das Instrument entsprechend der Zahnkontur anlegen.

- labial, zervikales Kronendrittel: zwei Rillen, ca. 0,8 mm tief
- lingual, zervikales Kronendrittel: zwei Rillen, ca. 0,8 mm tief
  - Gesamtpräparationswinkel von ca. 6° beachten
  - supragingival bleiben
- labial, inzisales und mittleres Kronendrittel: zwei Rillen, 0,8 mm tief
  - leichte linguale Neigung des Instruments
- inzisal: zwei Rillen, ca. 2 mm tief

28.3.3.3 Abtragen der Zahnhartsubstanz

Instrument: 4a (zylindrischer Torpedodiamant, mittlere Körnung). Einebnen der Zahnoberfläche bis auf das Niveau der Orientierungsrillen. Reihenfolge:

- inzisale Kürzung
- Einebnen der inzisalen und mittleren Kronendrittel labial
- Einebnen des zervikalen Kronendrittels labial
- Einebnen des zervikalen Kronendrittels lingual
- Gesamtpräparationswinkel ca. 6°

28.3.3.4 Approximale Präparation (Abb. 28-5)

Instrument: 4a (zylindrischer Torpedodiamant, mittlere Körnung)

- Gesamtpräparationswinkel von ca. 6°
- supragingivale Stufe dem Gingivaverlauf folgend
- Nachbarzähne nicht verletzen

28.3.3.5 Linguale Reduktion

Instrument: 8a (Knospe, mittlere Körnung). Ca. 0,8 mm Hartsubstanz entsprechend der palatinalen Anatomie abtragen, wobei die zervikale Retentionsfläche nicht zu sehr verkleinert werden sollte (mind. 3 mm hoch).

28.3.3.6 Tieferlegen der Hohlkehle

Instrument: 4b (zylindrischer Torpedodiamant, feine Körnung)

- Die Hohlkehle wird geglättet und, sofern der Kronenrand in Funktion sichtbar wäre, leicht subgingival (0,5 mm, max. 1 mm) gelegt. In Abhängigkeit vom verwendeten Material und der zervikalen Lage der Präparationsgrenze wird die Hohlkehle in einer Breite von 0,6 bis 0,8 mm gestaltet (vgl. Kap. 20).

- Instrument stets senkrecht zum Gingivasaum bewegen
- Gesamtpräparationswinkel nicht verändern
- Nachbarzähne nicht berühren
- Gingiva nicht verletzen

28.3.3.7 Finieren und Kantenbrechen

Instrumente: 4b und 8b (zylindrischer Torpedodiamant und Knospe, jeweils feine Körnung), bei mittlerer Drehzahl von ca. 20.000 U/min

28.3.4 Kontrolle der Präparation

Zum Abschluss jeder Präparation ist diese noch einmal zu kontrollieren. Instrumente: Spiegel und Sonde, Alu-Wachsplättchen oder Registrierkunststoff bzw. spezielle Silikonstreifen. Zu kontrollieren sind vor allem:

- Oberflächenbeschaffenheit: keine Riefen, keine scharfen Kanten
- Gesamtpräparationswinkel und keine unter sich gehende Stellen
- Verlauf des Präparationsrandes und Abstand vom Gingivalsaum
- statische und dynamische Okklusion: mit erwärmtem Alu-Wachsplättchen bzw. mit Silikonstreifen (Fleximeter Strips, Bausch, D-Köln), die in den Stärken 1,0, 1,5 und 2,0 mm erhältlich sind
- ingesamt ausreichender Zahnsubstanzabtrag (= ausreichender Platz für das gewählte Restaurationsmaterial): visuell mit angelegtem Silikonschlüssel und Parodontalsonde

Die sicherste Kontrollmöglichkeit einer ausreichenden Präparationstiefe stellt jedoch das Durchtasten des ausgearbeiteten und im Bereich der Funktionsflächen schon eingeschliffenen Provisoriums dar (vgl. Kap. 18.2). Ist das störungsfrei eingegliederte und ästhetisch gefällige Provisorium überall dick genug, so ist der Zahn ausreichend reduziert worden.

Ist das Provisorium irgendwo zu dünn, sollte in den entsprechenden Bereichen nachpräpariert, d. h. der Zahn weiter reduziert werden. Das Provisorium muss dann entsprechend unterfüttert werden.

Erscheint ein weiterer Zahnsubstanzabtrag nicht vertretbar, weil z. B. die Pulpa übermäßig gefährdet würde, sollten folgende Möglichkeiten erwogen werden, um ohne weiteres Beschleifen eine Restauration ausreichender Stabilität herstellen zu können:

- Zu geringe Schichtstärke oral oder okklusal: Verzicht auf eine Vollblendung und Gestaltung der entsprechenden Bereiche in Metall bei Metallkeramik oder monolithisch bei Vollkeramik
- Zu geringe Schichtstärke labial oder vestibulär: Gezielte Verstärkung des Provisoriums auf die erforderliche Schichtstärke der geplanten definitiven Restauration, was einen ästhetischen Kompromiss darstellen wird. Anhand des adäquat verstärkten Provisoriums kann ein Patient aber individuell entscheiden, ob dieser Kompromiss in diesem speziellen Fall nicht doch ästhetisch akzeptabel ist.

Entscheidet der Patient sich gegen den ästhetischen Kompromiss und für eine weiter reichende Zahnpräparation, ist er über das erhöhte Risiko eines Vitalitätsverlustes und einer ggf. notwendigen endodontischen Therapie mit ihren möglichen Folgen aufzuklären.

Die Eingliederung eines inadäquat dünnen Provisoriums bei unzureichender Zahnsubstanzreduktion rächt sich für Patienten und Behandler: Es führt zu ästhetischen Enttäuschungen, wenn die definitive Restauration deutlich stärker und damit klobiger als das Provisorium wird oder wenn zu geringe Materialstärken der definitiven Restauration Funktion und Ästhetik gefährden.

Kann man einen Patienten mit einem nach fachlichen Kriterien korrekten Provisorium nicht zufrieden stellen, sollte dieses bis zur Zufriedenheit des Patienten korrigiert werden. Einen mittels Provisorium nicht zufrieden zu stellenden Patienten sollte man nicht mit definitiven Kronen und Brücken versorgen (vgl. Kap. 18). Stattdessen sollte man erwägen, die weitere Behandlung des Patienten wegen unerfüllbarer Patientenwünsche abzubrechen.

Um dem Zahntechniker die Möglichkeit zu geben, die definitive Versorgung möglichst genau nach Vorlage der ausgetesteten und akzeptierten provisorischen Versorgung zu gestalten, sollte der Behandler eine Abformung von dem Kiefer mit dem eingegliederten Provisorium nehmen und diese dem Zahntechniker zusammen mit extra- und intraoralen Fotos oder 3D-Scans bei der Auftragserteilung für den definitiven Zahnersatz zur Verfügung stellen.

28.4 Klinik: Postpräparatorische Maßnahmen am Patienten

28.4.1 Abformung

An die Präparation und Reinigung des beschliffenen Zahnstumpfs mit 0,2%iger Chlorhexidindigluconat-Lösung sowie dem langsamen Einrotieren von Calciumhydroxid mit einem Gummikelch bzw. der Applikation eines entwickelten kalziumphosphathaltigen Versiegelungsmittels (Teethmate Desensitizer, Kuraray, J-Osaka) zur Versorgung der Dentinwunde (*Wolfart* et al. 2004) schließt sich die definitive Abformung an. Diese wird bei subgingivaler Präparation (Oberkiefer: Frontzahnbereich und 1. Prämolaren) mit Vorteil erst zu einem späteren Termin vorgenommen, damit sich das durch die Präparation verletzte marginale Parodontium erholen kann. Nur bei supragingivalen Präparationen sollten Abformung und Präparation in derselben Sitzung erfolgen. Als Abformmassen bieten sich in erster Linie Elastomere an. Bei uns kommen für diesen Zweck Polyether (Permadyne oder Impregum F, 3M, D-Seefeld) oder A-Silikone (President, Fa. Coltène, CH-Altstätten) zum Einsatz (vgl. Kap. 19). Vor der eigentlichen Abformung sind folgende Vorbereitungen notwendig:

Anästhesie. Eine gute Lokalanästhesie ist durchzuführen. Dazu kann eventuell ein Anästhetikum mit einem höheren Zusatz an Vasokonstriktoren (wie UDS forte oder SOPIRA Citocartin 1:100.000) verwendet werden. (Die Adrenalinausschüttung des Nebennierenmarks ist in Stresssituationen, z. B. bei Schmerz, erheblich höher als die im Anästhetikum enthaltene Adrenalinmenge.) Bei subgingivalen Präparationsgrenzen kann jetzt mittels Parodontalsonde der korrekte Mindestabstand der Präparationsgrenze zum Knochen in Höhe von mindestens 2 mm (sog. biologische Breite) überprüft werden (vgl. Kap. 20.3). Da in der ästhetischen Zone der zervikale Kontaktpunktbereich nicht mehr als 5 mm vom Knochen entfernt sein soll, um eine den Approximalbereich ausfüllende Papille

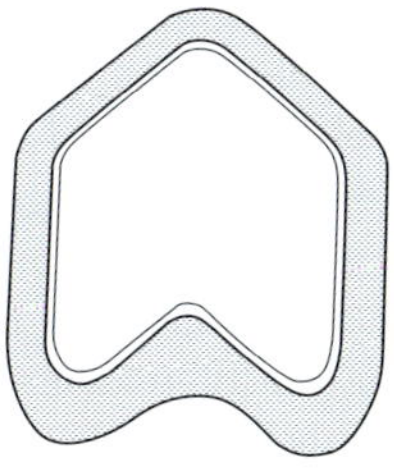

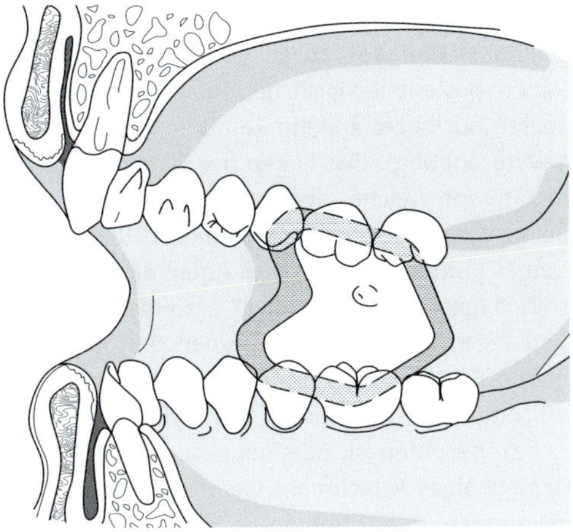

Abb. 28-6 Der Dry-Tip und seine richtige Positionierung in der Mundhöhle.

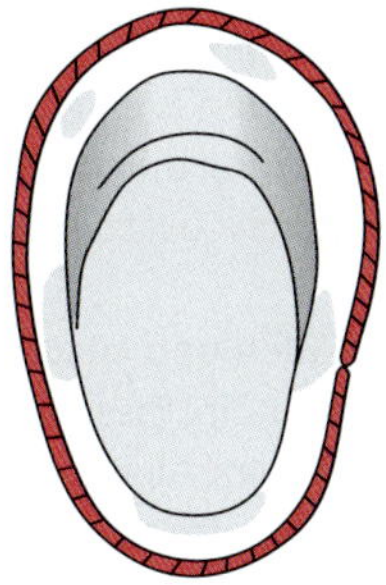

Abb. 28-7 (Bild links) Dünner Faden in Gingivasulkus eingelegt.

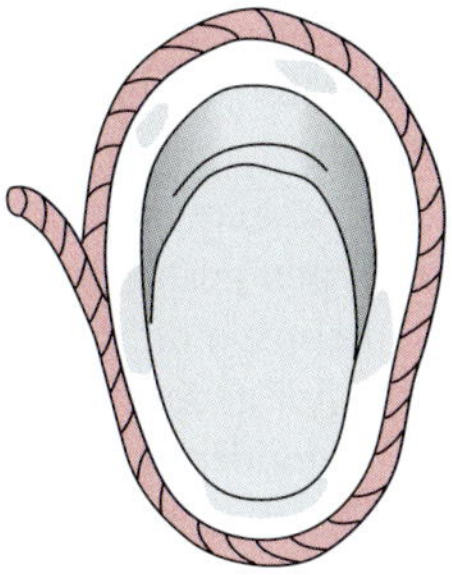

Abb. 28-8 (Bild rechts) Dicker Faden darüber eingelegt.

zu erhalten (*Tarnow* et al. 1992), ergibt der Abstand der Präparationsgrenze zum sondierbaren Knochenrand automatisch eine Richtlinie, wie weit der Approximalkontakt zahntechnisch mindestens nach zervikal gezogen werden sollte (Faustregel: 5 mm minus approximal gemessene biologische Breite = Abstand des zervikalen Kontaktpunktbereichs zur Präparationsgrenze). Diese gewünschte zervikale Ausdehnung des Approximalkontaktes sollte auf dem zahntechnischen Laborauftrag notiert werden.

Trockenlegung. Zum Trockenlegen eignen sich neben dem Speichelsauger Watterollen, im Oberkiefer-Seitenzahnbereich auch Parotiswatterollen oder Dry-Tips (Mölnlycke, D-Hilden). Letztere werden auf den Ausführungsgang der Glandula parotis gelegt; die Spitze zeigt nach dorsal, die raue Fläche liegt der Wangenschleimhaut an (Abb. 28-6). Für den Sulkusbereich eignen sich darüber hinaus auch spezielle Saugstreifen (Sugi, Kettenbach, D-Eschenburg). Beschliffene Zähne sollten nicht mit dem Luftbläser „gequält" werden, d. h., die Zähne dürfen nicht langanhaltend trocken geblasen werden.

Legen von Fäden. Das Legen von Fäden hat das Ziel, die Präparationsgrenze für die Abformung freizulegen. Bei physiologischer Taschentiefe empfiehlt es sich, zwei Fäden zu verwenden. Durch den ersten, dünneren Faden (Ultrapac, Ultradent, Größe 00 oder 0) (Abb. 28-7) wird primär die Sulkusflüssigkeit abgehalten, während der zweite, etwas dickere Faden (Größe 0 oder 1) den Sulkus noch weiter eröffnet (Abb. 28-8).

Wir empfehlen die Verwendung von mit Aluminiumsalzen imprägnierten Retraktionsfäden (sog. mechano-chemische Gingivaverdrängung). Eine Kontraindikation besteht lediglich bei entsprechender Patientenanamnese. In diesem Fall sollten nur unbehandelte Retraktionsfäden benutzt werden (mechanische Gingivaverdrängung). Das Legen der Fäden erfolgt am besten mit einem Fadenstopfinstrument, welches den Faden zuerst im Approximalbereich einbringt und fixiert. Dann wird das Instrument immer in Richtung des schon eingebrachten Fadenanteils geführt, damit dieser Anteil nicht wieder herausgezogen wird. Die Fäden sollten approximal „versetzt", also nicht an der gleichen Stelle enden (Abb. 28-7 und 28-8), damit beim Entfernen des oberen dickeren Fadens der darunter liegende Faden nicht versehentlich mit entfernt wird. Die Fäden sollen ca. 10 bis 15 Minuten in situ bleiben, bevor die eigentliche Abformung durchgeführt wird.

Zu beachten ist, dass bei gesundem Parodontium durch das Fadenlegen bindegewebiges Attachment verloren gehen kann. Darum sollte man möglichst atraumatisch, d. h. ohne große Kraft, vorgehen. Um das Fadenlegen atraumatisch durchzuführen, kann es bei geringer Höhe des dentogingivalen Komplexes (*Kois* 1996) bzw. dünnem Gingiva-Biotyp (*Olsson* et al. 1993) notwendig sein, Fäden der Größe 00 oder 000 zu verwenden (vgl. Kap. 20).

Eine aufgrund der Traumatisierung durch das Fadenlegen bedingte Blutung am Gingivalsaum kann vorteilhaft durch zusätzliche Verwendung von Aluminiumsalz-Lösungen gestillt werden.

Beispiele für imprägnierte Fäden und Lösungen sind:

- Astringedent X (Ultradent, D-Köln; Eisensulfat- und Eisensubsulfat; Lösung)
- Hemodent Cord (Ubert, D-Berlin; Aluminiumchlorid; Fäden)
- Orbat sensitive (Lege artis, D-Dettenhausen; Aluminiumsulfat; Lösung)
- Racestyptine (Septodont, D-Niederkassel; Aluminiumchlorid; Fäden)
- Retracto (Coltène/Whaledent, D-Langenau; Aluminiumchlorid-Hexahydrat; Fäden)
- Speikocord-Alu (Speiko, D-Münster; Aluminiumsulfat; Fäden)

Abzulehnen sind trotz ihrer guten Blutstillung Adrenalinlösungen oder damit getränkte Baumwollfäden, da aufgrund der schnellen Resorption dieser Substanz systemische Wirkungen wie Tachykardie oder Blutdrucksteigerung auftreten können *(BZÄK & KZBV* 2019*)*.

Vorbereitung der individuellen Löffel. Der individuelle Löffel muss im Bereich der Zahnreihen ausreichend ausgeblockt sein, so dass ein Durchdrücken bis auf die Zähne sicher vermieden werden kann. Ggf. ist dies durch zusätzliches Anbringen von Stopps (Kerr) in zahnlosen Bereichen sowie im Bereich des harten Gaumens (Oberkiefer) oder im Bereich der Trigona retromolaria (Unterkiefer) sicherzustellen.

Bis 3 bis 4 mm über den Löffelrand hinaus wird dünn Adhäsiv aufgetragen und verblasen. Dieses sollte entsprechend der Herstellerangaben antrocknen (mind. 3 Minuten), bevor das Abformmaterial eingefüllt wird.

Ausblocken untersichgehender Stellen. Während bei einer Alginatabformung häufiger auf das Ausblocken untersichgehender Bereiche verzichtet werden kann, da das Material keine hohe Festigkeit aufweist und schnell reißt, sollten bei einer Präzisionsabformung stark untersichgehende Stellen und alle offenen Interdentalräume immer ausgeblockt werden, um die Entnahme der Abformung zu erleichtern und das ungewollte Lösen vorhandener Restaurationen zu verhindern. Nach

Trocknung der betroffenen Bereiche können diese entweder mit weichem und gut klebendem Spezialwachs (z. B. Flexaponal, Dentaurum, D-Ispringen) oder einer Ausblockpaste (OraSeal, Ultradent, D-Köln) abgedeckt werden, so dass in diese Bereiche kein Abformmaterial mehr gelangen kann. Besonders sorgfältig sollten Brückenglieder und Verblockungsstellen von Kronen ausgeblockt werden.

Abformung. Für eine **konventionelle (analoge) Abformung** benötigt der Behandler in der Regel zwei Personen zur Assistenz. Eine Assistenz saugt und hält die Zunge des Patienten ab, während die Wangen mittels selbstspannenden (Foto-) Haken von den Zahnreihen abgehalten werden. Eine weitere Assistenz mischt das Abformmaterial für den Abformlöffel und ggfs. für die Applikationsspritze (bei einphasigen Materialien) an und befüllt diese.

Präparierte Zähne und Sulki müssen sauber und trocken sein. Dann zieht der Behandler den dickeren, oben liegenden Faden vorsichtig mit der Pinzette heraus, so dass der unten liegende Faden knapp unterhalb der Präparationsgrenze im Sulkus verbleibt. Nun sollte die Präparationsgrenze zirkulär gut sichtbar sein. Sollte sich der untere Faden irgendwo leicht angehoben haben, wird er mit dem Fadenstopfer wieder etwas zervikalwärts geschoben.

Nachdem der Behandler die freie Sichtbarkeit auf die Präparationsgrenze überprüft hat, gibt er das Startsignal zum Anmischen des Abformmaterials. Während die zweite Assistenz das Abformmaterial für den Löffel – vorzugsweise maschinell – anmischt und den Löffel befüllt, umspritzt der Behandler die Pfeilerzähne mit dünn fließendem Spritzenmaterial, welches bei Kartuschensystemen direkt mit der Mischkanüle in den geöffneten Sulkus appliziert wird.

Besteht bei vielen gleichzeitig abzuformenden Pfeilerzähnen die Gefahr, dass der Sulkus der Zähne nicht ausreichend lange weit genug geöffnet bleibt, kann der Behandler auch mit einer in der linken Hand gehaltenen Pinzette den oben liegenden Faden herausziehen und gleichzeitig mit der rechten Hand direkt mit dem Spritzenmaterial aus der Applikationskanüle nachfolgen. Dies Vorgehen hat den Vorteil, dass der Sulkus mit mehr Abformmaterial befüllt wird, aber birgt gleichzeitig das Risiko, dass ein etwas gelöster unterer Faden möglicherweise die Präparationsgrenze unbemerkt verdeckt.

Um Luftblasen am Pfeilerstumpf zu vermeiden, wird das Abformmaterial mit dem Luftbläser dünn über dem Stumpf verblasen und nochmals etwas Spritzenmaterial nachgelegt. Dann wird der mit Abformmaterial gefüllte individuelle Löffel dem Behandler von der zweiten Assistenz übergeben. Watte und Sauger werden aus dem Mund entfernt (Dry-Tips bleiben am Ort) und der Löffel wird über der Zahnreihe positioniert. Anschließend wird der Sauger wieder in den Mund gebracht. Bis zur vollständigen Abbindung der Abformmasse müssen Behandler oder Assistenz den Löffel ruhig in Position halten. Der Patient sollte den Mund nur leicht geöffnet halten, darf aber nicht auf den Löffel beißen.

Ist die Trockenlegung erschwert oder unmöglich, kann die Speichelsekretion auf medikamentösem Weg (0,5 mg Atropinsulfat) gehemmt werden. In solchen Fällen wird Atropinsulfat (Dysurgal 0,5 mg Tabletten, Maxmedic, D-Gräfelfing) ca. 1 Stunde vor der Abformung in Tablettenform verabreicht. Auch eine submuköse Injektion ist möglich, z. B. Atropinsulfat-Braun 0,5 mg (Braun, D-Melsungen) (*BZÄK & KZBV* 2019). Die Kontraindikation (Glaukom) ist zu beachten. Nach der Verabreichung von Atropinsulfat soll keine Teilnahme am Straßenverkehr erfolgen. Darüber und auch, dass die Sicherheit am Arbeitsplatz nachfolgend gefährdet sein kann, ist der Patient bei Anwendung von Atropinsulfat aufzuklären.

Nach Ablauf der vorgeschriebenen Abbindezeit (Timer stellen!) wird der Abformlöffel ruckartig und möglichst senkrecht aus dem Mund entfernt und unter fließendem Wasser von Blut- und Speichelresten gesäubert. Anschließend wird die Abformung unter dem Mikroskop (empfohlene Vergrößerung 6x) betrachtet und daraufhin beurteilt, ob die beschliffenen Pfeilerzähne (einschließlich Präparationsrand und mindestens 0,3 bis 0,5 mm vom nicht beschliffenen Zahnanteil) vollständig abgeformt wurden.

Die Abformungen werden desinfiziert (siehe Kap. 19) und anschließend mit Entnahmezeit und Name des Patienten versehen (wasserfester Filzstift). Sie dürfen wegen ihrer elastischen Rückstellung frühestens 1 Stunde nach Entnahme ausgegossen werden. Auf dem Transport zum Zahntechniker sollten Elastomerabformungen keinen großen Temperaturschwankungen unterworfen werden.

Zusätzlich zur Abformung des gesamten Kiefers kann mit Hilfe eines Mini-Tray-Löffels (Mölnlycke, D-Hilden) eine Abformung speziell der präparierten Stümpfe erfolgen. Zuvor sollten die Mini-Tray-Löffel mit Kerr-Masse individualisiert werden. Hierbei wird mit Kerr-Masse eine mesiale und distale Abdämmung und Abstützung des Minilöffels angetragen, so dass dieser sicher in Position gehalten werden kann, ohne auf den Pfeilerzähnen durchgedrückt zu werden.

Soll anstelle einer konventionellen Abformung eine **optische (digitale) Abformung** mit einem Intraoralscanner vorgenommen werden, werden die gleichen Vorbereitungsmaßnahmen zur Abformung und zur Darstellung der Präparationsgrenzen wie zuvor beschrieben vorgenommen. Lediglich auf die Ausblockung untersichgehender Bereiche kann verzichtet werden. Ansonsten gilt auch für die digitale Abformung mit einem optischen Intraoralscanner, dass alle präparierten Zahnbereiche einschließlich der Präparationsgrenzen frei von Blut, Speichel oder sonstigen Verunreinigungen und unverdeckt, d. h. sichtbar, sein müssen. Beim Scanvorgang sollten der vom Hersteller empfohlene Scanweg eingehalten werden. Nach erfolgreichem Abscannen aller vorgesehenen Bereiche kann die digitale Abformung am Bildschirm in hoher Vergrößerung überprüft werden. Fehlerhafte Bereiche können am Bildschirm gelöscht und nach Beseitigung ggf. vorhandener Verunreinigungen oder Weichgewebsbedeckungen neu eingescannt werden, ohne dass die korrekt erfassten Bereiche nochmals gescannt werden müssten. Die Überprüfung der Abformung am Bildschirm unter der Verwendung softwarespezifischer Messfunktionen bietet ein großes Potential zur Verbesserung von Zahnpräparation und Abformung.

Nach der Abformung werden die Provisorien wieder mit provisorischem Zement eingegliedert, die Zementreste entfernt und erst dann die noch verbliebenen Retraktionsfäden (Größe 00 oder 0) aus dem Sulkus gezogen. Diese Vorgehensweise hat den Vorteil, dass keine Zementreste in subgingivale Bereiche gelangen, sondern dass diese mit dem Faden entfernt werden. Verbleiben versehentlich Retraktionsfäden im Sulkus, ist mit einer parodontalen Destruktion und einer gingivalen Entzündung zu rechnen. Die Gesichtsbogenübertragung und Kieferrelationsbestimmung schließen sich in der Regel erst in der folgenden Sitzung an, weil zum einen der Patient noch anästhesiert ist und zum anderen unmittelbar nach der Kieferrelationsbestimmung die Montage der Meistermodelle erfolgen sollte. Bei eindeutiger Abstützung in drei der vier Stützzonen kann auch direkt nach der Präparation ein konventionelles Registrat mit Registrierkunststoff oder ein digitales Registrat mit demselben Intraoralscanner genommen werden, mit dem auch die digitale Abformung der Kiefer durchgeführt wurde.

Wird der festsitzende Zahnersatz in zwei (oder mehr) Quadranten angefertigt und geht dies mit einem Verlust der Abstützung einher, so empfiehlt es sich, zunächst nur auf einer Kieferseite zu präparieren und danach eine Kieferrelationsbestimmung mit Hilfe eines Autopolymerisats (z. B. Pattern Resin, GC, D-München, oder Luxabite, DMG, D-Hamburg) über die beschliffenen Zähne (Kontakte auf der unbeschliffenen Seite) durchzuführen. Erst nach Eingliederung des Provisoriums wird die Präparation in der anderen Kieferhälfte begonnen.

28.5 Labor: Modellherstellung

Die Arbeitsschritte zur Modell- und Sägemodellherstellung sind in Kapitel 26 beschrieben.

28.6 Klinik: Gesichtsbogenübertragung, Kieferrelationsbestimmung, Modellmontage

Diese Maßnahmen erfolgen prinzipiell in der in Kapitel 5 beschriebenen Weise. Wird die gesamte Okklusion im Seitenbereich wiederhergestellt, sollte ein zentrisches Registrat genommen werden. Werden nur einzelne Kauflächen oder ein einzelner Quadrant restauriert, wird hingegen ein Registrat in habitueller Okklusion hergestellt.

Das **zentrische Registrat** wird durch Herstellung einer stabilen Kunststoffregistrierplatte aus lichthärtendem Kunststoff (z. B. Palatray, Kulzer, D-Hanau) auf dem Sägeschnittmodell vorbereitet. Intraoral wird dann mit Aluminium-Wachs (Aluwax, Aluwax Dental Products, USA-Michigan) oder Kunststoff (z. B. Pattern Resin oder Luxabite) mittig ein inzisaler Aufbiss in der korrekten vertikalen und horizontalen Relation aufgebracht (sog. Frontzahn-Jig) und die horizontale und vertikale Kieferrelation mehrmals überprüft. Danach wird das Registrat in den posterioren Bereichen mit einer dünnen Schicht Kunststoff ergänzt (z. B. Luxabite) und der Unterkiefer wieder in die zentrische Position geführt (Antagonisten mit Vaseline isolieren!). Muss eine größere Menge an Kunststoff aufgetragen werden, sollte dies in zwei Schritten erfolgen, um die Präzision des Registrats zu gewährleisten. Tiefere antagonistische Impressionen werden durch Beschleifen des Registrats reduziert. Dann wird das stabile Kunststoffregistrat intraoral hinsichtlich folgender Punkte überprüft:

- Lässt sich der Patient eindeutig in die registrierte Position führen?
- Ist die Position für den Patienten angenehm?
- Hält die Shimstockfolie an allen registrierten antagonistischen Impressionen?

Gegebenenfalls muss das Registrat noch einmal okklusal korrigiert werden.

Das **Registrat in habitueller Okklusion** wird nur auf den beschliffenen Zähnen angefertigt. Je nach Größe kann auch hier eine Registrierplatte aus lichthärtendem Kunststoff auf dem Sägeschnittmodell vorbereitet werden, oder aber es wird ein komplettes Kunststoffregistrat (z. B. Luxabite) direkt im Mund hergestellt. Bei kompletter Herstellung im Mund wird das Registriermaterial direkt mit der Mischkanüle auf die mit Vaseline isolierten Pfeilerzähne appliziert. Danach wird der Patient in habituelle Okklusion geführt. Um die Genauigkeit des Registrats zu erhöhen, sollte es nach Aushärtung beidseitig durch Beschleifen leicht reduziert und mit einer geringen Menge an Kunststoff oder Aluminium-Wachs in habitueller Okklusion unterfüttert werden (*Ghazal* et al. 2008a).

Registrate auf beschliffenen Zähnen in habitueller Okklusion können auch mit extraharten Elastomeren auf Polyether- (z. B. Ramitec, 3M, D-Seefeld) oder Silikonbasis (z. B. Futar, Kettenbach, D-Eschenburg) hergestellt werden (*Ghazal* et al. 2008b). Auch hier sollten tiefere antagonistische Impressionen durch Beschneiden mit einem Skalpell oder Befräsen vor der Montage entfernt werden.

Die höchste Präzision eines Registrats wird mit unterfütterten Kunststoffen erreicht, während die elastomeren Registrate reinen Wachsplattenregistraten überlegen sind (*Ghazal* et al. 2008a, b). Nicht unterfütterte Kunststoff-Registrate hingegen sind aufgrund der durch ihre relativ hohe Polymerisationsschrumpfung bedingten mangelhaften Präzision klinisch unbrauchbar.

Die Modellmontage wird anhand der Split-Cast-Probe überprüft (vgl. Kap. 5.4). Zusätzlich sollte überprüft werden, ob auf dem auf dem Sägeschnittmodell platzierten Registrat die gleichen Shimstockfolienkontakte wie im Mund vorhanden sind. Gegebenenfalls muss die Montage noch einmal korrigiert werden.

28.7 Labor: Vom Gipsmodell zur Restauration

Es folgen das Aufwachsen von kompletten Zahnformen als „Full Wax-up" und die Wachsmodellation sowie das Gießen und Ausarbeiten der Gussteile und Gerüste metallischer Restaurationen. Eine detaillierte Beschreibung dieser Arbeitsschritte findet sich in Kapitel 27. Vollkeramische Restaurationen werden heute in der Regel entweder nach Wachsmodellation mittels Presstechniken oder nach digitaler Konstruktion mittels CAD/CAM-Verfahren hergestellt (siehe Kap. 25).

28.8 Klinik: Gerüstanprobe

Eine Gerüstanprobe ist nur bei mit Keramik oder Kunststoff zu verblendenden Gerüsten aus Metall oder Zirkonoxidkeramik möglich. Bei Vollgussrestaurationen oder monolithischen Keramikrestaurationen entfällt dieser Schritt.

Benötigte Materialien:

- Spiegel
- feine Sonde
- Pinzette
- Fit-Checker
- Luxabite (alternativ: Alu-Wachsplatte)
- Tasterzirkel
- dünne Zahnseide
- kleine Hartmetallkugelfräse
- feiner wasserfester Filzstift

Bevor eine Restauration oder ein Gerüst klinisch anprobiert wird, sollte der Behandler den spannungs- und schaukelfreien sowie passgenauen Sitz der Restauration auf dem Modell selbst überprüfen. Auf dem Modell nicht einwandfrei passende Gerüste sollten klinisch nicht anprobiert werden, da die intraorale Passung nicht besser als auf dem Modell sein kann. Da bei metallkeramischen Restaurationen die approximale Kontaktfläche in Keramik gestaltet wird, ist sie bei der Gerüstanprobe noch nicht beurteilbar.

In jedem Fall sollte der Behandler die Retentions- und Widerstandsform auf den herausgenommenen Einzelstümpfen des Meistermodells separat für jeden einzelnen Pfeiler überprüfen, da dies bei einer verblockten Restauration (z. B. Brücke) weder auf dem Meistermodell noch intraoral überprüft werden kann (*Kern* 2011). Keine Restauration darf sich von dem zugehörigen Einzelstumpf in irgendeiner Richtung abkippen lassen. Eine unzureichende Retentions- und Widerstandsform eines einzelnen Pfeilers wird aufgrund der Zahneigenbeweglichkeit längerfristig zu einem Retentionsverlust an diesem Pfeiler führen (*Trier* et al. 1998). Besonders gefährdet erscheinen aufgrund der Verwindung der Unterkieferspange kurze distale untere Molarenpfeiler.

Bei der Gerüstanprobe von zu verblendendem Zahnersatz wird wie folgt vorgegangen:

- Stümpfe mit einem Gummikelch und Polierpaste und einem in 0,2 %iger Chlorhexidindigluconat-Lösung getränkten Wattepellet reinigen. Grobe Zementreste vom Provisorium können z. B. mit einer Universalkürette entfernt werden.
- In Ausnahmefällen: Anästhesie
- Gerüste in warmes Wasser legen (geringere Schmerzempfindung)
- Kontrolle der approximalen Verhältnisse: Je nach Art der Arbeit liegen die Kontaktpunkte in Metall oder Keramik. Werden sie in Metall gestaltet, so erfolgt ihre Überprüfung mit Hilfe von dünner Zahnseide, die wie bei der natürlichen Bezahnung nach Überwinden eines Widerstands, der durch den approximalen Kontaktpunkt bedingt ist, in den Zervikalbereich einschnappt. Klemmt eine Restauration approximal, so äußert der Patient in der Regel ein Spannungsgefühl. Falls ein zu starker approximaler Kontaktpunkt vorhanden ist, wird er mittels Okklusionsfolie oder Okklusionsspray (z. B. Occlu Spray; Hager &Werken, D-Duisburg) sichtbar gemacht: Entweder wird die Folie zwischen präparierten Zahn und Nachbarzahn gebracht, oder die Approximalflächen der Restauration werden dünn mit Occlu Spray besprüht, und die Restauration wird eingesetzt. An den klemmenden Stellen, wo sich die Folie abdrückt bzw. das Spray weggewischt wird, ist das Metall vorsichtig zu reduzieren, bis Zahnseide nach spürbarem Widerstand durch den Approximalbereich hindurchgeht.
- Wenn Approximalkontakte in Keramik gestaltet werden sollen, muss genügend Platz vorhanden sein (evtl. Kontrolle mit Zahnseide). Interdentalräume sollen für Mundhygienemittel zugänglich sein; dies kann bei der Gerüstanprobe mit Hilfe von Interdentalbürstchen überprüft werden.
- Überprüfung auf Passgenauigkeit und Randlänge. Materialien:
  - Probe mit Fit-Checker. Das Gerüst muss trocken sein, da sonst das Silikon nicht an der Innenseite des Gerüstes haftet (die Speichelschicht wirkt als Isolierschicht). Der Zahn sollte hingegen feucht sein.
  - Feine Sonde (Kuhhornsonde/Furkationssonde). Die klinische Sondierung der Gerüste stellt die wichtigste Grundlage für eine optimale Anpassung dar. Die Gerüste dürfen bei der Anprobe nicht klemmen. Falls das Gerüst an einer Stelle aufsitzt, wird die betreffende Stelle bei der Probe mit Fit-Checker sofort sichtbar. Die betreffende Stelle wird daraufhin mit einem feinen Filzstift markiert und nach dem Entfernen des Fit-Checkers bei metallischen Restaurationen mit einer kleinen Kugelfräse aus Hartmetall ausgeschliffen. Bei vollkeramischen Restaurationen hingegen sollten kugelförmige Diamanten unter ausreichender Wasserkühlung verwendet werden. Danach erfolgt eine erneute Fit-Checker-Probe.

- Überprüfung der Platzverhältnisse für die Verblendung
  - Kontrolle im Artikulator
  - Klinische Kontrolle der Situation im Mund. Eine kleine Menge frisch angemischten Kunststoffs (z. B. Luxabite) auf das Gerüst aufbringen und den Patienten den Kiefer schließen lassen. Nach Aushärtung des Kunststoffs dessen Stärke mit dem Tasterzirkel ausmessen. Notwendige Keramikstärke für die Verblendung: 0,8 bis 1 mm. Alternativ kann auch eine erwärmte doppelte Alu-Wachsplatte zur Kontrolle der Platzverhältnisse verwendet werden. *Zu beachten:* Bei einer Reduktion des Gerüstes muss zuvor die Wandstärke gemessen werden, um ein Durchschleifen zu verhindern. Ein nach dem Full Wax-up hergestellter Silikonschlüssel dient zur Kontrolle der Platzverhältnisse des Gerüstes.
- Kontrolle der Restaurationsränder hinsichtlich der Kontur und der Gestaltung in Bezug auf die Verblendung
  - Bei hochgoldhaltigen Legierungen (z. B. DeguDent U, DeguDent, D-Hanau) ist darauf zu achten, dass keine Überdimensionierung bzw. Überkonturierung des Gerüstes vorliegt.
  - NEM-Legierungen (z. B. Wirobond C, Bego, D-Bremen) sind anfälliger auf Verarbeitungsfehler. Sie weisen oft eine grobe Kristallstruktur auf und sind schlecht polierbar. Bei diesen Legierungen ist ausnahmsweise eine geringe Überkonturierung erlaubt, um bei der Endpolitur mit dem Gummipolierer die durch die Brände bedingten Oxide entfernen zu können.
  - Bei vollkeramischen Gerüsten (z. B. aus Zirkonoxidkeramik) ist darauf zu achten, dass die geforderten Mindeststärken von 0,5 mm auch im Randbereich eingehalten werden.
- Kontrolle der Gingivaverhältnisse der Zwischenglieder.
  - Bei Metallkeramik-Brücken sollten die Brückenzwischenglieder im basalen Bereich aus Keramik gestaltet sein, da auf Keramik die Plaqueakkumulation geringer ist als bei Metall. Die Zwischenglieder sollen konvex gestaltet sein und der Gingiva aufliegen. Falls nicht schon mittels Provisorium geschehen, kann jetzt durch Unterfütterung der Brückenzwischenglieder die Auflage intraoral vom Behandler ideal ausgeformt werden. Hierbei ist es häufig notwendig, den Kieferkamm mit Elektrotom oder grobem kugelförmigem Diamanten muldenförmig zu konditionieren. Nach einer Infiltrationsanästhesie im betroffenen Bereich wird die Gewebedicke mit Injektionsnadel und darauf angebrachtem Endostopp gemessen, um sicherzustellen, dass nicht zu viel Gewebe entfernt wird und dass nach der Konditionierung eine Mindestgewebestärke von 2 mm über dem Knochen verbleibt. Durch Unterfütterung der Brückenzwischenglieder mit hartem Wachs oder Kunststoff kann die Form der Auflage exakt auf das Gerüst und danach durch eine Unterfütterung mit Gips oder Registriersilikon (z. B. Futar, Kettenbach, D-Eschenburg) auf das Modell übertragen werden.

Metallränder für die Keramikstufe werden erst nach der Anprobe reduziert. In besonderen Fällen (subgingivale Kronenränder und große orale Rehabilitationen) wird über die im Mund eingesetzten Gerüste eine Abformung (sog. Remontageabformung) angefertigt. In diesen Fällen wird ein Modell mit Stümpfen aus Autopolymerisat (Pattern Resin, GC, D-München) hergestellt. Das Arbeitsmodell ist mit einem neuen Registrat einzuartikulieren.

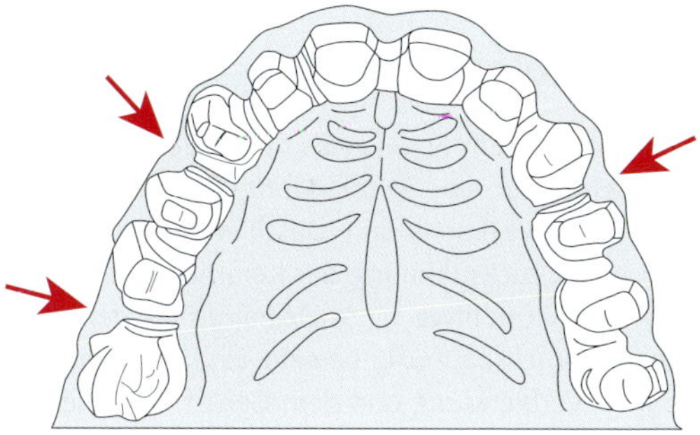

Abb. 28-9 Das Gerüst befindet sich in vier Teilen auf den präparierten Stümpfen im Mund. Diese Teile werden mit Autopolymerisat spannungsfrei fixiert.

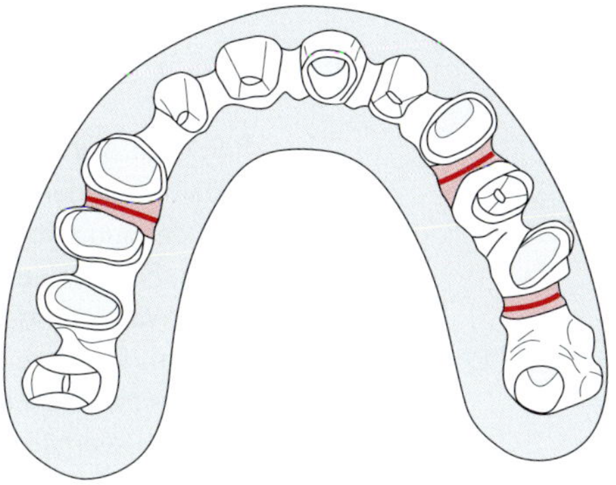

Abb. 28-10 Die Lötabformung wurde über das Gerüst genommen. Das verblockte Gerüst befindet sich eindeutig im Abformgips fixiert.

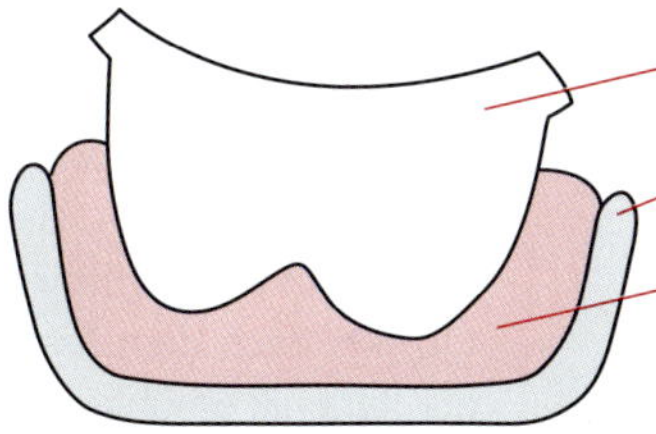

Abb. 28-11 Querschnitt durch die Lötabformung.

Bei unzureichender Gesamtpassung eines Metallgerüstes erfolgen eine Trennung und anschließend eine Verlötung der Teile. Das Gerüst muss hiernach erneut im Mund anprobiert werden. Für die Separierung des Gerüstes wird eine Trennscheibe mit 0,2 mm Dicke verwendet (vgl. Kap 28.3.6). Die Separierung sollte nicht interdental an der schwächsten Verbindungsstelle erfolgen. Oft kann bereits durch ein Verschieben und ein schräges Anlegen der Trennung nach mesial oder distal um einige Millimeter eine Vergrößerung der Lötfläche erzielt werden. Die durch Lötung zu verbindenden Teile werden im Mund des Patienten mit Autopolymerisat (Pattern Resin, GC, D-München) fixiert (Abb. 28-9). Zur späteren Rückkontrolle (nach der Lötung) wird über die mit Kunststoff verbundene Brücke im Mund eine Lötabformung (Gips) angefertigt (Abb. 28-10).

Zu diesem Zweck wird ein individueller Lötabformlöffel auf dem Arbeitsmodell über das Gerüst angefertigt. Dafür wird das Gerüst mit einer Wachsplatte abgedeckt und darauf eine Platte lichthärtenden Kunststoffs adaptiert. Der Löffel wird ca. 2–3 mm über die Okklusalfläche zervikalwärts extendiert. Durch diese Schalenform kann der Abformgips gut im Löffel gehalten werden. Nach Anfertigung des Löffels kann der Abformgips in den Schalenlöffel gegeben werden. Der Gips wird glatt gestrichen und ca. 0,5 mm tief auf die Okklusalflächen des Gerüstes eingedrückt (Abb. 28-11). Nach Aushärtung wird die Abformung entfernt. Es ist wichtig, dass sich das Gerüst eindeutig im Abformgips reponieren lässt. Dies ist für die Anfertigung des Lötmodells aus Löteinbettmasse erforderlich. Das Fügen der beiden Gerüstteile erfolgt mittels einer Hartlötung. Hierbei wird ein Lot mit einem entsprechenden Schmelzintervall verwendet, welches ein anschließendes Aufbrennen der Verblendkeramik ohne Verzug ermöglicht.

28.9 Die Verblendung von Gerüsten

28.9.1 Die keramische Verblendung

28.9.1.1 Metall-Keramik-Kompatibilität

Bei der Wahl der keramischen Massen für eine Verblendung müssen die Wärmeausdehnungskoeffizienten (WAK) von Keramik und Metall aufeinander abgestimmt sein. Um auf dem Gerüst eine Druckspannung der Keramik zu erreichen, soll die Wärmeausdehnung der Keramik um etwa 10 % kleiner als die der Legierung sein. Die dadurch auftretende Druckspannung bewirkt eine Erhöhung des Verbunds zwischen der keramischen Verblendung und dem Gerüst. Bei einem zu großen Missverhältnis des WAK zwischen der Keramik und der Legierung können entweder unmittelbar nach dem keramischen Brand während des Abkühlens oder aber erst Stunden später in der Keramik Spannungssprünge auftreten. Das in der Metallkeramik gebräuchlichste System besteht aus einer hochgoldhaltigen Legierung (WAK ca. 13–15 x 10^{-6} °C) und einer darauf abgestimmten europäischen Keramik (WAK ca. 10 x 10^{-6} °C). Der WAK amerikanischer Keramikprodukte ist im Allgemeinen etwas größer. Dies ist durch die häufige Verwendung von NEM- und goldreduzierten Legierungen mit Silberanteil zu erklären. Goldreduzierte und NEM-Legierungen liegen mit ihrem WAK in der Regel etwas höher als hochgoldhaltige Legierungen. Um europäische Keramiken auf reduzierte Legierungen mit höherem WAK aufbrennen zu können, kann durch eine gezielte Abkühlung des Objekts nach dem Brand das Leuzitwachstum angeregt und dadurch der WAK der Keramik erhöht und so besser dem Metall angepasst werden. Die Legierungshersteller sind in der Lage, Empfehlungen über die notwendige Brandführung mit eventuellen Abkühlphasen für die einzelnen Keramiken zu geben. Bei der Auswahl der Legierung für eine metallkeramische Arbeit müssen Zahnarzt und Zahntechniker die Kompatibilität zur später verwendeten Keramik berücksichtigen.

28.9.1.2 Die Auswahl der Keramik

Neben der Kompatibilität der Keramik mit dem zu verblendenden Metallgerüst sind für die Auswahl des Keramiksystems das Farbwahlsystem, die Farbreproduzierbarkeit und die ästhetische Wirkung der Keramik zu berücksichtigen. Wenn der Zahnarzt (oder der Zahntechniker) die Farbe aussucht, muss er das zum Keramiksystem des Technikers passende Farbringsystem benutzen.

Neben den Standardfarbringen bieten viele Firmen noch besondere Farbringe mit Intensivfarbtönen und besonderen transparenten Schneidemassen an.

28.9.1.3 Keramische Schichttechniken

Der Erfolg einer keramischen Verblendung ist von Kontur, Oberflächenglanz, Textur und Transluzenz der Keramik abhängig. Das Aufbauen der keramischen Massen auf das Metallgerüst erfolgt durch Anmischen des keramischen Pulvers mit destilliertem Wasser und dem Auftragen dieses Gemischs mit dem Pinsel auf die zu verblendenden Flächen. Die keramischen Massen werden portionsweise neben- bzw. aufeinandergeschichtet. Die aufgebaute Form wird anschließend im keramischen Brennofen bei entsprechender Temperatur gesintert (Abb. 28-12).

Die keramischen Massen eines Produktsortiments unterscheiden sich hinsichtlich Farbe und Transluzenz voneinander. Die unterschiedlichen Farben sind einem Farbringsystem angeglichen. Ein bestimmter Farbton einer Verblendung wird mit unterschiedlichen Massen einer Farbtongruppe reproduziert. Diese Massen weisen

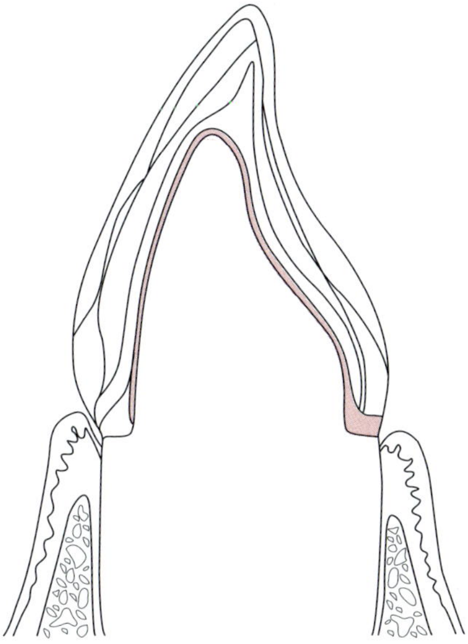

Abb. 28-12 Querschnitt einer aufgebauten Keramikschichtung zur Reproduzierung eines natürlichen Zahns. Mit Hilfe unterschiedlicher Keramikmassen werden Farbe und Transluzenz wiedergegeben. Es handelt sich um eine aufgebrannte labiale Keramikstufe.

eine Abstufung in ihrer Transluzenz auf. Zu diesen Massen gibt es für die jeweilige Gruppe Modifikationsmassen (Intensivmassen) mit gleichem Transluzenzgrad, um eine farbliche Individualisierung der speziellen Masse ohne Veränderung ihrer Transluzenz durchführen zu können. Je nach Erfahrung, Geschick und Kreativität des Keramikers wird die Qualität des Ergebnisses durch die individuelle Schichttechnik beeinflusst.

Für die Rohbrandanprobe werden im Labor folgende Arbeitsschritte durchgeführt:

- Bei Zwischengliedern erfolgt am Modell zwecks Schaffung eines basalen Betts eine Radierung, die in Abhängigkeit von den intraoralen Weichgewebsverhältnissen und in Absprache mit dem Behandler individuell ausgeführt werden sollte.
- Reduktion der Metallränder bei einer Keramikstufe
- Bearbeiten der Oberflächen der zu verblendenden Flächen
- Durchführen der Keramikbrände

28.9.2 Die Kunststoffverblendung

Durch den Einsatz von modernen Kunststoffmaterialien ist es möglich, Kunststoffverblendungen in einer nahezu gleichen ästhetischen Qualität wie Keramik anzufertigen. Bei den Massen handelt es sich entweder um PMMA-Heiß- oder Kaltpolymerisate. Ähnlich wie bei keramischen Verblendsortimenten gibt es in der Kunststofftechnik unterschiedliche Massen, die bei einer bestimmten Schichtung die Farben eines zu den Massen passenden Farbringes reproduzieren. Die Massen einer Farbgruppe enthalten Opakdentin, Dentin- und Schneidemassen. Verschiedene farbige Intensivmassen ermöglichen das Individualisieren der Grundfarbtöne. Transparente Massen erlauben das Aufschichten von transparenten Schneidebereichen. Im Einzelnen werden folgende Arbeitsschritte ausgeführt:

- Bevor der Opaker auf das Gerüst aufgetragen wird, muss auf das Gerüst eine **Opaker-Metall-Verbundschicht** aufgetragen werden. Dies ist unerlässlich, da sonst die Verblendung nicht am Gerüst haftet. Beim Opaker handelt es sich meist um ein Pulver, das mit einer Spezialflüssigkeit angemischt wird; zum Teil wird der Opaker auch in bereits angemischtem Zustand angeliefert. Dieses Gemisch wird mit einem Pinsel aufgetragen und je nach Material durch Temperatur oder Licht ausgehärtet.
- **Dentinaufbau.** Der Dentinaufbau besteht aus einer über dem Opaker befindlichen Opakdentinschicht und der eigentlichen Dentinschicht. Je nach Hersteller wird das Kunststoffmaterial entweder in Pastenform für das Auftragen mit einem Spatelinstrument oder in einer etwas dünnfließenderen, aber noch standfesten Konsistenz für die Schichtung mit dem Pinsel geliefert. Lichthärtendes Material erlaubt, das Material nach dem Auftragen zwischenzuhärten, um ein Verrutschen von schon aufgetragenen Materialien zu verhindern. Individualisierungen können mit Intensivmassen eingearbeitet oder mit lichthärtenden Malfarben auf den Dentinbereich aufgemalt und gehärtet werden.
- **Schneideschichtung.** Über den Dentinkernbereich wird eine Schicht Schneide- bzw. Transparentmasse aufgetragen. Diese Schicht simuliert den Schmelz der natürlichen Zähne. Je nachdem, welche Effekte im Schneidebereich erforderlich sind, können auch in diesem Bereich Intensivmassen mit in die Schneide- bzw. Transparentmasse eingemischt werden.
- **Endhärtung.** Das aufgeschichtete Material, das entweder zwischengehärtet ist oder noch in seiner Gesamtheit ausgehärtet werden muss, wird je nach Art des Verblendmaterials entweder im Drucktopf oder, im Falle von lichthärtendem Kompositmaterial, durch eine spezielle Lichtquelle ausgehärtet. Dieser Vorgang benötigt je nach System zwischen 10 und 30 Minuten.

Bei Kunststoffverblendungen erfolgt keine Anprobe im unpolierten Zustand. Sie werden fertig poliert vom Labor zur Anprobe angeliefert. Kunststoffverblendungen können in der gleichen Art wie Keramikoberflächen bearbeitet werden. Als zusätzliche Bearbeitungsinstrumente eignen sich Hartmetallfräsen. Das Vorpolieren erfolgt mit einem Silikongummierer. Für eine abgestufte Hochglanzpolitur ist der Einsatz von Ziegenhaarbürsten mit einer Kunststoffpolierpaste geeignet. Der Hochglanz wird mit einer Polierschwabbel und einer Polierpaste bzw. -flüssigkeit erreicht.

Das schrittweise Vorgehen ist identisch wie bei Kunststoffen für Provisorien. Es können die gleichen rotierenden Instrumente verwendet werden (siehe Kap. 18.2.2.2). Dies lässt sich wie folgt zusammenfassen:

- Bearbeitung mit Fräsen
- Vorpolieren mit Silikongummierer
- Politur mit Ziegenhaarbürste und Polierpaste
- Hochglanzpolitur mit Schwabbel und Hochglanzpolierflüssigkeit oder -paste

28.10 Klinik: Rohbrandanprobe (Keramik)

28.10.1 Allgemeines

Zur Rohbrandanprobe wird die Verblendkeramik nicht glasiert, sondern nur im vestibulären Bereich mit feinem Bimsstein und Filzrand zur Farbkontrolle auf-

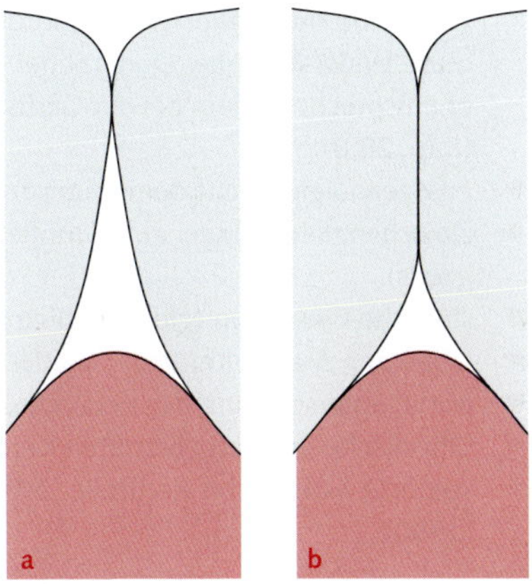

Abb. 28-13 Gestaltung der approximalen Kontaktfläche bei zwei benachbarten Kronen. **a** Ein schlitzförmiger Spalt sollte vermieden werden. **b** Eine größere approximale Kontaktfläche ermöglicht eine bessere Führung für Interdentalbürsten und reduziert Nahrungsimpaktion.

poliert. Auch monolithische Lithiumdisilikat- oder Zirkonoxidkeramikrestaurationen sollten ohne Glasurauftrag, nur mit einer Vorpolitur zur Anprobe geliefert werden.

Wie zuvor für die Gerüstanprobe beschrieben (vgl. Kap. 28.8.), sollte der Behandler den spannungs- und schaukelfreien sowie passgenauen Sitz der Restauration auf dem Modell und die adäquate Retentions- und Widerstandsform jeder Krone auf ihrem Einzelstumpf überprüfen (*Kern* 2011). Auf dem Modell bzw. den Einzelstümpfen nicht einwandfrei passende Gerüste sollten klinisch nicht anprobiert werden, da die intraorale Passung nicht besser als auf dem Modell sein kann.

Die korrekte Gestaltung der approximalen Kontaktfläche lässt sich am besten erkennen, wenn man das Modell mit der darauf platzierten Restauration (besser noch ist die Verwendung eines ungesägten Kontrollmodells) gegen eine helle Lichtquelle, z. B. das Fenster mit Tageslicht, hält und die lichtdichte Ausdehnung der Kontaktfläche beurteilt. Die Kontaktfläche sollte im koronalen Kronendrittel liegen und sich so weit nach zervikal erstrecken, dass keine schlitzförmigen Spalten entstehen und das passende Interdentalbürstchen an den Kronenrand geleitet wird, d. h. als Führungsfläche für das Bürstchen wirkt (Abb. 28-13). In der ästhetischen Zone sollte überprüft werden, ob die gewünschte und in Auftrag gegebene zervikale Ausdehnung des Approximalkontaktes korrekt umgesetzt wurde (*Tarnow* et al. 1992). Der Abstand zwischen zervikalem Kontaktpunktbereich und Knochenrand sollte kleiner als 5 mm sein; gemessen wird der Abstand von Approximalkontakt zu Präparationsgrenze und die gemessene biologische Breite addiert (vgl. Kap. 28.4.1). Sieht man Licht zwischen der approximalen Kontaktfläche der Restauration und dem Nachbarzahn durchscheinen, ist der Approximalkontakt zu schwach und sollte im Labor korrigiert werden.

Im digitalen Workflow ohne Modell fehlen solche Kontrollmöglichkeiten und es ist eher mit einer zeitintensiven intraoralen Anpassung des Approximalkontaktes zu rechnen. Gedruckte Modelle sind bei Drucklegung des Buches noch zu ungenau, um darauf die Stärke des Approximalkontaktes optimal einzustellen.

Am Patienten werden folgende Punkte kontrolliert:

- Approximalkontaktpunkte (bei Metallkeramik sollen sie immer in der Keramik liegen): korrekte Lokalisation und Ausdehnung der Kontaktflächen,

Zahnseide muss mit Widerstand durchgleiten, aber auch Artikulationspapier muss Widerstand bei Durchziehen aufweisen. Ist der Kontakt zu stark, wird er entsprechend dem bei der Gerüstanprobe dargestellten Vorgehen korrigiert (Kap. 28.8).

- Passgenauigkeit (auf dem Stumpf) (Fit-Checker; feine Sonde)
- Zwischengliedauflage auf Zahnfleisch (konvexe Gestaltung des Zwischenglieds)
- statische Okklusion (gleichmäßige Kontakte auf Zähnen und Restauration)
- Übergang Metall-Keramik (spaltfrei, glatt)
- Metallunterstützung der Keramikschulter
- Oberfläche der aufgebrannten Keramikschulter (falls vorhanden)
- spezielle ästhetische Kontrolle: ästhetische Checkliste nach *Kopp* und *Belser* (1980).

Im Rahmen dieser Checkliste, die bei Keramikrestaurationen im Oberkiefer sehr hilfreich ist, werden 13 ästhetisch relevante Punkte kontrolliert:

1. Anordnung der Oberkiefer-Frontzähne in Bezug zur fazialen Symmetrieachse (Gesichtsmittellinie)
2. Verlauf der Zahnachsen
3. Verlauf des Gingivalsaums
4. Höchste Stelle des Gingivalsaums. (Stimmen die Punkte 3. und 4. nicht, ist eine Nachpräparation mit Neuanfertigung der Restauration nötig, da diese nicht zahntechnisch korrigiert werden kann.)
5. Interdentalraumgestaltung
6. Form und Höhe der Approximalkontakte
7. individuelle Zahnform
8. Verlauf der Inzisalkanten
9. Winkelmerkmal (Interinzisalwinkel) der Zähne
10. Oberflächenstruktur (Textur)
11. Verlauf des Oberrandes der Unterlippe beim Lachen
12. Inzisalkantenverlauf der Oberkieferfrontzähne
13. Zahnfarbe (Grundton)

Falls erforderlich, sind im Rahmen der Rohbrandanprobe Schleifkorrekturen durchzuführen (z. B. an der Verblendung).

Zwecks besserer Kommunikation mit dem Zahntechniker kann der Zahnarzt fehlendes Verblendmaterial mit elfenbeinfarbenem Wachs auftragen (ein entsprechender Vermerk auf dem Laborauftrag ist empfehlenswert).

Nach größeren Korrekturen wird sinnvollerweise eine zweite Rohbrandanprobe durchgeführt.

Bei Metallkeramik-Ankerzähnen für Klammerhalteelemente (abnehmbarer Zahnersatz) müssen unter Berücksichtigung der Einschubrichtung Klammerverlauf und Äquator angezeichnet werden.

28.10.2 Oberflächenkorrektur an der Keramik

Die Oberflächenbearbeitung von keramischen Verblendungen mit rotierenden Instrumenten kann während sämtlicher Phasen der Anprobe oder Fertigstellung durchgeführt werden. Solche Schleifkorrekturen dienen zur individuellen funktionellen und ästhetischen Anpassung der keramischen Verblendung an die Patientensituation. Hinsichtlich der Auswahl der Schleifkörper und deren Handhabung müssen einige Grundsätze berücksichtigt werden, die im Folgenden erläutert werden.

Misserfolge bei der Bearbeitung, wie Sprünge oder Abplatzungen der Keramik, können durch Überhitzung oder falsches Ansetzen der Schleifkörper entstehen. Jede mechanische Bearbeitung der Keramik führt zu einer Entfernung und Aufrauung der Oberfläche. Durch nochmaliges Sintern oder durch mechanisches Polieren kann die Oberfläche wieder verdichtet werden. Porenfreie und glatte Oberflächen sind besonders im marginalen Bereich zwecks Reduzierung der Plaqueakkumulation wichtig. Aufgeraute okklusale Kontaktpunkte aus Keramik würden die Gegenbezahnung, unabhängig davon, ob diese aus natürlichen Zähnen oder aus einem Restaurationsmaterial besteht, stärker abradieren und zu einer Schädigung der sich berührenden Funktionsflächen führen.

Deshalb ist es unbedingt notwendig, in den beschriebenen Bereichen einen Oberflächenglanz, d. h. eine polierte Oberfläche zu erreichen. Folgende Oberflächen müssen hochglanzpoliert werden:

- Bereiche in Gingivanähe
- okklusale Kontaktpunkte
- Interdentalbereiche
- basale Anteile von Brückenzwischengliedern

Im Folgenden werden die Arbeitsabläufe für eine mechanische Oberflächenbearbeitung von Keramik schrittweise beschrieben.

28.10.2.1 Bearbeitung von Funktionsflächen

Bearbeitung von Funktionsflächen im Frontzahnbereich

Dies betrifft die Führungsflächen (Frontzahnführung) an den Schneidekanten der Frontzähne. Es wird immer folgendermaßen vorgegangen:

- Konturierung mit Schleifkörpern
- Vorpolitur mit Silikongummierer
- Hochglanzpolitur mit einem Hochglanzpoliergummierer.

Die Form der Schneidekanten wird aufgrund funktioneller und ästhetischer Bedürfnisse festgelegt. Je älter ein Patient ist, umso stärker wird auch die Abrasion (Attrition) auf seinen Führungsflächen sein (Abb. 28-14 und 28-15). Im eugnathen Gebiss wird zuerst die Eckzahnspitze abradiert.

- Das Reduzieren der Schneidekanten erfolgt mit radförmigen Schleifkörpern. Es spielt keine Rolle, ob es sich um diamantierte oder gebundene Schleifsteine handelt. Der Schleifstein bietet grundsätzlich den Vorteil, in seiner Form individuell konturiert und somit seiner Funktion angepasst werden zu können (Abb. 28-16).
- Die Vorpolitur der aufgerauten Flächen erfolgt mit Silikonrvorpolierern (Universal Vorpolierer weiß, Busch, D-Engelskirchen). Diese Polierinstrumente sind rad-, linsen-, flammenförmig oder zugespitzt erhältlich. Je nach Form der zu polierenden Flächen wird die entsprechende Instrumentenform gewählt. Da diese Vorpolierer bei dem zu bearbeitenden Werkstück eine schnelle Temperaturentwicklung hervorrufen, ist es wichtig, sie mit niedrigen Tourenzahlen und geringem Druck einzusetzen. Ein falscher Gebrauch führt zu Sprüngen in der Keramik (Abb. 28-17 bis 28-20).

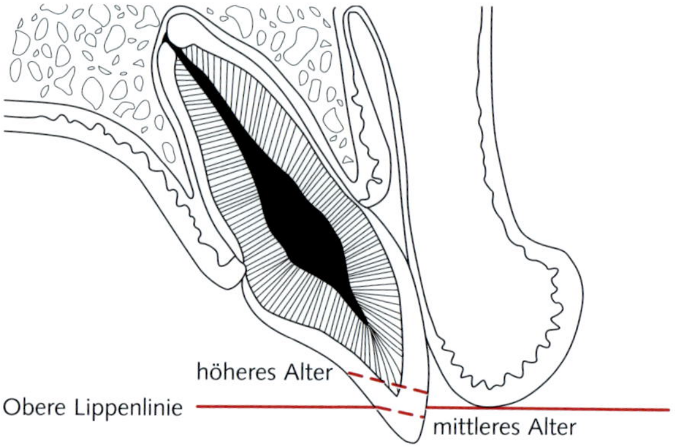

Abb. 28-14 Die Schneidekanten der Frontzähne sind je nach Beanspruchung schwächer oder stärker abradiert.

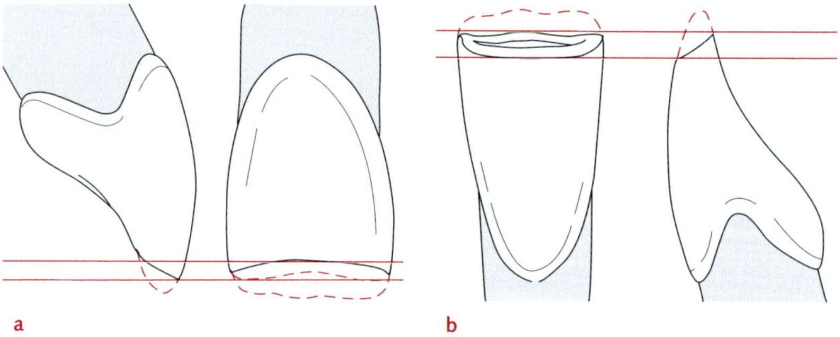

Abb. 28-15 Bei Korrekturen an den Schneidekanten ist darauf zu achten, dass diese der Funktion entsprechend angelegt und durchgeführt werden.

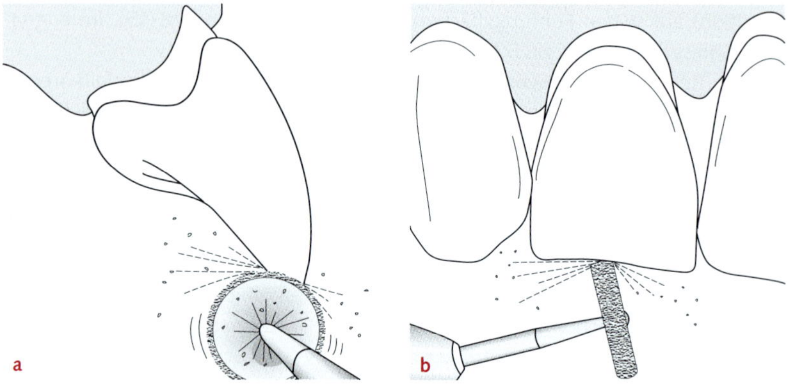

Abb. 28-16 Die Schleifkörper müssen in der Form so gewählt werden, dass sie in der Lage sind, die Schneidekanten so zu kürzen, als ob dies durch natürliche Funktion über Jahre geschehen wäre. Eine Diamant-Walze eignet sich besonders gut für diesen Zweck.

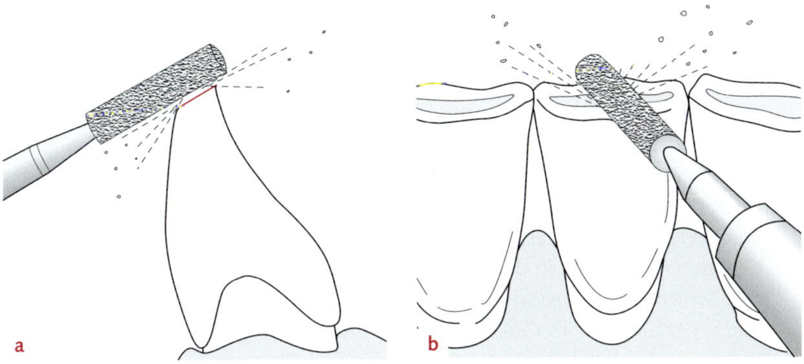

Abb. 28-17 Durch simulierte Abnutzungsflächen bei Unterkiefer-Frontzähnen werden natürlich wirkende Abrasionsflächen geschaffen. Diese sind für den Betrachter im Unterkiefer deutlicher als im Oberkiefer sichtbar. Oft entsteht so auch eine farbliche Individualisierung durch freiliegendes Dentin.

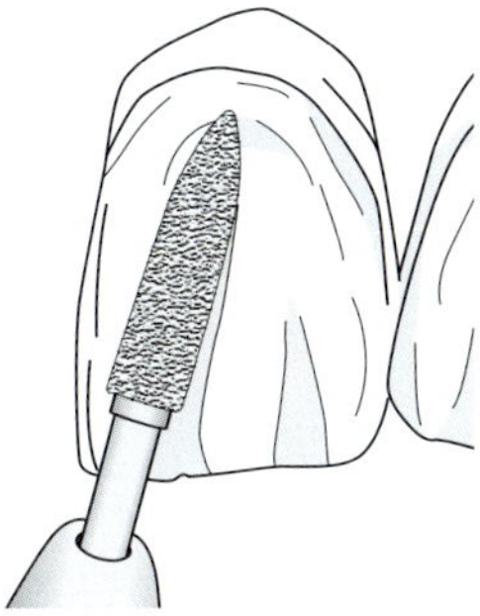

Abb. 28-18 Veränderungen an der Kontur und an der Oberflächenstruktur können gut mit einer Diamant-Flamme durchgeführt werden. Mit ihr lassen sich kleine Vertiefungen und Konkavitäten erzeugen. Die Flamme eignet sich darüber hinaus für Manipulationen im Interdentalbereich.

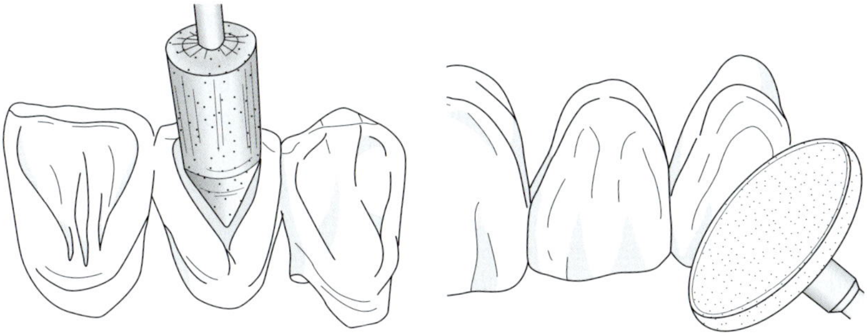

Abb. 28-19 und 28-20 Mit dem Silikongummierer lässt sich die bearbeitete und aufgeraute Oberfläche der Keramik glätten. Die Form des Silikongummierers kann mit Hilfe eines Steins verändert werden.

- Für die Hochglanzpolitur der Keramik wird ein diamantgefüllter Hochglanzpolierer (Polierrad grün/gelb, Busch) oder ein Filzrad mit feinem Bimsmehl verwendet. Die Form des Filzrads richtet sich nach der Form der zu polierenden Fläche. Der Hochglanzpolierer bewirkt einen sehr schnellen und gleichmäßigen Glanz. Die Politur wird mit wechselnder Polierrichtung zur Oberfläche durchgeführt. Die Abrasionsflächen müssen mit starkem Hochglanz versehen werden, um eine Schädigung der Gegenbezahnung gering zu halten (Abb. 28-21a).

Bearbeitung von Funktionsflächen im Seitenzahnbereich

Ziel ist es, zentrische Kontakte zu erhalten und diese als Abrasionen (Attritionen) darzustellen.

- Die okklusalen Schleifkorrekturen an der Kaufläche werden mit einem feinen Diamanten oder gebundenen Schleifsteinen durchgeführt. Form und Größe des Bohrers richtet sich nach der einzuschleifenden Fläche. Ist nur wenig Keramik abzutragen, z. B. am approximalen Kontaktpunkt, kann dies mit dem

Silikonpolierer (Universal Vorpolierer weiß, Busch) durchgeführt werden. Der Vorteil dieses Vorgehens besteht darin, dass der notwendige Vorpoliervorgang nach dem Einschleifen mit einem Diamanten entfällt und somit ebenfalls das Risiko, durch einen zusätzlichen Arbeitsgang zuviel Material zu entfernen. Ein solches in einem Arbeitsgang erfolgendes Abtragen und Vorpolieren kann auch mit einem Silikonpolierer (Spitzenform) z. B. an den Palatinalflächen der Oberkieferfrontzähne durchgeführt werden.

- Nach dem Vorpolieren mit dem Silikonpolierer werden Flächen mit einem diamantgefüllten Hochglanzpolierer (Polierrad grün/gelb, Busch) poliert. Sollten dennoch Porositäten in der Keramik vorhanden sein (z. B. durch eine ungünstige Schichtung), müssen diese mit niedrigschmelzender Keramik (Korrekturmasse) gefüllt und im Ofen gebrannt werden. Eine glattschmelzende Glasurmasse ist ebenfalls geeignet.

28.10.2.2 Bearbeitung aus ästhetischen Gesichtspunkten

Diejenigen Anteile der Verblendung, die nicht durch funktionell bedingte Kontakte oder Gleitwege definiert sind, werden nach ästhetischen Gesichtspunkten stärker oder schwächer bearbeitet. Die Zahnoberflächen sind je nach Alter und ihrer Beanspruchung unterschiedlich glatt und glänzend. Die Stellung und Morphologie der Zähne beeinflussen zusätzlich, wie stark ein Zahn der Funktion ausgesetzt ist. Der Oberflächenzustand reicht von stark gerillt (in der Jugend) bis glatt (im Alter). Im Lauf des Lebens verändert sich der Oberflächenglanz von matt (bei jugendlichen Menschen) bis stark glänzend (beim älteren Menschen).

Für die Auswahl der Bearbeitungsinstrumente muss das gewünschte Ziel festgelegt sein. Je nach Stärke und Art der Oberflächentextur werden Schleifinstrumente eingesetzt. Diamantschleifkörper können kugel-, kegel- oder flammenförmig, konisch und zugespitzt zum Einsatz kommen.

Die raue Keramikoberfläche wird mechanisch vorpoliert (Silikonpolierer) und anschließend mit einem Hochglanzpoliergummi oder mit einem Filzrad unter Verwendung von Diamantpaste oder feinem Bimsmehl hochglanzpoliert. Diese Vorgehensweise kann nur dann erfolgreich sein, wenn die Keramik in ihrer Struktur keine Porositäten aufweist. Sollten Porositäten in der Keramik vorhanden sein (z. B. durch eine ungünstige Schichtung), müssen diese mit niedrigschmelzender Keramik (Korrekturmasse) gefüllt und im Ofen gebrannt werden. Eine mattschmelzende Glasurmasse ist ebenfalls geeignet. Die Verblendungen erhalten mit dieser Technik einen natürlichen Glanz.

28.10.2.3 Reduzieren und Polieren

Folgende Instrumente werden für das Beschleifen, Vorpolieren und Hochglanzpolieren von Verblendkeramiken oder auch monolitischen Keramikrestaurationen für ein rationelles Vorgehen empfohlen (Abb. 28-21b):

- Reduzieren mit feinem Diamanten
  - Produkt: Brasseler (D-Lemgo), # 8867, 104 014
  - max. 25.000 U/min
- Reduzieren und Vorpolieren mit Silikonvorpolierer
  - Produkt: Universal Vorpolierer weiß, Busch, # 9702G/145
  - max. 10.000 U/min, opt. 5.000–6.000 U/min
- Hochglanz mit diamantgefüllten Hochglanzpolierer
  - Produkt: Polierrad grün/gelb; Busch, # 9962/110
  - max. 20.000 U/min, opt. 5.000–6.000 U/min

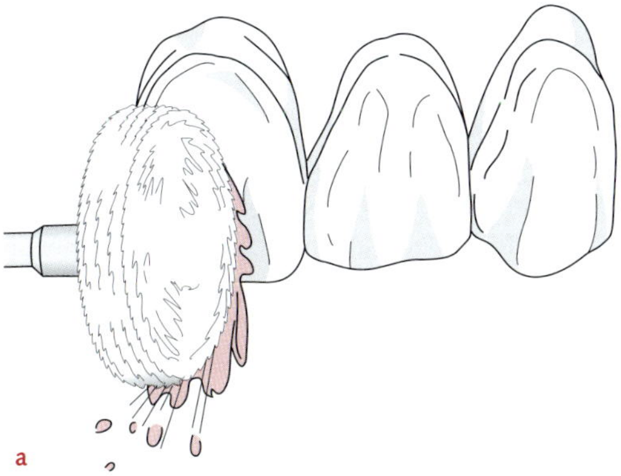

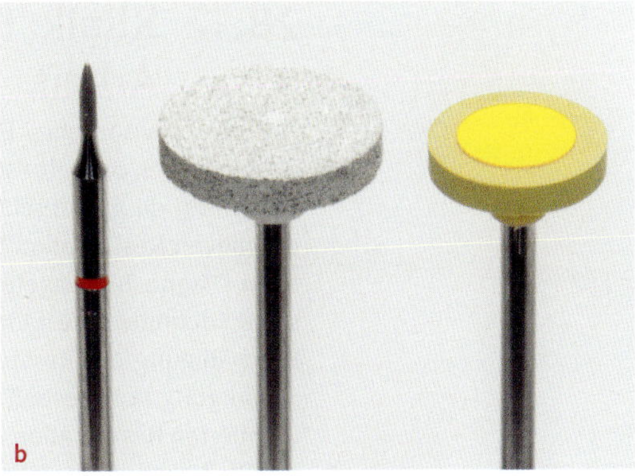

Abb. 28-21 **a** Mit einem Filzrad und feiner Diamantpaste kann die vorpolierte Oberfläche hochglanzpoliert werden. Für Interdentalbereiche empfiehlt sich eine Linsenform, weil damit ein besserer Zugang ermöglicht wird. **b** Auf die Keramik abgestimmte rotierende Instrumente für das Handstück, v. l.: feiner Diamant, Silikonpolierer, Hochglanzpolierer.

Beim Einsatz von Instrumenten während der Anprobe am Behandlungsstuhl werden gesonderte Instrumentensets, entsprechend den Anforderungen der Hygienerichtlinien, verwendet. Die unterschiedlichen Polierräder und Walzen dürfen keine Schraube im Mandrell aufweisen, sondern müssen direkt montiert sein (Abb. 28-21b).

28.11 Labor/Klinik: Fertigstellung und Anprobe der Arbeit

Alle im Zuge der Rohbrandanprobe angegebenen Korrekturen werden vom Zahntechniker ausgeführt. Der festsitzende Zahnersatz gelangt in hochglanzpoliertem Zustand auf einem sauberen Arbeitsmodell zum Zahnarzt. Dieser kontrolliert vor dem Zementieren:

- Approximalkontaktpunkte (in Metall oder Keramik)
- Retentions- und Widerstandsform auf Einzelstümpfen
- schaukelfreier Sitz
- Passgenauigkeit insgesamt
- Auflage der Brückenzwischenglieder
- statische Okklusion
- dynamische Okklusion

Bei metall- und vollkeramischen Kronen und Brücken zusätzlich:

- Übergang Gerüst-Verblendung
- Politur des Metalls bzw. keramischen Gerüstmaterials
- Glasur der Keramikschulter
- Glasur des Zwischenglieds von basal
- interdentale Glasur
- vestibuläre Flächen der Verblendung bezüglich Zahnform, Oberflächenstruktur (Textur), Farbgebung und spezieller Effekte

28.12 Klinik: Eingliederung der festsitzenden Arbeit

Auf ein provisorisches Einsetzen der definitiven Restauration zum Probetragen (sogenanntes probatorisches Tragen; *Marxkors* 2007) wird heute in aller Regel verzichtet, da gewünschte Änderungen in Okklusion, Ästhetik und Phonetik der definitiven Restauration bereits mit Hilfe der Provisorien im Sinne einer exspektativen Diagnostik ausgetestet werden (vgl. Kap. 18). Denn ein provisorisches Einsetzen definitiver Restaurationen beinhaltet bedeutsame Risiken, wie Verlust oder Beschädigung der Restauration bei vom Patienten unbemerkter Lösung oder die Schädigung von Restauration und Pfeilerzahn bei Abnahme der provisorisch zementierten Restauration insbesondere bei guter Retentions- und Widerstandsform der Pfeilerzahnpräparation. Gelingt dem Behandler die Abnahme der provisorisch eingesetzten Restauration aber nicht und wird diese dann mit dem provisorischen Zement eingesetzt belassen, führt das langfristig zur Undichtigkeit in der Zementierungsfuge, was ein hohes Risiko der Sekundärkariesbildung zur Folge hat.

Das Zementieren von festsitzendem Zahnersatz kann mit verschiedenen Befestigungsmitteln erfolgen. Zuvor sollten Schlussröntgenbilder der restaurierten Zähne (Kronenrandpassung, Beurteilung der periapikalen Verhältnisse) erstellt werden. Bis heute haben sich drei Arten von Befestigungsmitteln bewährt:

- Zinkoxid-Phosphat-Zement (z. B. Hoffmann's Cement schnellhärtend, Hoffmann Dental Manufaktur, D-Berlin, oder Harvard Cement schnellhärtend, Harvard Dental International, D-Hoppegarten)
- Glasionomerzement (z. B. Ketac-Cem Aplicap und Maxicap, 3M)
- adhäsive Befestigungssysteme (Kunststoffkleber in Kombination mit Dentinadhäsiven) (z. B. Panavia V5 mit dem Tooth Primer, Kuraray, J-Osaka)

Glasionomerzemente liegen heute in Kapselform für die automatische Anmischung vor, wodurch die früher bestehende Dosierungsproblematik der Glasionomerzemente gelöst ist und sie eine den Phosphat-Zementen vergleichbare klinische Zementfilmstärke und Pulpaverträglichkeit aufweisen (*Kern* et al. 1994 und 1996). Aufgrund der vorteilhaften klinischen Handhabung der Glasionomerzemente in Kapselform und ihrer adhäsiven Eigenschaften zu den Zahnhartsubstanzen stellen sie inzwischen unser Standardzementierungsmedium dar.

Vor jeder Zementierung müssen Restauration und Zahnstumpf adäquat gereinigt werden, um eine ausreichende Zementretention sicherzustellen. Restaurationen mit Metallgerüst und Zirkonoxidkeramikrestaurationen sollten an ihren Innenflächen mit 50 µm Aluminiumoxid abgestrahlt werden, um die Oberfläche zu reinigen und Mikrorauigkeiten zu erzeugen. Strahlmittelreste werden durch Einlegen in 99%igen Isopropanol, vorzugsweise in Ultraschall, entfernt. Der Strahldruck sollte für Metallrestaurationen 2,5 bar betragen, während er für Zirkonoxidkeramikrestaurationen auf 1 bar reduziert wird. Kronen aus Lithiumdisilikatkeramik werden nicht abgestrahlt, sollten aber auch vor einer konventionellen Zementierung für 20 Sekunden mit Flusssäure angeätzt werden, um die Zementretention zu erhöhen (vgl. Kap. 29.3.3).

Der Zahnstumpf sollte mit rotierendem Gummikelch und einem feinen Bimssteinbrei gereinigt werden, um Reste des provisorischen Zements oder andere Verunreinigungen zu entfernen. Die Reinigung mit Bimssteinbrei erwies sich als deutlich effektiver als die Reinigung mittels Sonde oder Wattepellets und Chlorhexidinlösung (*Grasso* et al. 2002).

Die Reinigung von Zahnstumpf und Restauration ist ganz besonders wichtig, wenn vor dem Einzementieren eine Passungskontrolle mit einem Fließsilikon wie z. B. Fit-Checker (GC, D-Hofheim) durchgeführt wurde, weil ansonsten der Verbund aufgrund eines verbleibenden Silikonölfilms auf Restauration und Pfeilerzahn stark reduziert ist (*Millstein* et al. 1989).

Adhäsive Befestigungssysteme auf der Basis von Kompositkunststoffen haben in den letzten Jahren vor allem im Bereich vollkeramischer Kronen und Brücken deutlich an Bedeutung gewonnen (*Kern* et al. 2018). Aufgrund ihrer guten Transluszenz werden mit ihnen opake Zementierungsfugen und eine negative ästhetische Beeinflussung vollkeramischer Kronen vermieden (im Gegensatz zu den opaken konventionellen Zementen).

Bewährte adhäsive Systeme bestehen aus einem Dentin-Haftvermittler und dazu passenden Befestigungskunststoff und können bei richtiger Anwendung eine bessere Abdichtung des Dentins erzielen als konventionelle Zemente (*Gu* et al. 2003). Sogenannte selbstadhäsive Kompositkleber (ohne Dentin-Haftvermittler) hingegen sind deutlich unterlegen (*Yang* et al. 2006, *Brunzel* et al. 2010) und werden daher nicht empfohlen. Da der Klebeverbund zu Dentin – im Gegensatz zum Verbund zu Schmelz – aber langfristig nicht stabil ist (*Cardoso* et al. 2009), müssen auch bei adhäsiver Befestigung die Pfeilerzahnpräparationen eine ausreichende Retentions- und Widerstandsform aufweisen (vgl. Kap. 20). Zusätzlich müssen die inneren Retentionsflächen der Restaurationen in Abhängigkeit von ihrem Material und dem verwendeten Adhäsivsystem für einen guten Klebeverbund speziell konditioniert werden (siehe Kap. 28).

Die adhäsive Befestigung von Kronen und Brücken ist mit erheblichem Mehraufwand verbunden und sollte nur dann erwogen werden, wenn nach der Dentinkonditionierung eine Kontamination der Pfeilerzähne sicher vermieden werden kann, was bei subgingivalen Präparationen und in posterioren Kieferbereichen problematisch sein kann. Mit der Ausnahme der Befestigung von weniger belastbaren Silikatkeramiken (Biegefestigkeit <300 MPa), die eine adhäsive Befestigung erfordern (*Kern* et al. 20180), gibt es bisher keine Evidenz klinischer Langzeitstudien, dass die Art der Befestigung von Kronen und Brücken mit konventioneller Pfeilerzahnpräparation einen Einfluss auf die klinische Bewährung der Restaurationen hat. So bewährten sich in einer klinischen Studie mit vollkeramischen Brücken aus Lithiumdisilikatkeramik (e-max press, Ivoclar Vivadent, FL-Schaan) die Restaurationen unabhängig von der Zementierungsart (adhäsiv oder mit Glasionomerzement) mit einer 10-Jahresüberlebensrate von 87,9 % gleichermaßen gut (*Kern* et al. 2012). Ebenfalls vergleichbar gute Ergebnisse wurden bei konventionell zementierten Zirkonoxidkeramikbrücken erzielt.

Zur Befestigung von Kronen und Brücken mit konventioneller Pfeilerzahnpräparation können daher adhäsive Systeme heute empfohlen werden, wenn die Abwägung der spezifischen Vor- und Nachteile in dem individuellen Behandlungsfall positiv ausfällt.

Instrumentarium zum Zementieren (**Zinkoxid-Phosphat-Zement**):

1. Glasplatte, gekühlt, mit Isopropanol (99 %) abgewischt
2. Zementspatel (Metall oder Kunststoff)
3. Zement (Pulver und Flüssigkeit)
4. gerade Sonde, PA-Sonde, Furkationssonde, Pinzette, Spiegel, Universalkürette
5. Speichelsauger
6. normale Watterollen, Parotiswatterollen, Dry-Tips
7. Retraktionsfäden bei nach epi- und subgingival reichenden Restaurationen

8. Kronenandrücker, evtl. Holzstäbchen
9. Zahnseide, Superfloss (Ubert, D-Berlin)
10. evtl. Lokalanästhesie
11. Okklusionspapier, Shimstock-Folie
12. Wattepellets oder Sugis (Kettenbach, D-Eschenburg)
13. Bimsstein, fein (autoklaviert), angerührt mit Kochsalzlösung
14. Einmalpinsel
15. Chlorhexidindigluconat-Lösung 0,2 %
16. Isopropanol (99 %)

Bei Verwendung von **Glasionomerzement:** Anstelle von Glasplatte und Zementspatel Anmischgerät und Applikationspistole. Glasionomerzemente sollten in Kapselform angewendet werden, da sie sehr empfindlich auf Fehler im Anmischungsverhältnis reagieren.

28.12.1 Vorgehen beim Zementieren mit Zinkoxid-Phosphat-Zement

Vorbemerkung: Die Retentionswirkung von Zinkoxid-Phosphat-Zement entsteht durch seine mikroretentiven Eigenschaften, die nach der Aushärtung des Zements im Bereich der von ihm benetzten Oberflächen zustande kommt. Die Klebekraft von Zinkoxid-Phosphat-Zement ist im ausgehärteten Zustand minimal.

1. Abstrahlen der Restaurationsinnenseiten mit Edelkorund (Aluminiumoxid) (Korngröße 50 µm). Dabei muss die Verblendkeramik mit dem Finger geschützt werden.
2. Reinigen von Stumpf (feiner Bimsstein) und Krone (Isopropanol 99 %)
3. Sensibilitätskontrolle der Pfeilerzähne
4. Bei empfindlichen Zahnstümpfen Lokalanästhesie, bei sehr viel Speichel 30–60 Minuten vor Einzementieren Gabe von 0,5 mg (= 0,005 g) Atropinsulfat (Dysurgal 0,5 mg Tabletten, Maxmedic, D-Gräfelfing) (Packungsbeilage beachten!)
5. Relative Trockenlegung des intraoralen Arbeitsfelds mit Watterollen, Speichelsauger, Dry-Tips, evtl. Retraktionsfäden legen (nicht stopfen!)
6. Trocknen der Zähne mit Wattepellets oder speziellen, nicht fusselnden Saugtupfern (Sugi, Kettenbach, D-Eschenburg). Keine Austrocknung der Zähne mit Luftbläser provozieren!
7. Anmischen des Zements: auf kühler Glasplatte für die erste einzuzementierende Einheit 5 Tropfen Flüssigkeit, für jede weitere Einheit zusätzlich 2 Tropfen; Pulver in 3 mm breite kleine Häufchen teilen; zuerst sehr wenig Pulver in die Flüssigkeit schieben (leicht milchige Farbe) und 20 Sekunden lang großflächig mit ihr vermischen („slacken"); 1 Minute warten zur Neutralisierung der Säure; dann weitere Pulverhäufchen mit großflächigen Spatelbewegungen dazumischen, bis der Zement eine sahnig-tropfende Konsistenz aufweist, fadenförmig vom Spatel auf die Platte läuft und sich mit der zurückgebliebenen Zementmasse gerade noch vereinigt (Spatelprobe).
8. Innenseiten der trockenen und sauberen Krone dünn mit Zement ausstreichen (Pinsel benutzen); unbedingt darauf achten, dass auch im Bereich der Hohlkehle oder Stufe Zement vorhanden ist.
9. Krone auf Stumpf bringen und mit allmählich steigendem manuellem Druck in Endposition drücken (Überprüfen mit feiner Furkationssonde an gut zugäng-

licher Stelle); für ca. 10 Sekunden mit dem Kronenandrücker stark anpressen. Bei Restaurationen im Seitenzahnbereich Patient fest auf Watterollen beißen lassen.

10. Kontrolle der Zementierung durch Zubeißen lassen und Shimstock-Folie, Eck- und Seitenzahnbereich: einfache Folie muss halten; Inzisivi: doppelte Folie muss halten, einfache darf gerade nicht halten. Im Seitenzahnbereich beißt der Patient anschließend bis zum vollständigen Abbinden des Zements beidseits auf Watterollen oder Holzstäbchen; Frontzahnrekonstruktionen werden bis zur Aushärtung durch den Behandler mit axialem Druck festgehalten. Der Zement ist ausgehärtet, wenn der auf der Glasplatte befindliche übrige Zement nicht mehr plastisch ist, d. h., wenn er trocken bricht.

28.12.2 Vorgehen beim Zementieren mit Glasionomerzement (GIZ)

Bei Verwendung von in Kapselform vorliegendem Glasionomerzementen sollten die Kapseln im Kühlschrank gelagert und erst direkt vor dem Anmischen entnommen werden. Dadurch verlängert sich die klinische Verarbeitungszeit des Zements deutlich. Im Gegensatz zum Zinkoxid-Phosphat-Zement besitzt der GIZ *adhäsive* Eigenschaften zu Schmelz, Dentin und Metallen. Diese werden durch die Polyelektrolyte der Flüssigkeit (Polycarbonsäure/Polyacrylsäure) vermittelt. Dabei ist die Dentinhaftung nur halb so groß wie die Schmelzhaftung und abhängig von der Dentinkonditionierung. Die Schmelzhaftung entspricht wiederum 1/3 der Haftung bei der Säureätztechnik. Zur Verbesserung der Haftung des Glasionomerzements kann die Stumpfoberfläche zusätzlich zur Reinigung mit Bimssteinbrei mit 10–25%iger Polyacrylsäure für 10 bis 20 Sekunden konditioniert werden.

Ansonsten wird bei der Zementierung mit GIZ gleich vorgegangen wie bei der Zementierung mit Zinkoxid-Phosphat-Zement. Wir empfehlen die Verwendung von Kapselsystemen, weil dadurch eine optimale Durchmischung des Glasionomerzements gewährleistet ist und Dosierungsfehler, auf die Glasionomerzement sehr empfindlich reagiert, ausgeschlossen sind. Die Entfernung der Zementreste nach Eingliederung der Arbeit gestaltet sich aufgrund der Adhäsionseigenschaften oft schwieriger als beim Zinkoxid-Phosphat-Zement; deshalb ist eine „doppelte" Zementkontrolle ratsam. Die Glasionomerzemente Ketac-Cem Aplicap und Maxicap (3M, D-Seefeld) sind röntgenopak, so dass bei Verwendung dieser in Kapselform vorliegenden Glasionomerzemente die Zementreste auch in Kontrollröntgenbildern sichtbar sind!

28.12.3 Vorgehen bei adhäsiver Befestigung

Bei Verwendung adhäsiver Befestigungssysteme sollten immer Retraktionsfäden gelegt werden. Damit wird verhindert, dass Sulkusflüssigkeit die Präparationsgrenze kontaminiert und dass Dentinadhäsiv und Kleberreste unbemerkt in den ungeschützten Sulkus gelangen. Kleberreste sind aufgrund ihres transparenten und zahnfarbenen Aussehens deutlich schwerer erkennbar als Reste konventioneller Zemente.

Die Pfeilerzähne und Kroneninnenwände werden nach ihrer Reinigung entsprechend den Herstellerangaben systemspezifisch konditioniert (vgl. Kap. 29.3), wobei auto- oder dualpolymerisierende Dentin-Haftvermittler verwendet werden

Tab. 28-1 Behandlungsablauf am Beispiel von verblendeten Kronen und Brücken (Keramik, Kunststoff).

Klinik	Labor
Anamnese, Befundaufnahme, Panoramaschichtaufnahme, Zahnfilm-Status, Situationsabformung, Gesichtsbogenübertragung, Kieferrelationsbestimmung,	
	Herstellung von Studienmodellen, schädelbezügliche Montage der Modelle im Artikulator
Modellanalyse im Artikulator und im Parallelometer, *Diagnose, Planung*	
Hygienephase, präprothetische Vorbehandlung, Reevaluation der Vorbehandlung	
	diagnostische Präparation, evtl. diagnostisches Wax-up, Set-up, Herstellung individueller Löffel; additives Wax-up und Anfertigen von Schalenprovisorien (oder Übernahme vorhandener Langzeitprovisorien)
Prothetische Phase: Farbauswahl, Präparation (oder, wenn Langzeitprovisorien inkorporiert waren: Nachfinieren), Legen von Retraktionsfäden, definitive Abformung, Retraktionsfadenkontrolle, Unterfütterung und Eingliederung der Provisorien	
	Herstellung des Arbeitsmodells
Gesichtsbogenübertragung, Kieferrelationsbestimmung	
	Modellmontage im Artikulator, volles Wax-up auf Arbeitsmodell für Gerüstgestaltung, Modellation des Gerüstes in Wachs, Einbetten, Gießen, Ausarbeiten
Gerüsteinprobe	
	Verblendung
(Keramik: Rohbrandanprobe)	
	Endpolitur der Keramik und des Metalls
Anprobe der fertigen Arbeit, Schlussröntgenbilder, Eingliederung der Arbeit	
Kontrolle	
Nachsorgeintervall festlegen	

sollten (z. B. Tooth oder ED-Primer; beide Kuraray, J-Osaka oder Multilink Primer A und B, Ivoclar-Vivadent, FL-Schaan). Da häufig die Anwendung von Kofferdam nicht möglich ist, muss die Assistenz während der Konditionierung eine Kontamination der Pfeilerzähne durch Abhalten und Absaugen verhindern. Kommt es trotzdem zu einer Kontamination, müssen die Pfeilerzahnstümpfe erneut gereinigt und konditioniert werden.

Danach wird der ebenfalls auto- oder dualpolymerisierende Kleber nach Herstellerangaben angemischt und mit einem Einmalpinsel in dünner Schicht auf die Kroneninnenwände aufgetragen. Da die Polymerisation vieler Kleber stark sauerstoffinhibiert ist (z. B. Panavia 21, Kuraray, J-Osaka), dürfen die Kronen nicht mit dem Kleber vollgefüllt werden: Dies könnte eine verfrühte Aushärtung des Klebers zur Folge haben und die Restauration ließe sich nicht mehr vollständig in ihre richtige Position bringen.

Nachdem die Restauration eingesetzt wurde, müssen bei autopolymerisierenden Klebern (z. B. Panavia 21) die noch flüssigen Überschüsse zügig und gründlich mit Schaumstoffpellets, Einmalpinseln und Zahnseide entfernt werden, während die Restauration vom Behandler fixiert wird. Bei dualpolymerisierenden Klebern (z. B. Multilink Automix, Ivoclar-Vivadent, FL-Schaan; Panavia V5, Kuraray, J-Osaka) können die Überschüsse auch mittels Polymerisationslampe kurz angehärtet werden und dann in einem leicht elastischen Zustand mit Sonde oder Kürette in größeren Stücken entfernt werden. Nach Entfernung aller Überschüsse wird ein Sauerstoffschutzgel (z. B. Oxyguard II, Kuraray, J-Osaka oder LiquidStrip, Ivoclar-Vivadent, FL-Schaan) auf die Klebefuge aufgetragen und die vollständige Aushärtung abgewartet (ggf. zusätzliche Lichtpolymerisation der Klebefuge bei dualpolymerisierenden Klebern). Danach wird das Sauerstoffschutzgel mit Hilfe von Wasserspray abgespült.

Weiteres Vorgehen:

1. Retraktionsfäden und Zementüberschüsse restlos entfernen (Sonde; mit einem Knoten versehene Zahnseide oder mit Superfloss)
2. Kontrolle der statischen und dynamischen Okklusion (Okklusionsfolie; Shimstock-Folie)
3. Mundhygienereinstruktion
4. Nachsorge:
   - am nächsten Tag: Zementkontrolle, Plaquekontrolle, Kontrolle der statischen und dynamischen Okklusion
   - weitere Nachsorge-Intervalle je nach Mitarbeit des Patienten zwischen 3 und 6 Monaten festlegen

Ein Beispiel für den Behandlungsablauf (bei verblendeten Kronen und Brücken) ist in Tabelle 28-1 zusammengefasst.

Literatur

BZÄK & KZBV (Bundeszahnärztekammer & Kassenzahnärztliche Bundesvereinigung) (Hrsg.): Informationen über zahnärztliche Arzneimittel (IZA). Auflage 1/2019, BZÄK und KZBV. Berlin 2019.

Brunzel S., Yang B., Wolfart S., Kern M.: Tensile bond strength of a so-called self-adhesive resin to dentin. J Adhes Dent 2010;12:143-150.

Fradeani M., D'Amelio M., Redemagni M., Corrado M.: Five-year follow-up with Procera all-ceramic crowns. Quintessence Int 2005;36:105-113.

Ghazal M., Ludwig K., Kern M.: Evaluation of vertical accuracy of interocclusal recording materials. Quintessence Int 2008a;39:727-732.

Ghazal M., Albashaireh Z.S., Kern M.: The ability of different materials to reproduce accurate records of interocclusal relationships in the vertical dimension. J Oral Rehabil 2008b; 35:816-820.

Grasso C.A., Caluori D.M., Goldstein G.R., Hittelman E.: In vivo evaluation of three cleansing techniques for prepared abutment teeth. J Prosthet Dent 2002;88:437-441.

Gu X.-H., Kern M.: Marginal discrepancies and leakage of all-ceramic crowns: Influence of luting agents and aging conditions. Int J Prosthodont 2003;16:109-116.

Hein S., Tapia J., Bazos P.: eLABor_aid: a new approach to digital shade management. Int J Esthet Dent 2017;12:186-202.

Kern M.: Misserfolge vermeiden – adäquate Retentions- und Widerstandsform von Brückenpfeilern. Quintessenz 2011;62:1017-1023.

Kern M., Schaller H.-G., Strub J.R.: Marginal fit of restorations before and after cementation in vivo. Int J Prosthodont 1993;6:585-591.

Kern M., Kleimeier B., Schaller H.-G., Strub J.R.: Clinical comparison of post-operative sensitivity for a glass ionomer and a zinc phosphate luting cement. J Prosthet Dent 1996; 75:159-162.

Kern M., Sasse M., Wolfart S.: Ten-year outcome of three-unit fixed dental prostheses made from monolithic lithium disilicate ceramic. J Am Dent Assoc 2012;143:234-240.

Kern M., Beuer F., Frankenberger R., Kohal R.J., Kunzelmann K.H., Mehl A., Pospiech P., Reiss B.: Vollkeramik auf einen Blick. Überarbeitete 6. Aufl. Arbeitsgemeinschaft für Keramik in der Zahnheilkunde e.V., Ettlingen 2018.

Kois J.C.: The restorative-periodontal interface: Biological parameters. Periodontol 2000 1996;11:29-38.

Kopp F.R., Belser U.C.: Ästhetik-Checkliste für den festsitzenden Zahnersatz. In: Schärer P., Rinn L., Kopp F.R. (Hrsg.): Ästhetische Richtlinien für die rekonstruktive Zahnheilkunde. Quintessenz, Berlin, 1980:187-204.

Marxkors R.: Lehrbuch der zahnärztlichen Prothetik. 4. Aufl. Deutscher Ärzte Verlag, Köln 2007.

Millstein P.L., Ho J.C., Naim W., Nathanson D.: Effect of a silicone fit-indicator on crown retention in vitro. J Prosthet Dent 1989;62:510-511.

Olsson M., Lindhe J., Marinello C.P.: On the relationship between crown form and clinical features of the gingiva in adolescents. J Clin Periodontol 1993;20:570-577.

Passia N., Schmidt M., Kern M.: Divergierende Pfeilerzahnachsen bei einer Brücke – Problemlösung durch rotierenden Einschub. Quintessenz 2020;71:636-642.

Seefeld F., Wenz H.J., Ludwig K., Kern M.: Resistance to fracture and structural characteristics of different fiber reinforced post systems. Dent Mater 2007;23:265-271.

Tarnow D.P., Magner A.W., Fletscher P.: The effect of the distance from the contact point to the crest of bone on the presence or absence of the interproximal dental papilla. J Periodontal 1992;63:995-996.

Trier A.C., Parker M.H., Cameron S.M., Brousseau J.S.: Evaluation of resistance form of dislodged crowns and retainers. J Prosthet Dent 1998;80:405-409.

Wolfart S., Wegner S.M., Kern M.: Comparison of using calcium hydroxide or a dentine primer for reducing dentinal pain following crown preparation: A randomized clinical trial with an observation time up to 30 months. J Oral Rehabil 2004;31:344-350.

Yang B., Ludwig K., Adelung R., Kern M.: Micro-tensile bond strength of three luting resins to human regional dentin. Dent Mater 2006;22:45-56.

29 Einführung in die Adhäsivprothetik

29.1 Definition

Bis Anfang der neunziger Jahre des letzten Jahrhunderts verstand man unter Adhäsivprothetik ein noninvasives (d. h. keine oder nur minimale Präparation der Pfeilerzähne) prothetisches Prozedere, bei welchem eines oder mehrere Halteelemente aus Metall mittels eines Adhäsivs (spezifischer Zementierungskunststoff) an (weitgehend) karies- und füllungsfreien Pfeilerzähnen am Schmelz befestigt wurden (*Marinello* et al. 1991). Der auf diese Weise adhäsiv befestigte Zahnersatz konnte festsitzend oder kombiniert festsitzend-abnehmbar sein.

Dementsprechend ließen sich in der „klassischen" Adhäsivprothetik zwei Konstruktionsarten unterscheiden:

- Adhäsivbrücken zur Versorgung von Schaltlücken im Front- und Seitenzahnbereich (Abb. 29-1 bis 29-4)
- extrakoronale Adhäsivattachments für eine Verankerung von abnehmbarem Zahnersatz

Darüber hinaus gab es spezielle Anwendungen, wie z. B. parodontale Adhäsivschienungen oder Aufbauten von Führungsflächen an Eckzähnen oder von Kauflächen, die früher ebenfalls in erster Linie aus Metall waren, heute aber in der Regel aus zahnfarbenen Materialien hergestellt werden.

In einer Erweiterung der früheren, auf die Verklebung von Metall und Schmelz beschränkten Definition von Adhäsivprothetik kann man heute jede Art von adhäsiv befestigtem Zahnersatz auch als adhäsivprothetischen Zahnersatz bezeichnen,

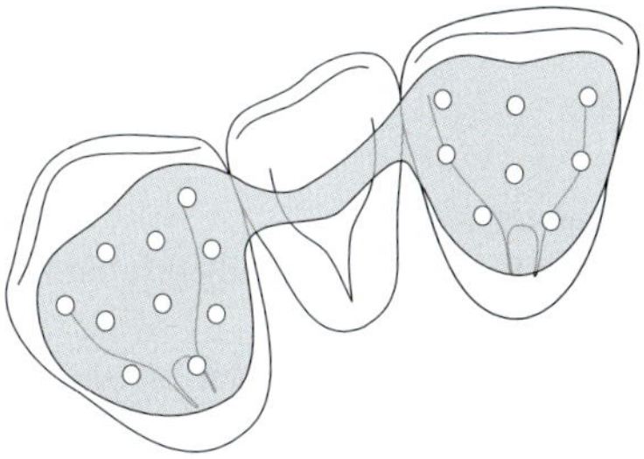

Abb. 29-1 Palatinalansicht einer Adhäsivbrücke zum Ersatz eines oberen lateralen Schneidezahns. Die in den Klebeflügeln angelegten konischen Löcher dienten der Retention des Befestigungskunststoffs am Metall (makromechanische Verankerung, heute überholt).

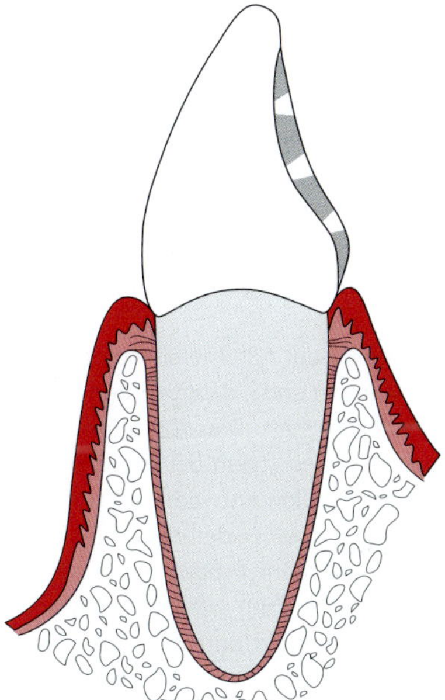

Abb. 29-2 Sagittalschnitt durch den Pfeilerzahn einer Adhäsivbrücke und seinen Klebeflügel. Beachte den nach außen divergierenden Verlauf der Retentionsbohrungen!

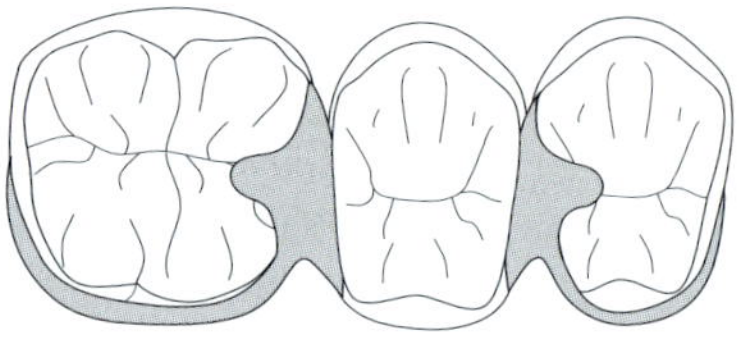

Abb. 29-3 Okklusalansicht einer Seitenzahn-Adhäsivbrücke. Um diesen Gerüstverlauf zu ermöglichen, werden leichte Schmelzpräparationen ausgeführt.

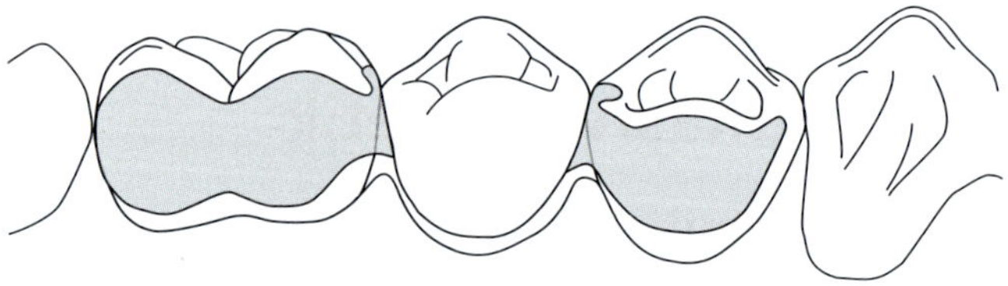

Abb. 29-4 Lingualansicht einer Seitenzahn-Adhäsivbrücke.

wobei dann Keramik, Kompositkunststoffe und Dentin als zusätzliche Klebesubstrate in Frage kommen. Restaurationen wie vollkeramische Veneers (Verblendschalen), Veneerkronen, palatinale Führungsflächen oder Kauflächen (okklusale Veneers) für abradierte Seitenzähne sind ohne Adhäsivtechnik entweder nicht möglich oder sie sind ohne Adhäsivtechnik mit erheblich höheren Misserfolgsraten behaftet wie z. B. bei vollkeramischen Inlays oder Teilkronen.

Die Vorteile der adhäsiven Befestigung sind:

- substanzschonendes Vorgehen, da häufig nicht retentiv präpariert werden muss
- verbesserte Ästhetik, da aufgrund der Verklebung zahnfarbene Materialien ohne Metallgerüst in dünnen Schichtstärken zur Anwendung kommen können
- Stabilisierung der Restzahnsubstanz durch den innigen Verbund zwischen Restauration und verbliebener Zahnhartsubstanz, z. B. bei Inlays, Teilkronen oder Stiftaufbauten
- Aufgrund der durch die Klebung spaltfreien Abdichtung der Restaurationsränder erhofft man sich eine verringerte Inzidenz von Sekundärkaries. Der wissenschaftliche Beweis hierfür steht allerdings bei Präparationsgrenzen im Dentin noch aus.

Die Nachteile der adhäsiven Befestigung sind:

- erhöhter Behandlungsaufwand
- erhöhte Fehleranfälligkeit der technik-sensitiven Methode
- eingeschränkte klinische Indikation, da eine sichere Trockenlegung erforderlich ist
- Für neu entwickelte Materialien und Methoden steht häufig noch der wissenschaftliche Nachweis ihrer Langzeitbewährung aus.

Im Bereich der Adhäsivtechnologie fanden in den letzten Jahren vielfältige Neuentwicklungen und – damit verbunden – schnelle Produktwechsel bei vielen dentalen Herstellern statt. Dies führte und führt auch weiterhin dazu, dass die Ergebnisse vieler Studien schon bei ihrem Erscheinen nicht mehr aktuell sind, da die evaluierten Produkte entweder nicht mehr oder nicht mehr in der untersuchten Form verfügbar sind. Leider erwiesen sich wiederholt neue, von den jeweiligen Firmen stark beworbene Produkte und Methoden innerhalb weniger Jahre als untauglich und wurden dann wieder vom Markt genommen. Leidtragende solcher „Flops" waren Patienten und Behandler gleichermaßen. Da inzwischen für alle restaurativen Materialien bewährte Klebeverbundsysteme existieren, deren dauerhafte Wirksamkeit durch unabhängige wissenschaftliche Studien nachgewiesen wurde, wird empfohlen, bei grundlegenden Neuentwicklungen im Bereich der adhäsiven Befestigungsmethoden solange mit der Einführung in die eigene Behandlung zu warten, bis positive unabhängige wissenschaftliche Daten hierzu vorliegen.

Im folgenden Kapitel wird vor allem auf minimalinvasive Restaurationen eingegangen, die eine adhäsive Befestigung im Zahnschmelz erfordern, da sie keine ausreichende mechanische Retention für eine konventionelle Befestigung aufweisen. Dies trifft gleichermaßen auf Adhäsivbrücken und -attachments sowie auf vollkeramische Veneers und Kauflächen zu. Die Adhäsivattachments als teilprothetische Verankerungselemente werden im Rahmen der Geschiebeprothetik (Kap. 35.6) abgehandelt. Bezüglich des Klebeverbunds zu Dentin wird auf die Lehrbücher der konservierenden Zahnheilkunde verwiesen. Die adhäsive Befestigung konventioneller im Dentin verankerter prothetischer Restaurationen wird in den entsprechenden Kapiteln abgehandelt.

29.2 Geschichte der Adhäsivprothetik

Die Adhäsivprothetik basiert auf der erstmals von *Buonocuore* (1955) dargestellten Möglichkeit, die Haftung von Kunststoff (damals von Acrylaten) an Zähnen mit Hilfe des Anätzens von Zahnschmelz zu erreichen (Säureätztechnik, SÄT) – ein Prinzip, das zunächst in der Zahnerhaltung und Kieferorthopädie (Klebung von Brackets) sowie zur Schienung von Zähnen verwendet wurde. In den 1970er Jahren wurden auf diese Weise erstmals künstliche Zähne mittels SÄT und den nun vorhandenen Kompositkunststoffen an angrenzenden Pfeilerzähnen befestigt (*Ibsen* 1973). Aufgrund des Fehlens einer gegossenen Metallsubstruktur war der Langzeiterfolg einer solchen Versorgung aber beschränkt.

Rochette (1973) gelang es, gegossene perforierte Unterkiefer-Frontzahnschienen aus einer hochgoldhaltigen Edelmetall-Legierung unter Verwendung der Säureätztechnik mittels Komposit über einen Zeitraum von 24 Monaten einzugliedern. Auch stellte er erstmals die Möglichkeit vor, Zähne mittels dieser Methode durch das Einfügen eines Pontics zu ersetzen. *Rochette* (1975) war es auch, der als erster die Verwendung einer über Makroretention und Silanisierung adhäsiv befestigten Keramikfacette (= Verblendschale oder Veneer) zur Versorgung von Frontzahnfrakturen beschrieb. Kurze Zeit später folgte die Vorstellung von PMMA-Veneers, die zu dieser Zeit noch einfacher befestigt werden konnten als keramische Veneers (*Faunce* und *Myers* 1976).

Howe und *Denehy* (1977) stellten in Anlehnung an den Vorschlag von Rochette eine erste mit Perforationen versehene Brückenkonstruktion aus einer NEM-Legierung für den Frontzahnbereich vor, freilich noch gedacht als temporärer Zahnersatz. Präparatorische Maßnahmen an Zähnen (Abb. 29-1 und 29-2) wurden noch nicht vorgenommen.

Livaditis (University of Maryland) präsentierte im Jahre 1980 die erste Adhäsivbrücke (Klebebrücke) für den Seitenzahnbereich (Abb. 29-3 und 29-4). Dazu erfolgten erstmals Präparationen im Zahnschmelz; die Metallgerüste wiesen aber immer noch die makromechanische Verankerung über Retentionslöcher auf. Seitdem sind die Adhäsivbrücken auch unter dem Namen „Maryland-Brücken" bekannt.

Eine entscheidende Fortentwicklung ging ebenfalls von Wissenschaftlern der Universität von Maryland aus (*Livaditis* und *Thompson* 1982), die durch elektrolytische Ätzung der verwendeten Nichtedelmetallgerüste eine mikromechanische

Verankerung des Befestigungskomposits am Metall erzielten, so dass auf die makromechanischen Retentionslöcher verzichtet werden konnte. Mit der Einführung mechano-chemischer Verbundsysteme (Silikatisierung/Silanisierung und durch Zusatz adhäsiver Monomere modifizierte Kleber) gelang es, den Kunststoff-Metall-Verbund und damit die Langzeitprognose von Adhäsivbrücken deutlich zu verbessern.

Keramische Veneers und weitere Restaurationen wie Inlays, Onlays und Einzelkronen aus Silikatkeramiken begannen sich Mitte der 1980er Jahre fest zu etablieren, nachdem auch hier über Flusssäure-Ätzung und Silanisierung ein zuverlässiges mechano-chemisches Verbundsystem entwickelt worden war (*Horn* 1983, *Calamia* 1983). Seit den neunziger Jahren des letzten Jahrhunderts standen hochfeste Oxidkeramiken auf Aluminiumoxid- und Zirkonoxidbasis zur Verfügung (vgl. Kap. 22 und 25), die seitdem auch für metallfreie Adhäsivbrücken verwendet werden konnten (*Kern* et al. 1991). Aufgrund geringen oder fehlenden Silikatgehalts konnten diese Oxidkeramiken zwar nicht mit herkömmlicher Flusssäure geätzt und silanisiert werden, sie konnten aber mittels bestimmter, ursprünglich für Metalle entwickelter mechano-chemischer Verbundsysteme dauerhaft verklebt werden (*Kern* und *Thompson* 1995, *Kern* und *Wegner* 1998; Kern 2009).

29.3 Klebeverbundsysteme

Definition: Klebung ist ein Zustand, bei dem zwei Oberflächen durch Grenzflächenkräfte zusammengehalten werden.

Das Hauptproblem vieler früher Klebeverbundsysteme zu restaurativen Materialien war ihre mangelnde Beständigkeit unter Mundbedingungen. Durch die Wasseraufnahme im feuchten Milieu der Mundhöhle und den zusätzlichen Stress durch Kaubelastungen und Temperaturschwankungen bei Einnahme von kalten und heißen Speisen kommt es bei nicht hydrolysebeständigen Verbundsystemen nach einer Tragezeit von mehreren Monaten oder auch erst nach 1–2 Jahren zu einem Versagen des Verbundes.

In der „klassischen" Adhäsivprothetik werden zwei Klebeverbundzonen unterschieden: zum einen die zwischen Metalloberfläche und Kleber (Kompositkunststoff), zum anderen die zwischen Schmelzoberfläche und Kleber (Abb. 29-5).

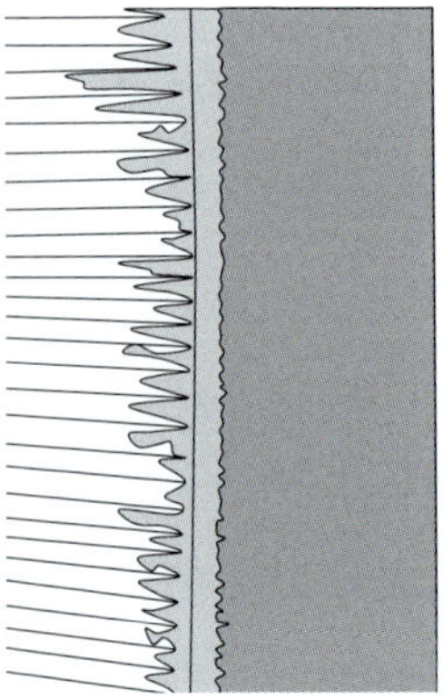

Abb. 29-5 Prinzipieller Aufbau einer adhäsiven Klebung in der Prothetik: v. l. Schmelz angeätzt, Kleber, konditioniertes Metall.

29.3.1 Kleber-Schmelz-Verbund

Bei der Ätzung des Zahnschmelzes mit 33–40%iger Phosphorsäure entsteht aufgrund der unterschiedlichen Säurelöslichkeit im Zentrum und in der Peripherie der Schmelzprismen ein mikroretentives Ätzmuster, in dem sich auch die hydrophoben dentalen Kleber hervorragend verankern. Auf fluoridreichem und aprismatischem Zahnschmelz, wie er an der unpräparierten Schmelzoberfläche häufig anzutreffen ist, entsteht ein reduziertes Ätzmuster. Aus diesem Grunde sollte für definitive prothetische Restaurationen die oberflächliche Schmelzschicht der kompletten prospektiven Klebefläche durch leichtes Anschleifen entfernt werden. Vor einer Verklebung muss die präparierte Schmelzoberfläche mittels Reinigungspaste, z. B. Bimssteinbrei oder Prophylaxespray, gründlich gereinigt werden. Die Ätzzeit sollte etwa 30 Sekunden betragen; längere Ätzzeiten bringen keine Vorteile, sondern führen lediglich zu einem weiteren Substanzverlust, indem mehr Schmelzprismen abgetragen werden. Die Schmelzätzung vergrößert die Oberfläche und erhöht deren Reaktionsfähigkeit und Benetzbarkeit. Besonders wichtig ist die anschließende Waschzeit durch Absprayen von mindestens 15 Sekunden, um die durch die Ätzung entstandenen Präzipitate vollständig zu entfernen (*Asmussen* et al. 1989). Das frostig-weiße Erscheinungsbild des geätzten und getrockneten Zahnschmelzes gibt eine gute klinische Kontrolle über das korrekte klinische Vorgehen. Eine Kontamination des so vorbehandelten hoch reaktiven Zahnschmelzes durch Feuchtigkeit, Speichel und/oder Blut muss unbedingt verhindert werden. Bei adäquatem klinischem Vorgehen ist der Klebeverbund zu Zahnschmelz dauerhaft hydrolysestabil und weist eine Festigkeit von etwa 30 N/mm^2 auf (*Kern* 2018a). Man kann den Klebeverbund zu Zahnschmelz als den Goldstandard eines intraoral dauerhaft stabilen Klebeverbundes bezeichnen.

Die alleinige Verwendung selbstätzender Primer oder Kleber ohne Phosphorsäureätzung ist nicht geeignet, um einen ausreichend hohen Klebeverbund zu Zahnschmelz zu erzielen (*Frankenberger* et al. 2008). Lediglich zur temporären Befestigung von provisorischen Adhäsivbrücken beispielsweise im Rahmen implantatprothetischer Versorgungen sollten selbstätzende Adhäsivsysteme zur Anwendung kommen.

29.3.2 Kleber-Metall-Verbund

Misserfolgsanalysen bei metallkeramischen Adhäsivbrücken zeigen, dass viel häufiger der Metall-Kleber-Verbund als der Schmelz-Kleber-Verbund versagt. Ziel einer Vorbehandlung (Konditionierung) des Metallgerüsts ist es, die Haftung des Klebers am Metall zu erhöhen. Neben klinischen und konstruktiven Gesichtspunkten ist das verwendete Metall-Kleber-Verbundsystem für den langfristigen Erfolg einer Adhäsivbrücke von entscheidender Bedeutung.

So lassen sich verschiedene Verankerungsarten und -systeme zu Metall voneinander unterscheiden (*Marx* 1995, *Ludwig* 1996). Wurden anfänglich rein makromechanische Verankerungen verwendet (vgl. Abb. 29-1 bis 29-4), so kam es im Laufe der 1980er Jahre zur Entwicklung und Verwendung mikromechanischer und später auch chemischer Verbundsysteme. Makromechanische Verankerungsarten gelten heute als überholt, aber auch die mikromechanische Verankerung ist heute zugunsten chemischer Verbundsysteme in den Hintergrund getreten.

Da vor Aufbringen chemischer Verbundsysteme die Metalloberfläche korundgestrahlt und damit angeraut wird, spricht man auch von einer (kombiniert) mechano-chemischen Verankerung.

Laboruntersuchungen zeigten bei Langzeitwasserlagerung bzw. unter Temperaturwechselbelastung deutlich die Überlegenheit der mechano-chemischen Verbundsysteme gegenüber den rein mechanischen Verfahren. Ein weiterer Vorteil der mechano-chemischen Verfahren im Vergleich zur früher weitverbreiteten elektrolytischen Ätzung (mikromechanische Verankerung) besteht darin, dass mit diesen neben NEM-Legierungen auch Edelmetall-Legierungen behandelt werden können.

Alle heute gängigen mechano-chemischen Klebeverbundsysteme zu Metallen haben gemeinsam, dass die Metalloberfläche zuerst mittels Aluminiumoxidpulver (Edelkorund = Al_2O_3, 50 bis 110 µm Partikeldurchmesser) bei 2–3 bar abge-

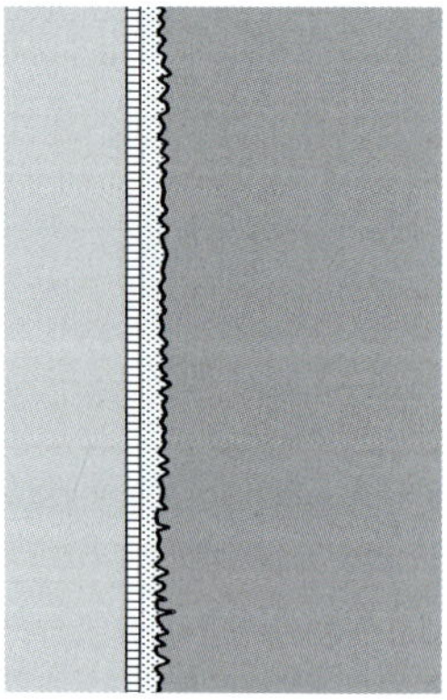

Abb. 29-6 Schematische Darstellung der Verbundschichten nach Silikatisierung und Silanisierung: v. l. Kleber, Silanschicht, Silikatschicht, Metall.

strahlt wird. Diese Korundstrahlung (fälschlicherweise auch häufig Sandstrahlung genannt, obwohl nicht mit Sand abgestrahlt wird) bewirkt eine Reinigung, Aufrauung, Oberflächenvergrößerung und chemische Aktivierung der Metalloberflächen, was die Voraussetzung für eine gute Benetzbarkeit der Klebefläche und die Anbindung chemisch wirksamer organischer Verbindungen an das Metall ist. Deshalb müssen die korundgestrahlten Oberflächen möglichst rasch, d. h. innerhalb von etwa 30 Minuten, verklebt werden und dürfen nicht mehr kontaminiert werden (etwa durch das Anfassen mit den Fingern).

Im Folgenden werden nun die Verfahrensprinzipien der wichtigsten mechanochemischen Klebeverbundsysteme zu Metallen zusammengefasst:

- **Silikatisierung.** Aufbringen einer Silikatschicht auf das Metall durch Abstrahlen mit silziumdotiertem Edelkorund (110-µm-Partikel bei Rocatec Plus bzw. 30-µm-Partikel bei Cojet, beides 3M, D-Seefeld, oder Siljet, Zest Dental Solutions, USA-Carlsbad). Durch die punktuell hohe Energie der Strahlpartikel beim Auftreffen auf die Metalloberfläche wird die Silikatschicht dort fest verankert (tribochemische Silikatisierung). Darauf folgt anschließend die Silanisierung (Abb. 29-6).
- **Silanisierung.** Aufbringen eines Haftsilans auf die silikatisierte Metalloberfläche. Silane bestehen aus Siliziumatomen mit siliziumfunktionellen (Silanol) und organofunktionellen Gruppen (Abb. 29-7). Durch eine Kondensationsreaktion entsteht eine Si-O-Si-Bindung zwischen der Silikatschicht der vorbehandelten Metalloberfläche und dem Silan (Abb. 29-8). Die organofunktionellen Gruppen können aufgrund ihrer ungesättigten Doppelbindungen eine Polymerisationsreaktion mit den Kunststoffmolekülen aller gängigen Dentalkleber eingehen. Auf diese Weise stellen die bifunktionellen Silane eine chemische Verbindung zwischen anorganischen und organischen Materialien her. Falls nach dem Auftragen des Silans die Restauration nicht innerhalb kurzer Zeit (bis max. 30 Minuten) eingeklebt werden kann, sollte diese hochreaktive Oberfläche durch das Auftragen eines ungefüllten Bondings bis zum Einsetzen geschützt werden.
- **Metall- und Universalprimer.** Metallhaftvermittler mit aktiven bifunktionellen Monomeren werden auf die korundgestrahlte Metalloberfläche aufgetragen. Sie binden einerseits chemisch an die Metalloberfläche (z. B. zu den Oberflächenoxiden) und sind andererseits in der Lage, mit ihren ungesättigten Doppelbindungen eine Polymerisationsreaktion mit den Kunststoffmolekülen des Klebers einzugehen. Solche bifunktionellen Monomere sind z. B. MDP (10-Methacryloyloxydecyldihydrogenphosphat; Abb. 29-9) und VBATDT (6-[4-Vinylbenzyl-n-propyl]amino-1,3,5-triazine-2,4-dithiol) in dem zum Panavia-System gehörenden Alloy Primer (Kuraray, J-Osaka) oder MDP und Disulfid-Methacrylat in Monobond Plus (Ivoclar Vivadent, FL-Schaan). Solche Primer vermitteln auch einen verlässlichen Klebeverbund zu hochgoldhaltigen Legierungen (*Antoniadou* et al. 2000, *Azimian* et al. 2012). Der Bindungsmechanismus von Disulfid-Methacrylat zu Edelmetall (EM) ist in Abbildung 29-10 dargestellt. Einige Primer enthalten zusätzlich auch noch Silan- oder weitere Haftmoleküle (z. B. Monobond Plus und viele andere) und sind dann auch zur Konditionierung von Silikatkeramiken geeignet (*Azimian* et al. 2012, *Elsayed* et al. 2017). Solche zur Konditionierung aller Legierungen und aller Keramiken einsetzbaren Produkte werden dann auch als restaurative Universalprimer bezeichnet. Dieser Begriff sollte nicht mit dem Begriff der sog. Universaladhäsive für Zahnhartsubstanzen verwechselt werden, die sowohl selbstätzend, in der

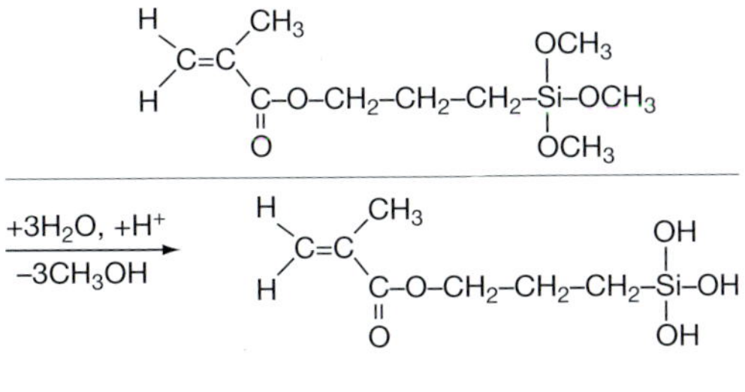

Abb. 29-7 3-Methacryloyloxypropyltrimethoxysilan ist das in der Zahnmedizin am häufigsten verwendete Silan (oben). Durch die Oberflächenfeuchtigkeit auf der Klebefläche wird es zu einem Silanol hydrolysiert (unten).

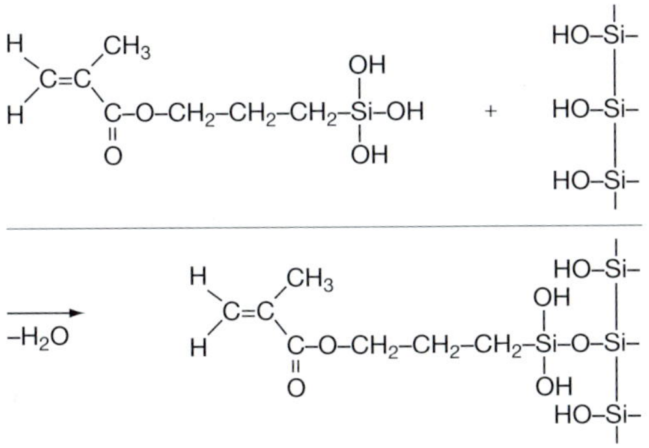

Abb. 29-8 Das Silanol bindet in einer Kondensationsreaktion an die Si-OH-Gruppen von silikatisierter Metalloberfläche und Silikatkeramiken.

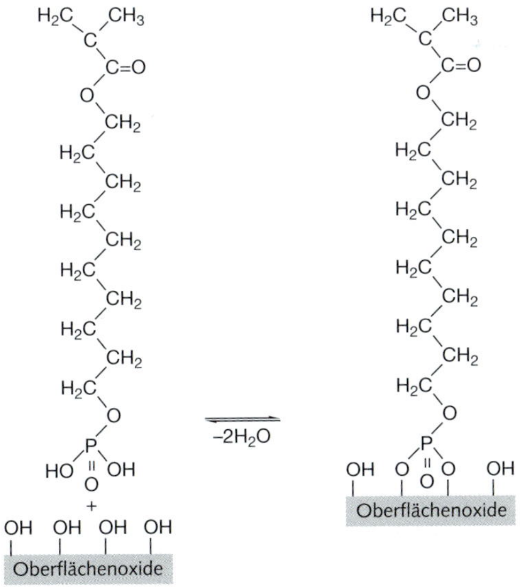

Abb. 29-9 10-Methacryloyloxydecyldihydrogenphosphat (MDP) ist das reaktive Monomer in den Klebern der Panavia-Produktgruppe. Es bindet in einer Kondensationsreaktion an die Oberflächenoxide von NEM-Legierungen und Oxidkeramiken.

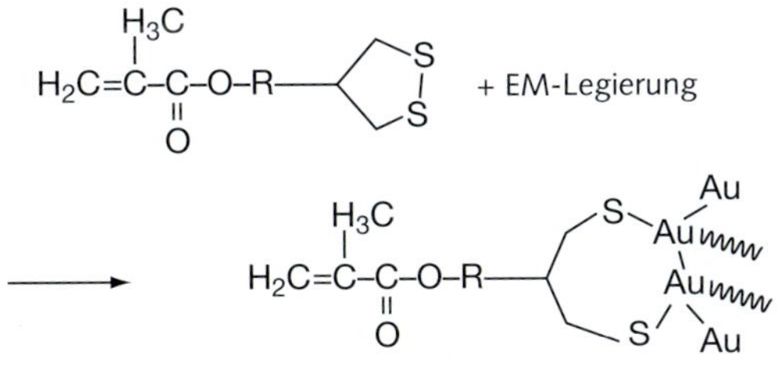

Abb. 29-10 Bindung von Disulfid-Methacrylat an EM-Legierungen über Öffnung der zyklischen Disulfid-Gruppe.

Total-Ätz-Technik und in der selektiven Ätz-Technik am Zahn angewendet werden können (vgl. Lehrbücher der konservierenden Zahnheilkunde).

- **Selbstadhäsive Kleber.** Direkte chemische Haftung zwischen Klebern mit integrierten aktiven Monomeren und der Metalloberfläche. Die chemische Bindung kommt zwischen den spezifischen reaktiven Gruppen der selbstadhäsiven Kleber und den Metalloxiden der NEM-Legierungen zustande (Abb. 29-9). Deswegen binden diese Kleber ohne zusätzliche Konditionierung wie Silikatisierung/Silanisierung oder Anwendung eines Primers nur zu NEM-Metallen (nicht zu EM) und auch Oxidkeramiken (nicht zu Silikat) verlässlich. Die aktiven Monomere sind z. B. 4-META (4-Methacryloxyethyltrimellitatanhydrid) in Superbond oder MDP (10-Methacryloyloxydecyldihydrogenphosphat) in Panavia 21 und Panavia SA-Cement Universal (beide Kuraray, J-Osaka) oder RelyX Unicem (3M, D-Seefeld).

Nach Silikatisierung/Silanisierung oder der Anwendung wirksamer Primer können Adhäsivbrücken mit herkömmlichen Zementierungskompositen auf Bis-GMA-Basis, wie z. B. Variolink Esthetic (Ivoclar Vivadent, FL-Schaan), eingesetzt werden. Auch das neuentwickelte Panavia V5 (Kuraray, J-Osaka), das ein neuartiges aminfreies und damit farbstabileres Katalysatorsystem enthält, benötigt die vorgängige Anwendung eines wirksamen Primers (z. B. Clearfil Ceramic Primer Plus), da die beiden Kleberpasten keine Haftmonomere beinhalten. Nach alleiniger Korundstrahlung sollten Adhäsivbrücken demgegenüber nur mit selbstadhäsiven Klebern eingesetzt werden, die eine direkte chemische Verbindung zu NEM-Metallgerüsten eingehen können. Nicht jedes Verbundsystem lässt sich gleich gut auf jeder Legierung anwenden. So eignen sich beispielsweise die modifizierten Kleber mit aktiven Monomeren bisher gut für NEM-Legierungen, schlechter hingegen für Edelmetall-Legierungen. Zusammenfassend lässt sich sagen, dass an NEM-Legierungen und Titan deutlich höhere Klebeverbundwerte (ca. 40–50 N/mm^2) als an Hochgold- und Palladium-Basis-Legierungen zu erzielen sind (ca. 30 N/mm^2).

Aufgrund ihrer guten Biokompatibilität und ihres hohen E-Moduls stellen CoCr-Legierungen die Legierungen der Wahl für Adhäsivbrücken und Adhäsivattachments dar. Eine Alternative zu den CoCr-Legierungen stellt Reintitan dar, welches sich sehr gut verkleben lässt. Aufgrund des gegenüber CoCr-Legierungen verringerten E-Moduls von Reintitan müssen seine Gerüste aber in einer größeren Stärke ausgeführt werden.

Tabelle 29-1 zeigt eine Auswahl aktueller mechano-chemischer Verbundsysteme. Tabelle 29-2 fasst die Unterschiede in den empfohlenen Schritten zur Konditionierung und Verklebung von hochgoldhaltigen und NEM-Legierungen zusammen.

29.3.3 Kleber-Keramik-Verbund

Auch bei Keramiken kommen heute mechano-chemische Verbundsysteme zum Einsatz, wobei hierbei deutlich zwischen den mit Flusssäure ätzbaren Silikatkeramiken und den nicht mit Flusssäure ätzbaren Oxidkeramiken zu unterscheiden ist (*Blatz* et al. 2002, 2003) (vgl. Kap. 22 und 25). Zu den Silikatkeramiken gehören alle gängigen Feldspatkeramiken und Glaskeramiken mit und ohne zusätzliche Partikelverstärkung, solange sie mindestens 15 Gew.-% Silikatanteil (SiO_2)

Tab. 29-1 Auswahl mechano-chemischer Verbundsysteme für den Kleber-Metall-Verbund, teils auch für Keramiken geeignet. Bei Verwendung entsprechender Vorbehandlung und Primer können Kleber ohne aktive adhäsive Monomere als Inhaltsstoffe verwendet werden (z. B. Panavia V5 oder Variolink Esthetic).

Handelsname (Hersteller)	Verfahren
Airsonic Minisandblaster (Hager & Werken, D-Duisburg)	extra- und intraoral anwendbares Strahlgerät zur Korundstrahlung und Silikatisierung
Cojet (3M, D-Seefeld)	tribochemische Silikatisierung (30 µm) und Silanisierung
Alloy Primer	MDP-VBATDT-Metallprimer
Clearfil Ceramic Primer Plus (Kuraray, J-Osaka)	Silan-MDP-haltiger Universalprimer für NEM und Keramik
Monobond Plus (Ivoclar Vivadent, FL-Schaan)	Silan-MDP-Sulfid-haltiger Universalprimer für EM, NEM und Keramik
Panavia 21 (Kuraray, J-Osaka)	MDP-haltiger Kompositkleber, autopolymerisierend
Panavia SA Cement Universal (Kuraray, J-Osaka)	selbstätzender Silan-MDP-haltiger Kompositkleber, dualpolymerisierend

Tab. 29-2 Empfohlene Schritte zur Konditionierung und Verklebung von EM- und NEM-Legierungen im Vergleich.

Funktion	EM-Legierung	NEM-Legierung/Reintitan
Reinigung, Oberflächenvergrößerung, Schaffen von Mikroretentionen	Korundstrahlung (50–110 µm bei 2–3 bar)	Korundstrahlung (50–110 µm bei 2–3 bar)
chemische Haftvermittlung	spezieller Primer (z. B. Alloy Primer, Monobond Plus) oder Silikatisierung/Silanisierung (z. B. Cojet)	Kompositkleber mit adhäsivem Monomer MDP (z. B. Panavia 21)*
Verklebung	beliebiger Kunststoffkleber	

*Alternativ können auch auf NEM Primer mit adhäsivem Monomer (z. B. Alloy Primer, Clearfil Ceramic Primer Plus oder Monobond Plus) und dann ein beliebiger Kunststoffkleber verwendet werden.

beinhalten (*Schüller* und *Hennicke* 1985). In der Regel beträgt der SiO_2-Gehalt 50–70 Gew.-%. Diese Silikatkeramiken werden aufgrund ihrer limitierten Bruchfestigkeit vor allem für Veneers, Inlays, Onlays, Teilkronen und Frontzahnkronen eingesetzt. Lediglich die deutlich stabileren Lithiumdisilikatkeramiken (IPS e.max press und CAD, Ivoclar Vivadent, FL-Schaan) sind auch für Kronen im Molarenbereich und für dreigliedrige Brücken im anterioren Bereich geeignet (*Kern* et al. 2018).

Herkömmliche Silikatkeramiken werden mit 5%iger Flusssäure (z. B. IPS Keramik Ätzgel, Ivoclar Vivadent, FL-Schaan) für 60 Sekunden geätzt, während Lithiumdisilikatkeramik aufgrund ihrer andersartigen Zusammensetzung und besseren Ätzbarkeit nur für 20 Sekunden geätzt werden darf. Durch das Anätzen mit Flusssäure entsteht ein mikroretentives Ätzmuster, welches nach dem Absprayen der Säure mit Wasserspray und Lufttrocknen nicht mehr kontaminiert werden darf (z. B. durch Anfassen oder Speichel). Mögliche organische Verunreinigungen auf der Keramik können die Flusssäureätzung beeinträchtigen und sollten daher zuvor entfernt werden. Am Behandlungsstuhl ist dies durch eine kurzzeitige Phosphorsäureapplikation zuverlässig möglich. Anschließend kann auf die Keramik ein bifunktionelles Haftsilan aufgetragen werden. Durch Kondensationsreaktion entsteht eine Si-O-Si-Bindung zwischen den Silikatanteilen in der Keramik und den funktionellen Silanolgruppen des Silans. Die organofunktionellen Gruppen des Silans können aufgrund ihrer ungesättigten Doppelbindungen dann eine Polymerisationsreaktion mit den Kunststoffmolekülen aller gängigen Dentalkleber eingehen. Flusssäureätzung und Silanisierung stellen den Goldstandard für eine dauerhafte Verklebung von Silikatkeramik dar, bei der Verbundfestigkeiten von über 40 N/mm^2 erzielt werden.

Wichtig: Silikatkeramische Restaurationen sollten in der Regel zur Konditionierung nicht korundgestrahlt werden, da hierbei ein hoher Substanzabtrag entsteht, der die Restaurationsränder zerstört. Eine Ausnahme stellt der Reparaturfall dar (siehe unten). Als Neuentwicklung gilt ein selbstätzender silanhaltiger Keramikprimer dar (Monobond Etch&Prime, Ivoclar Vivadent, FL-Schaan), der ein mildes Ätzen der Keramik mit Tetrabutylammoniumdihydrogentrifluorid und eine gleichzeitige Silanisierung bewirkt (*Wille* et al. 2017, 2022). Initial werden damit vergleichbare Verbundwerte wie bei Flusssäureätzung mit folgender Silanisierung erzielt; nach längerer Wasserlagerung mit Temperaturwechselbelastung fallen die Verbundwerte im Laborversuch aber stark ab, so dass momentan von der klinischen Anwendung des selbstadhäsiven Keramikprimers abgeraten werden muss. Auch für einen neuentwickelten silanhaltigen Kleber (Panavia SA-Cement Universal, Kuraray, J-Osaka) standen bei Drucklegung noch unabhängige Daten zur Dauerhaftigkeit des Klebeverbundes zu Silikatkeramik aus.

Als Oxidkeramiken werden glasphasenarme oder rein kristalline Keramiken bezeichnet, die einen nichtsilikatischen Oxidanteil von 85 % und darüber besitzen (*Schüller* und *Hennicke* 1985). Zu den Oxidkeramiken gehören die nicht mehr auf dem Markt befindlichen glasinfiltierten und dichtgesinterten Aluminiumoxidkeramiken und die heute stark verbreiteten Zirkonoxidkeramiken. Auf Oxidkeramiken lässt sich durch Flusssäureätzung kein retentives Ätzmuster erzeugen. Daher müssen Oxidkeramiken wie Metalle zur Oberflächenkonditionierung korundgestrahlt werden, um eine Oberflächenvergrößerung und chemische Aktivierung zu erzielen (*Kern* 2009). Der Substanzabtrag entspricht dabei etwa dem, der auf Metallen erzielt wird.

Um die mit dem Strahlvorgang verbundene Oberflächenschädigung der Zirkononoxidkeramiken zu minimieren, wurde in den letzten Jahren versucht, mit reduziertem Strahldruck zu arbeiten oder auf das Korundstrahlen ganz zu verzichten. Es stellte sich heraus, dass zwar eine Reduzierung des Stahldrucks auf bis zu 0,5 bar auf Zirkonoxidkeramik immer noch zu einem ausreichendem Klebeverbund führte, dass aber ohne Korundstrahlung auch bei Anwendung spezifischer Primer kein stabiler Klebeverbund erzielt werden konnte (*Kern* et al. 2009, *Yang* et al. 2010).

Nach dem Korundstrahlen können in der Regel dann die gleichen chemischen Verbundsysteme zur Anwendung kommen, die auch auf Nichtedelmetallen wirksam sind und es werden vergleichbare Verbundfestigkeiten von 40–50 N/mm^2 erzielt (*Kern* 2009). Verschiedene heutige restaurative Universalprimer enthalten sowohl Silan als auch Phosphatmononer sowie weitere aktive Monomere (z. B. Monobond Plus, Ivoclar Vivadent, FL-Schaan und Clearfil Ceramic Primer Plus, Kuraray, J-Osaka) und sind daher für Silikat- und Oxidkeramiken gleichermaßen gut geeignet sind (*Azmian* et al. 2012, *Kern* et al. 2009). Universalprimer eignen sich besonders gut für intraorale Verblendungsreparaturen, wenn verschiedene Materialien freiliegen, an denen das Reparaturmaterial effektiv befestigt werden soll. Die vorgängige intraorale Konditionierung der zu reparierenden Stelle erfolgt entweder durch Korundstrahlung (Airsonic Minisandblaster, Hager&Werken, D-Duisburg) oder innerhalb von Silikatkeramik besser durch intraorale Flusssäure-

Tab. 29-3 Empfohlene Schritte zur Konditionierung und Verklebung von Silikat- und Zirkonoxidkeramik im Vergleich.

Funktion	Silikatkeramik	Zirkonoxidkeramik
Entfernung organischer Kontaminationen (z. B. Fette)	Phosphorsäure-Applikation für 30 Sekunden	Korundstrahlung (50 µm bei 1,0 bar)
Oberflächenvergrößerung, chemische Aktivierung	Flusssäure-Ätzung (5%ig) für 20–60 Sekunden*	
chemische Haftvermittlung	Silanisierung	Kunststoffkleber mit adhäsivem Monomer (z. B. Panavia 21)**
Verklebung	beliebiger Kunststoffkleber	

*Ätzdauer abhängig vom Keramiktyp.
**Alternativ können auf Zirkonoxidkeramik auch Primer mit adhäsivem MDP-Monomer (z. B. Alloy Primer, Clearfil Ceramic Primer Plus oder Monobond Plus) und dann ein beliebiger Kunststoffkleber verwendet werden.

ätzung unter Kofferdam mit einem dafür vorgesehenen Präparat (z. B. Porcelain Etch enthalten in Ultradent Porcelain Repair Kit, Ultradent, D-Köln). Bei solchen intraoral anwendbaren Produkten wird die Flusssäure vor dem Absprayen und Absaugen neutralisiert (EtchArrest, Ultradent).

Die Unterschiede in den empfohlenen Schritten zur Konditionierung und Verklebung von Silikat- und Zirkonoxidkeramik sind in Tabelle 29-3 zusammengefasst.

29.3.4 Probleme beim Kleben

Die minimalinvasive adhäsive Befestigung prothetischer Restaurationen am Zahnschmelz liefert äußerst zuverlässige klinische Ergebnisse mit exzellenter Langzeitbewährung. Wie klinische Studien mit vollkeramischen Veneers oder Adhäsivbrücken zeigen, übertreffen deren Ergebnisse sogar jene mit konventionellen Kronen und Brücken (*Beier* et al. 2012, *Botelho* et al. 2014, *Kern* et al. 2017). Allerdings ist die adhäsive Befestigung techniksensitiv und damit fehleranfälliger als konventionelle Befestigungsmethoden bei retentiv präparierten Pleilerzähnen. Dies erklärt die teilweise drastischen Unterschiede in den Erfolgsraten unterschiedlicher Behandler (*Frankenberger* et al. 2009). Schon geringfügige Fehler können die Stärke des Klebeverbundes und/oder seine hydrolytische Beständigkeit stark reduzieren (*Kern* 2018a).

Häufige Fehlerquellen sind:

- Wahl eines ungeeigneten Adhäsivsystems oder ungeeigneter Materialkombinationen
- Kontamination der konditionierten Restaurationsflächen mit organischen Verunreinigungen
- Kontamination des geätzten Zahnschmelzes mit organischen Verunreinigungen
- Fehler bei der Anwendung der Materialien (z. B. inaktivierte Primer, ungemischte Kleberpastenanteile etc.)
- unzureichende Klebeflächenanteile im Zahnschmelz
- unsichere Fixierung während der Polymerisation des Klebers (insbesondere bei autopolymerisierenden Klebern)
- ungenügende Lichtpolymerisation bei lichtpolymerisierenden Adhäsivsystemen

29.4 Adhäsivbrücken

Bei Adhäsivbrücken wird das Brückenzwischenglied über Adhäsivflügel (Klebeflügel) verankert, die oral und approximal des zu ersetzenden Zahnes am leicht angerauten Zahnschmelz adhäsiv befestigt werden. Adhäsivbrücken zum Ersatz von Frontzähnen und Prämolaren werden bevorzugt als Extensionsbrücken mit einem Adhäsivflügel gestaltet. Aufgrund der ungünstigeren Hebelverhältnisse im Molarenbereich werden sie dort in der Regel als Endpfeilerbrücke mit zwei Adhäsivflügeln angewendet. Sie werden heute bevorzugt entweder aus CoCr-Legierungen oder Zirkonoxidkeramik hergestellt.

29.4.1 Indikationen von Adhäsivbrücken

Die Anwendung von Adhäsivbrücken zur Versorgung von Zahnlücken verlangt eine klare Indikationsstellung mit strenger Patientenselektion (*Kern* und *Kerschbaum* 2007, *Kern* 2018a). Zweiflügelige Adhäsivbrücken können nach abgeschlossenem Durchbruch der bleibenden Eckzähne, die den Abschluss des transversalen Kieferwachstums markieren, in jeder Altersklasse zum Einsatz kommen. In den letzten Jahren zeigten verschiedene klinische Studien, dass einflügelige Anhängerbrücken (Extensionsadhäsivbrücken) vor allem im Frontzahn-, aber auch im Prämolarenbereich deutlich bessere Überlebensraten aufwiesen als zweiflügelige Adhäsivbrücken (*Djemal* et al. 1999; *Kern* und *Sasse* 2011; *Botelho* et al. 2014, 2016; *Kern* et al. 2017). Da bei einflügeligen Adhäsivbrücken keine Verblockung von Pfeilerzähnen vorgenommen wird, können diese auch schon bei Kindern und Jugendlichen vor Abschluss des transversalen Kieferwachstums zum Einsatz kommen (*Kern* 2018a,b). Das Risiko der Kariesentstehung unter einem gelösten Adhäsivflügel, wie es bei mehrflügeligen Adhäsivbrücken besteht, ist bei einflügeligen Brücken nicht gegeben. Im Gegensatz zu „konventionellen" Extensionsbrücken mit Kronenpfeilern (vgl. Kap. 24) scheint bei Extensionsadhäsivbrücken ein unverblockter Pfeilerzahn auszureichen, da dieser Zahn ja durch die Adhäsivpräparation und den Klebeflügel nur unwesentlich geschwächt wird (*Edelhoff* und *Sorensen* 2002). Bisher liegen in der Literatur auch keine Berichte vor, dass es bei einflügeligen Adhäsivbrücken durch Überbelastung zu Pfeilerzahnfrakturen gekommen wäre. Ähnliches gilt übrigens auch für Adhäsivattachments, bei denen im Gegensatz zur konventionellen Geschiebeprothetik ebenfalls in der Regel keine Pfeilerzahnverblockung benötigt wird (vgl. Kap. 35.6).

Ist die Indikation für Adhäsivbrücken bei Jugendlichen eher aufgrund genetisch (Nichtanlage), traumatisch (Totalluxation) oder iatrogen (Lückenbildung nach KFO-Therapie, Extraktionen im Rahmen von kieferchirurgischen Eingriffen) bedingten Fehlens von Front- oder Seitenzähnen gegeben, so liegen die Ursachen bei Erwachsenen häufiger in parodontal verursachten Zahnverlusten.

Entscheidende Voraussetzung für die Anwendung von Adhäsivbrücken ist die relative Kariesfreiheit der (vitalen) Pfeilerzähne. Uneinigkeit besteht jedoch darüber, ob sie absolut kariesfrei sein sollten oder ob kleinere Füllungen vorhanden sein dürfen. Die Autoren halten es für vertretbar, kleinere Füllungen in die Präparation miteinzubeziehen. Eine Klebeflächengröße von etwa 30 mm^2 in gesundem Zahnschmelz ist aber Voraussetzung dafür, dass eine klinisch ausreichende Belastbarkeit eines Adhäsivflügels erzielt wird.

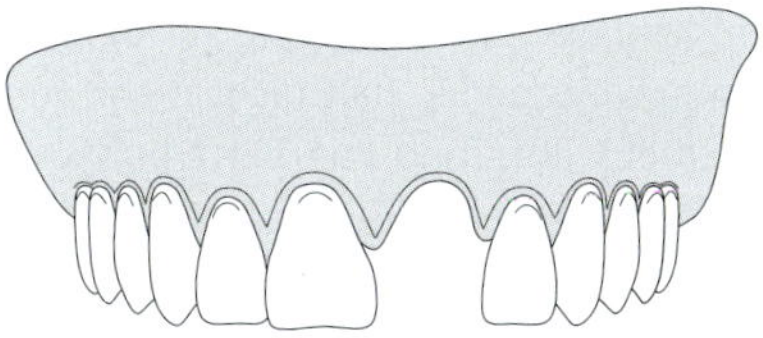

Abb. 29-11 Die Lückenbreite entspricht der Breite des zu ersetzenden Zahnes. Damit liegen günstige Voraussetzungen für die Gestaltung einer ästhetisch akzeptablen Adhäsivbrücke vor.

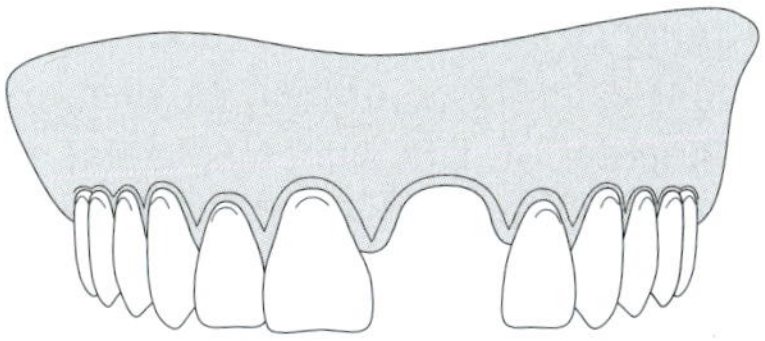

Abb. 29-12 Die Lückenbreite ist deutlich größer als die Breite des zu ersetzenden Zahnes. Ohne kieferorthopädische Vorbehandlung wäre ein ästhetischer Lückenschluss mit einer Adhäsivbrücke nicht möglich. Eine Einzelimplantatversorgung ist differentialtherapeutisch zu erwägen.

Die Größe der Lücke (in mesiodistaler Richtung) sollte der Breite der zu ersetzenden Zahnkrone(n) entsprechen (Abb. 29-11). Im Falle einer vorgängigen kieferorthopädischen Behandlung zum Zwecke einer Lückenverkleinerung (Multibandapparatur, Positioner) darf die prothetische Versorgung frühestens 6 bis 8 Wochen nach Abschluss der aktivmechanischen Behandlung beginnen (zu diesem Zeitpunkt sind die nach Entbänderung gelockerten Zähne wieder gefestigt). Ein gut sitzendes Retentionsgerät muss vorhanden sein. Von ausschlaggebender Bedeutung ist auch die Bereitschaft des Patienten zur Kooperation bezüglich Mundhygiene und Nachsorgeuntersuchungen. Seit Juli 2016 gehören metallkeramische Adhäsivbrücken zum Schneidezahnersatz zur Regelversorgung der gesetzlichen Krankenkassen in Deutschland, unabhängig davon, ob sie an einem oder zwei Adhäsivflügeln verankert sind (*Gemeinsamer Bundesausschuss* 2016). Nur bei Patienten, die das 14., aber noch nicht das 21. Lebensjahr vollendet haben, werden zum Ersatz von zwei nebeneinander fehlenden Schneidezähnen auch eine zweiflügelige oder zwei einflügelige metallkeramische Adhäsivbrücken bezuschusst; vollkeramische Adhäsivbrücken zum Scheidezahnersatz werden als gleichartige Leistung bezuschusst. Adhäsivbrücken zum Ersatz anderer Zähne sind in Deutschland keine Leistung im Rahmen der gesetzlichen Krankenkassen, was deren Anwendung stark limitiert.

29.4.2 Kontraindikationen von Adhäsivbrücken

Trotz Kariesfreiheit der Pfeilerzähne können Gründe vorliegen, die eine Lückenversorgung mit Adhäsivbrücken nicht durchführbar erscheinen lassen. Eine ungünstige Pfeilerstellung wie Kippung, Rotation oder Elongation der Zähne lässt ohne Vorbehandlung die Anwendung von Adhäsivbrücken ebenso ungeeignet erscheinen wie Zahnlücken, die breiter sind als die Größe des zu ersetzenden Zahnes (schlechte Ästhetik) (Abb. 29-12).

Breite Diastemata und Lücken mit größerer Spannweite stellen ebenfalls eine Kontraindikation dar. Im Seitenzahngebiet sollten nicht mehr als ein Zahn und im Oberkieferfrontzahngebiet nicht mehr als zwei benachbarte Zähne adhäsiv ersetzt werden. Lediglich in der Unterkieferfront können bei geradem Zahnbogenverlauf bis zu vier benachbarte Schneidezähne ersetzt werden. Bei einem zu geringen Schmelzangebot an den Pfeilerzähnen, wie es bei kurzen klinischen Kronen, vorhandenen Füllungen, Schmelzanomalien oder ausgeprägten Abrasionen,

Attritionen oder Erosionen vorkommen kann, wird die für die Klebung verfügbare Schmelzoberfläche oftmals so klein, dass ein ausreichender Halt nicht mehr gewährleistet ist. Eine unbefriedigende Pfeilerästhetik aufgrund von Verfärbungen, Form oder Oberflächendefekten sollte durch konventionellen Zahnersatz behoben werden.

Ungünstige okklusale Verhältnisse wie beim tiefen Biss (vor allem Angle-Klasse II/2) müssen kieferorthopädisch vorbehandelt werden, wenn Adhäsivbrücken zum Einsatz kommen sollen, um den benötigten Patz für den oder die Adhäsivflügel von 0,7 mm Stärke zu erzielen. Parafunktionen (Bruxismus, Schliffacetten im zu rekonstruierenden Bereich) stellen ein erhöhtes Risiko dar, sind aber keine absolute Kontraindikation. Neben einer entsprechenden Aufklärung sollte der Patient nach der prothetischen Versorgung eine nächtliche Schutzschiene aus klarem Kunststoff erhalten. Unterschiedliche Zahnbeweglichkeiten stellen vor allem ein Risiko für Adhäsivbrücken mit zwei Adhäsivflügeln dar, da mit ungünstigeren Spannungsverhältnissen gerechnet werden muss. Die Beschränkung der Klebung auf den festeren Pfeilerzahn im Frontzahn- und Prämolarenbereich (einflügelige Adhäsivbrücke) verbessert jedoch die Prognose erheblich. Mangelhafte Kooperationsbereitschaft des Patienten, wie sie sich in einer permanent schlechten Mundhygiene oder Nachsorge-Unzuverlässigkeit ausdrückt, lässt ebenfalls von einer adhäsiven Versorgung abrücken. Bei Patienten, die Kontaktsportarten ausüben (z. B. Karate, Eishockey etc.), sollte über das erhöhte Risiko eines Retentionsverlustes aufgeklärt werden.

29.4.3 Langzeitresultate von metallkeramischen Adhäsivbrücken

Es existiert eine Vielzahl von klinischen Nachuntersuchungen mit Adhäsivbrücken, wobei die meisten nur einen Beobachtungszeitraum von wenigen Jahren umfassen (*Creugers* und *Van't Hof* 1991, Thoma et al. 2017). Schon in der ersten, 1991 durchgeführten Meta-Analyse über Adhäsivbrücken konnte aus 16 auswertbaren klinischen Studien nur eine durchschnittliche Überlebensrate nach bis zu 4 Jahren Beobachtungszeit berechnet werden, die damals 74 % betrug (*Creugers* und *Van't Hof* 1991).

Eine aktuellere Meta-Analyse, bei der nur klinische Studien mit einer mittleren Beobachtungszeit von mindestens 5 Jahren berücksichtigt wurden, überprüfte die in der Datenbank Medline gelisteten Publikationen über Adhäsivbrücken, wobei aufgrund der Ein- und Ausschlusskriterien nur 29 klinische Studien statistisch ausgewertet werden konnten (*Thoma* et al. 2017). Die 2017 errechnete 5-Jahresüberlebensrate lag mit 91,4 % deutlich höher als in der früheren Meta-Analyse von Anfang der 1990er Jahre. Die errechnete 10-Jahresüberlebensrate betrug nur 82,9 %, was sich dadurch erklärt, dass auch diese neuere Meta-Analyse noch Studien mit nicht optimalen Verfahrensweisen beinhaltete. Die Misserfolgsrate von Adhäsivbrücken im Seitenzahnbereich war dabei dreimal so hoch wie im Frontzahnbereich.

Da inzwischen das klinische Vorgehen als auch die Klebeverbundsysteme deutlich verbessert wurden, sind diese Ergebnisse für die heute angewendeten Methoden nur noch bedingt zutreffend (s. u.).

Eine frühe große klinische Untersuchung über die Erfolgsquote von metallkeramischen Adhäsivbrücken war die multizentrische Beobachtungsstudie der Arbeitsgruppe um *Kerschbaum* (*Kerschbaum* et al. 1988, *Haastert* et al. 1993), in der über 2.800 Adhäsivrestaurationen erfasst worden waren. Nach 5 Jahren Tragedauer betrug in dieser Studie damals die primäre Misserfolgsquote von dreigliedrigen (= zweifügeligen) Adhäsivbrücken 33,9 % (*Haastert* et al. 1993), wobei aufgrund von Wiederbefestigungen nach dieser Zeit noch 87,1 % aller Arbeiten im Munde waren. Das primäre Lösen einer Adhäsivbrücke ist also nicht mit deren endgültigem Misserfolg gleichzusetzen.

Als wesentliche Einflussfaktoren für das Verlustrisiko zweiflügeliger metallkeramischer Adhäsivbrücken erwiesen sich schon damals vor allem die Pfeilerpräparation und die Pfeilermobilität: Der Erfolg war bei präparierten Pfeilerzähnen (gegenüber Nichtpräparation) und bei beidseitig festen Pfeilern (gegenüber einem gelockerten Pfeiler) signifikant besser. Waren aber beide Pfeilerzähne gleich beweglich und es wurde präpariert, war kein Unterschied zu festen Pfeilern nachweisbar.

Auch *Rammelsberg* et al. (1995) konnten in einer 6-Jahresstudie nachweisen, dass die Präparationstechnik einen entscheidenden Einfluss auf den klinischen Erfolg von metallkeramischen Adhäsivbrücken hat. Bei 37 Adhäsivbrücken ohne retentive Pfeilerzahnpräparation lag die Überlebensrate nach 6 Jahren unter 50 %, während sie bei 115 Brücken mit retentiv präparierten Pfeilerzähnen 95 % betrug. Die Überlebensraten von Front- und Seitenzahnbrücken unterschieden sich in dieser Studie nicht. In einer weiteren Studie ergab sich für retentiv präparierte Adhäsivbrücken auch nach 10 Jahren Beobachtungszeit eine Überlebensrate von 95 % (*Behr* et al. 1998).

In einer prospektiven Studie haben *Rijk* et al. (1996) 164 Adhäsivbrücken nachuntersucht, die mehr als 10 Jahre zuvor eingegliedert worden waren. 29 % der Brücken waren nach durchschnittlich 6,2 Jahren verloren gegangen. Die erfolgreichen Brücken wiesen eine mittlere Beobachtungszeit von 10,3 Jahren auf. Aufgrund einer statistischen Weilbull-Analyse ihrer Daten kommen die Autoren zu dem Schluss, dass die voraussichtlich durchschnittliche Lebenserwartung einer Adhäsivbrücke ungefähr 17 Jahre im Seitenzahnbereich und sogar 28 Jahre im Frontzahnbereich betragen könnte. Interessanterweise ergab diese Berechnung zusätzlich, dass die Wahrscheinlichkeit eines Misserfolges nach zehnjähriger Tragezeit eher ab- als zunahm.

Eine spätere Langzeitstudie mit zweiflügeligen metallkeramischen Adhäsivbrücken, deren Pfeilerzähne retentiv präpariert worden waren, ergab bei Anwendung moderner Silikatisierungssysteme zur Metallkonditionierung nach 10 Jahren eine primäre Erfolgsrate von 77 % (Brücken hatten sich nie gelöst) und eine Überlebensrate von 88 %, wenn die wiederbefestigten Adhäsivbrücken eingeschlossen wurden (*Aggstaller* et al. 2008). Die in dieser Studie errechnete durchschnittliche Überlebensrate (inkl. wiederbefestigter Brücken) betrug 17 Jahre und entsprach damit den von *Rijk* et al. (1996) publizierten Daten.

Nicht randomisierte Studien, die sowohl ein- als auch zweiflügelige Adhäsivbrücken beinhalteten, wiesen für einflügelige Extensionsbrücken bald eine geringere Verlustrate auf als für mehrflügelige Endpfeilerbrücken (*Djemal* et al. 1999, *van Dalen* et al. 2004). Auch in der aktuellsten Meta-Analyse (*Thoma* et al. 2017) wurde für einflügelige Adhesivbrücken eine deutlich geringere jährliche Verlustrate (0,87 %) errechnet als für zweiflügelige Brücken. Diese positiven Ergebnisse wurden durch eine Langzeitstudie an 211 einflügeligen metallkeramischen Adhäsivbrücken mit retentiver Präparation eindrücklich belegt, bei der die Überlebensraten der mit Panavia 21 eingesetzten NEM-Adhäsivbrücken nach 5 Jahren bei 97 %, nach 10 Jahren bei 91 % und nach 15 Jahren immer noch bei über 84 % lagen (*Botelho* et al. 2014). Einflügelige Adhäsivbrücken zum Molarenersatz wiesen mit 29,4 %

deutlich mehr Retentionsverluste auf als solche zum Ersatz von Prämolaren (16,9 %), Eckzähnen (11,1 %) oder Schneidezähnen (7,5 %). In einer kleineren prospektiven randomisierten klinischen Studie mit ein- und zweiflügeligen Adhäsivbrücken zum Ersatz oberer Schneidezähne (*Botelho* et al. 2016) unterschieden sich die Ergebnisse gravierend: Nach einer durchschnittlichen Beobachtungszeit von 18 Jahren hatten alle einflügeligen Adhäsivbrücken überlebt, während nur 50 % der zweiflügeligen Adhäsivbrücken überlebten, wobei nur 10 % keine Komplikationen aufwiesen.

Ein Hauptgrund für das deutlich bessere Abschneiden einflügeliger Adhäsivbrücken im Frontzahnbereich dürfte darin liegen, dass ungünstige Spannungen zwischen den Pfeilerzähnen, die aufgrund der unterschiedlichen Belastungsrichtungen bei Pro- und Laterotrusion entstehen, bei einflügeligen Adhäsivbrücken nicht entstehen. Zudem spürt der Patient bei einflügeligen Adhäsivbrücken eine auftretende stärkere Belastung auf dem Brückenzwischenglied über seine Parodontalrezeptoren und wird dieser entgegensteuern, bevor es zu einer schmerzhaften Überbelastung kommt. Unbemerktes Lösen eines Flügels mit hoher Kariesgefährdung des Pfeilerzahns bzw. die problematische Therapie, wenn die unilaterale Lösung bei einer mehrflügeligen Adhäsivbrücke bemerkt wird (eine zerstörungsfreie Entfernung für anschließende Wiederbefestigung ist schwierig), treten bei einflügeligen Adhäsivbrücken nicht auf. Die Wiederbefestigung einer gelösten einflügeligen Adhäsivbrücke hingegen ist in der Regel unproblematisch.

Während Adhäsivbrücken also in frühen Studien noch eine höhere Misserfolgsrate als konventionelle Brücken aufwiesen, zeigen aktuelle Studien mit zweifügeligen Adäsivbrücken vergleichbare Überlebensraten wie bei konventionelle Brücken; einflügelige Adhäsivbrücken zeigen aber vor allem im Schneidezahnbereich deutlich bessere Überlebensraten. Diese Erkenntnisse haben erfreulicherweise in der kassenzahnärztlichen Versorgung in Deutschland ihren Niederschlag darin gefunden, sodass einflügelige metallkeramische Adhäsivbrücken zum Schneidezahnersatz (bei kariesfreien Nachbarzähnen) seit Juli 2016 altersunabhängig zur Regelversorgung gehören (*Gemeinsamer Bundesausschuss* 2016).

Adhäsivbrücken stellen daher bei korrekter Indikationsstellung, geeigneter Präparationstechnik und Anwendung moderner Verbundsysteme ein adäquates Therapiemittel dar, das nicht mehr wie früher häufig als provisorische, sondern als permanente prothetische Versorgung angesehen werden kann. Einflügelige Extensionsadhäsivbrücken scheinen vor allem im Frontzahn- und Prämolarenbereich sowohl aus Metallkeramik als auch aus Vollkeramik (vgl. Kap. 29.4.5) eine zukunftsweisende Behandlungsoption mit nochmals deutlich verbesserten Langzeitergebnissen darzustellen.

29.4.4 Zusammenfassung: Vor- und Nachteile von metallkeramischen Adhäsivbrücken

Die Vorteile metallkeramischer Adhäsivbrücken sind:

- geringes Ausmaß der Präparation (nur etwa 10 % Hartsubstanzverlust verglichen mit 40-60 % bei konventioneller Kronenpräparation)
- geringe Invasivität
- Anästhesie ist in der Regel nicht notwendig.
- Gefahr einer Pulpairritation ist auf ein Minimum begrenzt, da die Präparation auf den Schmelz beschränkt ist.
- Parodontalprophylaxe ist gewährleistet, da supragingivale Präparationsgrenze

- relativ gute Ästhetik und Kosmetik, da labiale bzw. bukkale Zahnanteile in die Restauration nicht miteinbezogen werden
- Provisorische Versorgung entfällt oft, da die Stabilität durch Okklusion gewährleistet ist.
- Kosten sind geringer als bei konventioneller Versorgung, da keine Verblendung der Pfeilerzähne notwendig ist.
- Wiederbefestigung ist in der Regel möglich.
- Konventionelle Versorgungs-Alternativen bleiben erhalten.

Zusätzliche Vorteile einflügeliger Adhäsivbrücken im Frontzahn- und Prämolarenbereich:

- keine unphysiologische Verblockung von Pfeilerzähnen
- geringere Invasivität als bei mehrflügeligen Brücken
- keine Parallelisierung zwei Zähne durch Beschleifen erforderlich
- kein unbemerktes Lösen eines Klebeflügels möglich (geringere Kariesgefahr)
- verbesserte Ästhetik gegenüber mehrflügeligen Brücken, da nur in einem Approximalraum ein Verbinder mit entsprechender Höhe (und dadurch Verschluss des Approximalraums) benötigt wird
- erleichtere Mundhygiene, da Zahnseide über den unverblockten Approximalbereich des Pontics eingeführt werden kann

Die Nachteile metallkeramischer Adhäsivbrücken beinhalten:

- beschränkte Indikation (Patientenselektion)
- retentive Pfeilerzahnpräparation notwendig
- Beeinträchtigung der Ästhetik ist aufgrund gräulichen Durchscheinens der Klebeflügel im Schneidekantenbereich möglich
- Beeinträchtigung der Ästhetik aufgrund von sichtbaren Metallgerüstanteilen
- klinischer Aufwand relativ hoch, vor allem bei der diffizilen Präparation und beim Einsetzen
- Kariesgefahr bei unbemerktem Lösen eines Klebeflügels bei mehrflügeligen Adhäsivbrücken
- Eine im Frontzahnbereich benötigte provisorische Versorgung ist nur abnehmbar einfach durchführbar.

29.4.5 Vollkeramische Adhäsivbrücken

Nachteile von Adhäsivbrücken auf metallkeramischer Basis können eine ungenügende Ästhetik aufgrund des Durchscheinens des Metallgerüsts und eine fragliche Biokompatibilität der häufig angewendeten NiCr-Legierungen sein. Aus diesen Gründen wurden zu Beginn der neunziger Jahre des letzten Jahrhunderts für den Schneidezahnbereich vollkeramische Adhäsivbrücken aus hochfesten Gerüstkeramiken in die Adhäsivprothetik eingeführt (*Kern* et al. 1991). Vollkeramische Adhäsivbrücken weisen bezüglich Ästhetik und Biokompatibilität deutliche Vorteile verglichen mit metallkeramischen Adhäsivbrücken auf. Ein Nachteil insbesondere der ersten vollkeramischen Adhäsivbrücken war ihre limitierte Bruchfestigkeit, so dass es bei einer Überbelastung zu einem Bruch der Keramik, und nicht zu einem Retentionsverlust der Adhäsivbrücke kam.

Erste klinische Anwendungsversuche mit der schon 1989 eingeführten glasinfiltrierten Aluminiumoxidkeramik In-Ceram (Vita, D-Bad Säckingen) wiesen vielversprechende Erfolge für dreigliedrige Adhäsivbrücken im Schneidezahnbereich auf (*Kern* und *Strub* 1998). Nach 4,5 Jahren Beobachtungszeit betrug die nach der Kaplan-Meier-Methode berechnete klinische Überlebensrate der vollkeramischen Adhäsivbrücken 94,1 %. Allerdings muss berücksichtigt werden, dass nach dieser Zeit bei einem größeren Anteil dieser dreigliedrigen Adhäsivbrücken einer der beiden vollkeramischen Verbinder frakturiert war, so dass nur 68,1 % der Brücken vollkommen intakt waren. Andererseits blieb ein Großteil der einseitig gebrochenen Adhäsivbrücken noch über längere Zeit klinisch erfolgreich in situ – nun als Extensionsadhäsivbrücke. In keinem Fall kam es zu einem Retentionsmisserfolg, d. h. zu einem Versagen der Klebung, wie dies bei metallkeramischen Adhäsivbrücken häufiger auftritt. Dies zeigt, dass zu Oxidkeramiken ein klinisch ausreichend hoher Klebeverbund erzielt werden kann, obwohl hier immer auf eine retentive Pfeilerzahnpräparation verzichtet wurde. Im Unterschied zu Metalladhäsivflügeln, die sich bei abschälenden Kräften verbiegen können, treten solche Schälungskräfte bei vollkeramischen Flügeln nicht auf.

Die eher zufällige Erkenntnis, dass einflügelige vollkeramische Extensionsadhäsivbrücken im Schneidezahnbereich klinisch erfolgreich sein können, deckt sich mit den positiven Ergebnissen der einflügeligen metallkeramischen Extensionsadhäsivbrücken (vgl. Kap. 29.4.3) und führte zu dem neuen Behandlungskonzept, bei vollkeramischen Adhäsivbrücken im Schneidezahnbereich in der Regel auf einen zweiten Adhäsivflügel zu verzichten und diese als Extensionsadhäsivbrücken auszuführen (*Kern* und *Gläser* 1997).

Erste klinische Langzeitergebnisse mit einflügeligen vollkeramischen Adhäsivbrücken aus der glasinfiltrierten Aluminiumoxidkeramik In-Ceram (*Kern und Sasse* 2011) wiesen nach 10 Jahren eine Überlebensrate von auf 94,4 % auf, während die 10-Jahresüberlebensrate beim zweifügeligen Design mit 73,9 % deutlich geringer war. Klinisch relevante Zahnwanderungen, Kippungen oder andere Anzeichen für Überbelastungen der Pfeilerzähne zeigten sich bei einflügeligen Adhäsivbrücken auch nach 15 Jahren Tragezeit nicht (*Kern* 2017).

Seit Anfang der 2000er Jahre stehen hochfeste Zirkonoxidkeramiken (3Y-TZP, vgl. Kap. 22 und 25) als Gerüstmaterial zur Verfügung. Die aktuellste Meta-Analyse errechnete für Adhäsivbrücken aus Zirkonoxidkeramik eine 5-Jahresüberlebensrate von 100 % verglichen mit 91,3 % für metallkeramische Adhäsivbrücken, wobei erstere nur Schneidezähne ersetzten und letztere auch Seitenzähne, was einen direkten Vergleich dieser errechneten Zahlen eigentlich nicht erlaubt. Die ersten Langzeitergebnisse zu einflügeligen Schneidezahn-Adhäsivbrücken aus Zirkonoxidkeramik wiesen eine herausragende 10-Jahresüberlebensrate von 98,1 % aus (*Kern* et al. 2017). Komplikationen im Sinne eine Retentionsverlustes traten in dieser Zeit bei 4,2 % der mit einem phosphatmonomerhaltigem Kleber (Panavia 21) befestigten Brücken auf, während bei Verwendung eines anderen Verbundsystems (nicht mehr erhältlich) im gleichen Zeitraum 14,2 % Retentionsverluste auftraten. Alle gelösten Adhäsivbrücken konnten erfolgreich wiederbefestigt werden

Zu den Vorteilen der einflügeligen metallkeramischen Adhäsivbrücken (vgl. Kap. 29.4.4) kommen bei vollkeramischen Adhäsivbrücken noch hinzu:

- kein gräuliches Durchschimmern von Gerüstanteilen
- Sichtbare Gerüstanteile können ästhetisch akzeptabel sein.
- Transparente, zahnfarbene Kleber können zum Einsetzen verwendet werden.
- Aufgrund der Rigidität des Keramikgerüstes bei vollkeramischen Adhäsivbrücken ist keine retentive Pfeilerzahnpräparation notwendig.

Als Nachteil vollkeramischer Adhäsivbrücken aus mittelfesten Keramiken ist anzusehen, dass diese bei Überbelastung eher frakturieren, als sich zu lösen, und daher bei einer traumatischen Krafteinwirkung eher zerstört werden. Dies traf auf Adhäsivbrücken aus glasinfiltrierten Aluminiumoxidkeramiken (*Kern* und *Sasse* 2011) zu, ist aber gleichermaßen für andere Keramiken in dieser Festigkeitsklasse zu erwarten (z. B. Lithiumdisilikatkeramik, transluzente Zirkonoxidkeramiken mit reduzierter Festigkeit). Deshalb werden mittelfeste Keramiken nicht zur Herstellung von Adhäsivbrücken empfohlen.

Korrekt gestaltete Adhäsivbrücken aus hochfesten Zirkonoxidkeramiken hingegen versagten in allen Studien bei Überbelastung durch Retentionsverlust, also vergleichbar mit metallkeramischen Adhäsivbrücken.

Ein genereller Nachteil einflügeliger vollkeramischer Adhäsivbrücken besteht darin, dass ihre korrekte Positionierung bei der Eingliederung deutlich erschwert ist, da bei ihnen keine grazilen Retentionsrillen wie bei Metallflügeln angelegt werden. Deshalb wird die Verwendung eines Positionierungsschlüssels empfohlen, um eine Fehlpositionierung während der adhäsiven Befestigung zu vermeiden.

Inzwischen werden vollkeramische Brücken mit Adhäsivflügeln auch im Seitenzahnbereich als minimalinvasive Restaurationsmethode klinisch erprobt (*Wolfart* und *Kern* 2006, *Kern* 2018a). Ein Design beinhaltet Inlaybrücken aus Zirkonoxidkeramik, die mit zusätzlichen kurzen, nur etwa 3–5 mm langen Adhäsivflügeln im Design modifiziert sind. Diese Modifikation wurde vorgenommen, da vollkeramische Inlaybrücken aus Lithiumdisilikatkeramik aufgrund von Retentionsverlusten und Frakturen im Isthmusbereich der Inlays hohe Misserfolgsraten aufwiesen (*Wolfart* et al. 2005, *Becker* et al. 2019). Aber auch vollkeramische Inlaybrücken aus Zirkonoxidkeramik ohne Adhäsivflügel wiesen schon nach einem Jahr in 20 % der Fälle Retentionsverluste auf und die 10-Jahresüberlebensrate betrug inakzeptable 12,1 % (*Ohlmann* et al. 2008, *Rathmann* et al. 2017). Die von *Wolfart* und *Kern* (2006) vorgeschlagenen zusätzlichen Flügel sollen die Belastung, die durch Torsionskräfte auf das Inlay bei nicht axialer Belastung wirkt, vermindern und die Klebefläche vergrößern, und so die bei reinen Inlaybrücken festgestellten Misserfolge verhindern. Die mittelfristige Bewährung von derartigen modifizierten Inlaybrücken aus Zirkonoxidkeramik erscheint vielversprechend mit einer 5-Jahresüberlebensrate von 95,8 % und Retentionsverlusten in 6,9 % der Restaurationen (*Chaar* und *Kern* 2015). Daten zur langfristigen Bewährung von Inlaybrücken mit zusätzlichen Klebeflügeln stehen aber noch aus.

Eine Entwicklung der letzten 10 Jahre stellen einflügelige Adhäsivbrücken aus hochfester Zirkonoxidkeramik (3Y-TZP, vgl. Kap. 22 und 25) zum Ersatz von Eckzähnen und Prämolaren dar (*Kern* 2018a). Diese Restaurationen werden ohne Inlaypräparation ähnlich minimalinvasiv wie einflügelige metallkeramische Adhäsivbrücken allein im Zahnschmelz verankert (*Botelho* et al. 2014). Bei dem Ersatz der relativ häufig nicht angelegten unteren zweiten Prämolaren bietet der in Infraokklusion stehende linguale Höcker des ersten Prämolaren eine gut fassbare Klebefläche, ohne die Okklusion zu beeinträchtigen. Während ein metallischer Klebeflügel sich dort ästhetisch negativ bemerkbar macht, fällt ein Klebeflügel aus einer hochfesten, aber zahnfarbenen Zirkonoxidkeramik kaum auf. Die Daten zur mittelfristigen Bewährung derartiger einflügeliger Zirkonoxidkeramik-Adhäsivbrücken zum Ersatz von Eckzähnen und Prämolaren sind sehr positiv, da über eine durchschnittliche Beobachtungszeit von 53 Monaten keine Misserfolge auftraten (*Yazigi* und *Kern* 2022). Daten zur langfristigen Bewährung stehen aber noch aus.

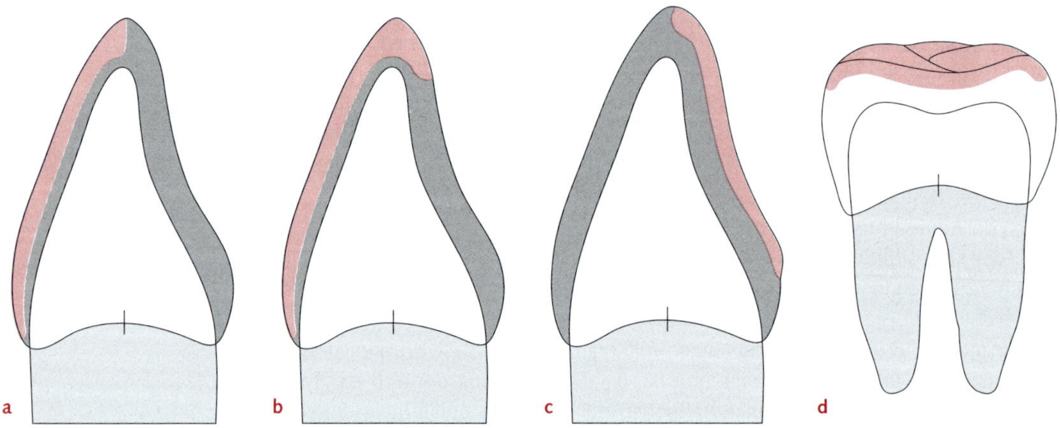

Abb. 29-13 Keramische, auf Schmelz befestigte Veneers. **a** labiales Veneer; **b** labiales Veneer mit inzisaler Überkuppelung (Teilkrone); **c** orales Veneer zum Aufbau palatinaler Führungsflächen; **d** okklusales Veneer (adhäsiv befestigte Kaufläche oder „Table Top“).

29.5 Keramische Veneers und Teilkronen

Bei Veneers handelt es sich um dünne, in der Regel keramische Verblendschalen, die auf die vestibulären Schmelzflächen der Zähne aufgeklebt werden. Wird nicht die gesamte vestibuläre Fläche des Zahnes bedeckt, spricht man auch von einem Teilveneer, wird die Inzisalkante überkuppelt, kann man das Veneer auch als Frontzahnteilkrone bezeichnen (Abb. 29-13). Als Veneerkronen werden dünne Keramikkronen bezeichnet, bei denen der Zahn ganz überwiegend nur innerhalb seines Schmelzmantels beschliffen wurde. Keramische Veneers sind nicht nur auf Frontzähne beschränkt, sondern auch im Seitenzahnbereich als vestibuläre Veneers oder aufgeklebte Kauflächen (sog. Table Tops) einsetzbar. Durch eine Anwendung defektorientierter Veneers bzw. Keramikteilkronen kann häufig der Einsatz von herkömmlichen Kronen mit invasiver retentiver Zahnpräparation vermieden werden.

29.5.1 Indikationen und Kontraindikationen von Veneers und Teilkronen

Die Indikationen für Veneers umfassen:

- Korrekturen von Zahnformen (z. B. Zapfenzahn)
- Stellungsveränderungen
- Schließen eines Diastemas
- Schließen von interdentalen Dreiecken
- Versorgung nach Frakturen
- Farbkorrekturen natürlicher Zahnhartsubstanz, z. B. bei Fluorose oder bei Tetracyclin-Verfärbungen, wenn Bleichverfahren (Bleaching) nicht zum Erfolg führen
- Reparatur prothetischer Restaurationen mit Veneers
- Korrektur der statischen und dynamischen Okklusion (palatinale Frontzahn-Veneers und aufgeklebte Seitenzahn-Kauflächen)

Kontraindikationen stellen dar:
- ungenügendes Schmelzangebot
- große approximale Füllungen

29.5.2 Prinzipien bei Veneers und Teilkronen

Um höchsten ästhetischen Ansprüche gerecht zu werden, werden die auf Schmelz befestigten Veneers und Teilkronen in erster Linie aus transparenten Silikatkeramiken hergestellt (vgl. Kap. 22 und 24). Sie können mittels Presstechnik oder additiver Formgebung durch Schichten oder mittels subtraktiver Formgebung durch Schleifen aus Silikatkeramik-Rohlingen angefertigt werden. Folgendes sollte beachtet werden (*Gürel* 2003):

- Geplante Formveränderungen sollten nach ihrem Wax-up auf dem Modell mittels Mock-up in den Mund übertragen und auf ihre ästhetische Wirkung überprüft werden.
- Möglichst große Klebefläche im Schmelz. Ein ausreichendes Schmelzangebot ist die Grundvorrausetzung zur Verwendung dünner Verblendschalen, da die minimal 0,3 bis 0,5 mm dicken Veneers nur durch den hohen Klebeverbund zum Schmelz (ca. 30 N/mm^2) eine ausreichende Festigkeit erhalten, um den intraoralen Belastungen dauerhaft standzuhalten. Eine Verklebung von Veneers auf überwiegenden Dentinanteilen ist wegen des geringeren und langfristig nicht stabilen Klebeverbundes zu Dentin nicht indiziert.
- Mittels Tiefenmarkierungsdiamanten (Instrument Nr. 10 des Präparations-Satzes Prothetik der Universitäten der Autoren; Fig-Nr. 10834.021) sollte das Ausmaß des Zahnhartsubstanzabtrags auf das erforderliche Maß innerhalb des Schmelzmantels begrenzt werden. Der spezielle Tiefenmarkierungsdiamant ist so konstruiert, dass er eine 0,3 mm tiefe zervikale Rille und zwei 0,5 mm tiefe in der Zahnmitte und inzisal gelegene Rillen anlegt. Sind keine Formveränderungen erforderlich, wird der Tiefenmarkierungsdiamant direkt auf dem Zahn verwendet, bei geplanten Formveränderungen aber auf dem zuvor hergestellten und ästhetisch und funktionell überprüften Mock-up.
- Mit zylindrischem Torpedodiamant werden dann die zwischen den Tiefenmarkierungen verbliebenen erhabenen Schmelzareale eingeebnet. Um zu verhindern, dass der Schmelz beim Einebnen über die Tiefenmarkierungen hinaus reduziert wird, empfiehlt es sich, den Boden der Tiefenmarkierungen mit einem dünnen wasserfesten Filzstift vorgängig zu markieren und dann darauf zu achten, dass die Farbe beim Einebnen nicht komplett entfernt wird (*Kern* und *Ahlers* 2015).
- Der inzisale Abschluss (mit oder ohne Überkuppelung der Inzisalkante) hängt davon ab, ob eine Verlängerung der Inzisalkante erforderlich ist. Bei inzisaler Überkuppelung sollte die Reduktion der Inzisalkante soweit erfolgen, dass sie ca. 1,5 mm tiefer als die prospektive Lage der restaurierten Inzisalkante liegt. Mock-up oder Silikonschlüssel dienen zur Kontrolle.
- Um zervikalen Randverfärbungen vorzubeugen, sollte die Präparationsgrenze oberhalb der Schmelz-Zement-Grenze innerhalb des Schmelzes angelegt werden.
- Die Präparationsgrenze ist ohne Auflösung der Approximalkontakte soweit nach approximal zu extendieren, dass sie von labial nicht mehr sichtbar ist.

29.5.3 Langzeitresultate mit Veneers und Teilkronen

Eine neuere Meta-Analyse wertete 13 klinische Studien zu adhäsiv befestigten keramischen Veneers qualitativ und quantitativ aus (*Morimoto* et al. 2016a). Nach einer maximalen Beobachtungszeit von im Median 9 Jahren betrug die Überlebensrate 89 %, wobei neuere glaskeramische Veneers etwas besser als Veneers aus Feldspatkeramik abschnitten. Eine weitere Übersichtsarbeit analysierte Vergleichsstudien zwischen Veneers aus Keramik und Kompositkunststoff (*Liu* et al 2019). Die Beobachtungsdauer der fünf eingeschlossenen Studien betrug nur zwischen 1,5 und 2 Jahren. Schon in dieser Zeit versagten Kompositveneers deutlich häufiger als Keramikveneers. Hauptgründe waren Frakturen und Retentionsverluste. Keramische Veneers sollten also bevorzugt werden.

In einer klinischen Langzeitstudie wurden 304 Feldspatkeramik-Veneers bei 100 Patienten eingegliedert und bis zu 16 Jahre klinisch beobachtet. Die nach Kaplan-Meier errechnete Überlebensrate betrug 93 % nach 10–11 Jahren und 73 % nach 15–16 Jahren. Die Misserfolge verteilten sich auf ästhetische Probleme (31 %), mechanische Komplikationen (31 %), Klebeversagen (12,5 %) sowie parodontale Probleme, Karies und Zahnfrakturen (*Layton* und *Walton* 2007).

In einer Privatpraxis wurden 715 mittels CAD/CAM-Methode (Cerec, Dentsply Sirona, D-Bensheim) hergestellte Keramikveneers bei 307 Patienten eingegliedert. 617 Veneers von 260 Patienten konnten nachuntersucht werden (*Wiedhahn* et al. 2005). Die Überlebensrate betrug nach 9 Jahren 94 %. Bei diesen Restaurationen wurden 98 % als klinisch akzeptabel eingestuft, 97,3 % der Zähne waren vital und 98,8 % der Veneers wurden von den Patienten als erfolgreich bewertet.

In zwei Privatpraxen wurden 182 Keramikveneers (IPS Empress, Ivoclar Vivadent, FL-Schaan oder geschichtete Feldspatkeramik) bei 46 Patienten eingegliedert und bis zu 12 Jahre nachuntersucht (*Fradeani* et al. 2005). Die nach Kaplan-Meier errechnete Überlebensrate betrug nach 12 Jahren 94,4 %.

In einer universitären 20-Jahresstudie mit 84 Patienten und 318 keramischen Veneers (*Beier* et al. 2012) betrug die Überlebensrate nach 5 Jahren 94,4 %, nach 10 Jahren 93,5 %, nach 15 Jahren 85,7 % und nach 20 Jahren 82,9 %. Die Veneers versagten signifikant häufiger auf devitalen Pfeilerzähnen und bei Patienten mit Parafunktionen (Bruxismus). Zusammenfassend kann man feststellen, dass adhäsiv befestigte keramische Veneers, insbesondere wenn sie aus modernen Glaskeramiken hergestellt wurden, hervorragende Langzeitergebnisse aufweisen. Ihre Langzeitbewährung entspricht der von metall- oder vollkeramischen Einzelkronen oder übertrifft sie sogar (vgl. Kap. 24.6).

Zu keramischen Inlays und Teilkronen mit herkömmlicher Pfeilerzahnpräparation mit okklusalen bzw. approximalen Kästen existieren eine Vielzahl von klinischen Studien (*Manhart* et al. 2004), bei denen die durchschnittlichen jährlichen Misserfolgsraten 1,7–1,9 % betrugen, aber in Abhängigkeit vom Studiendesign zwischen 0 und 7,5 % schwankten. Neuere Übersichtsarbeiten bestätigen vergleichbare Langzeitergebnisse mit etwa 90 % 10-Jahresüberlebensraten bei metallischen und keramischen Inlays, Teilkronen und Kronen (*Morimoto* et al 2016b, *Vagropoulou* et al. 2018). Im direkten Vergleich von monolithischen Keramikonlays, die aus gepresster Lithiumdisilkatkeramik oder mittels CAD/CAM hergestellt worden waren, ergaben sich innerhalb einer Beobachtungszeit von 7 Jahren keine signifikanten Unterschiede hinsichtlich der Überlebensraten in Höhe von 100 bzw. 97 %.

Zu adhäsiv befestigten keramischen Kauflächen (auch Table Tops oder Repositionsonlays genannt), die vor allem in Abrasions- und Erosionsgebissen ohne retentive Kastenpräparationen eingesetzt werden, liegen bisher wenig klinische Daten vor. Eine frühe Laborstudie (*Clausen* et al. 2010) zeigte, dass 1,5 mm dicke vollkeramische Kauflächen aus einfacher Silikatglaskeramik (IPS Empress Esthetic) und aus Lithiumdisilikatkeramik (IPS e.max press) ohne jede Kastenpräparation eine 5-jährige Kausimulation unbeschadet überstanden, unabhängig davon, ob sie auf schmelzbegrenztem Dentin oder vollständig auf Schmelz verklebt worden waren. Weitere Laborstudien zeigten inzwischen, dass bei optimaler Verklebung auf Schmelz und Dentin sogar 0,6–0,8 mm dicke Kauflächen aus Lithiumdisilikatkeramik eine langfristige Kausimulation überlebten und dass nur selten Keramikrisse auftraten, die aber nicht zum Versagen der Kauflächen führten (*Al-Akhali* et al. 2017, *Krummel* et al. 2019, *Yazigi* et al. 2017).

Da Kauflächen aus Lithiumdisilikatkeramik in den genannten Studien höhere Bruchfestigkeiten als einfache Glaskeramiken oder kunststoffhaltige Materialien (z. B. kunststoffinfiltrierte Keramik, PMMA-Kunststoff) aufwiesen, wird empfohlen, monolithische Lithiumdisilikatkeramik für adhäsiv befestigte Keramikkauflächen zu verwenden.

In einer ersten klinischen Studie mit 7 Patienten und 103 adhäsiv befestigten Kauflächen aus monolithischer Lithiumdisilikatkeramik konnten die Patienten über bis zu 11 Jahre (mittlere Beobachtungszeit 7,9 Jahre) nachverfolgt werden (*Edelhoff* et al. 2019). Die okklusale Mindeststärke betrug 1 mm. Alle Restaurationen überlebten und nur 4 % wiesen Komplikationen wie marginale Verfärbungen oder Rissentwicklungen auf, was die obige Empfehlung bestätigt.

Literatur

Aggstaller H., Beuer F., Edelhoff D., Rammelsberg P., Gernet W.: Long-term clinical performance of resin-bonded fixed partial dentures with retentive preparation geometry in anterior and posterior areas. J Adhes Dent 2008;10:301-306.

Al-Akhali M., Chaar M.S., Elsayed A., Samran A., Kern M.: Fracture resistance of ceramic and polymer-based occlusal veneer restorations. J Mech Behav Biomed Mater 2017;74:245-250.

Antoniadou M., Kern M., Strub J.R.: Effect of a new metal primer on the bond strength between a resin cement and two high-noble alloys. J Prosthet Dent 2000;84:554-560.

Asmussen E., Araújo P.A., Peutzfeldt A.: In vitro bonding of resins to enamel and dentin: an update. Trans Acad Dent Mater 1989;2:36-64.

Azimian F., Klosa K., Kern M.: Evaluation of a new universal primer for ceramics and alloys. J Adhes Dent 2012;14:275-282.

Becker M., Chaar M.S., Garling A., Kern M.: Fifteen-year outcome of posterior all-ceramic inlay-retained fixed dental prostheses. J Dent 2019;89:103174.

Behr M., Leibrock A., Stich W., Rammelsberg P., Rosentritt M., Handel G.: Adhesive-fixed partial dentures in anterior and posterior areas. Results of an on-going prospective study begun in 1985. Clin Oral Investig 1998;2:31-35.

Beier U.S., Kapferer I., Burtscher D., Dumfahrt H.: Clinical performance of porcelain laminate veneers for up to 20 years. The International Journal of Prosthodontics 2012;25:79-85.

Blatz M. B., Sadan A., Kern M.: Adhäsive Befestigung silikatkeramischer Restaurationen. Quintessenz 2002;53:827-835.

Blatz M.B., Sadan A., Kern M.: Resin-ceramic bonding: A review of the literature. J Prosthet Dent 2003;89:268-274.

Botelho M.G., Ma X., Cheung G.J., Law R.K., Tai M.T., Lam W.Y.: Long-term clinical evaluation of 211 two-unit cantilevered resin-bonded fixed partial dentures. J Dent 2014;42:778-784.

Botelho M.G., Chan A.W., Leung N.C., Lam W.Y.: Long-term evaluation of cantilevered versus fixed-fixed resin-bonded fixed partial dentures for missing maxillary incisors. J Dent 2016;45:59-66.

Buonocore M.J.: A simple method of increasing the adhesion of acrylic filling materials to enamel surfaces. J Dent Res 1955;34:849-853.

Calamia J.R.: Etched porcelain veneers: The current state of the art. Quintessence Int 1985;16:5-12.

Chaar M.S., Kern M.: Five-year clinical outcome of posterior zirconia ceramic inlay-retained FDPs with a modified design. J Dent 2015;43:1411-1415.

Clausen J.-O., Abou Tara M., Kern M.: Dynamic fatigue and fracture resistance of non-retentive all-ceramic full-coverage molar restorations. Influence of ceramic material and preparation design. Dent Mater 2010;26:533-538.

Creugers N.H.J., van't Hof M.A.: An analysis of clinical studies on resin-bonded bridges. J Dent Res 1991;70:146-149.

Djemal S., Setchell D., King P., Wickens J.: Long-term survival characteristics of 832 resin-retained bridges and splints provided in a post-graduate teaching hospital between 1978 and 1993. J Oral Rehabil 1999;26:302-320.

Edelhoff D., Güth J.F., Erdelt K., Brix O., Liebermann A.: Clinical performance of occlusal on-lays made of lithium disilicate ceramic in patients with severe tooth wear up to 11 years. Dent Mater 2019;35:1319-1330.

Elsayed A., Younes F., Lehmann F., Kern M.: Tensile bond strength of so-called universal primers and universal multimode adhesives to zirconia and lithium disilicate ceramics. J Adhes Dent 2017;19:221-229.

Gemeinsamer Bundesausschuss: Richtlinie des Gemeinsamen Bundesausschusses für eine ausreichende, zweckmäßige und wirtschaftliche vertragszahnärztliche Versorgung mit Zahnersatz und Zahnkronen (Zahnersatz-Richtlinie). Berlin 2016. Aktuelle Version abrufbar unter: http://www.kzbv.de.

Guess P.C., Selz C.F., Steinhart Y.N., Stampf S., Strub J.R.: Prospective clinical split-mouth study of pressed and CAD/CAM all-ceramic partial-coverage restorations: 7-year results. The International Journal of Prosthodontics 2013;26:21-25.

Gürel G.: The Science and Art of Porcelain Laminate Veneers. Quintessence, London-Chicago-Berlin 2003.

Faunce F.R., Myers D.R.: Laminate veneer restoration of permanent incisors. J Am Dent Assoc 1976;93:790-792.

Fradeani M., Redemagni M., Corrado M.: Porcelain laminate veneers: 6- to 12-year clinical evaluation. A retrospective study. Int J Periodontics Restorative Dent 2005;25:9-17.

Frankenberger R., Lohbauer U., Roggendorf M.J., Naumann M., Taschner M.: Selective enamel etching reconsidered: better than etch-and-rinse and self-etch? J Adhes Dent 2008;10:339-344.

Frankenberger R., Reinelt C., Petschelt A., Krämer N.: Operator vs. material influence on clinical outcome of bonded ceramic inlays. Dent Mater 2009;25:960-968.

Haastert B., Wiethoff B., Arnetzl G., Kerschbaum Th.: Verlustrisiko bei dreigliedrigen Adhäsivbrücken während der Versorgungszeit. Dtsch Zahnärztl Z 1993;48:161-166.

Horn H.R.: Porcelain laminate veneers bonded to etched enamel. Dent Clin North Am 1983;27:671-684.

Howe D.F., Denehy G.E.: Anterior fixed partial dentures utilizing the acid-etch technique and a cast metal framework. J Prosthet Dent 1977;37:28-31.

Ibsen L.: One-appointment technique using an adhesive composite. Dent Surv 1973;49:30-32.

Kern M.: Befestigung von Oxidkeramiken. In: Tinschert J., Natt G. (Hrsg): Neue Oxidkeramiken und CAD/CAM-Techniken im Dentalbereich. Deutscher Ärzte-Verlag, Köln 2007.

Kern M. Resin bonding to oxide ceramics for dental restorations. J Adhes Sci Technol 2009;23:1097-1111.

Kern M.: Fifteen-year survival of anterior all-ceramic cantilever resin-bonded fixed dental prostheses. J Dent 2017;56:133-135.

Kern M.: Adhäsivbrücken. Minimalinvasiv – ästhetisch – bewährt. 2. Aufl. Quintessenz, Berlin 2018a.

Kern M.: Single-retainer resin-bonded fixed dental prostheses as an alternative to orthodontic space closure (and to single tooth implants). Quintessence Int 2018b;49: 789-798.

Kern M., Ahlers M.O.: Controlling the depth of ceramic veneer preparations by using a color marker in the depth grooves. J Prosthet Dent 2015;114:862-864.

Kern M., Beuer F., Frankenberger R., Kohal R.J., Kunzelmann K.H., Mehl A., Pospiech P., Reiss B.: Vollkeramik auf einen Blick. Überarbeitete 6. Aufl. Arbeitsgemeinschaft für Keramik in der Zahnheilkunde e.V., Ettlingen 2018.

Kern M., Gläser R.: Cantilevered all-ceramic, resin-bonded fixed partial dentures. A new treatment modality. J Esthet Dent 1997;9:255-264.

Kern M., Kerschbaum Th.: Adhäsivbrücken. Gemeinsame Stellungnahme der DGZPW und DGZMK. Dtsch Zahnärztl Z 2007;62:621-623.

Kern M., Barloi A., Yang B.: Surface conditioning influences zirconia ceramic bonding. J Dent Res 2009;88:817-822.

Kern M., Knode H., Strub J.R.: The all-porcelain, resin-bonded bridge. Quintessence Int 1991;22:257-262.

Kern M., Passia N., Sasse M., Yazigi C.: Ten-year outcome of zirconia ceramic cantilever resin-bonded fixed dental prostheses and the influence of the reasons for missing incisors. J Dent 2017;65:51-55.

Kern M., Sasse M.: Ten-year survival of anterior all-ceramic resin-bonded fixed dental prostheses. J Adhes Dent 2011;13:407-410.

Kern M., Sasse M., Wolfart S.: Ten-year outcome of three-unit fixed dental prostheses made from monolithic lithium disilicate ceramic. J Am Dent Assoc 2012;143:234-240.

Kern M., Strub J.R.: Bonding to alumina ceramic in restorative dentistry over up to five years. J Dent 1998;26:245-249.

Kern M., Thompson V.P.: Bonding to a glass infiltrated alumina ceramic: Adhesion methods and their durability. J Prosthet Dent 1995;73:240-249.

Kern M., Wegner S.M.: Bonding to zirconia ceramic: adhesion methods and their durability. Dent Mater 1998;14:64-71.

Kerschbaum Th., Pfeiffer P., Marinello C.P., Heinenberg B., Hinz R., Peters S., Reppel P.-D., Behneke G.: Erfahrungen mit Adhäsivbrücken. Eine multizentrische Beobachtungsstudie. 5. Mitteilung: Erfolg nach Wiederbefestigung und Zweitversorgung. Dtsch Zahnärztl Z 1988; 43:321-325.

Krummel A., Garling A., Sasse M., Kern M.: Influence of bonding surface and bonding methods on the fracture resistance and survival rate of full-coverage occlusal veneers made from lithium disilicate ceramic after cyclic loading. Dent Mater 2019;35:1351-1359.

Layton D., Walton T.: An up to 16-year prospective study of 304 porcelain veneers. Int J Prosthodont 2007;20:389-396.

Livaditis G.J.: Cast metal resin-bonded retainers for posterior teeth. J Am Dent Ass 1980;101:926-929.

Liu M., Gai K., Chen J., Jiang L.: Comparison of failure and complication risks of porcelain laminate and indirect resin veneer restorations: A meta-analysis. Int J Prosthodont 2019;32:59-65.

Livaditis G.J., Thompson V.P.: Etched castings: An improved retentive mechanism for resin-bonded retainers. J Prosthet Dent 1982;47:52-58.

Ludwig K.: Metall-Kunststoff-Verbundsysteme. In: Eichner K., Kappert H.-F. (Hrsg.): Zahnärztliche Werkstoffe und ihre Verarbeitung. Band 1. Grundlagen und Verarbeitung. 6. Aufl. Hüthig, Heidelberg 1996:251-272.

Manhart J., Chen H., Hamm G., Hickel R.: Buonocore Memorial Lecture. Review of the clinical survival of direct and indirect restorations in posterior teeth of the permanent dentition. Oper Dent 2004;29:481-508.

Marinello, C.P.: Adhäsivprothetik. Klinische und materialkundliche Aspekte. Quintessenz, Berlin 1991.

Morimoto S., Albanesi R.B., Sesma N., Agra C.M., Braga M.M.: Main clinical outcomes of feldspathic porcelain and glass-ceramic laminate veneers: A systematic review and meta-analysis of survival and complication rates. Int J Prosthodont 2016a;29:38-49.

Morimoto S., Rebello de Sampaio F.B., Braga M.M., Sesma N., Özcan M.: Survival rate of resin and ceramic inlays, inlays, and overlays: A systematic review and meta-analysis. J Dent Res 2016b;95:985-994.

Ohlmann B., Rammelsberg P., Schmitter M., Schwarz S., Gabbert O.: All-ceramic inlay-retained fixed partial dentures: preliminary results from a clinical study. J Dent 2008; 36:692-696.

Rammelsberg P., Behr M., Pospiech P., Gernet W., Handel G., Toutenburg H.: Erweiterte Indikation adhäsiver Restaurationen als ästhetische und substanzschonende Alternative zu konventionellen Brücken. Dtsch Zahnärztl Z 1995;50:224-227.

Rathmann F., Bomicke W., Rammelsberg P., Ohlmann B.: Veneered zirconia inlay-retained fixed dental prostheses: 10-Year results from a prospective clinical study. J Dent 2017;64:68-72.

Rijk W.G., Wood M., Thompson V.P.: Maximum likelihood estimates for the lifetime of bonded dental prostheses. J Dent Res 1996;75:1700-1705.

Rochette A.L.: Attachment of a splint to enamel of lower anterior teeth. J Prosthet Dent 1973;30:418-423.

Rochette A.L.: A ceramic bonded by etched enamel and resin for fractured incisors. J Prosthet Dent 1975;33:287-293.

Schüller K.H., Hennicke H.W.: Zur Systematik keramischer Werkstoffe. Ceram Forum Int 1985;62:259-263.

Thoma D.S., Sailer I., Ioannidis A., Zwahlen M., Makarov N., Pjetursson B.E.: A systematic review of the survival and complication rates of resin-bonded fixed dental prostheses after a mean observation period of at least 5 years. Clin Oral Implants Res 2017;28:1421-1432.

Vagropoulou G.I., Klifopoulou G.L., Vlahou S.G., Hirayama H., Michalakis K.: Complications and survival rates of inlays and onlays vs complete coverage restorations: A systematic review and analysis of studies. J Oral Rehabil 2018;45:903-920.

Wagner J., Hiller K.A., Schmalz G.: Long-term clinical performance and longevity of gold alloy vs ceramic partial crowns. Clin Oral Investig 2003;7:80-85.

Wakiaga J., Brunton P., Silikas N., Glenny A.M.: Direct versus indirect veneer restorations for intrinsic dental stains. Cochrane Database Syst Rev 2004: CD004347.

Wille S., Lehmann F., Kern M.: Durability of resin bonding to lithium disilicate and zirconia ceramic using a self-etching primer. J Adhes Dent 2017;19:491-496.

Wille S., Lehmann F., Kern M.: Durability of resin bonding to lithium disilicate using different self-etching and conventional ceramic primers after long-term aging. Dent Mater 2022;38:444-450.

Wiedhahn K., Kerschbaum T., Fasbinder D.F.: Clinical long-term results with 617 Cerec veneers: a nine-year report. Int J Comput Dent 2005;8:233-246.

Wolfart S., Bohlsen F., Wegner S.M., Kern M.: A preliminary prospective evaluation of all-ceramic crown-retained and inlay-retained fixed partial dentures. Int J Prosthodont 2005; 18:497-505.

Wolfart S., Kern M.: A new design for all-ceramic inlay-retained FPDs. A report of two cases. Quintessence Int 2006;37:27-33.

Yang B., Barloi A., Kern M.: Influence of air-abrasion on zirconia ceramic bonding using an adhesive composite resin. Dent Mater 2010;26:44-50.

Yazigi C., Kern M., Chaar M.S.: Influence of various bonding techniques on the fracture strength of thin CAD/CAM-fabricated occlusal glass-ceramic veneers. J Mech Behav Biomed Mater 2017;75:504-511.

Yazigi C., Kern M.: Clinical evaluation of zirconia cantilevered single-retainer resin-bonded fixed dental prostheses replacing missing canines and posterior teeth. J Dent 2022;116:103907.

30 Adhäsivprothetik: Klinischer und labortechnischer Ablauf

30.1 Klinik: Anamnese, Befundaufnahme, Situationsabformung, Gesichtsbogen-übertragung, Kieferrelationsbestimmung, Diagnose, Planung

Wie bei der konventionellen prothetischen Versorgung gehören auch zur adhäsivprothetischen Therapie eine umfassende Anamnese, Befundaufnahme, Diagnostik und Planung (vgl. Kap. 4). Besondere Bedeutung kommt den dentalen (Vitalität, Füllungen, Karies der Pfeilerzähne, okklusale Verhältnisse) und parodontalen (Mundhygiene, Blutung auf Sondieren, Sondierungstiefe, Zahnlockerung etc.) Verhältnissen zu. Jeder für eine Adhäsivbrücke in Frage kommende Patientenfall wird vor der Behandlung auf die aufgeführten Kontraindikationen hin überprüft (siehe Kap. 29.4.1). Zu beachten ist, dass es im Rahmen der Vorbehandlung möglich sein kann, einige dieser Kontraindikationen zu beseitigen (z. B. ungünstige Platzverhältnisse oder Lückenverteilung → kieferorthopädische Vorbehandlung; zu breite Einzelzahnlücke → Verbreiterung des keinen Klebeflügel erhaltenden Nachbarzahnes).

30.2 Labor: Herstellung von Studienmodellen, Modellanalyse, diagnostisches Wax-up

Besonderer Wert wird auf die Herstellung arbiträr montierter Studienmodelle im Artikulator gelegt (Gesichtsbogen, ggf. Zentrikregistrat). An ihnen werden die inter- und intramaxillären Verhältnisse beurteilt. Bei Frontzahnrestaurationen ist ein Wax-up des zu ersetzenden Zahnes und des geplanten Adhäsivflügels empfehlenswert, welches dann mittels Silikonschlüssel und Provisorienkunststoff als Mock-up in den Mund übertragen wird (vgl. Kap. 30.3).

Fehlende Frontzähne und Prämolaren werden aufgrund besserer Langzeitbewährung in der Regel durch einflügelige Adhäsivbrücken ersetzt, während aufgrund der deutlich größeren Kraft- und Hebelkräfte für den Ersatz von Molaren immer noch zweiflügelige Brücken empfohlen werden. Gegenstand wissenschaftlicher Studien ist momentan der Molarenersatz durch zwei einflügelige Adhäsivbrücken, deren Pontics zusammen die Form eines Molaren ergeben.

30.3 Klinik: Hygienephase, präprothetische Vorbehandlung, Reevaluation der Vorbehandlung

Die präprothetische Vorbehandlung in der Adhäsivprothetik umfasst das normale Behandlungsspektrum wie bei konventionellen Versorgungen, wobei auf einige spezielle Punkte besonders geachtet wird. In der Hygienephase wird evaluiert, ob der Patient zu einer adäquaten Mundhygiene motiviert werden kann.

Überragt die Gingiva bei jungen Patienten noch größere Anteile des oralen Zahnschmelzes, kann es sinnvoll sein, eine Gingivektomie durchzuführen. Dadurch kann das vorhandene Schmelzangebot optimal nach zervikal hin ausgenutzt werden, ohne aber das Prinzip des supragingivalen Klebeflügelrandes zu verletzen.

Vor allem im sichtbaren Oberkieferfrontzahnbereich kann es sinnvoll sein, den Zwischengliedbereich mittels Kammaufbau (z. B. Rolllappen bei kleineren horizontalen Defekten bzw. subepitheliales Bindegewebstransplantat bei größeren oder vertikalen Defekten) in eine optimale Form zu bringen (*Kern* 2018). Oft wird erst dadurch die Gestaltung eines hygienefähigen und ästhetischen Zwischenglieds ermöglicht. Kleine kieferorthopädische Maßnahmen, beispielsweise zur Vergrößerung bzw. Verkleinerung der Lücke, zum Aufrichten von gekippten Pfeilerzähnen oder zur leichten Protrusion von Oberkiefer-Frontzähnen können vor der adhäsiven Versorgung indiziert sein (*Otto* et al. 2019).

Das im Rahmen der Diagnostik hergestellte Wax-up der Adhäsivbrücke sollte über einen Silikonschlüssel in ein Mock-up aus Provisorienkunststoff überführt werden. Vor allem in ästhetischen Grenzfällen (kritische Lückenbreite und/oder Zahnstellung) erleichtert dies die Entscheidung für oder gegen die Versorgung mit einer Adhäsivbrücke. Aber auch die Ausdehnung der Klebeflügel kann dem Patienten schon durch das Mock-up verdeutlicht und die geplante Adhäsivbrücke einer Funktionsprüfung unterzogen werden (z. B. dass das Pontic bei exzentrischen Kieferbewegungen ohne Führungsfunktion bleibt).

Okklusale Korrekturen sind vor allem dann sinnvoll, wenn eine zu geringe sagittale Stufe bei einem Abgleiten des Unterkiefers nach ventral vorhanden ist. Hier kann ein Einschleifen der Zentrik ein genügendes Platzangebot für den Klebeflügel schaffen.

Nach der präprothetischen Vorbehandlung erfolgen eine Reevaluation des Falles und gegebenenfalls die Neuanfertigung von Studienmodellen.

30.4 Labor: Diagnostische Präparation, diagnostisches Wax-up

Nach dem Einfärben des Planungsmodells mit einem Okklusionsspray (Occlu-Spray; Hager & Werken, D-Duisburg) und Markierung der zentrischen und exzentrischen Kontakte erfolgt eine Vorpräparation der Pfeilerzähne auf dem Gipsmodell. Da die Schmelzreduktionen auf ein Minimum beschränkt bleiben sollten, um den minimalinvasiven Charakter der Versorgung zu erhalten, werden diese Präparationen vorteilhaft mit einem Parallelometer oder nach Anbringen eines Parallelisierungspins in der Nähe des oder der Pfeilerzähne durchgeführt.

Hilfreich ist hierbei die Anwendung eines intraoralen Parallelometers (Parallel-A-Prep; Dentatus, USA-New York), welches es erlaubt, mittels minimaler Präparation maximale Retention der Klebeflügel zu erreichen (Abb. 30-1 und 30-2). Das intraorale Parallelometer erleichtert vor allem die approximale Parallelisierung und die Präparation der feinen Retentionsrillen, die für Adhäsivflügel aus Metall empfohlen werden (Abb. 30-3 bis 30-5), um das Gerüst zu versteifen und die Klebung vor abschälenden Kräften zu schützen. Alternative Hilfsmittel zum intraoralen Parallelometer stellten ein mit lichthärtendem Kunststoff an den Zähnen befestigter Parallelisierungspin (Abb. 30-4 und 30-5) oder eine Tiefziehfolie dar, auf die die geplanten Rillen in einem Frasgerät im zahntechnischen Labor übertragen wurden.

Bei der Präparation für einflügelige Adhäsivbrücken aus Zirkonoxidkeramik (Abb. 30-6 und 30-7), bei der auf eine Parallelisierung und auf Retentionsrillen

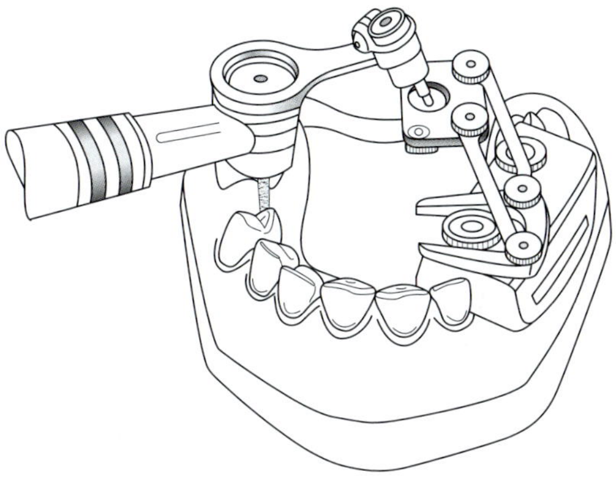

Abb. 30-1 Das Parallelometer Parallel-A-Prep wird mit gummielastischer Abformmasse auf dem Planungsmodell befestigt. Nach Festlegung der Einschubrichtung wird eine Probepräparation der Pfeilerzähne durchgeführt (normale Diamanten, Luftkühlung).

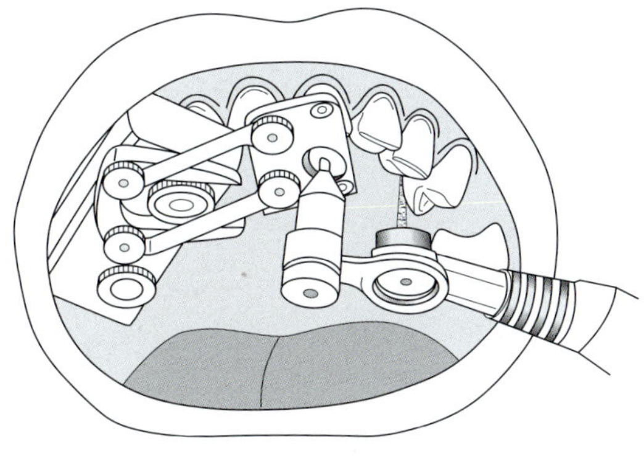

Abb. 30-2 Durch Unterfütterung des Befestigungslöffels mit gummielastischer Masse wird das Parallelometer im Mund befestigt. Nach Kontrolle der Parallelometereinstellung wird die Probepräparation auf die natürlichen Pfeilerzähne übertragen.

verzichtet werden kann, werden intraorales Parallelometer oder ähnliche Hilfsmittel nicht benötigt.

30.5 Klinik: Präparation am Patienten

Die Modellpräparation wird möglichst genau auf die Pfeilerzähne des Patienten übertragen, indem das am Modell eingestellte Parallelometer im Mund durch Unterfütterung mit gummielastischer Abformmasse (z. B. Impregum, 3M, D-Seefeld) befestigt wird (Abb. 30-2). Alternativ wird mit lichthärtendem Löffel-Kunststoff ein Parallelisierungspin an den Zähnen befestigt, über den der Behandler und seine Assistenz visuell die parallele Führung des Schleifinstruments beim Anlegen der approximalen Rillen kontrollieren können (Abb. 30-4 und 30-5). Vorgehen:

- Anfärben der Pfeilerzahnflächen mit wasserfester Farbe (Abb. 30-3a und b). Hierzu eignet sich Nachfüllfarbe für wasserfeste Filzstifte, die mit einem Einmal-Applikator auf die gereinigten und getrockneten Pfeilerzahnflächen aufgetragen wird.
- Markieren der Zahnkontakte in statischer und dynamischer Okklusion mit andersfarbiger Okklusionsfolie (Abb. 30-3b)
- Montage des intraoralen Parallelometers mit gummielastischer Abformmasse (Abb. 30-2) bzw. des Parallelisierungspins (Abb. 30-4 und 30-5). Der Parallelisierungspin wird in dem vom Pfeilerzahn abgewandten Approximalraum des Nachbarzahnes mit lichthärtendem Löffel-Kunststoff provisorisch fixiert und dann entsprechend der mesio-distalen Zahnachse gerade, aber parallel zum inzisalen/okklusalen Anteil der vestibulären Fläche des Pfeilerzahnes ausgerichtet. Die Ausrichtung ist korrekt, wenn die Präparationsrichtung ein möglich vollständiges Einbeziehen der Approximalfläche ermöglicht, ohne den Zahn von vestibulär betrachtet zu verschmälern. Erst nach Überprüfung der korrekten Ausrichtung erfolgt die Lichthärtung des Löffel-Kunststoffs.
- Auf den Zahnschmelz beschränkte Präparation von parallelen Retentionsflächen, Rillen und Noppen unter Zuhilfenahme des Mundparallelometers bzw.

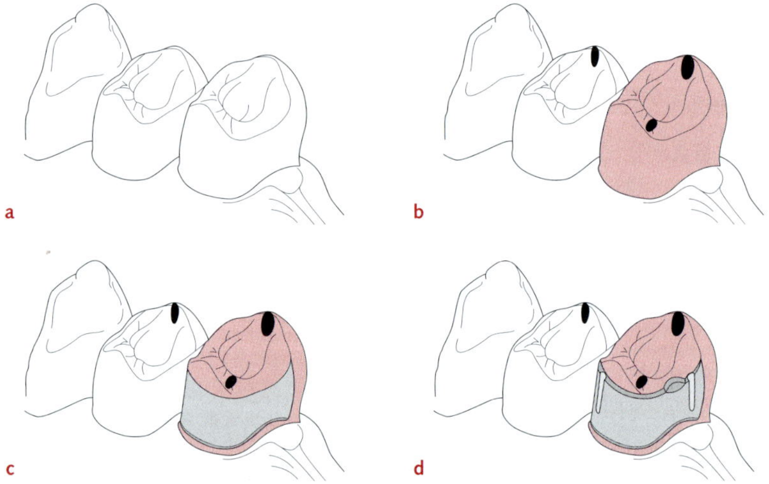

Abb. 30-3 Vorgehen bei einer Adhäsivpräparation für Metall-Flügel im Seitenzahnbereich. a Ausgangssituation mit kariesfreiem Pfeilerzahn. b Der zu präparierende Pfeilerzahn ist mit wasserfester Farbe angefärbt; die Zahnkontakte in statischer und dynamischer Okklusion sind mit Okklusionsfolie markiert. c Pfeilerzahn nach Präparation paralleler Führungsflächen. Da an allen präparierten Stellen die Farbe abgetragen ist, sind die präparierten Zahnflächen gut kontrollierbar. d Fertige Pfeilerzahnpräparation nach dem Anlegen von vertikalen Retentionsrillen von ca. 0,5 mm Tiefe und einer kleinen okklusalen Auflage (die der Zahnlücke gegenüberliegende Rille wird so weit wie möglich in den Approximalraum gelegt, was in der Zeichnung perspektivisch nicht darstellbar ist, da sie dann nicht sichtbar wäre).

Berücksichtigung der Ausrichtung des Parallelisierungspins mit feinkörnigen Diamanten (Abb. 30-3c und d, 30-4 und 30-5) bei reduzierter Drehzahl von ca. 30.000 U/min. Bei vorhandenen Füllungen sollten die Klebeflügel diese um mindestens 1 mm überdecken. Die parallelen Führungsrillen, Stufen und (oder) Auflagen bewirken eine definierte Einschubrichtung und Endlage des späteren Brückengerüsts (Widerstandsform). Durch die körperliche Fassung des Pfeilerzahns wird eine mechanische Verankerung der Restauration bewirkt und die Klebung vor abschälenden Kräften geschützt, für die dünne elastische Metallflügel anfällig sind.

- Verwendete Instrumente für **Metalladhäsivflügel**:
  - **Seitenzähne:** Zum Parallelisieren der Zähne (dadurch Herstellung von Führungsflächen) und zum Anlegen einer leichten Hohlkehle als definierte zervikale Präparationsgrenze kommt ein konischer Torpedodiamant (Präparationssatz Prothetik der Autoren Nr. 6b; Fig-Nr. 18878K.014), für das Anlegen je einer approximalen Rille ein feiner Diamantseparierer (Nr. 1b; Fig-Nr. 8850.012) und für die Präparation okklusaler Auflagen ein feinbelegter Kugeldiamant (Nr. 9b; Fig.-Nr. 8801.018) zum Einsatz (Abb. 30-3d und 30-4).
  - **Frontzähne:** Bei Frontzähnen erfolgt eine notwendige Parallelisierung der approximalen und evtl. oralen Zahnflächen mit dem konischen Torpedo (Nr. 6b), die Präparation einer leichten zervikalen Hohlkehle ebenfalls mit dem konischen Torpedo (Nr. 6b), das Anlegen einer Noppe am Tuberkulum mit einem feinbelegten Kugeldiamanten (Nr. 9b; Fig.- Nr. 8801.018) sowie das Anlegen je einer approximalen Rille mit einem feinen Diamantsepa-

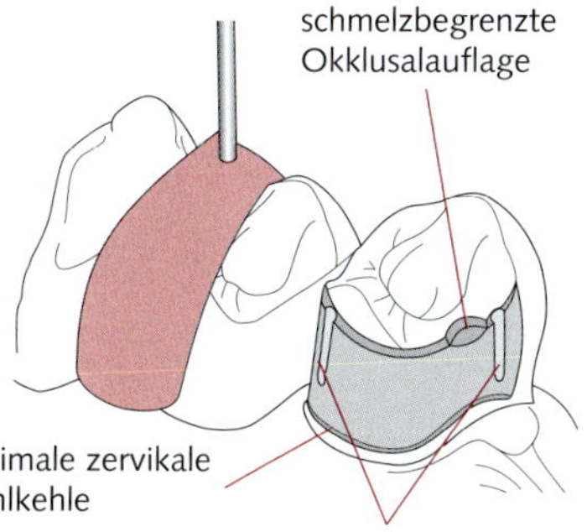

Abb. 30-4 Merkmale der empfohlenen Adhäsivpräparation bei Seitenzähnen (Metallflügel). Ein Orientierungspin erleichtert die Präparation der Retentionsrillen.

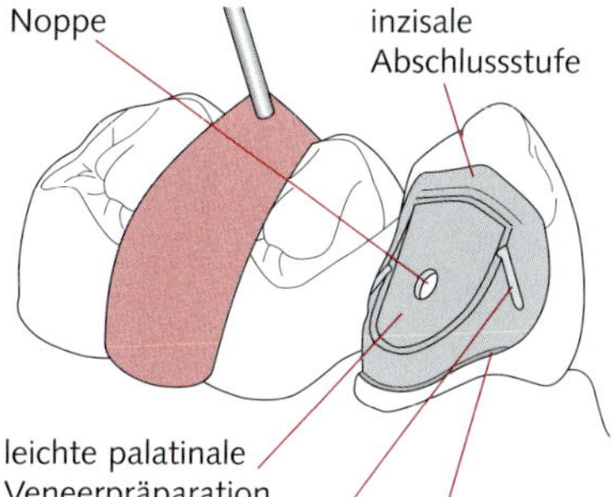

Abb. 30-5 Merkmale der empfohlenen Adhäsivpräparation bei Frontzähnen (Metallflügel). Ein Orientierungspin erleichtert die Präparation der Retentionsrillen.

rierer (Nr. 1b) und die Präparation einer leichten inzisalen Abschlussstufe (Abstand von der Inzisalkante möglichst 2 mm) mit einem zylindrischen Diamanten (Nr. 2b; Fig.-Nr. 8837KR.012) (Abb. 30-5). Wurden früher mehrere orale und approximale Retentionsrillen empfohlen, so hat eine aktuelle Laborstudie ergeben, dass je eine Retentionsrille je Approximalfläche ausreichend effektiv ist (*Brune* et al. 2020).

- Nach Entfernung des Parallelometers bzw. des Parallelisierungspins werden mit Hilfe des knospenförmigen Diamanten (Nr. 8b; Fig.-Nr. 8368.023) alle nicht zu parallelisierenden, konkaven Zahnflächen leicht angeschliffen, um die schlecht anätzbare oberflächliche Schmelzschicht zu entfernen. Ein labialer Silikonschlüssel des zuvor anprobierten und ggf. modifizierten diagnostischen Wax-ups hilft, im Approximalraum die Begrenzung der Präparation in labiale Richtung festzulegen, damit das Metallgerüst der Adhäsivbrücke nicht in den sichtbaren Bereich gelangt. Diese Begrenzung dann man sich auch durch Anzeichnen mit einem andersfarbigen Farbstift auf den Zahn übertragen.
- Verwendete Instrumente für **vollkeramische Adhäsivflügel**:
  - Bei Adhäsivbrücken aus Vollkeramik besteht aufgrund der Rigidität ihrer Flügel keine Gefahr, dass Verbiegungen im Bereich der Klebeflügel und damit abschälende Kräfte auftreten. Daher kann hier auf Retentionsrillen verzichtet werden.
  - **Seitenzähne:** Weisen die Pfeilerzähne im Seitenzahnbereich schon okklusale bzw. approximale Füllungen auf, werden an ihnen zweiflächige Inlays (ggf. auch dreiflächig) und kurze, nur etwa 3–5 mm lange Klebeflächen für zusätzliche Adhäsivflügel präpariert (vgl. Kap. 29.4.5). Zum Parallelisieren der Zähne (dadurch Herstellung von Führungsflächen) und zum Anlegen einer leichten Hohlkehle des Adhäsivflügels als definierte zervikale Präparationsgrenze kommt ein konischer Torpedodiamant (Präparationssatz Prothetik der Autoren Nr. 6b; Fig-Nr. 18878K.014) zum Einsatz (Abb. 30-6). Für die Präparation der Inlays werden geeignete konische Diamanten aus einem Inlay-Präparationssatz verwendet. Bei Zirkonoxidkeramik sollte der approximale Inlay-Kasten mindestens eine Dimensionie-

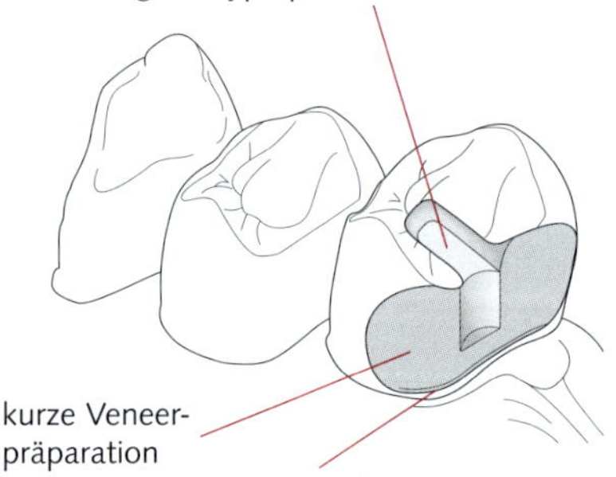

Abb. 30-6 Merkmale der empfohlenen Präparation für modifizierte vollkeramische Inlaybrücken mit zusätzlichen Adhäsivflügeln (Seitenzähne).

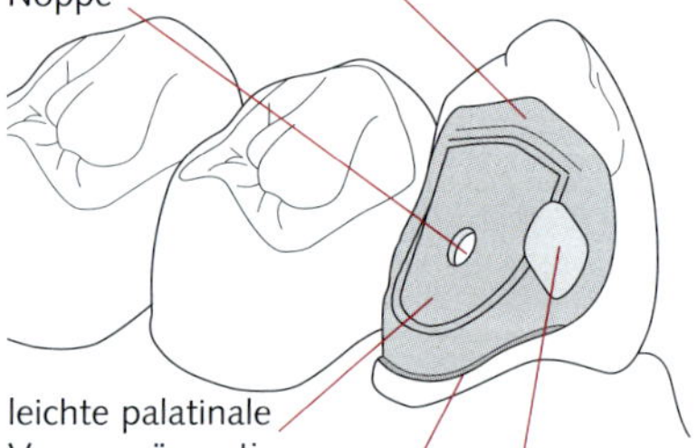

Abb. 30-7 Merkmale der empfohlenen Präparation für vollkeramische Adhäsivbrücken (Frontzähne).

rung von 3 x 3 mm und die Tiefe des okklusalen Inlays mindestens 1,2 mm aufweisen. Sind die Pfeilerzähne im Seitenzahnbereich kariesfrei, wird zusätzlich zum Klebeflügel, der sich approximal und 3–5 mm nach oral und vestibulär erstreckt, eine Auflagefläche benötigt, die durch seichte, schmelzbegrenzte Präparationen dort angelegt wird, wo die Okklusion dies erlaubt, z. B. am lingualen Höcker eines unteren ersten Prämolaren.

- **Frontzähne, einflügelige Adhäsivflügel:** Bei einflügeligen vollkeramischen Adhäsivbrücken im Frontzahnbereich ist keine Parallelisierung notwendig. Stattdessen wird eine einseitige auf den Schmelz beschränkte zusätzliche seichte approximale Kastenpräparation (ca. 0,5 mm tief, 2 x 2 mm breit) im Bereich des späteren Verbinders zum Pontic angelegt, da dadurch die Bruchfestigkeit vollkeramischer Brücken deutlich erhöht wird und zusammen mit der palatinalen Noppe später ein eindeutiger Sitz der einflügeligen Brücke gewährleistet wird. Mit dem konischen Torpedodiamanten (Präparationssatz Prothetik Nr. 6b; Fig-Nr. 18878K.014) erfolgt daher lediglich eine seichte approximale und orale Präparation mit einer leichten zervikalen Hohlkehle, das Anlegen einer Noppe am Tuberkulum mit einem feinbelegten Kugeldiamanten (Nr. 9b; Fig.- Nr. 8801.018), die Präparation einer leichten inzisalen Abschlussstufe und das Anlegen einer seichten approximalen Kastenpräparation mit einem feinbelegten zylindrischen Diamanten (Nr. 2b; Fig.-Nr. 8837KR.012) (Abb. 30-7). Anschließend werden alle nicht zu parallelisierenden, konkaven Zahnflächen mit Hilfe des knospenförmigen Diamanten (Nr. 8b; Fig.- Nr. 8368.023) leicht angeschliffen, um die schlecht anätzbare oberflächliche Schmelzschicht zu entfernen, und es werden alle verbliebenen scharfen Kanten gebrochen.
- Auch wenn die Sichtbarkeit des Gerüstes bei keramischen Adhäsivbrücken nicht ganz so kritisch ist wie bei metallkeramischen Adhäsivbrücken, sollte auch hier ein labialer Silikonschlüssel des zuvor anprobierten und ggf. modifizierten diagnostischen Wax-ups angelegt werden, um im Approximalraum die Begrenzung der Präparation in labiale Richtung festzulegen, damit das Zirkonoxidkeramik-Brückengerüst möglichst nicht in den sichtbaren Bereich gelangt.

30.6 Klinik: Definitive Abformung, Gesichtsbogenübertragung, Kieferrelationsbestimmung

Für die Abformung werden Polyethermassen (z. B. Permadyne, 3M, D-Seefeld) oder additionsvernetzende Silikone (z. B. President, Coltène, CH-Altstätten) im individuellen Löffel verwendet. Um starke Deformationen des Abformmaterials beim Entfernen aus unter sich gehenden Approximalräumen zu vermeiden, können diese im Frontzahnbereich von vestibulär leicht ausgeblockt werden. Für eine genaue und sichere Ausblockung eignen sich lichthärtende provisorische Inlay/Onlay-Kunststoffe (z. B. Telio CS Inlay/Onlay, Ivoclar Vivadent, FL-Schaan) besser als Wachs.

Auf die Abformung der vestibulären Zahnflächen wird nur bei der Anfertigung von Parodontalschienen, nicht aber bei der Herstellung von Brücken verzichtet, um dem Zahntechniker die Information über Form und Textur dieser Flächen zu erhalten. Bei vollkeramischen Adhäsivbrücken kann die Abformung auch digital mit einem Intraoralscanner erfolgen. Für die präzise Wiedergabe der feinen Rillenpräparationen bei metallischen Adhäsivflügeln sind sowohl die digitale Abformung als auch die digitalen Herstellungsverfahren mittels Fräs- oder Lasersintertechnik noch immer zu ungenau.

Nach der Abformung folgen die Gesichtsbogenübertragung und die Kieferrelationsbestimmung. Falls eine provisorische Versorgung notwendig ist, wird diese herausnehmbar gestaltet (z. B. in Form einer Drahtklammerprothese oder einer dünnen Tiefziehschiene mit Ersatzzahn). Wenn im Oberkiefer-Frontzahnbereich durch die Präparation die Kontakte in habitueller Okklusion entfernt wurden, empfiehlt es sich, eine provisorische habituelle Okklusion durch Auftragen von Komposit im Unterkiefer wiederherzustellen. Auf diese Weise wird der durch die Präparation geschaffene Freiraum für das Brückengerüst erhalten. Zur Überprüfung der definitiven Okklusion ist bei der späteren Gerüstanprobe das aufgetragene Komposit wieder zu entfernen. Alternativ kann auch eine dünne Miniplastschiene mit im Bereich des Ersatzzahnes und der Präparation aufgefülltem zahnfarbenem Kunststoff als Provisorium getragen werden, die gleichzeitig unerwünschte Zahnwanderungen verhindert.

30.7 Labor: Modellherstellung, Modellmontage im Artikulator

Für die Anfertigung der Adhäsivbrücke wird ein ungesägtes Modell aus Superhartgips der Gipsklasse IV angefertigt. Die mit Alginat erfolgte Gegenkieferabformung wird ebenfalls mit Superhartgips (Gipsklasse IV) ausgegossen. Die Modelle werden vom behandelnden Zahnarzt schädelbezüglich mit Hilfe einer zentrischen Bissnahme oder habituell in einen Artikulator artikuliert. Um eine Modelldublierung problemlos zu ermöglichen, sollte ein Magnetsplitcast verwendet werden.

30.8 Labor: Technische Vorgehensmöglichkeiten bei der Herstellung von Adhäsivbrücken

Für die labortechnische Herstellung von metallkeramischen Adhäsivbrücken (oder gegossenen Adhäsivattachments) sind zwei Vorgehensweisen möglich.

Bei der **direkten Methode** wird auf dem Arbeitsmodell eine Wachsmodellation angefertigt, die durch Abheben, Einbetten und Ausbrennen in Metall gegossen wird. Diese Technik ist wie in der konventionellen Kronen/Brückentechnik durch die kritische Phase des Abhebens der instabilen Wachsmodellation gekennzeichnet. Gerade aufgrund der bei Adhäsivbrücken angestrebten großflächigen und einseitigen – also nicht wie bei Kronen zirkulär voll umfassenden – sowie grazilen Modellation ist das Risiko des Verziehens sehr hoch.

Modellationstechniken mit rückstandslos ausbrennbarem Modellationskunststoff (autopolymerisierend oder photopolymerisierend) reduzieren die Gefahr des Abhebeverzugs. Bei Einsatz von Kunststoffen ist wie bei der Verwendung von Wachsen ein gesondertes Augenmerk auf die materialspezifische Schrumpfung zu legen.

Bei der **indirekten Methode** wird die Wachsmodellation auf einem feuerfesten Einbettmassemodell erstellt und anschließend wie bei der Modellgusstechnik durch Setzen der Gusskanäle und Überbettung mit Einbettmasse eingebettet. Dadurch vermeidet man ein notwendiges Abheben der Modellation, was besonders bei großspannigen Brücken ein Verziehen verhindert und ein blasenfreies Ausfließen der feinen Retentionsrillen sicherstellt. Daher wird von uns die indirekte Methode bevorzugt.

Bei vollkeramischen Adhäsivbrücken aus hochfesten Zirkonxidkeramiken (3Y-TZP) wird das keramische Gerüst entsprechend den Herstellerangaben mittels CAD/CAM-Verfahren angefertigt (vgl. Kap. 22 und 25). Adhäsivbrücken zum Ersatz von Frontzähnen und oberen Pämolaren werden vestibulär mit Feldspatkeramik (oder Lithiumdisilikatkeramik in der CAD-On-Technik) verblendet, während für Adhäsivbrücken zum Ersatz von unteren Prämolaren oder Molaren hochfeste monolithische Zirkonoxidkeramik verwendet wird. Bei einflügeligen Frontzahnadhäsivbrücken sollte das Zirkonoxidkeramikgerüst am Übergang zwischen Adhäsivflügel und Pontic nicht separiert werden, um die Brücke nicht unnötig zu schwächen.

30.9 Labor: Modellation des Gerüsts in Wachs oder Kunststoff

Unabhängig davon, ob auf einem Gipsmodell oder auf einem Einbettmassemodell gearbeitet wird, wird zunächst die Präparationsgrenze vorsichtig eingezeichnet. Diese legt die Ausdehnung des Gussteils fest. Die Wachsmodellation erfolgt bis genau zu dieser fein eingezeichneten Linie (graphitfreien Stift verwenden). Vor dem Einbetten wird die Wachsmodellation sorgfältig geglättet (Instrument) und poliert (weiches Tuch).

Wenn es die intermaxillären Platzverhältnise erlauben, sollten die Adhäsivflügel aus Stabilitätsgründen (Verwindungssteifheit!) in einer Stärke von 0,7 mm gefertigt werden. Dies setzt eine entsprechende Platzanalyse schon bei der Fallplanung voraus. Neben der Flügelstärke ist zu beachten, dass die Verbindung von

Zwischenglied und Flügel ausreichend stabil gestaltet wird (keine orale Separierung), da die thermischen Einflüsse bei wiederholten Keramikbränden zu keinem Aufbiegen oder Verzug führen dürfen.

Bei der Brückenzwischengliedgestaltung des Gerüsts sind die Parameter der konventionellen Kronenbrückentechnik zu beachten. Hier nur die wichtigsten Gesichtspunkte als Stichwörter (ausführliche Beschreibung siehe Kap. 26): Gestaltung mit oder ohne Girlande, Übergang Metall-Keramik, Unterstützung der Keramik, gleichmäßige Schichtstärke der Keramik. Bei der Gestaltung des Interdentalraums müssen die ästhetischen und parodontalen Erfordernisse berücksichtigt werden. Der Zugang für Mundhygienehilfsmittel darf nicht beeinträchtigt werden. Ferner muss im Zusammenhang mit der Zwischengliedmodellation die Gestaltung des Interdentalraums den ästhetischen Erfordernissen gerecht werden. Die Auflage des Verblendmaterials soll die Kontur eines natürlichen Zahns wiedergeben, der sich harmonisch in die Zahnreihe einfügt. Dies gilt gleichermaßen für die marginale Auflage des Zwischenglieds im labialen und approximalen Bereich. Eine aus technischen Gründen kaum zu vermeidende Überkonturierung der Klebeflügel, insbesondere im marginalen Bereich, sollte so gering wie möglich bleiben.

Bei der direkten Technik ist darauf zu achten, dass alle Präparationsdetails, wie z. B. Rillen und Retentionsbohrungen, genau in Wachs reproduziert werden. Das Gussobjekt kann nur so detailliert werden, wie die Wachsmodellation es zulässt. Bei der indirekten Technik ist ein gutes Anwachsen der Wachsränder am Einbettmassenmodell notwendig, weil sonst beim Rüttelvorgang des Einbettens Einbettmasse unter die Modellation zwischen Wachs und Einbettmassenmodell geraten und auf diese Weise zu Ungenauigkeiten führen kann.

Bei vollkeramischen Adhäsivbrücken aus Zirkonoxidkeramik wird das Gerüst heute digital konstruiert und dann CAD/CAM-unterstützt aus einem vorgesinterten Keramikblock herausgefräst. Danach erfolgt der herstellerspezifische Sinterungsbrand zur vollen Dichte. Die digitale Konstruktion hat den Vorteil, dass alle wichtigen Konstruktionsmerkmale genau überprüft werden können, bevor die Restauration hergestellt wird. Die Gerüste von Adhäsivbrücken aus hochfester Zirkonoxidkeramik müssen folgenden Mindestanforderungen genügen:

- Mindestflügelstärke: 0,7 mm
- Mindestverbinderstärke im Frontzahnbereich: 3 mm Höhe x 2 mm Breite
- Mindestverbinderstärke im Seitenzahnbereich: 3 mm Höhe x 3 mm Breite
- Höhere Materialstärken erhöhen die Festigkeit der Adhäsivbrücken und sollten realisiert werden, solange sie nicht die Ästhetik, Mundhygiene oder Funktion inadäquat beeinträchtigen.

30.10 Labor: Einbetten, Gießen, Ausarbeiten

CoCr-Legierungen werden in der Adhäsivprothetik aufgrund der grazileren Gestaltungsmöglichkeit (das E-Modul von CoCr-Legierungen ist doppelt so groß wie bei hochgoldhaltigen Legierungen) und ihrer guten Biokompatibilität (nickelfrei) vorgezogen. Als Alternative zu CoCr-Legierungen bietet sich Titan an, das besonders in puncto Biokompatibilität, Korrosionsresistenz und Silikatisierbarkeit als geeignet erscheint. Allerdings liegt das E-Modul von Titan im gleichen Bereich wie das hochgoldhaltiger Aufbrennlegierungen, was bedeutet, dass Titangerüste dicker als CoCr-Gerüste gearbeitet werden müssen. CoCr-Legierungen sind daher bei Adhäsivversorgungen noch der Legierungstyp der Wahl.

Das Anstiften der Gusskanäle und deren Stärke kann je nach CoCr-Legierung variieren. Es hat sich gezeigt, dass die Anzahl und der Durchmesser der Gusskanäle wegen der Gussschrumpfung möglichst gering gehalten werden sollten. Bei einer dreigliedrigen Brücke z. B. ist ein Gusskanal mit einem Durchmesser von 3 mm auf dem Zwischenglied für die meisten Legierungen ausreichend (vgl. Kap. 27.4).

Die Passgenauigkeit des CoCr-Gerüsts kann der Zahntechniker mit Hilfe der zu steuernden Expansion der Einbettmasse beeinflussen. Die Steuerung der Expansion kann über die richtige Konzentration der Expansionsflüssigkeit sowie die Mischzeit und den Vorwärmemodus geschehen. Diese Faktoren sind Bestandteile eines geschlossenen Gusssystems, das nur bei richtigem Einsatz und korrekter Verarbeitung der Materialien zu guten standardisierten Gussergebnissen führt. Das Vergießen der CoCr-Legierungen muss aufgrund des hohen Schmelzintervalls mittels Lichtbogen- oder Induktionsschmelzapparatur oder mit der Flamme (Sauerstoff-Acetylen) erfolgen. Eine möglichst geringe Gussverzugszeit und das Auslösen der Schleuder im richtigen Augenblick sind für das Gussergebnis entscheidend. Dies geschieht durch visuelle Kontrolle: Wenn sich alle Schatten der einzelnen Legierungswürfel aufgelöst haben, sind die Würfel vergießbar (im Gegensatz zu Goldlegierungen entsteht keine konfluierende Schmelze, sondern die Würfel bleiben als solche erhalten.).

Die gegossenen Brückengerüste werden an der Luft langsam abgekühlt. Beim Ausbetten darf auf das Gussobjekt keine mechanische Kraft in Form von Schlagen ausgeübt werden. Beim weiteren Abstrahlen der Gerüste ist die Abrasivität des Strahlmittels (Aluminiumoxid 250 mm) zu beachten. Die Ränder der Flügelanteile sind mit größter Vorsicht und schwachem Druck (max. 2 bar) mit dem Abstrahlgerät von der Einbettmasse zu befreien.

Die gesäuberten Gerüste können anschließend auf einem Zweitausgussmodell auf ihre Passgenauigkeit hin geprüft werden. Bevor das Gerüst zum ersten Mal auf das Meistermodell platziert wird, werden die Flügelinnenseiten mit Hilfe des Stereomikroskops auf Gussbläschen hin überprüft. Vorhandene Gussbläschen werden mit einem kleinen Rosenbohrer entfernt. Im Guss reproduzierte Rillen und Retentionsbohrungen, die nun als Positivform vorliegen, dürfen mit dem Bohrer nicht beschädigt oder abgerundet werden, sondern ihre Kontur muss zur Ausnutzung der vollen Retention erhalten bleiben. Bei sauberer Wachsmodellation liegt das Gerüst nun in einem gut passenden Zustand vor. Das Ausarbeiten der Metallränder erfolgt kontrolliert unter dem Stereomikroskop. Dadurch wird ein unbeabsichtigtes Kürzen des Randes verhindert.

Zur Anprobe werden die sichtbaren Flügelflächen metallkeramischer Adhäsivbrücken nicht gummiert, da bei späteren Keramikbränden eine Gerüstoxidation auftritt und diese ein wiederholtes Gummieren notwendig machen würde.

30.11 Klinik: Gerüstanprobe und Farbauswahl

Bei der Gerüstanprobe erfolgt die Kontrolle von Passgenauigkeit, Widerstandsform, Kontur und okklusaler Relation. Die Passgenauigkeit wird mit Indikatorpaste (Fit-Checker, GC, D-München) überprüft. Das Gerüst metallischer Adhäsivbrücken darf nur in Einschubrichtung entfernbar sein (nur ein Bewegungsfreiheitsgrad). Die Ränder des Gerüsts sollten sich im zervikalen Bereich deutlich supragingival befinden, im inzisalen Bereich soll das Gerüst möglichst nicht grau durchschimmern.

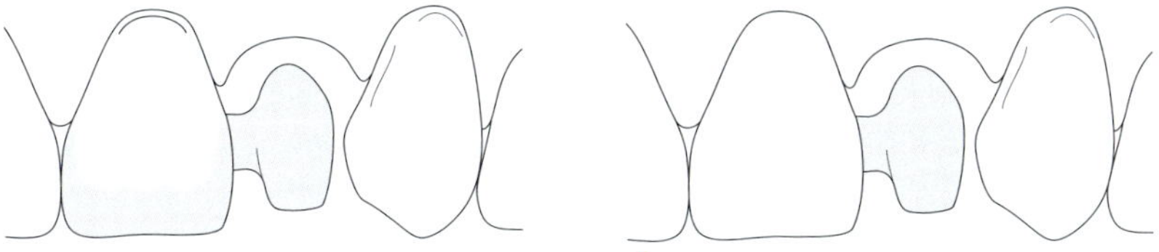

Abb. 30-8 Gerüstanprobe einer metallkeramischen Adhäsivbrücke. **a** Wird das Gerüst ohne Kleber eingesetzt, kommt es in der Regel zu einem deutlichen gräulichen Durchscheinen des Gerüsts, das die Zahnfarbbestimmung verfälscht. **b** Wird das Gerüst mit opakem Kleber eingesetzt, kann das gräuliche Durchscheinen wesentlich vermindert werden und die Pfeilerzähne weisen die Zahnfarbe auf, die sie nach dem definitiven Einsetzen haben werden.

Nach Isolation der Pfeilerzähne mit Vaseline wird das Metallgerüst mit dem Kleber temporär eingesetzt, der auch zum definitiven Einsetzen verwendet werden soll (Abb. 30-8). Das nun gut fixierte Gerüst wird, falls notwendig, eingeschliffen. In der Front dürfen keine starken Kontakte vorhanden sein (eine Shimstockfolie muss durchziehbar sein, die doppelte Okklusionsfolie sollte halten). Anschließend erfolgt die Farbauswahl gemäß den Richtlinien für die konventionelle Kronen-Brücken-Prothetik (vgl. Kap. 16). Durch dieses Vorgehen ist gewährleistet, dass die Pfeilerzähne bei der Farbauswahl dieselbe Farbe aufweisen, wie sie später beim Einsetzen der fertigen Brücke durch das eventuelle Durchscheinen des Metallgerüsts bzw. die verminderte Transluzenz entsteht. Aufgrund der Isolation der Pfeilerzähne (Vaseline) ist das Gerüst mitsamt Kleber leicht zu entfernen. Durch kurzzeitiges Erhitzen des Gerüsts in der Flamme oder im Ofen bei 400 °C kann der durch die Hitze zerstörte Kleber leicht von diesem befreit werden.

Die Gerüstanprobe vollkeramischer Adhäsivbrücken erfolgt in ähnlicher Weise wie bei Metallgerüsten, aber mit dem Unterschied, dass diese Gerüste keine Retention aufweisen müssen und dass die Pfeilerzähne durch das Zirkonoxidkeramikgerüst in ihrer Farbe bzw. Transluzenz deutlich weniger beeinflusst werden als bei Metallflügeln. In ästhetisch sehr anspruchsvollen Fällen kann zusammen mit der Gerüstanprobe auch schon ein Mock-up der Verblendung aus provisorischem Kunststoff auf dem Brückengerüst mit anprobiert werden, um Zahnform und Stellung des geplanten Ersatzzahnes zu überprüfen und ggf. am Behandlungsstuhl als Vorlage für den Zahntechniker zu optimieren. Auch eine Ausformung der Brückengliedauflage mit Kompositkunststoff kann in dieser Phase noch erfolgen und danach durch Unterfütterung mit Gips oder Registriersilikon auf das Meistermodel übertragen werden.

30.12 Labor: Verblendung von Adhäsivbrücken

Die Verblendung des Metallgerüsts kann mit Kunststoff oder Keramik erfolgen, wobei Letztere bevorzugt wird. Die Verblendung der Zirkonoxidkeramikgerüste erfolgt mit der materialspezifischen Verblendkeramik oder gefräster Lithiumdisilikatkeramik (e.max CAD, Ivoclar Vivadent, FL-Schaan), die dann mittels niedrigschmelzender Sinterkeramik mit dem Gerüst verbunden wird (CAD-on-Technik). Das zahntechnische Vorgehen der konventionellen Verblendung ist, bis auf die Farbangleichung, vergleichbar mit der konventionellen Metallkeramik. Die Verblendung soll:

- einen dauerhaften Verbund zum Gerüst aufweisen
- eine konvexe Gestaltung der Zwischenglieder (Pontics) aufweisen
- in ihrer Zahnkontur eine harmonische Gesamtheit mit dem Restgebiss bilden
- eine hochglanzpolierte Oberfläche zur Gingiva aufweisen
- dem Oberflächenglanz des Restgebisses angeglichen sein
- die gleiche Oberflächenstruktur wie das Restgebiss aufweisen
- mit ihrer Farbangleichung zum Restgebiss auch nach dem Einkleben richtig erscheinen

30.13 Klinik: Rohbrandanprobe (Keramik)

Bei der Rohbrandanprobe werden approximale Kontaktpunkte, Passgenauigkeit, statische und dynamische Okklusion, Kammauflage und Ästhetik überprüft.

Die Restauration kann, wie unter 30.11 beschrieben, zur Überprüfung der farblichen Übereinstimmung mit Kunststoff provisorisch eingesetzt werden. Zur Entfernung des Kunststoffs von der Brücke muss die Restauration in einem Ofen langsam auf ca. 400° C erhitzt werden. Nach dem ebenfalls langsamen Abkühlen lässt sich der Kleber leicht entfernen. Erhitzen in der Flamme würde zu einer Beschädigung der Keramik führen.

Vollkeramische Adhäsivbrücken werden zur Einprobe mit einem dualpolymerisierenden transparenten provisorischen Kunststoffkleber (z. B. TempBond Clear, KerrHawe SA, CH-Bioggio) provisorisch befestigt. Auch bei einflügeligen Adhäsivbrücken ist der damit erzielte Sitz ausreichend fest, um Ästhetik, Phonetik und Funktion zusammen mit dem Patienten zu überprüfen. Die Protrusions- und Laterotrusionsführungen dürfen nicht über das Pontic laufen, sondern müssen auf den Pfeiler- und Nachbarzähnen liegen. Damit wird sichergestellt, dass das Pontic nicht überbelastet wird und auf Dauer nicht durch Rotation auswandert. Nochmals wird überprüft, dass im Ponticbereich eine Shimstockfolie durchziehbar ist, die doppelte Okklusionsfolie aber hält.

30.14 Labor: Fertigstellung

Im Labor folgt die Fertigstellung der Restauration. Im Falle von Keramikverblendungen (was den Regelfall darstellt) wird die Keramik poliert. Das Gummieren und Polieren der Metallanteile außerhalb der Klebeflächen erfolgen anschließend. Bei vollkeramischen Adhäsivbrücken werden die unverblendeten und nicht zu den Klebeflächen gehörenden Gerüstanteile auf Hochglanz poliert (vgl. Kap. 28.10.2). Bei einflügeligen vollkeramischen Adhäsivbrücken, die aufgrund der fehlenden Retentionsrillen keine so gesicherte Positionierung erlauben wie metallische Adhäsivflügel, sollte nach Fertigstellung der Adhäsivbrücke auf dem Modell ein Positionierungsschlüssel aus Kunststoff hergestellt werden (*Kern* 2018). Der Schlüssel wird in seinem Grundgerüst aus lichthärtendem Löffelkunststoff hergestellt und dann in den Bereich der inzisalen und okklusalen Abstützung auf den Zähnen und seiner inzisalen Umfassung am Pontic mit PMMA-Kunststoff (z. B. GC Pattern Resin) präzise unterfüttert. Der Positionierungsschlüssel fasst die Adhäsivbrücke körperlich, lässt die Klebefugenbereiche aber durch entsprechende Aussparungen zugänglich, so dass Kleberüberschüsse während der sicheren Fixierung der Adhäsivbrücken von den Rändern entfernt werden können (*Yazigi* et al. 2021).

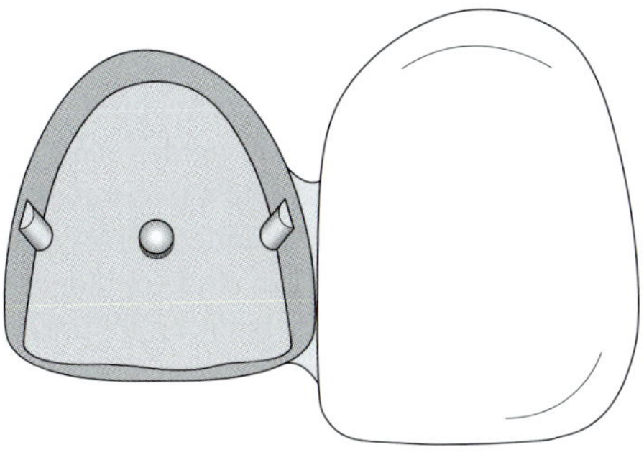

Abb. 30-9 Ansicht einer fertigen einflügeligen Schneidezahnadhäsivbrücke. Die vertikalen Retentionsrillen der Präparation müssen sich als positive Metallanteile auf der Innenseite des Brückengerüsts wiederfinden.

30.15 Klinik: Anprobe der fertigen Arbeit

Die fertige Arbeit (Abb. 30-9) wird nun anprobiert. Nochmals werden die unter 30.13 genannten Parameter überprüft. Wenn alles in Ordnung und auch der Patient mit der Anprobe zufrieden ist, wird Kofferdam zur Isolierung des Arbeitsfeldes angelegt. Der Kofferdam muss so weit extendiert werden, dass ein ggf. vorhandener Positionierungsschlüssel ungehindert sitzt. Im Pfeilerzahnbereich wird der Kofferdam invertiert und mit Zahnseide möglichst weit zervikal fixiert (Abb. 30-10a). Nun wird die Brücke nochmals einprobiert. Dabei wird überprüft, ob die Brücke trotz Kofferdam einwandfrei positioniert werden kann und welche Kraft aufgewendet werden muss, um den Widerstand des Kofferdams im Zwischengliedbereich zu überwinden. Zusätzlich empfiehlt es sich, zusammen mit der Assistenz das Reinigung der Adhäsivflügelränder von Kleberüberschüssen einmal „trocken" zu üben. Erst danach sollte die Konditionierung der Klebeflächen der Adhäsivbrücke und der Pfeilerzähne erfolgen, damit jede Kontamination dieser Flächen nach ihrer Konditionierung ausgeschlossen ist.

30.16 Konditionierung der Klebeflächen

Nachdem heute sichere und einfach anzuwendende mechano-chemische Verbundsysteme zur Verfügung stehen (siehe Kap. 29.3), sollten nur noch solche Systeme zum Einsatz kommen. Durch eine sehr einfache Anwendung zeichnet sich der mittels Phosphatmonomer modifizierte Komposit-Kleber Panavia 21 aus, der einen chemischen Verbund zu korundgestrahlten NEM- und Zirkonoxidkeramik-Oberflächen eingeht. Nur für diesen MDP-haltigen Kleber sind positive Langzeitdaten über 15–20 Jahre publiziert (*Botelho* et al. 2019, *Kern* 2017, *Kern* et al. 2017). Daher wird im Folgenden das Vorgehen bei Anwendung dieses Klebers geschildert.

Nach Reinigung der gesamten Adhäsivbrücken von organischen Verunreinigungen unter fließendem, möglichst warmem Wasser oder mit einem Dampfstrahler erfolgt das Abstrahlen der Adhäsivflügelinnenflächen mit Aluminiumoxid (50 µm bei 2,5 bar für CoCr-Flügel, 50 µm bei 1 bar für Flügel aus Zirkonoxidkeramik) entweder im zahntechnischen Labor oder besser direkt durch den Behandler mit einem intraoral anwendbaren Abstrahlgerät (z. B. Airsonic Minisandblaster in Airsonic Absorbo Box, Hager & Werken, D-Duisburg). Hierbei muss allerdings die Verblendung vor dem abrasiven Strahlmittel geschützt werden. Dies kann leicht durch Abdecken der Verblendkeramik mit einer dünnen Schicht autopolymerisierenden Kunststoffs im Sinne von zwei Halbschalen auf der Verblendung (z. B. GC Pattern Resin) erfolgen (*Kern* 2010). Nach Abstrahlen der Klebeflügelinnenflächen werden die Kunststoff-Halbschalen von der Keramikverblendung entfernt und die Restauration sollte für drei Minuten in Ultraschall von Strahlungsrückständen gereinigt werden (Einmalbecher mit frischem 99%igem Isopropanol). Um eine Kontamination der reaktiven Metalloberfläche durch in der Raumluft befindliche Verunreinigungen zu vermeiden, sollte die Adhäsivbrücke unter einer Abdeckung geschützt gelagert und ohne größeren Zeitverzug eingeklebt werden (innerhalb einer Stunde).

30.17 Klinik: Eingliederung von Adhäsivbrücken

Unter Kofferdam werden die Schmelzklebeflächen der Pfeilerzähne mit fluoridfreiem Bimssteinpulver oder einem Pulverstrahlgerät mit Natriumbikarbonat- oder Glycinpulver (z. B. Prophyflex-Gerät, KaVo, D-Biberach) gereinigt und anschließend getrocknet.

Die Retentionsflächen der Pfeilerzähne werden mit 37%iger Orthophosphorsäure in Gelform für 30 Sekunden angeätzt. Dabei werden die Nachbarzähne mit einem dünnen Plastik-Strip geschützt. Anschließend wird die Säure mindestens 15 Sekunden mit Wasser abgesprayt und die Zähne werden gründlich mit Luft getrocknet. Die erfolgte Ätzung imponiert durch ihr kreidigweißes Aussehen.

In Abhängigkeit vom verwendeten Kleber erfolgt das Einkleben der fertigen Arbeit unterschiedlich. Bei vielen Zementierungskompositen muss zuerst ein Bonding oder Primer dünn auf das Gerüst und die geätzten Schmelzflächen aufgetragen und verblasen werden. Aufgrund seiner niedrigen Viskosität und des beinhalteten Haftmonomers MDP kann der Kleber Panavia 21 ohne Bonding oder Primer angewendet werden.

Für metallkeramische Adhäsivbrücken wird das weiß-opake Panavia 21 EX verwendet, um ein gräuliches Durchschimmern des Metalls weitestgehend zu verhindern, während für vollkeramische Adhäsivbrücken das zahnfarben-transluzente Panavia 21 TC verwendet werden kann (Vorteil: approximal keine störende weißliche Klebefuge). Bei Panavia 21 werden gleiche Stranglängen von Katalysator- und Basispaste während einer halben Minute gründlich miteinander vermischt. Dabei sollte Panavia 21 großflächig ausgestrichen werden, um ein vorzeitiges Abbinden des unter anaeroben Bedingungen schnell polymerisierenden Klebers zu vermeiden. Danach wird der Kleber in leichtem Überschuss auf die Gerüstinnenflächen aufgetragen und die Brücke mit Fingerdruck in situ gebracht.

Da bei einflügeligen Adhäsivbrücken im Frontzahnbereich (Metall- oder Vollkeramik) eine zweite Auflagefläche fehlt, besteht die Schwierigkeit, die mit Kleber beschickte Brücke exakt, d. h. ohne Verdrehen oder Abkippen, zu positionieren. Ein gutes Hilfsmittel stellt hier ein auf dem Modell hergestellter Positionierungsschlüssel aus Kunststoff dar, der sich inzisal und okklusal auf Pfeilerzahn und Nachbarzähnen abstützt sowie das Pontic körperlich fasst und so die eindeutige Positionierung der einflügeligen Brücke sicherstellt (vgl. Kap. 30.14).

Die Brücke wird bis zur Aushärtung des Kompositklebers für 6 Minuten unter leichtem Druck in der definierten Endlage (Kontrolle visuell und mittels Sonde) gehalten. Überschüsse werden dort, wo sie von der Assistenz erreichbar sind, so-

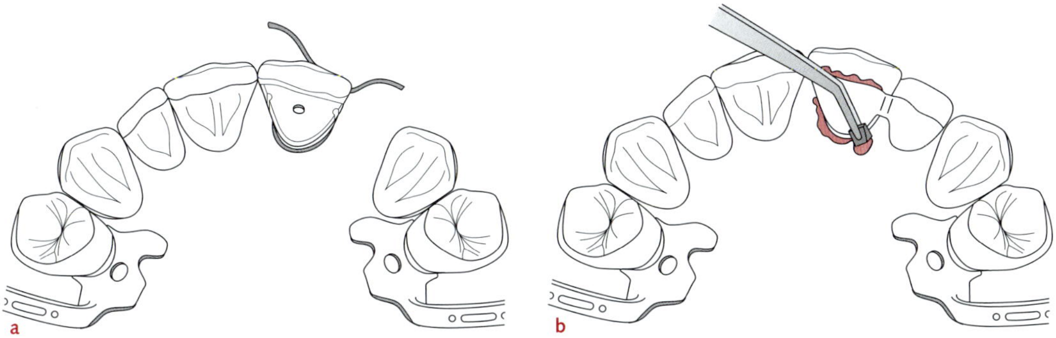

a b

Abb. 30-10 Einsetzen einer einflügeligen metallkeramischen Adhäsivbrücke. a Okklusalansicht nach Anlegen von Kofferdam. Es sollte darauf geachtet werden, dass die Präparationsgrenze überall frei ist und dass der Kofferdam im Bereich des Zwischenglieds nicht spannt. Dies könnte zu Schwierigkeiten beim Eingliedern führen. b Nach dem Einsetzen der Adhäsivbrücke werden von der Assistenz die zervikalen und approximalen Randbereiche sofort von Kunststoff befreit. Anschließend wird ein Gel zum Schutz der Klebefuge aufgetragen, während der Behandler die Brücke in situ hält (nicht gezeichnet).

fort entfernt (Schaumstoffpellets, Einmalpinsel, Superfloss [Oral B, D-Frankfurt], Sonde, Scaler) (Abb. 30-10b).

Bei Panavia 21 wird für 3 Minuten ein Polyäthylenglykol-Glyzerin-Gel-Gemisch (Oxyguard II, Kuraray, J-Osaka) auf die Klebefugenränder aufgetragen, da der Kleber in Anwesenheit von Sauerstoff nicht aushärtet. Aber auch bei allen anderen Kompositklebern wird mit Vorteil ein Schutzgel (z. B. LiquidStrip, Ivoclar-Vivadent, FL-Schaan) auf die Klebefuge aufgetragen, welches die Sauerstoffzufuhr während der Polymerisation des Klebers im kritischen Randbereich (Bildung einer unerwünschten Sauerstoffinhibitionsschicht) verhindert. Die initiale Aushärtung des autopolymerierenden Klebers Panavia 21 kann durch eine moderate Wärmezufuhr durch eine Lichtpolymersationslampe trotz fehlender Photoinitiatoren deutlich beschleunigt werden, da der Kleber für die Aushärtung unter Mundhöhlentemperatur optimiert ist und diese im Bereich des angelegten Kofferdams herabgesetzt ist.

Nach 10 Minuten können ggf. nicht erreichte, grob störende Überschüsse mit Scalern entfernt werden. Abschließend werden noch einmal die statische und dynamische Okklusion kontrolliert. In der statischen Okklusion sollte im Ponticbereich eine Shimstockfolie durchziehbar sein, die doppelte Okklusionsfolie aber halten. In der dynamischen Okklusion sollten keine Führungskontakte auf dem Zwischenglied der Adhäsivbrücke vorhanden sein.

30.18 Klinik: Kontrolle und definitives Ausarbeiten der Ränder

In einer Kontrollsitzung nach 1 bis 3 Tagen erfolgt, sofern notwendig, das definitive Ausarbeiten der Ränder mit feinkörnigen Diamantfeilen, Soflex-Scheiben (3M, D-Neuss) und Gummipolierern unter reichlicher Wasserkühlung. Nach einer erneuten Mundhygieneaufklärung werden die Pfeilerzähne abschließend fluoridiert. Der Patient wird über die speziellen Mundhygienemaßnahmen (Superfloss, Interdentalbürste) zur Reinigung der Adhäsivbrücke aufgeklärt.

Zur Sicherung des Behandlungsergebnisses wird vor allem Patienten, die kieferorthopädisch vorbehandelt worden waren, die Eingliederung einer Nachtschutzschiene (Tiefziehschiene mit adjustierter Okklusionsfläche) im Oberkiefer empfohlen.

30.19 Klinik: Nachsorge

Jeder Patient sollte in ein funktionierendes Nachsorgesystem aufgenommen werden. In Abhängigkeit von den individuellen Verhältnissen wird jeder mit einer Adhäsivbrücke versorgte Patient im Abstand von jeweils 3 bis 12 Monaten kontrolliert. Dabei ist vor allem auf ein eventuelles (vom Patienten häufig unbemerktes) Lösen eines Klebeflügels (Kariesgefahr bei mehrflügeligen Adhäsivbrücken!), auf Plaqueablagerungen und Karies im Bereich des Klebeflügelrands sowie auf die okklusalen Verhältnisse im Bereich der Klebebrücke (Bruxismusfacetten?) zu achten. Oft finden sich klinisch Rauigkeiten, Spalten und Kleberüberschüsse an den zervikalen Rändern der Restauration. Klinische Untersuchungen zeigten eine gewisse Erhöhung parodontaler Indizes an den mit Adhäsivankern versehenen Zähnen im Vergleich zu den unbehandelten Kontrollzähnen, was aber bei guter Mundhygiene ohne klinische Relevanz zu sein scheint. Tabelle 30-1 fasst den Behandlungsablauf bei Adhäsivbrücken nochmals zusammen.

Tab. 30-1 Übersicht über das klinische und labortechnische Vorgehen bei Adhäsivbrücken.

Klinik	Labor
Anamnese, Befundaufnahme, Situationsabformung, Gesichtsbogenübertragung, Kieferrelationsbestimmung, *Diagnose, Planung*	
	Herstellung von Studienmodellen, Modellanalyse – im Artikulator – im Parallelometer diagnostisches Wax-up, Herstellung Silikonschlüssel vom Wax-up
Hygienephase, präprothetische Vorbehandlung, Übertragung Wax-up = intraorales Mock-up, Reevaluation der Vorbehandlung	
	diagnostische Präparation, Herstellung individueller Löffel
Prothetische Phase: Präparation am Patienten, definitive Abformung, Gesichtsbogenübertragung, Kieferrelationsbestimmung	
	Modellherstellung, Modellmontage im Artikulator
	Modellation des Gerüsts in Wachs, Einbetten, Gießen, Ausarbeiten oder bei Zirkonoxidkeramik: Einscannen der Modelle und CAD/CAM-Herstellung des Gerüsts
Gerüsteinprobe, Farbauswahl	
	Verblendung (Keramik: Rohbrand)
Rohbrandanprobe (Keramik)	
	Fertigstellung (Keramik: Glanzbrand)
Anprobe der fertigen Arbeit	
	Gerüstkonditionierung (optional)
Gerüstkonditionierung, Einkleben der Adhäsivbrücke	
Kontrolle und definitives Ausarbeiten der Ränder	
Nachsorge	

30.20 Klinik: Wiederbefestigung von Adhäsivbrücken

Nach Entfernung sichtbarer Klebereste von Zahn und Brücke und einer Überprüfung der Passgenauigkeit der Konstruktion sollte im Labor eine Konditionierung des Metall- oder Zirkonoxidkeramikgerüsts erfolgen. Anschließend wird Kofferdam angelegt und eine Probeätzung (wird es kreidig-weiß?) durchgeführt. Wichtig ist die Entfernung noch verbliebener Kleberreste, weil diese Stellen nicht anätzbare Bezirke darstellen. Das Wiederbefestigen der Adhäsivbrücke erfolgt dann entsprechend dem in Abschnitt 30.17 dargelegten Vorgehen.

30.21 Behandlungsablauf bei Veneers und Teilkronen

Das prinzipielle klinische und labortechnische Vorgehen folgt den zuvor beschriebenen Schritten, wobei die im Folgenden aufgeführten Besonderheiten zu beachten sind.

- **Mock-up.** Die geplanten Formveränderungen sollten nach einem Wax-up auf dem Modell mittels Mock-up in den Mund übertragen und auf ihre ästhetische Wirkung überprüft werden (Abb. 30-11). Dazu wird die im Labor hergestellte Formhilfe (Silikonschlüssel oder Tiefziehfolie) mit provisorischem Kronen- und Brückenkunststoff (z. B. Luxatemp, DMG, D-Hamburg) gefüllt und auf die zu versorgenden Zähne aufgesetzt (*Gürel* 2002). Nach Aushärtung wird das nicht abgenommene Mock-up intraoral ggf. solange angepasst, bis es Patienten, Angehörige und Behandler zufrieden stellt. Werden Modifikationen durchgeführt, sollten diese durch intraorale Anfertigung eines neuen Silikonschlüssels dokumentiert werden, der dann auch zur Herstellung der Provisorien verwendet werden sollte.
- **Veneerpräparation.** Um bei der Veneerpräparation nur so viel Zahnhartsubstanz wie notwendig zu entfernen, werden mit dem Tiefenmarkierungsdiamant (Präparationssatz Prothetik Instrument Nr. 10; Fig-Nr. 10834.021) durch das Mock-up aus provisorischem Kunststoff Rillen von 0,3 mm Tiefe zervikal und 0,5 mm Tiefe in der Zahnmitte und inzisal angelegt (Abb. 30-12a). Inzisal werden ebenfalls durch das Mock-up ca. 1,5 mm tiefe Orientierungsrillen mit einem zylindrischen Torpedodiamanten (Instrument Nr. 4a; mittlere Körnung; Fig.-Nr. 878.012) angelegt.
  Dann wird das Mock-up entfernt und ggf. ein dünner Retraktionsfaden eingelegt (Größe 0 oder dünner). An Stellen, an denen das Mock-up dicker als die angelegten Rillen ist, erreichen diese den Zahnschmelz nicht (Abb. 30-12b). In diesen Bereichen muss der Schmelz dann nicht reduziert werden, sondern wird nur leicht angeschliffen (Entfernung der oberflächlichen Schmelzschicht). Es ist empfehlenswert, die angelegten labialen Rillen mit einem wasserfesten Stift zu markieren (*Kern* und *Ahlers* 2015). Dann erfolgt die Reduktion des Schmelzes zwischen den Rillen mit einem zylindrischen Torpedodiamanten (Instrument Nr. 4a; mittlere Körnung; Fig.-Nr. 878.012), solange bis die Farbe gerade noch nicht komplett verschwunden ist. Mit demselben Instrument erfolgt eine Extension der Präparation bis in den Approximalbereich, so dass die Präparationsgrenze von labial nicht mehr sichtbar ist (Abb. 30-12c). Die approximalen Kontaktpunkte können häufig erhalten

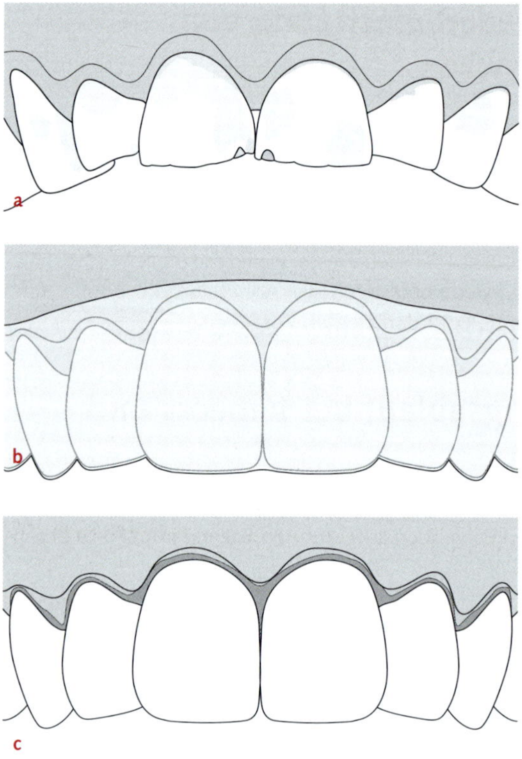

Abb. 30-11 Herstellung eines Mock-ups vor Veneerversorgung. **a** Ausgangsituation mit abradierten Schneidezähnen. **b** Eine mit provisorischem Kunststoff gefüllte Tiefziehschiene (nach Wax-up hergestellt) wird auf die nicht präparierten Zähne aufgesetzt. **c** Nach Aushärten des Kunststoffs wird die Schiene entfernt, während der Kunststoff als sog. Mock-up im Mund verbleibt. Die geplante Formveränderung kann nun beurteilt und ggf. modifiziert werden.

werden. Auch inzisal wird der Schmelz zwischen den Rillen mit dem Torpedo reduziert, wodurch die präparierte Inzisalkante automatisch eine Länge erhält, die etwa 1,5 mm tiefer liegt als die angestrebte Inzisalkante des Veneers. Mit Instrument Nr. 4b (feine Körnung; Fig.-Nr. 878.012) wird oral der Insisalkante eine seichte Hohlkehle angelegt. Dann wird die approximale Verbindung von oraler und labialer Präparation hergestellt, alle scharfen Kanten werden gebrochen und die Oberfläche und Präparationsgrenze finiert. Zervikal entsteht bei der Präparation mit dem Torpedo eine seichte Hohlkehle, die möglichst oberhalb der Schmelz-Zementgrenze enden sollte. Daher sollte man diese vor dem Tieferlegen der Hohlkehle mit einer Sonde ertasten und ihre Lage berücksichtigen. Abschließend erfolgte die Kontrolle einer ausreichenden Schmelzreduktion mit Silikonschlüsseln oder noch präziser durch erneutes Füllen der für das Mock-up hergestellten Formhilfe (Silikonschlüssel oder Tiefziehfolie) mit Kunststoff (z. B. Luxatemp oder Luxabite) und Durchtasten der Schichtstärken. Für keramische Kauflächen (okkusale Veneers = Table Tops) muss die Präparation lediglich eine ausreichende Schichtstärke der Keramik (1 mm bei Lithiumdisilikatkeramik) durch eine anatoforme Reduktion der Kaufläche sicherstellen. Hierfür werden die zylindrischen Diamanten des Präparationssatzes Prothetik verwendet (Instrumente Nr. 2a oder 3a; mittlere Körnung; Fig.-Nr. 837KR.012 oder 837KR.016). Soll durch die aufgeklebten Kauflächen eine Bisserhöhung durchgeführt werden, die zuvor mittels Schiene oder provisorischer Versorgung ausgetestet wurde, fällt die Reduktion entsprechend niedriger aus (Testung durch Schiene) bzw. die Reduktion erfolgt nach Anlegen entsprechender

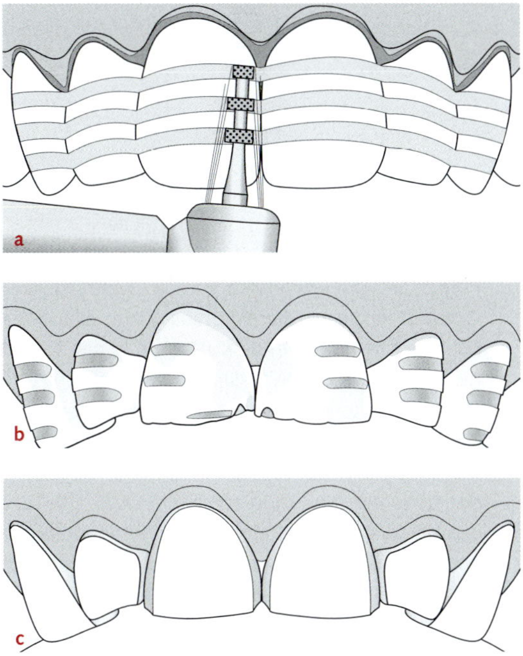

Abb. 30-12 Veneerpräparation. a Labial werden durch das Mock-up aus provisorischem Kunststoff Orientierungsrillen angelegt. b Nach Entfernung des Mock-ups sind nur in den zu reduzierenden Zahnanteilen Rillen sichtbar. c Fertige Veneerpräparation mit Extendierung nach approximal und Abrundung aller Kanten.

Orientierungsrillen durch die provisorische Versorgung. Das Abrunden und Finieren der Kauflächenpräparation erfolgt mittels formkongruenter Finierdiamanten (Instrumente Nr. 2b oder 3b; feine Körnung; Fig.-Nr. 8837KR.012 oder 8837KR.016).

- **Abformung und provisorische Versorgung.** Für die Abformung werden Polyethermassen (z. B. Permadyne, 3M, D-Seefeld) oder additionsvernetzende Silikone (z. B. President, Coltène, CH-Altstätten) im individuellen Löffel verwendet. Um bei nicht gelösten approximalen Kontaktpunkten ein Ausreißen des Abformmaterials beim Entfernen aus unter sich gehenden Approximalräumen zu vermeiden, sollten diese von der oralen Seite her ausgeblockt werden. Für eine genaue und sichere Ausblockung eignen sich lichthärtende provisorische Inlay/Onlay-Kunststoffe (z. B. Telio CS Inlay/Onlay, Ivoclar Vivadent, FL-Schaan) besser als Wachs. Die Provisorien werden mit Hilfe des Silikonschlüssels (oder Tiefziehfolie) und provisorischem Kronen- und Brückenkunststoff (z. B. Luxatemp, DMG, D-Hamburg) hergestellt. Nach ihrer Ausarbeitung wird die Stärke des Veneerprovisoriums mittels Tasterzirkel gemessen und so nochmals die ausreichende Präparationstiefe überprüft. Danach wird das Provisorium mittels lichthärtendem Bonding (z. B. Heliobond, Ivoclar Vivadent, FL-Schaan) oder klarem provisorischem Kunststoffzement (z. B. TempBond Clear, KerrHawe SA, CH-Bioggio) an dem gereinigten und getrockneten, aber nicht geätzten Zahnschmelz befestigt. In Abhängigkeit der Retention des oder der Veneers – diese ist bei verblockten Veneers häufig schon recht hoch – kann ggf. zusätzlich eine Spot-Ätzung mit

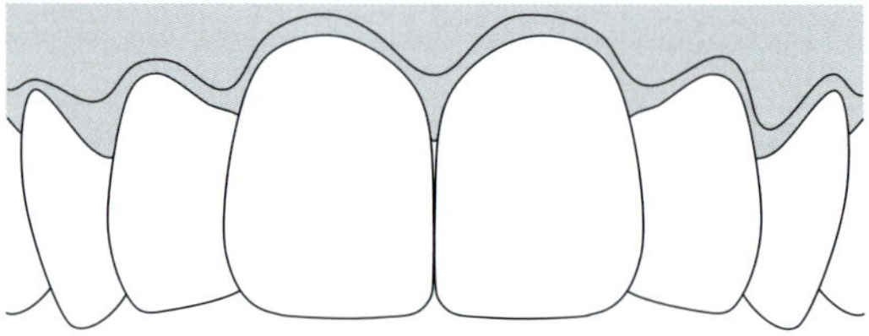

Abb. 30-13 Das eingesetzte Veneerprovisorium entspricht in seiner Form der angestrebten definitiven Restauration.

Phosphorsäure im Bereich von ca. 1 mm für wenige Sekunden durchgeführt werden. In diesem Bereich muss dann allerdings vor dem Einkleben der Veneers der fester haftende Kunststoff in der Regel weggeschliffen werden. Falls nicht die Form des Wax-Ups bzw. Mock-ups unverändert übernommen werden soll, sollte von den Provisorien eine zusätzliche Situationsabformung mit Alginat für die Kommunikation mit dem Zahntechniker genommen werden, da das Veneerprovisorium nun in seiner Form schon sehr genau der angestrebten definitiven Restauration entspricht (Abb. 30-13).

Zusätzlich sollte der Patient gebeten werden, die Form der Veneers zu Hause noch einmal in Ruhe und ggf. unter Hinzuziehung Dritter zu beurteilen und sich am nächsten Tag telefonisch zu melden, falls ihm doch irgendetwas nicht gefällt. Da der Zahntechniker zu diesem Zeitpunkt die Veneers noch nicht hergestellt hat, können ggf. geäußerte Wünsche des Patienten noch am Provisorium umgesetzt und bei Zufriedenheit sicher in die Veneers übertragen werden. Dies Vorgehen erspart andernfalls notwendige ggf. mehrfache Korrekturen an den Veneers und ästhetische Enttäuschungen des Patienten. Die provisorische Kauflächenversorgung erfolgt ebenfalls mittels Tiefziehfolie und provisorischem Kronen- und Brückenkunststoff, die mittels lichthärtendem Bonding ohne Schmelzätzung befestigt werden. Um die spätere Entfernung von Bondingresten zu erleichtern, kann im Seitenzahnbereich auch ein opaker Versiegelungskunststoff (z. B. Helioseal; Ivoclar Vivadent, FL-Schaan) zum Einsetzen verwendet werden.

- **Anprobe.** Die Veneers werden vom Zahntechniker entsprechend der Form des Wax-ups bzw. der Situationsabformung vom Provisorium aus Silikatkeramik hergestellt (vgl. Kap. 22 und 25) und komplett fertig gestellt geliefert. Sind Verlängerungen der Inzisalkante um mehr als 1,5 mm notwendig oder erfordert der Schluss von Zahnlücken Keramikstärken über 1,5 mm, wird empfohlen, Lithiumdisilikatkeramik für die Veneerherstellung zu verwenden. Diese weist eine 2–3 fach höhere Festigkeit als herkömmliche Silikatkeramiken auf und ist inzwischen in verschiedener hochästhetischer Transluzenz verfügbar. Aufgrund der geringen Haftung zu nicht geätztem Schmelz lässt sich das Veneerprovisorium in der Regel mit Scalern relativ einfach von den Zähnen entfernen. Nicht selten frakturieren dabei allerdings dünne Bereiche, so dass das Provisorium nicht erneut verwendet werden kann. Aber wenn der Zahntechniker sich an die Vorlage gehalten hat, ist dies in der Regel auch nicht nötig, da Veneers direkt nach der Einprobe eingesetzt werden können. Nach Reinigung der präparierten Zahnflächen werden die Veneers mit Try-in-Pasten einprobiert, die in ihrer Farbe und Transluzenz auf die jeweiligen Kleber angepasst sind (z. B. Variolink Esthetic, Ivoclar Vivadent, FL-Schaan). Durch entsprechend ausgewählte Farben kann die Farbe des Veneers leicht aufgehellt oder abgedunkelt werden. Neben der Überprüfung von Form, Farbe und

Gesamtästhetik werden Approximalkontakte, Randschluss und gesamte Passgenauigkeit (Fit-Checker, GC) in üblicher Weise überprüft (vgl. Kap. 28).

- **Adhäsive Befestigung.** Die adhäsive Befestigung der Veneers erfolgt mit dem in entsprechender Farbe und Transluzenz ausgewählten Kleber nach den in Kapitel 29.3 dargestellten Prinzipien für Silikatkeramik. Rückstände von Try-in-Paste und Fließsilikon werden abgesprayt, die Klebefläche der Veneers wird mit Phosphorsäure für 30 Sekunden geätzt und die Keramik erneut abgesprayt. Herkömmliche Silikatkeramiken werden mit 5%iger Flusssäure (z. B. IPS Keramik Ätzgel, Ivoclar Vivadent, FL-Schaan) für 60 Sekunden geätzt, während Lithiumdisilikatkeramik nur für 20 Sekunden geätzt werden darf. Längere Ätzzeiten würden zu einer Überätzung und Schwächung der Verbundzone führen.
  In den Sulkus der präparierten Zähne wird labial ein dünner Retraktionsfaden appliziert, um zu verhinderen, dass Sulkusflüssigkeit die Präparation kontaminiert und dass Kleberreste unbemerkt in den ungeschützten Sulkus gelangen. Wenn die Anwendung von Kofferdam nicht möglich ist, muss die Assistenz während der Konditionierung und des Einklebens eine Kontamination des Schmelzes durch Abhalten und Absaugen verhindern. Kommt es trotzdem zu einer Kontamination, muss die Reinigung und Konditionierung wiederholt werden. Die präparierte Schmelzoberfläche wird mit Bimsbrei gereinigt. Danach werden die nicht präparierten Nachbarzähne mit Matrizenstreifen geschützt, die mit Interdentalkeilen fixiert werden. Die präparierte Schmelzoberfläche wird mit 37%iger Orthophosphorsäure in Gelform für 30 Sekunden angeätzt. Falls Dentin freiliegt, erfolgt hier der Säureauftrag nur für 10–15 Sekunden. Anschließend wird die Säure 30 Sekunden mit Wasser abgesprayt, die Zähne mit Luft getrocknet und ein geeignetes Dentin- und Schmelzadhäsiv (z. B. Adhese Universal, Vivoclar Vivadent, FL-Schaan) entsprechend den Herstellerangaben appliziert. Das Adhäsiv wird noch nicht mit Licht polymerisiert. Dann wird der der Try-in-Paste entsprechende rein lichtpolymerisierende Kleber (z. B. Variolink Esthetic, Vivoclar Vivadent, FL-Schaan) in leichtem Überschuss auf die geätzten und silanisierten Veneer-Innenflächen aufgetragen und die Veneers werden mit leichtem Druck in situ gebracht. Der Druck auf die Restauration wird beibehalten, während der Lichtleiter des Polymerisationsgerätes 2–3 Sekunden lang im Abstand von ca. 2–3 cm über die Randbereiche der Veneers hin und her bewegt wird („Wave-Technik"), bis der Kleber einen teilgehärteten Zustand erreicht hat, der sich durch eine gummiartige Konsistenz auszeichnet (Kontrolle mit der Sonde!). Günstig ist es, wenn vorher mittels eines Pin-Point-Lichtleiters (Ivoclar-Vivadent, FL-Schaan) der Kleber zuerst zentral durch das Veneer hindurch ausgehärtet wird. Durch die Bündelung der Lichtpolymerisation in der Mitte des Veneers ist dieses nun sicher fixiert und die Kleberüberschüsse an den Rändern können ohne die Gefahr der Dislokation des Veneers entfernt werden.
  Auch größere Überschüsse des Klebers an den Rändern und im Interproximalbereich lassen sich jetzt einfach und zügig entfernen. Während der Überschussentfernung darf kein intensives Licht auf die Veneers gerichtet werden, da sonst die Überschüsse zu schnell aushärten. Nach Entfernung aller Überschüsse wird ein Schutzgel (z. B. LiquidStrip; Ivoclar-Vivadent, FL-Schaan) auf die Klebefuge aufgetragen, um eine Sauerstoffinhibition der Polymerisation an der Klebefuge zu verhindern. Der Kompositkleber wird segmentweise von labial und von oral sorgfältig mit Licht auspolymerisiert (Polymerisationsdauer entsprechend Herstellerangaben). Danach wird das Schutzgel mit

Hilfe von Wasserspray abgespült und die Retraktionsfäden werden entfernt. Ggf. jetzt noch ertastbare Überschüsse werden mit Feinkorndiamanten und flexiblen Polierscheiben entfernt. Approximale Bereiche werden ggf. mit Finier- und Polierstreifen nachgearbeitet. Statische und dynamische Okklusion werden kontrolliert und ggf. mit Feinkorndiamantfeilen unter Wasserkühlung bei mittlerer Geschwindigkeit und mit nur leichtem Druck korrigiert. Korrigierte Stellen müssen sorgfältig nachpoliert werden. Restaurationsränder werden mit Silikongummipolierern oder flexiblen Polierscheiben poliert. Keramische Kauflächen können in der Regel unter Kofferdam eingeklebt werden. Das übrige Vorgehen entspricht der adhäsiven Befestigung von Veneers. Werden multiple Restaurationen eingesetzt, empfiehlt sich häufig ein alternierendes Einkleben der Restaurationen. Pfeilerzähne, auf denen die Restaurationen erst nach der Eingliederung der benachbarten Restaurationen befestigt werden, können in der Regel gut durch Umwicklung mit Teflonband vor dem zu diesem Zeitpunkt unerwünschten Kontakt mit Säuren und Adhäsivsystemen geschützt werden. Teflonband hält gut auf sauberen und trockenen Zähnen.

Das Vorgehen in Klinik und Labor bei der Herstellung von keramischen Veneers ist in Tabelle 30-2 zusammengefasst.

Tab. 30-2 Übersicht über das klinische und labortechnische Vorgehen bei Veneers.

Klinik	Labor
Anamnese, Befundaufnahme, Situationsabformung, Gesichtsbogenübertragung, Kieferrelationsbestimmung, *Diagnose, Planung,* evtl. direktes intraorales Mock-up zur Patientenberatung	
	Herstellung von Studienmodellen, Modellanalyse im Artikulator
Hygienephase, präprothetische Vorbehandlung, Reevaluation der Vorbehandlung	
	diagnostisches Wax-up, Herstellung Silikonschlüssel oder Tiefziehfolie sowie individueller Löffel
Prothetische Phase: Übertragung des Wax-ups = intraorales Mock-up und ggf. Modifizierung, Präparation, definitive Abformung, Provisorienherstellung nach Mock-up, ggf. erneute Alginatabformung über Provisorien, Gesichtsbogenübertragung, Kieferrelationsbestimmung	
	Modellherstellung, Modellmontage im Artikulator, Herstellung der Veneers und Fertigstellung
Anprobe der Veneers mit Try-in-Pasten, Ätzung und Silanisierung der Veneers, Einkleben der Veneers	
Kontrolle und definitives Ausarbeiten der Ränder	
Nachsorge	

Literatur

Botelho M.G., Ma X., Cheung G.J., Law R.K., Tai M.T., Lam W.Y.: Long-term clinical evaluation of 211 two-unit cantilevered resin-bonded fixed partial dentures. J Dent 2014;42:778-784.

Brune J., Wille S., Kern, M. Influence of the preparation form on the retention of resin-bonded attachments for removable dental prostheses. J Clin Oral Invest 2020;24:3307-3313.

Gürel G.: Vorhersagbare Veneerpräparationen in komplizierten Fällen. Quintessenz 2002;53:1187-1196.

Kern, M.: Controlled airborne-particle abrasion of zirconia ceramic restorations. J Prosthet Dent 2009;103:127-128.

Kern M.: Fifteen-year survival of anterior all-ceramic cantilever resin-bonded fixed dental prostheses. J Dent 2017;56:133-135.

Kern M.: Adhäsivbrücken. Minimalinvasiv – ästhetisch – bewährt. 2. Aufl. Quintessenz, Berlin 2018.

Kern M., Ahlers M.O.: Controlling the depth of ceramic veneer preparations by using a color marker in the depth grooves. J Prosthet Dent 2015;114:862-864.

Kern M., Passia N., Sasse M., Yazigi C.: Ten-year outcome of zirconia ceramic cantilever resin-bonded fixed dental prostheses and the influence of the reasons for missing incisors. J Dent 2017;65:51-55.

Yazigi C., Elsayed A., Kern M.: Secure and precise insertion of minimally invasive resin-bonded fixed dental prostheses after ridge augmentation by means of a positioning splint. J Esthet Restor Dent 2021;33:415-421.

Sachregister

T

U